U0188990

灵枢经讲解
针法探秘

胥荣东 编著

中国科学技术出版社
·北 京·

图书在版编目（CIP）数据

灵枢经讲解 : 针法探秘 / 胥荣东编著 . — 北京 : 中国科学技术出版社 , 2020.8
(2023.3 重印)

ISBN 978-7-5046-8691-6

Ⅰ . ①灵… Ⅱ . ①胥… Ⅲ . ①《灵枢经》—研究 Ⅳ . ① R221.2

中国版本图书馆 CIP 数据核字 (2020) 第 101272 号

策划编辑 焦健姿 韩 翔
责任编辑 丁亚红
装帧设计 佳木水轩
责任印制 徐 飞

出 版 中国科学技术出版社
发 行 中国科学技术出版社有限公司发行部
地 址 北京市海淀区中关村南大街 16 号
邮 编 100081
发行电话 010-62173865
传 真 010-62179148
网 址 http://www.cspbooks.com.cn

开 本 787mm × 1092mm 1/16
字 数 655 千字
印 张 31.5
版 次 2020 年 8 月第 1 版
印 次 2023 年 3 月第 2 次印刷
印 刷 运河（唐山）印务有限公司
书 号 ISBN 978-7-5046-8691-6 / R · 2553
定 价 128.00 元

整理者名单

（以姓氏笔画为序）

王云涛	王向东	刘　月	刘　璐	刘向英	刘承东
刘俊霖	齐显龙	李　冰	李修洋	李景利	杨　怡
杨伟峰	张　西	张　亮	张力旋	张军伟	张拥军
张瑞华	周　峻	郑景文	赵卫东	袁梦琪	晏　旭
徐新芳	唐永和	唐晓艺	唐晓丽	梁妮娜	彭　龙
董亚威	程文佳	程谟蕾	傅存民	褚宸鑫	薛云鹏

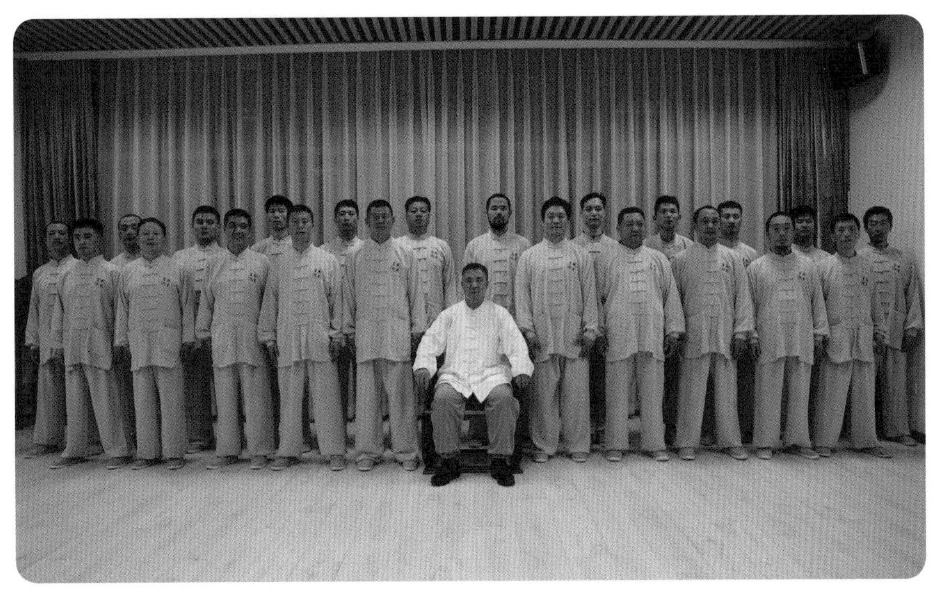

胥荣东和部分弟子合影

说明：整理者皆为本书作者弟子，各具中、西医专长，可确保学术严谨性。刘璐，中医主治医师，北京中医药大学中医文献学博士；张瑞华，神经内科博士，首都医科大学附属北京路河医院主任医师；齐显龙，第四军医大学皮肤病学博士，西安齐显龙医疗美容诊所院长；赵卫东，中国科技大学附属第一医院，主任医师，博士研究生导师，安徽省医学会妇科肿瘤分会主任委员等。

本书赞誉

在我的新书《黄帝针经校注》《黄帝素问校注》（待出版）的“导读”论医经解读的两条路径的第二路径时，有这样一行字：“另一条路径是医学知识的积累，拥有的医学知识，特别是关于疾病诊疗的知识越多，对于正确解读医经的帮助就越大”。

胥荣东教授坚守针灸临床一线近40年，一面诊病察脉体悟针灸之道，一面借近水楼台之便向身边的西医大家学习西医知识，这部《灵枢经讲解》书中印着他数十年在医经解读第二路径上跋涉探路的一串串脚印。

——中国中医科学院研究员　黄龙祥

胥老师是我的学长，都毕业于北京中医药大学中医系，更是我的良师益友。他不仅针法高超，精通点穴按摩，对针灸理论也有深入研究。他还是是大成拳第三代传人，有燕赵古侠之风，我邀请胥老师到厚朴中医学堂教授站桩多年。胥老师从事针灸临床工作近40年来，一直结合临床实践来研究《黄帝内经》，有自己独到的体认。本书对中医医师及爱好者来说，是一本不可多得的好书，故乐于推荐。

——厚朴中医学堂堂主　徐文兵

胥老师是我非常敬佩的人，临床经验丰富，同时能如此深入地探讨中医经典的奥秘，发掘古人针灸之精微，实在令人赞叹。所以我乐于推荐，希望大家能从中多多受益！

——中医诊断学博士　罗大伦

胥荣东老师是当归中医学堂最天真、最可爱的中医老师，没有之一。他对每位患者、弟子及朋友都能保持一颗赤子之心。能够跟胥老师学习，是人生非常幸运和幸福的事，因为他践行的是“大医精诚”精神和“行知合一”的学习方式。他的著作能为中医和文化的传承工作带来深刻的启发和思考。

——当归中医学堂创始人　李永明

荣东兄是大成拳宗师王芗斋次女王玉芳的弟子，又至王选杰先生处学习技击，还得到我的恩师于永年先生的悉心指导，尽得大成拳真谛。其结合大成拳内功，体悟中医经典理论，创立“大成针道”，本书是他多年针灸临床实践与研究《灵枢》的心血之作，故乐于向读者推荐。

——中国大成拳研究会副会长、北京分会会长　于冠英

作者简介

胥荣东，1984 年毕业于北京中医药大学中医专业，现为中日友好医院针灸科主任医师，北京行知堂特聘专家，行知中医书院特聘导师，中国大成拳研究会名誉副主席，《大成拳研究》刊物顾问。大成拳创始人王芗斋次女王玉芳先生亲传弟子，大成拳中兴之主王选杰先生入室弟子，大成拳黑带八段。曾任中国针灸学会经筋诊治专业委员会常务委员，北京针灸学会针灸技术专业委员会委员，日本关西气功协会指导顾问，瑞士 MONTREUX 中医中心中方专家，中国大成拳研究会常务理事、副会长。三十余年来一直担任北京中医药大学本科、研究生班及北京大学医学院留学生班的针灸课授课任务，带教临床见习生、实习生、留学生并承担规培医师临床带教工作。曾参与国家标准《针灸技术操作规范第 12 部分：火针》的修订工作，对原草案提出的三条修改意见均被采纳。著有《筋柔百病消》《大成拳养生功法》《禅拳合一的中国武术——大成拳》，均已再版。1989—1990 年在日本大阪从事针灸临床研究工作一年余，并应日本气功界创始人津村喬之邀在神户的日本关西气功协会总部教授大成拳，2000—2002 年在瑞士从事针灸临床工作二年余。2006 年 8 月获得卫生部颁发的主任医师证书曾担任外交部和卫生部派出的援外国家医疗小组专家，并受到外交部的表彰。临床上采用独特的内功快针疗法，擅长治疗经筋病、脊柱相关疾病及其他疑难杂症。倡导百病由筋治，筋柔百病消。把近四十年的针灸临床经验与深厚的武术内功相结合，创立“大成针道”。曾在多家电视台向大众科普中医及大成拳站桩养生，为推广宣传“经筋”概念第一人。20 世纪八九十年代，在北京中医药大学义务教授大成拳站桩功十余年。近十年来，在厚朴中医学堂、东文中医诊所、当归中医学堂举办一百多期“站桩经筋学习班”，2020 年通过网络在线授课方式教授大成拳站桩养生功法，累计五千余名学员从中习得大成拳站桩及中医养生、针灸、按摩知识与技能。有十余位学员考取了助理医师资格及中医（专长）医师资格。目前有弟子 180 余人，其中执业医师 40 余人，执业药师 10 人。

内容提要

针灸之法源自《灵枢》，其传承绵密久远，至今流派众多。作者深稽博考《灵枢》多年，从文字、历史、考古、临床等多方面考据其成书年代、针具演变、针刺手法的古今异同，同时借鉴二重证据法及最新考古学成果，指出八千年前的跨湖桥人不仅发明了世界上最早的原始机床，可以制造骨质针具，而且已经开始用针刺治疗疾病。作者结合自身习练内家拳法的经历和修习禅宗的实践，以及几十年的临床经验，用考据思维解读《灵枢》，从驳杂的研究资料中剥茧抽丝，探寻出针灸理论的发展脉络，修正历史原因导致的《灵枢》理论瑕疵，勇于破除历代医家对经文的迷思和盲从，以朴素求实的精神还原《灵枢》的真意。

全书分为绪篇和上、中、下篇。作者先对自己的学医经历做了回顾式分享，然后将二十多年来学习《黄帝内经》的心得笔记分类汇编，结合《灵枢》网课内容，对《灵枢》各篇精华加以阐微，书中所用《灵枢》原文以 2009 年人民卫生出版社出版的《灵枢经校释（2 版）》为参考。书中还收录了不少作者弟子跟师听讲的感悟，除了对学理的探究，还有跟诊的临床实录，从学习者的角度帮助读者理解中医、深入临床。本书内容丰富、语言通俗，实为研习中医之佳作，适合广大中医工作者及中医爱好者参考阅读。

杨　序

独立守神　医武济世

胥荣东先生，原籍河北承德。早年痛感病者缺医少药、求治无着，遂立志业医济世，故自觉奋发刻苦攻读，于1979年考入北京中医学院，始偿夙愿。其间，他敬师诚友，勤求古籍，广撷博采，奠基四诊，熟谙辨证，躬行淬砺，矢志不渝。胥先生胸怀远大，谦谨恭慎。他毕业后，广植杏林，致力于中医事业凡四十春秋，医理精深，经验宏富，长于内、妇、儿诸科，尤擅针灸之技，见解独到，理法兼备，乃当代杰出的中医学家和临床专家。为了积学储能，他忙于诊务、从事著述的同时，对历代重要的医学典籍进行了有计划的搜集、整理、考证和校勘，并将诸多心得公之于世；对民间有效疗法，深入采风，随闻随录；对宗匠国手，不存门户、门派之见，虚怀若谷，勤学好问，以人之长补己之短。这些使他诊察极为周详准确，脉精症符，针药所施，患者无不霍然而愈。他严谨的治学态度，高尚的医德，精湛的医术，赢得了病人和同行的高度赞誉。

在医疗实践中，胥先生逐渐认识到中医药学和华夏文明中的武学等学派都是一脉相承、薪火相传的，都与国计民生息息相关，共同演绎着伏羲人文谱系，护佑着我大中华绵亘千古、协和万邦。因此，他除了研究自己那已臻妙境的医术外，还广泛涉猎祖国优秀传统文化，熟读四书五经、诸史诸子，精研诗词歌赋、鼎简碑帖，并进行有意义的筛选、整合，融入医、武两学文化之中，从而磅礴化育出他医武一如的卓越成就。

思来因缘殊胜，昔日胥先生经友人引荐，得识大成拳宗师王芗斋老先生之女王玉芳先生，开始研求《内经》所载的桩学之妙。玉芳先生为芗老爱女，深得郭云深祖师之女郭彩鸽践钻裹及龙虎二气之正传，并尽承芗老“拳拳服膺”之心髓。玉芳先生门下学生众多，但甚爱他举止雅逸、耿朴整肃，故格外器重，于1983年正式收其为弟子，授以拳道之枢环。然由于他后天的习惯动作、习惯用力和习惯思维尚未彻底脱换，对玉芳先生的传教不能全部领会和接受，不过他已知此拳高妙，仍坚持锻炼，以期在修习中逐渐加深理解。玉芳先生当时以传授养生功法为主，仅对长子柽华、弟子小郑及胥先生等十余人传授技击功法。时恰好王选杰先生携弟子去太庙找玉芳先生议事，胥先生为其潇洒大气的风度所吸引，玉芳先生察觉其意，遂将他介绍给选杰先生。选杰先生亦喜其胸蕴锦绣、敦诚知礼，常亲自带他试力及推手、实作。选杰先生仙逝后，玉芳先生复带他深追力造，经过多年的体悟，胥先生终于认识到玉芳先生所授正是祖国医、武两学之根本法脉。反过头来学初步，他倾全部身心以求，专一不二，见其不期然而然的拳学进展，玉芳先生极为欣慰，视如亲子，深寄厚望。

早在此前，玉芳先生就将保存多年的芗老文稿、墨宝、历史珍照托付他珍藏（当时各刊物发表的芗老文稿、墨宝、历史珍照，大多是由胥先生贡献出来的），尤其芗老的经典著作《拳道中枢》文稿也是由玉芳先生交给他的。斯时，社会上出现了一些不明真相者的无谓争论。不仅造成了芗老原稿的本义失真，也出现了误传的题目之争。转载芗老此经典时，有的人以《大成拳论》为名以《拳道中枢》为副标题，有的人以《拳道中枢》为名以《大成拳论》为副标题。其实，芗老从未有过这样的文题，此部代表作根本不是为了再创一个新拳种，而是站在祖国武学的全局这个高度，吞吐百家、氤氲群域，对武学的宗旨、使命、目的进行了史无前例的取精用宏、去芜存真，以拳参道、以拳悟道、以拳证道、以拳弘道，开启了从拳道——人道——天道、政统——道统——学统两个纵横多维的立体坐标契入慈悲济世的生命哲学之境界与民族家国之情怀的通衢。

芗老的思想植根于丰厚无垠的传统文化土壤，以“拳拳服膺”释“拳”，已经超越拳学本身的意义，而提炼、升华成了一种哲学境界、思维方式、人生态度、生活艺术，使修学者在平凡中进取，在艰难中奋进，自觉地肩负起传承、发展和维护其大雅之纯洁性的责任。为此，胥先生在繁忙的诊务和教学工作期间，奋笔疾书，发表了大量有史料价值的学术论文。

在玉芳先生严慈互济的栽培下，胥先生凝神专注，或栉风沐雨，或梯山航海，乃至受国家及医院委派前往法、日诸国出诊，在飞机上亦不间断恭读诚悟，毅力之坚令人敬佩。另，其勇于在激烈对抗的实战中锻炼出来的身手亦令对手叹服。终心澈神明而登堂入室，成为玉芳先生门下弟子中的佼佼者。

在中医人才的选拔和培养中，胥先生理论和实践并重，主张先背诵熟记孙思邈《大医精诚》和《拳道中枢》之开篇，务必使从其学者首重医德、武德，力倡仁心圣手之风骨节操，而后才是医典和技艺的研习。胥先生认为：《素问》是欲为上工者的必修之课，站桩之学更是上工治未病的元典功法。他教学和传艺时，首倡桩功，谆谆告诫从学者：“站桩是凝神定意，澄明俨然，经络畅通的根本则要。医者不仅要结合患者之疾病教其适宜之桩法，自身更要苦修不懈，才能培本固元、念静息平。现今很多为医者，自己尚元气虚弱，杂念丛生，怎能四诊正、把脉准、施术精？如遇虚邪之气，恐怕还要伤及自身，又焉能愈症活人？”新学生从其临床之初，他必亲身示范，其仪态之端严、诊断之精确，和以桩功之得寻位进针，准、迅、透，令患者和学生们无不称奇。

胥先生最忌古板拘泥，主张因气候、地区和患者的具体因素等综合辨证后处方施针和授桩，方为正途。一些新学生学医、习武喜欢背药方和记招数，胥先生则明确声称此为庸医之法、武痴之术。由于世风浸染，要使学生们弃枝叶而务本根的确不容易。故而，他苦口婆心予以导向。对于有的学生以现在流传的某些所谓“科学”的概念术语来辩解，胥先生说：“是的，如今我们认识到世界并不是牛顿经典物理所描绘的那个机械的、可知的、决定论的世界，而是充满了不确定因素的、主观与客观难以截然两分的量子世界，这就如同在人类起心动念之前，世界处于充满可能性的量子状态。如果借喻这一理论，执一方而治众疾则显然不符合后现代科技，更可以说芗老不讲套路、主张‘持环得枢，以应无穷’就可比拟为一种量子状态，在身法涨缩为有形的招式之前是一种包含万有、具足一切的可能性的状态，其身位及能量能以各种想象不到的方式及时机随心变换。”

中国经济的崛起，呼唤着传统文化与人文精神的回归。在激烈的市场竞争中，在快节奏、快餐式的生存逼迫中，人人疲于奔命，焦虑与亚健康状态成为普遍现象。作为国之重器的芗老拳学，包举涵纳了华夏文明的核心元素，正可以充分发挥“神明体健，利国利群”之功。

历史进入社会主义新时期后，在党和政府的关怀、支持下，中医药事业迎来了前所未有的发展机遇，中医教育、中医临床、中医药科研、中医药产业和中医药的国际传播，已呈现出星火燎原的美好愿景。

吾华生生不息的刚健之魂在人类命运共同体、人类与天地万物命运共同体的伟大事业中尽显祖国之大胸襟、大气派、大智慧、大担当，正其时也！

所以，我们热切盼望更多的有识之士，循着芗老高扬的理性之路，参与到站桩原理的多角度、多层面、跨学科、跨领域研究之中。

此责任重大，此使命光荣！

杨鸿晨

前　言

余本布衣，早年躬耕于滦水之阳，断壶叔苴，采荼薪樗，无所不为。日出而作，日落而息，少无大志，不求闻达于世，幼年生活和汉唐古人无异。目睹正月冰封，二月河开，三月芣苢贴地而生，四月秀葽，耳闻五月鸣蜩，斯螽动股，六月莎鸡振羽，七月亨葵及菽，八月打枣摘梨，九月筑场圃纳嘉禾，黍稷重穋麻菽，十月割稻之时蟋蟀入我堂屋灶旁。少时乡里长老常言打鱼摸虾耽误庄稼，我是也。中午常和村童到河里游泳，村人谓之“凫水”，后来方知此乃方言中古语。喜欢吃“芫荽”，城里叫香菜，学中药后得知古人原本叫芫荽。某日闻奶奶骂人“遄死”，多年不解其意，工作后读《诗经·国风·鄘风·相鼠》“相鼠有体，人而无礼，人而无礼，胡不遄死”方悟之。长辈常言三星丈高矣，汝不睡乎？及读《诗经·唐风·绸缪》“绸缪束薪，三星在天。今夕何夕，见此良人”，方明其意。夏日常泡于滦水之中，摆渡于滦河两岸，凫水打鱼摸虾后，喜欢躺于河边炙热沙滩裸体曝晒，古人谓之“负日之暄”。子曰：吾少也贱，故多能鄙事。吾亦然，幼年常上山采药，下河捉鳖，经风雨，见世面。子曰：知者乐水，仁者乐山。山水皆我所爱，这对后来的《内经》学习颇有助益，可以感受古人的生活状态，有助于进入古人的内心世界。吾天性慵懒，不愿一生修理地球，且知已终非稼穑之才，乃发愤读书，七九年考入北中医，然理科生学中医，每有胶柱鼓瑟之感。实习时从弘毅卓兄知晓大成拳威名，然窃疑之。其亦称大成难学，站桩不易，遂介绍南馆公园一金姓长者授余陈氏太极，颇得其秘。后来经友人引荐，拜大成拳宗师王芗斋次女王玉芳为师，老师喜我淳朴，授我站桩要诀，及见芗老《拳道中枢》，感其文简意博，理奥趣深，相见恨晚。其后，复经玉芳恩师引荐，被选杰夫子录为入室弟子，得窥大成堂奥，也从此深解《内经》义趣。

学习《内经》，实属不易，开始的境界犹如雾里看花，“所谓伊人，在水一方。溯洄从之，道阻且长。溯游从之，宛在水中央”，可望而不可即是也。子曰：知之者不如好之者，好之者不如乐之者。余敏而好古，欲以古人之心为心，此乃研读《灵枢》的内驱力。《尚书·无逸》云：“君子所，其无逸。先知稼穑之艰难，乃逸，则知小人之依。”经过多年的临床实践和大成拳内功修炼，近年来深感能与古人灵犀相通，常常夜里披衣而起，挑灯夜读。偶有所得，则窃焉心喜，随时记录在册。

此种境界，颇有“蛾儿雪柳黄金缕，笑语盈盈暗香去。众里寻他千百度，蓦然回首，那人却在，灯火阑珊处”之趣。物理学家牛顿云：“我不知道世人把我看成什么样的人，在我自己看来，我只不过是个在海边玩耍的小男孩，因在嬉戏中偶尔捡到了一块比较平滑的石头，或者是一个比较美丽的贝壳而欢喜着，但是伸展在我面前的却是我所不知道的真理大海。”鄙人学习研究《内经》亦然。四十年前在大学学习《金匮要略》时老师讲：得其一二则足以名世。今天体味老师所言真实不虚。

王冰有言：“且将升岱岳，非径奚为，欲诣扶桑，无舟莫适。”前人如此至精至微之道，传之我等至下至浅之人，若不潜心打坐站桩，拜访名师，得其心法，复加以考据文献并结合临床，终为执技之流。四十年来遍访中医前辈及武林高手，潜心修道。曾近两年余到期刊室查遍针灸文献，选取有价值者打印保存，购置《中国针灸》光盘，几乎买尽针灸书籍，复加以考据古训，广泛阅览前辈及同道注释《内经》著作。自此之后，关于《内经》诸多疑团宛若冰释。子曰：我非生而知之者，好古，敏以求之者也。吾亦然也。虽知《黄帝内经》研究有广厦隩室，绵纩狐貉，然敝帚虽微亦颇自珍，私虑己之负日之暄，人莫能知，以献读者，不求有赏也。

胥荣东

目　录

绪　篇

漫漫学医路

我读书尤其爱看作者的自序，从作者的生活态度及求学治学经历可以大体判断他做学问的程度，以及是否为自己的体认。顾颉刚先生的《古史辨自序》居然可以写成一本书，虽然我并不同意他的诸多观点，但我钦佩他的治学态度。本来一本书的序言不会写得太长，但鄙人思虑，如果不把我学习求道的经历写清楚，大家很难理解我的思维，尤其是初学中医者，在茫茫的大海中很容易迷失方向，无异于缘木求鱼。子曰：学而不思则罔，思而不学则殆。在传统文化方面，一般说来，一个人如果没有明师指导，那么他的学问是不太可靠的。“子曰：三人行，必有我师焉；择其善者而从之，其不善者而改之。”学习中医、武术乃至于书法等传统文化，如果没有好的老师指点迷津，很容易掉进泥潭中而不可自拔。

我出生在滦河河畔，喝滦河水长大，滦河是我的母亲河。我询问过在滦河边上长大的老人，他们都将“滦河”的“滦”读为“兰”，估计这是先民的古音。《汉语大词典》解释“滦：luan ㄌㄨㄢˊ（《广韵》落官切，平桓，来。）水名。古名濡水。在河北省东北部。上源闪电河出丰宁县，绕经内蒙古自治区东南缘多伦县北，折向东南流，始称滦河。中游穿流燕山山地。下游在乐亭、昌黎两县间入渤海。”

“濡水”的称谓很准确，在我的印象里，滦河一直是温和的，夏天发洪水也从来不危害河岸的居民，还能给稻田增加淤泥，造福百姓，这与滦河河道较低有关，居民都居住在岸边地势较高处。

高一上半年以前，我一直是在滦河边生活，我家在滦河北岸，下游十里地左右就是喜峰口，对面是潘家口。我家上游大概五、六里地左右就是瀑河口，也就是

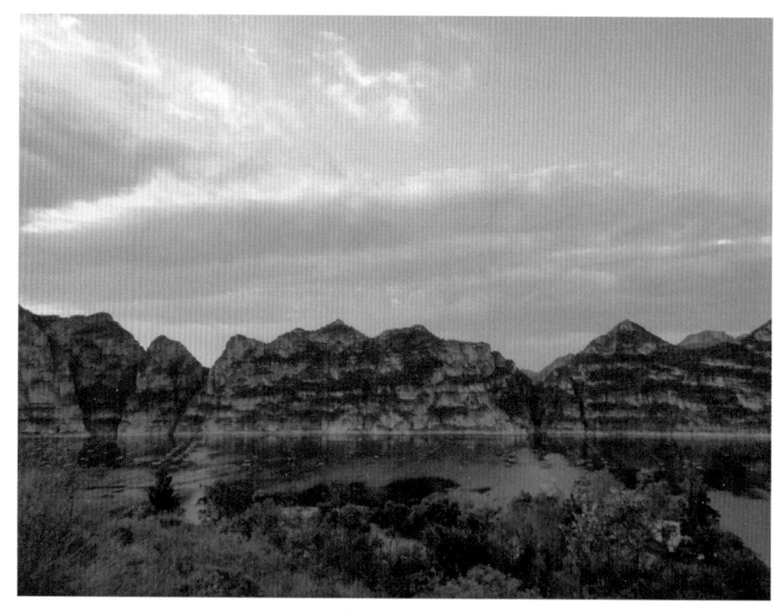

我出生的地方从后山遥望前山

瀑河汇入滦河的地方，上面还有一个清河口，所以水势到我们那就比较大了。后来到县城上学，学校附近是瀑河的上游，和同学一起去游泳，发现水很浅，感觉非常失望，不好玩，就再也不去瀑河游泳了，因为我们那里一般把两米多深的地方才叫作“河”。我小时候就生活在这么一个环境里，经常接触自然。现在修了潘家口水库，我的家乡就成了蟠龙湖上游地区，风景比以前更为美丽。现在想想，这样一个自然环境对学习中医很有帮助，可以很好地理解《黄帝内经》时代古人的思想。

燕山是中国北部著名山脉之一，西起张家口万全和怀安境内的洋河，东至山海关，北接坝上高原，七老图山、努鲁儿虎山，西南以关沟与太行山相隔。南侧为河北平原，高差大。滦河切断此山，形成峡口，也就是喜峰口，在我家的下游。喜峰口自古就是交通要冲，为兵家必争之地，1933 年抗日将领宋哲元率部在此袭击日寇，由此产生了著名的《大刀进行曲》。1948 年中国人民解放军东北大军挺进华北解放平津，也由此入关。喜峰口古称古兰径，宋、辽、金时称松亭关，是明代长城中的名关之一，南宋爱国诗人陆游曾有“三更抚枕忽大叫，梦中夺得松亭关”的诗句。我的姥姥家在我们下游不远的兰旗地村，2013 年宽城县编写《喜峰口长城抗战史》时，主编曹建民在实地考察王长海率团夜袭路线时，村民向他透露了兰旗地有国民革命第 29 军抗日阵亡官兵墓地，经多方调查考证，得到确认。新华社专访刊发了这一消息，引起国内外及港澳台新闻媒体及各界人士关注。当年参加掩埋 29 军抗日牺牲官兵的唯一健在人刘景平老人，是我的远房舅舅。现在，兰旗地二道沟绿树成荫的公墓里躺着一百七八十位抗击日寇英勇牺牲的民族英雄。从这张兰旗地当年村民收割水稻的照片就可以看出这里的民风非常淳朴，有汉唐古风，这两位我姥姥家的村民就是我小时候对大人的印象。在那种环境下，很容易理解《素问·上古天真论》所说的“志闲而少欲，心安而不惧，形劳而不倦，气从以顺，各从其欲，皆得所愿。故美其食，任其服，乐其俗，高下不相慕，其民故曰朴。是以嗜欲不能劳其目，淫邪不能惑其心，愚智贤不肖，不惧于物，故合于道。”

每当我听到“一条大河波浪宽，风吹稻花香两岸，我家就在岸上住，听惯了艄公的号子，看惯了船上的白帆。”就想到我的家乡，因为这也是我家乡的风景。风吹稻花香两岸，我家就在岸上住，看惯了船上的白帆，全是我家乡风景的白描，只是“听惯了艄公的号子”在我的家乡没有，我小时候坐在船头，看着大人当纤夫拉船，顺风时则竖起高大的帆布，晚上将桅杆放倒，帆布搭起来当帐篷。在船上睡觉非常有趣味，可以听到水波轻拍船舷的声音，我感觉胜过所有的五星级酒店。当年长春电影制片厂拍摄完《上甘岭》之后，导演沙蒙找到乔羽要其为主题曲作词，乔羽接到邀请当夜，登车由南昌赶往上海，由上影厂厂长袁文殊安排车次赶到长春。沙蒙、

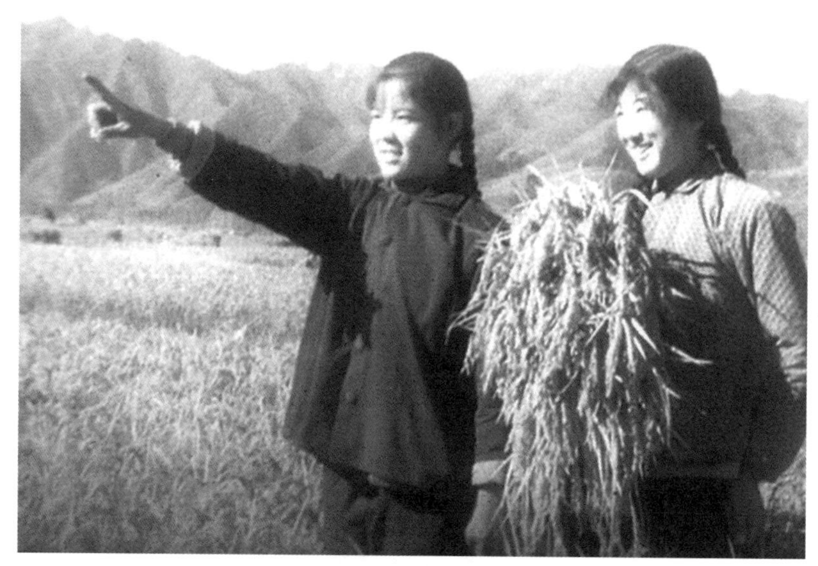

70 年代兰旗地村民收割水稻的照片

乔羽会面后，沙蒙便把情况和盘摆给了乔羽：《上甘岭》影片已经拍完，样片也剪出来了。只留下安排插曲的那几分钟戏，等歌出来后补拍。全剧组每天的花销巨大，因此，沙蒙要乔羽快速创作，并要求这首歌能够经久不衰。乔羽在作词时想走一个不同于以往的写作路子，可又想不出来，而沙蒙几乎每天都到他屋子里来催稿，乔羽也没办法。直到他想起他在江西看到长江时的场景，才把歌词写了出来。沙蒙拿着稿子看了半个小时后，询问第一句为何不用万里长江或长江万里，乔羽认为这样写可能会让那些不在长江边上的人从心理上产生距离，失去亲切感，最终沙蒙认可了乔羽的想法。真是佩服以前的文艺工作者，可见文艺创作也离不开生活，脱离生活的文艺创作无异于无病呻吟，这和学习《黄帝内经》要结合临床是一个道理。

小时候每天早晨天不亮就起床，常常半夜趁着月光上山砍柴。其实不应该叫起床，因为那时候睡的是土炕。从记事起就帮助家里干各种农活，小时候捡粪、到山上砍柴，到冬天还要刨地。冬天尤其寒冷，地冻得很硬，当时天不亮就要出去刨地，拉着爬犁到山上砍柴，等砍完了天也快亮了。一年四季一直在劳动。冬天刨地，春天耕地、播种、挑水。夏天还要拔草、给果树打农药，基本就不停地在劳作。秋天来了要秋收，在农村的场院里通过“扬场”把谷子和高粱等的杂草与米粒分离出来。我 10 岁以前，村里跟汉代的生活没有什么本质的差别。后来才有的柴油机，柴油机带动脱粒机可以把水稻脱粒。我们村子南面隔着滦河的山叫作“前山”，村子北面的山叫作“后山”，山上简直就是天然的草药园。下面这张照片拍摄的屁股大的地方至少有三种常用草药：柴胡、知母和苍术。

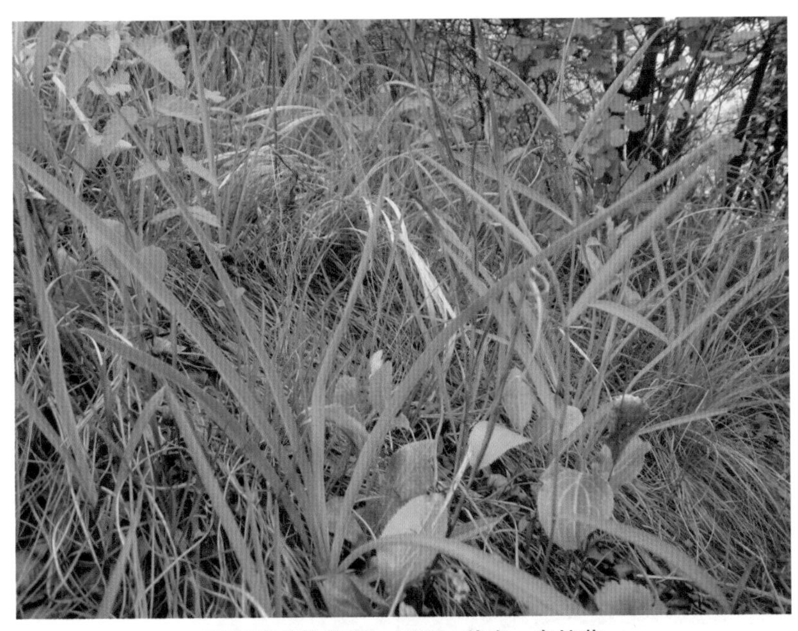

老家后山的柴胡、知母、苍术、乌拉草

读书读到《尚书·无逸》:“君子所，其无逸。先知稼穑之艰难”时，非常有感触。小时候的生活很艰难，所以现在非常能够理解普通劳作人民的疾苦。小时候经常去山上采药，那时候采中药是为了卖钱。

山上的知母挖出来要把外面的皮去掉，药用部分是地下的根茎，它的皮就跟桦树皮一样，横着一圈圈的。皮去掉后留下里面白色的，晒干了非常的坚硬，晒干了才能卖。

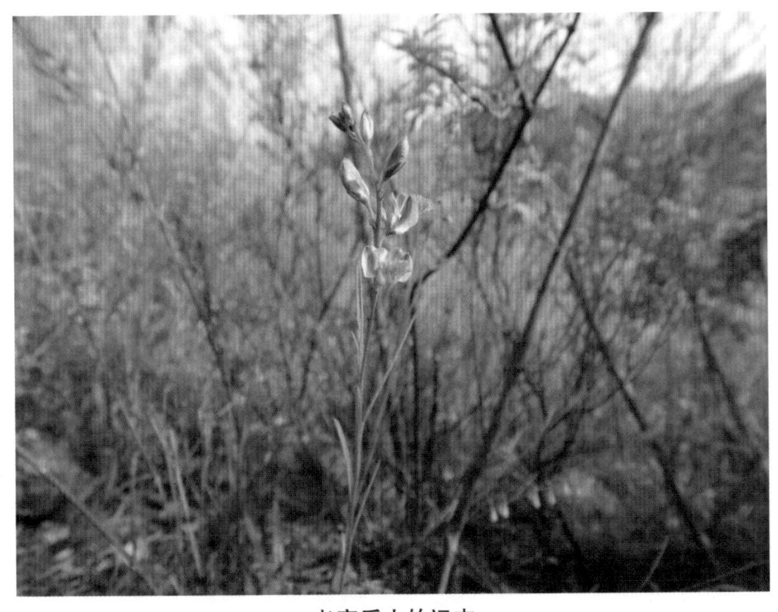

老家后山的远志

远志挖出来后要把根晾到半干，半干的时候拿擀面杖擀一下，把里面的芯要抽出来。柴胡味道很香，也是要根的那部分。荆芥更香，所以秋天到山里，采荆芥的时候，多数情况是先闻到荆芥特有的香味，然后再寻找。荆芥的种子掉在地上就可以长，所以一找就能找到一片。

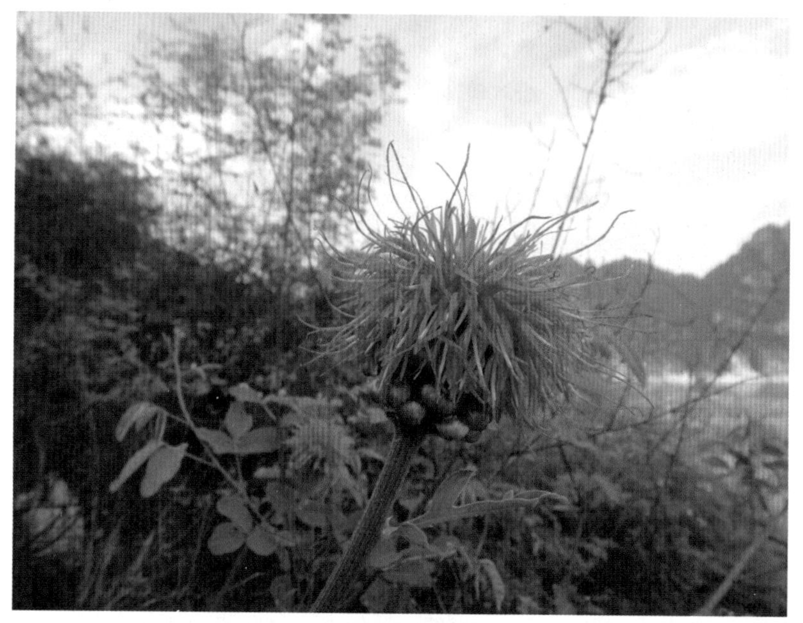

老家后山的漏芦

还有一个比较特殊的药材就是咱们现在用的五灵脂，实际上五灵脂从卖药的角度看是要分类的，鼯鼠的尿跟粪便粘在一起成块，叫五灵脂，单纯的鼯鼠的粪便像羊屎一样，当然比羊屎小多了，叫五灵米，当时五灵脂是每斤 1.5 元，相当贵了，五灵米是每斤 1 元。当时采集也比较困难，因为鼯鼠一般都是吃柏树上的东西，所以有的树皮也会比较光滑。假如在悬崖上发现一个这种崖柏，树皮树干比较光滑，可能就是（鼯鼠）攀爬的，那周围可能有鼯鼠，就可能找到五灵脂或五灵米。掏五灵米现在看来是比较危险的，但是小时候也意识不到这种危险。

初中上学要翻过一个山梁，叫大岭梁，等于那个河围绕这个山，像一个半岛一样，所以过了河，翻过梁以后，那边还要过这个河，然后才到上初中的学校。有一次在悬崖边上，看见一个崖柏上有鸟窝，小的时候也不知道害怕，居然从那个悬崖边下去爬到崖柏上去掏鸟蛋。后来还被同学告状，受到了学校的批评（太危险）。小时候经常去山上采药、砍柴，对自然很亲切，冬天在山上砍柴累了，就坐那发呆，对这种柴草的味道特别的熟悉，现在到山里闻到柴草的味道，马上就想到儿时的记忆，就立刻进入忘我的状态了。

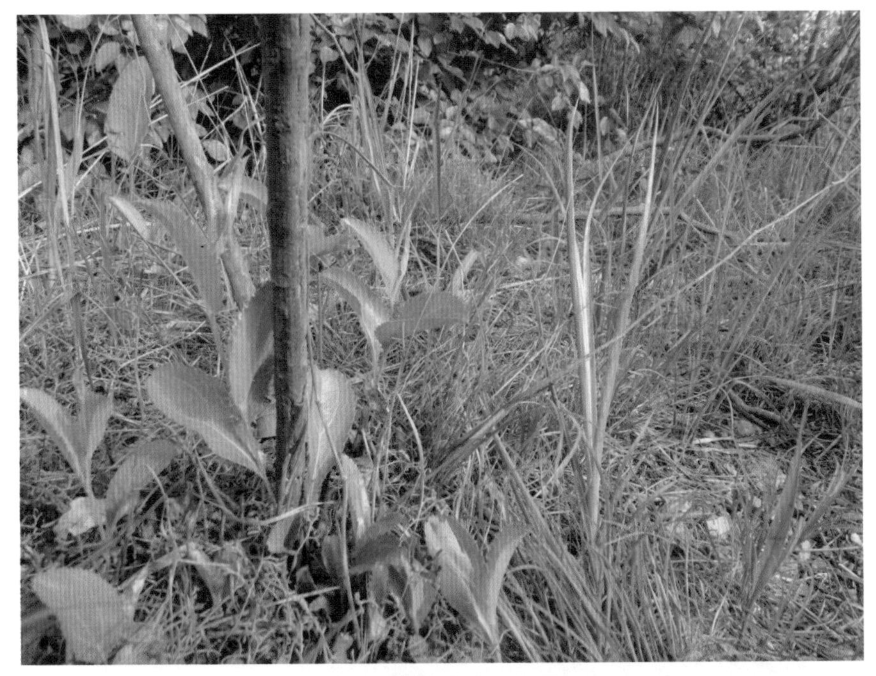

老家后山的苍术、知母

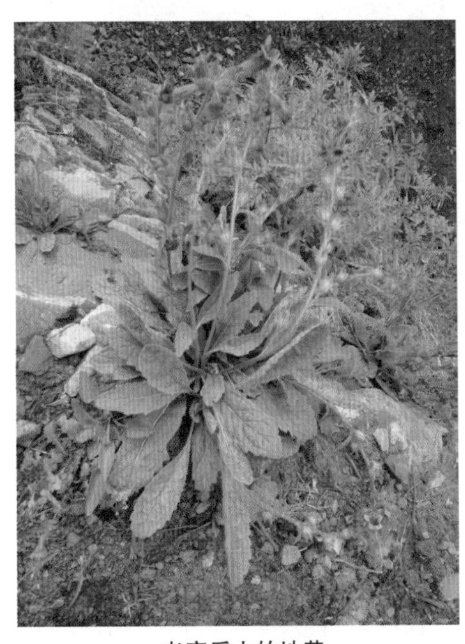

老家后山的地黄

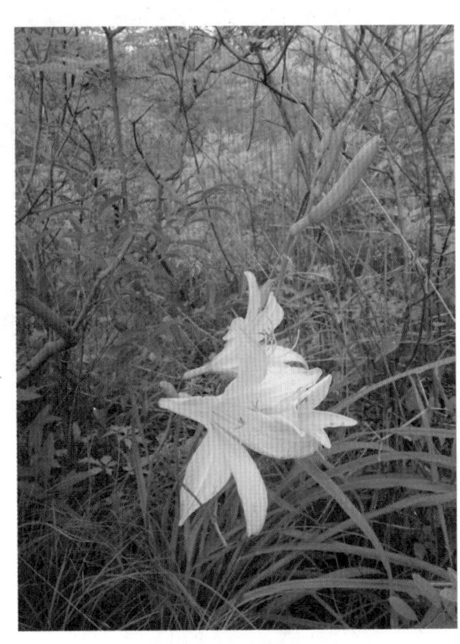

老家后山的萱草

过去山里野生动物比较多，野兔也经常会见到，所以对《孙子兵法》讲的“动如脱兔”印象很深，曾经有一次在山坡上，踩了倒伏的茅草，没想到茅草下藏着一只野兔，野兔瞬间窜出，像弹出去一样。说得夸张点，就类似一个炮弹一样，砰一下兔子就出去了，当然把我吓了一跳，后来就理解兵法为什么叫“动如脱兔”。如果没有这种亲身体验，就很难理解这个词，学习《黄帝内经》也是一样，光看书是不行的。

当时我父亲在外面教学，他当时因为工作，每月都发白面，当时叫作细粮，他舍不得吃，都带回来给家里面，主要是给爷爷奶奶。后来他因为劳累和营养不良，在一次讲课的时候忽然咳血，后来诊断是肺结核，领导感觉他的身体不适合再教学了，就把他调到医院当会计，这也是我学医的原因之一。他的同事都是医院的大夫，他非常尊敬这些医务人员，那种同事之间的亲密关系我以后再也没见到，他经常把这些叔叔阿姨带到我们家里面去给村里人看病，有一次我长了针眼，叔叔可能打算在耳尖放血，然后我就吓得躲在玉米地里，很恐惧这种针刺之类的治疗。

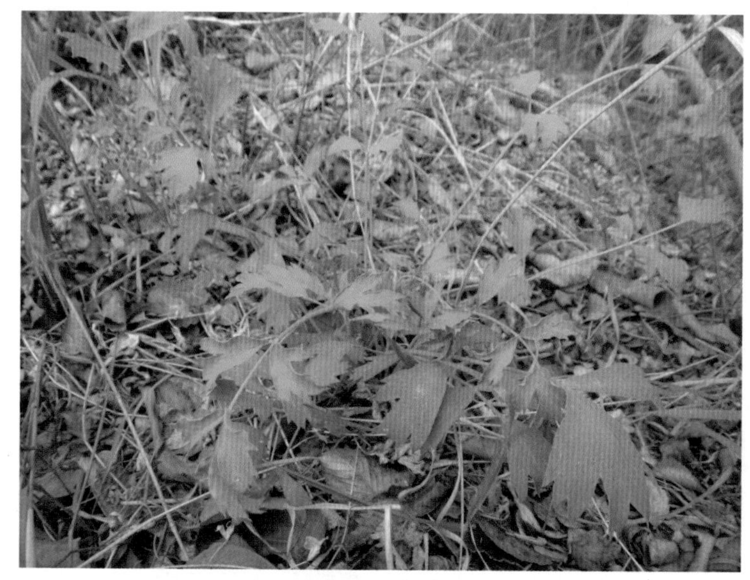

老家后山的防风

我小时候虽然农村物质条件较差，但精神生活却很丰富，父亲在外工作，早年当中学老师，家里有许多书籍，所以我从小就知道好望角，知道有高尔基，读过苏联小说，还看过电影剧本。我家很早就有缝纫机，这在当时的农村是比较稀罕的。尤其是家里还有台收音机，可以收听各种节目。当时最喜欢听的节目是黎汝清的长篇小说《万山红遍》，小时候最喜欢下大雨，这样就可以不用下地干活在家听收音机。我叔叔胥俊忠比我大十多岁，农村的各种技艺无所不能，在村里威信很高，他一般不太管我，但对我影响很大，一直是我的榜样，我管他叫“老叔”。我有四个姑姑，四姑胥秀民最喜欢我，四姑父郝振来是我的小学老师，我管他叫“老姑父”。他原本和父亲一起在外教学，有公职，三年困难期间返乡。从此在农村待了一辈子，虽然对他自己来说是很大的遗憾，但对我们来说则是最大的福利。他文艺体育等无所不会，所以我小学受到了良好的教育。当时学校离我们家距离大约 500 米，中午回家我奶奶要我叫“老姑夫”来吃饭，他就跟我回家，有时候他不去，我就抱住他大腿不放，他只好跟着我回家。

初中的语文数学老师也都很优秀，还有一位老师书法很好，在当地极受尊重，那位老师清瘦的形象一直在我脑海里。当时每天中午必须写一篇“大仿”，就是临帖，这对我日后学习书法打下了良好的基础。高一上半年师资一般，有两位南开大学毕业的老师，是夫妇，但是不教我们班。我给父亲写了一封信，我说与其学不到知识，还不如回家种地的好。当时父亲在县城的中医院当会计，院长孟广书建议把我接到宽城中学读书。到了县城中学，我们的几位老师多为河北大学毕业，当时考学的目的就是逃离农村，高考前的模拟试题都是一位同学的舅舅从海淀区邮寄过去的。

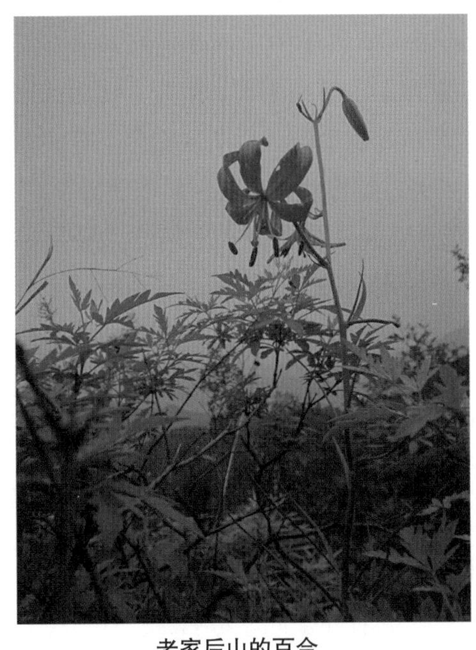

老家后山的百合

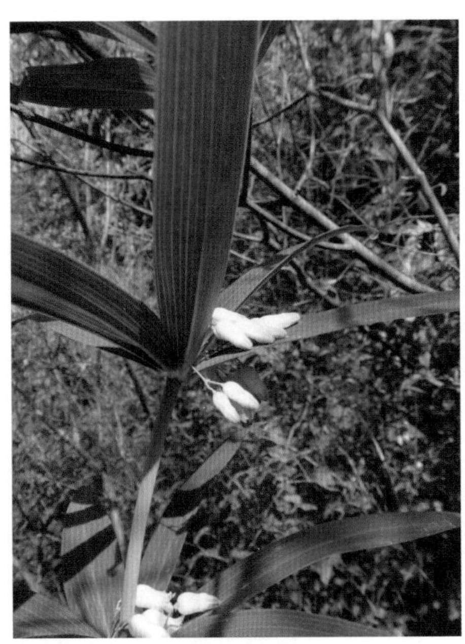

老家后山的黄精

因为理科比较好，化学还拿过承德地区的化学优胜奖。即便这样，高考时候化学也没有及格，那年化学题实在是太难了。物理也比较好，我们的物理老师耿俊鹏是北大物理系毕业的，教学相当厉害，也是我们崇拜的对象，所以当时我的物理成绩挺好。可是填报高考志愿时，我父亲问我具体学什么也不知道，在县城里信息很少，也不知道到底能学什么。后来父亲说你还是要学医，尤其农村需要中医，当时想想，还是大人说的有道理，所以全报的是中医专业，第一个当然是北京中医学院，当时只有中医系和中药系。入学后在校园里遇见了一个校领导，忽然叫我，我也不认识，她跟我讲，胥荣东，你的入学志愿写的是不服从分配（现在叫调剂），当时招生的领导认为不服从分配也就不服从调剂，差点就没有被录取，但是和我打招呼那位领导，她发现我填的三个志愿全都是中医，就说，你看这个学生他是想学中医，下面志愿河北医学院是中医系，承德医专也是中医系，他之所以不服从分配是为了学中医。这样的话，我就被中医系录取了。后来发现确实也有这种事情，我一个朋友，就是把青蒿素推广到非洲的逯春明，他本来是报的中医系，但是因为他化学特别好，而且他写的是服从调剂，所以他就被分到中药系，当然这是他不希望的。上学时候，我的成绩在班里都是中等的。因为当时高中学的是理科，所以第一次学中医基础的时候，就很不理解什么叫心主神明。当时讲中医基础的是刘燕池老师，讲课讲得相当好。他第一次上课就拿了一个心脏的模型，他解释说，教研室的老教授说你讲中医基础不要拿心脏的模型，容易误导学生，所以我们当时觉得这些老教授很保守，觉得刘老师的思想很先进。现在回想起来，还是老教授说的对，因为拿了心脏模型大家就想到看得见的这个心脏。所以学中医基础也好，学方剂也好，不太容易学进去。后来学到解剖，就很直观了，学到生理、生化、病理，比较好理解，因为它按照逻辑来嘛，会跟高中这套东西接上轨。后来到临床上有的老师说毒啊，解毒、排毒、热毒，当时就觉得很可笑，觉得西医这套东西都很实际。

当时温病学这门课得到赵绍琴老师的指点，我还向他老人家请教太极推手技术，也了解到当年他为画家王雪涛治疗高热长期不退的具体经验，从而树立了自己学习中医的坚定信心。

我的经方知识及临床应用从学于郝万山老师。刘渡舟老师也指点过我相关知识，以及内功修炼方法，使我早在1981年就注意到汉代的中药煎服法及度量衡问题。

内功针刺得到东直门医院高洪宝老师秘传，因为看到高老师的神奇疗效，我才下决心学习针灸。当时高老师曾自豪地对我说，他认识王选杰的一位徒弟。1983年针灸科实习时，带教老师是高洪宝主任，当时我们有几个同学在那儿，有一次他要去内科给一个本院的老大夫会诊，我主动拿针灸用具就跟他去了。他觉得我挺有眼力见儿，对老师尊敬，就嘱咐我好好学，以后考他的研究生，他说这样学的话学起来就很直接，少走好多弯路。

子午流注针法得东直门医院张国瑞老师传授，张老师直言不讳的回答，使我很早就对子午流注学说有了清晰的认识。

方药心法得益于王永炎院士的指点，他告诉我，在临床上一定要中西医两条腿走路，当然中医这条腿要粗一些，使我受益至今。

推拿手法 1983 年实习期间从学于大成推拿流派创始人臧福科老师，得到了臧老师悉心传授，当年实习时，臧老曾想留我在东直门医院按摩科工作。

在治疗痹症方面，得到了焦树德老师的无私传授，焦老的医术和医德医风令人钦佩。

内科病的治疗得到了印会河老师的指点，印老是我们 1979 年大学开学第一本教材《中医学基础》的主编。

内科方药主要从学于李可老先生。从学李老之后，我在内科方剂上有了突飞猛进的进步，理解了阳气的重要性。

经筋病诊治主要师从中国中医科学院针灸研究所经筋研究室主任薛立功老师，并得到好友李江舟的具体指导，当年吃住在江舟家，结下了深厚的友谊，掌握了经筋病诊治的核心技术，使我受益无穷。

道家养生及针灸从学于胡海牙老师，他的一句开示令我久久难忘：你想想针灸最早是怎么发明的。胡老的高足武国忠先生，也常和我交流养生、技击、点穴及方药技术，使我受益匪浅，武国忠也是王玉芳老师的弟子。

1984 年刚参加工作，就和傅忠立主任在一个诊室工作，他曾担任中日友好医院针灸科的第一任科主任多年，也是我的老领导和针灸启蒙老师。我到医院后，就是傅老师挑选我到针灸科工作的，他也练习武术多年，对我的影响非常大。1972 年美国总统尼克松等人访华，随团的黑格参观了我国著名胸外科专家辛育龄教授所做的开胸手术，当时用的是针刺麻醉。我请教辛育龄教授之后得知，当时的针刺麻醉是由傅忠立老师完成的，因为患者是在清醒状态下接受开胸手术，参观者可与其谈话交流，这使参观者大为惊异，从此掀起了全球性的针灸热，并一直延续至今。

我的梅花针是跟冯玉文老师学习的，当时科里安排我们两个人在一个诊室工作。冯老的梅花针是和钟梅泉先生一起向孙惠卿老先生学习的，孙先生著有《刺激神经疗法》。钟梅泉先生出了一本书叫作《中国梅花针》，大家可以看看。我的梅花针也受到过严格的训练，现在回想起来我现在常针刺后背的督脉、膀胱经、夹脊穴，这些都是受梅花针的影响。

1987 年，著名针灸学家徐笨人老师到我们科里讲课，他提出“怪病多从颈椎治疗”的理论，对我影响很大，至今一直影响我的临床思维，使我对以前许多认为不可能治疗的疑难病症有了重新认识。他当时一个下午大概讲了三个多小时，主要一个观点就是“怪病要多从颈部入手”，这句话一直影响我大概有 30 多年，这话太重要了，能道出好多疾病的本质。后来阅读董福慧老师的《脊柱相关疾病》，受益良多，更加深刻地理解了徐老这句话的含义。董福慧老师经常参加李石良主任在我们科内主办的针刀沙龙，西医知识也相当好，他发现一百多种疾病从脊柱入手治疗效果很好，和董老师学到好多相关知识。

当年，我常到肖中强先生家中请教内科方药知识及社会学知识，他是著名中医蒲辅周老先生的学生，也是意拳一代宗师姚宗勋先生的弟子，武术、中医、社会学等无所不通。我常去他家聊天，并一起在北土城站桩。1989 年我到日本工作就是他向院领导推荐的，对我的一生影响巨大。当时练习大成拳主要是姚王两派，在公园两派弟子常常见面就动手，当时我去公园站桩，如果见到几个人来者不善，骑车就跑。他说，小胥你敢和王选杰练大成拳，真不错。

1989 年在日本期间，和苗思温老师一起工作一年时间，他是北京中医药大学第一届毕业生，1962 年毕业，而我 1962 年出生。两人同吃同住同工作一年多，无论是针灸、按摩及内科理论与技术，我都得到苗老师的倾囊相授，这一年我的临床水平有突飞猛进的提高。

1992 年开始，跟贺普仁老师学习，他在丰台丽泽桥那有个自己开的私人诊所，由他大女儿管理，还有他的孙女。我在那跟诊好长时间，因为他扎针很轻，很容易进去，好多人问他您是怎么进针的，他连眼皮也不抬，继续扎。有一天我看他不太忙，我说贺老您扎针是不是用劈拳的劲进去的？因为他八卦练得很好，贺老忽然抬起头来，看我一眼，我忽然明白什么叫青睐，他说，对了！后来他跟别的大夫说，胥大夫是练大成拳的，实际上他的意思是让大家都练功，可惜没人明白。然后他告诉我，真正的大家都是从《内经》发家的，你要好好学《内经》。这也是为我日后学《内经》埋下一颗种子，等后来把《内经》学通了以后，结合控制论、系统论、信息论，把这些融会贯通，形成了一个系统的思维。

新九针从学于山西的师怀堂老师，并亲身体会了师老的锋钩针疗法。

头针疗法则从学于头针发明人焦顺发老师，我不仅向焦老学习了脑血管病急性期的治疗方法，同时也学习了跟随节拍器每分钟 180 次以上的双手快速捻转法。

针刺太溪手法从学于张士杰老师，并且我向张老请教了站桩功与针刺手法相结合的秘诀。

我至今每天都在应用的长针刺法则从学于卢鼎厚老师，卢老金针度尽的传授令我终生难忘。当年我和师兄弟练习技击时动作过于剧烈，腰部严重受伤行走不便，卢老几针下去，症状立即减轻，使我惊叹不已。当年我回老家过春节，卢老打长途电话向我“请教”阿是穴问题，其不耻下问的治学态度，令我深受感动。

腹针从学于创始人薄智云老师。2002 年夏天，我刚从瑞士回国，两年多的欧洲工作令我身心十分不适，所以态度不是很谦恭，但薄老不以为忤，态度随和，马上给我治疗，让我有幸亲身体会薄老的无痛进针法。薄老在我腹部刺了几针后，我很快就恢复到十几年前练功最好的状态。

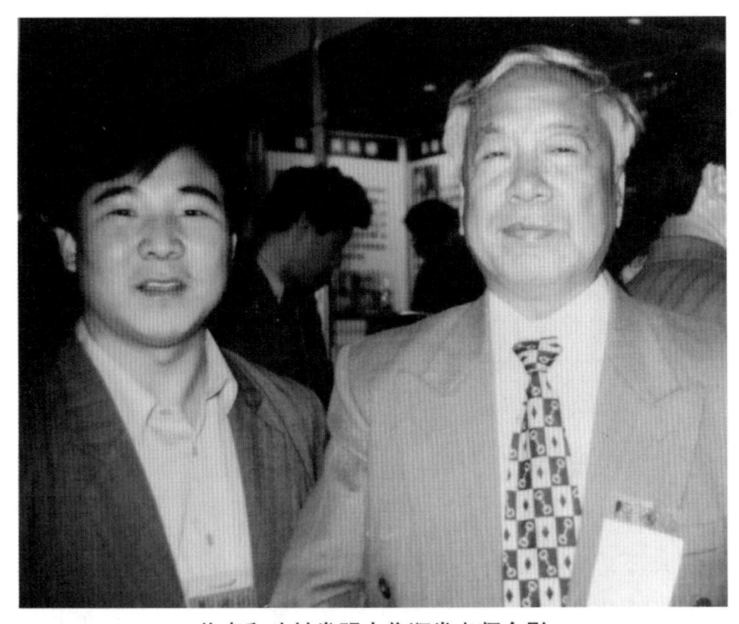

作者和头针发明人焦顺发老师合影

2003年非典之后，我在北京藏医院临时出诊，有幸和王居易老师学习针灸技术及理念。而我的诊室恰好在黄敬伟老师的隔壁，这让我有机会学习黄老的经筋疗法，黄老病灶寻找之准确，疗效之好，令我大开眼界。

在经脉理论的形成问题上，曾得到赵京生教授的悉心指导，当时我写了十几个问题嘱弟子张军伟请教赵教授，得到圆满的答复，解答了我多年来对“经络”的迷惑。后来又经常通过电邮方式联系，解答了我在针灸理论上的许多疑团，使临床治疗思路逐步清晰起来。

经络研究从学于祝总骧老师，当年我在临床实践中曾多次体会祝老的经络线测试方法，还和祝老学到很多科研方法和养生知识。

我任职的中日友好医院是国家卫生健康委员会直属的大型综合性三级甲等医院，是全国中西医科室最全的综合医院。医院还附设中日友好临床医学研究所，同时还是世界卫生组织戒烟与呼吸疾病预防合作中心、国家卫生健康委员会远程医疗管理与培训中心。有许多全国著名中西医专家教授，其中有副高级技术职称以上人员500余人，硕士研究生学历以上人员1000余人，博士和硕士生导师200余人。先后承担了400余项国家级、省部级科研课题，曾获多项国家级、省部级科技奖励。是北京大学和北京中医药大学的临床医学院，北京协和医学院的教学医院，与北京航空航天大学等国内知名学术机构建立战略合作关系，与日本、美国、英国等多个医疗机构和大学建立了长期友好合作关系。学术方面，王辰院士等在慢阻肺、哮喘、呼吸系感染、呼吸危重症、间质性肺疾病、肺血管病、戒烟等方面取得突出成就，肺栓塞半量溶栓疗法等多项重要创新进入国际诊疗指南。潘孝仁教授、李光伟教授等历时长达20余年进行的“大庆糖尿病预防研究”，被称为2型糖尿病一级预防的里程碑式研究，是国际医学研究的经典。杨文英教授团队发表于《新英格兰医学杂志》的糖尿病流行病学调查，以科学的数据揭示了我国糖尿病防治的严峻形势。我熟识的王国相教授等在神经遗传学方面的研究受到国内外广泛关注。晁恩祥教授也是我的老师，他参与研制的金花清感方被确证对新甲流有效，在我国新发呼吸道传染病防治工作中做出了突出贡献。我1984年医院开院前就参加工作，和许多专家学者都有良好的人际关系，常在一个专家食堂就餐，交流起来非常方便，班车上周围都是各个科的全国知名专家，中西医之间互相交流，取长补短，经常互相邀请会诊患者，亲友求医中西医之间也互相帮忙，从来没听说过有哪位西医不信中医。前几年在网上看见一些西医反对中医，感到很诧异。我参加工作不久就到病房管病人，疑难病人经常需要会诊，我都是请顶级专家会诊，这样可以学到很多知识和经验，也学到了前辈良好的学风。比如曾有个病人因坐骨神经痛住院，但越治越痛，我请骨科张光铂、肿瘤科的张代钊主任会诊，发现患者是肝癌骨转移。在担任住院总医师期间，全院1300张病床，只要需要针灸科会诊，都会找我，一年期间会诊了大量患者，尤其是许多急诊及手术科室术后腹胀、呃逆、尿潴留、术后肢体恢复障碍等。虽然一年期间的会诊非常辛苦，但也锻炼了我的针刺治疗急症及疑难杂病能力，也从兄弟科室学到了许多宝贵经验。曾有十几年的时间和神经内科在一个办公室办公，病房也在同一层，一个护理组，早晨我们一起交班，因此对神经内科的疾病非常熟悉。

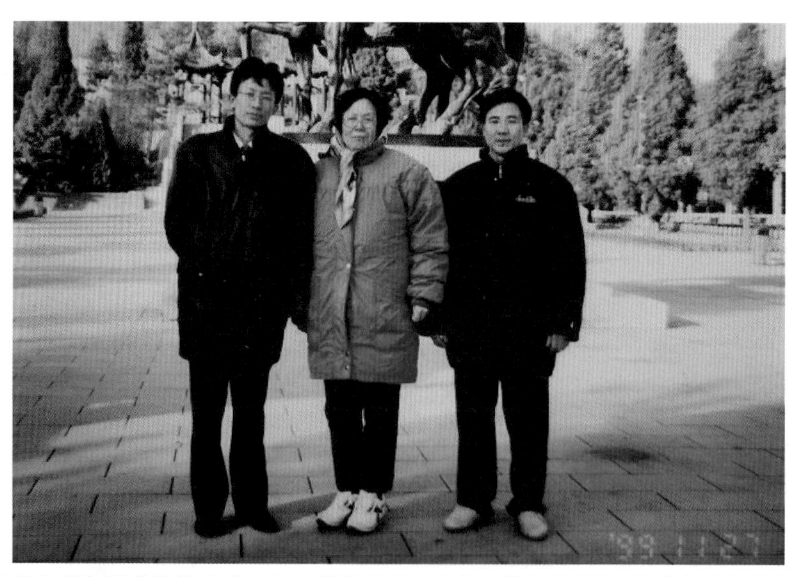

1999年卫生部领导带队的医疗小组，胥荣东（右）和王国相（中）、樊碧发主任（左）合影

包括著名的神经内科专家杨秉贤教授、王国相教授，都非常熟悉，从这些前辈那里学到许多书本上没有的知识。1999 年由卫生部领导带队的医疗小组，由笔者和王国相教授、全国疼痛诊疗研究中心主任樊碧发先生组成，到外地会诊疑难病患者，樊碧发先生对针灸很精通，经常到我们科交流经验。我管理病房的三年多时间里，在当时科主任的支持下，每周三早晨到放射科听全国著名专家张雪哲主任讲解影像学，学到了许多宝贵的知识，至今还受用无穷。张主任是英国皇家医学会会员，美国加州大学 SAN DIEGO 骨俱乐部终身会员。曾经和中国科学院院士仝小林先生坐一个班车，在同一个专家食堂就餐，经常探讨学术问题及互相介绍患者，其严谨的治学态度使我受益良多，现在还珍藏一本他送我的学术论文集。我在人民卫生出版社 2015 年 12 月出版的《筋柔百病消》中写道："十几年前，和我很熟的护士长，她的儿子在离高考还差半年多的时候，突然面瘫了。小孩子长得很精神，是学校里出名的帅哥，因为好面子，所以不去上学了。他妈妈找了一位很有名的大夫，给他扎了一个多月效果也不好。后来和我坐同一班车的仝小林主任（国家重大基础研究项目"973"计划首席科学家，国家中医药管理局内分泌重点学科学科带头人，中国中医科学院首席研究员）建议找我治疗，护士长带着她儿子来到家里。我如实地说如果别人扎不好，可能我扎的效果也不会太理想。我试一下，果然效果也不是很理想。怎么办呢？因为当时正值高考前，小孩不去上学了，肯定跟不上进度，他妈妈特别着急，一夜一夜地在家里哭。我看着实在于心不忍，就说你要不怕疼，我就用手给你拨拨筋吧。这一拨，效果特别好，一下子就把面部挛缩的筋给拨开了。这个十几岁的小孩还很能忍，眼泪都疼出来了，就是不哭。那天只拨了一次，效果就很明显，后来又治疗了五六次，就完全正常了。他母亲特别感激我，非说我救了她孩子一命。这个说法是有点夸张，但确实是改变了这个小孩的命运，因为后来这个小孩考上了电影学院。"

我所在的科室，同事之间相处非常融洽，好比一个大家庭，几乎所有进修医师都陈述这一点。李石良主任在全国针刀界是领军人物，所以我们科是中华中医药学会针刀医学分会主任委员单位，我在科里也以针刀治疗腰椎间盘突出症、股骨头坏死等为主。科里其他医师也都非常优秀，不仅学历都比我高，业务能力也很强。在工作中，我从同事那里学到很多宝贵经验和良好的学风。

有时候，判断一个疾病是否适合针灸治疗，往往比治疗本身更为重要。就在本书稿修改期间，2020 年 1 月 8 日，弟子郑景文医师写了一段跟诊记录："昨天一位弟子因为突发左腿肿胀不适找师父胥荣东看病（1 月 2 日开始出现不适，1 月 5 日加重），师父看了下，高度怀疑是静脉血栓，建议赶快去医院检查，腿没有给扎针，今天医院 B 超检查：左下肢深静脉血栓形成，左侧髂静脉血栓形成。现在去大医院专科（血管外科）诊治。疾病各种情况非常复杂，不是简单的一个技术问题，需要丰富的经验判断，师父威武。”随后这位弟子给我发来私信：“师父您好！上午在景文师兄那里做了超声检查，下午在北京大学医院看了血管外科尹杰大夫的门诊，他说不用介入取栓治疗，药物溶栓就可以，给开了两周的药，验了血和两周后复诊做对比，约了 17 日的超声检查。让师父费心了，感恩师父。”本来这位弟子计划找我治疗后次日就继续上班，如果当时判断失误，后果可想而知。

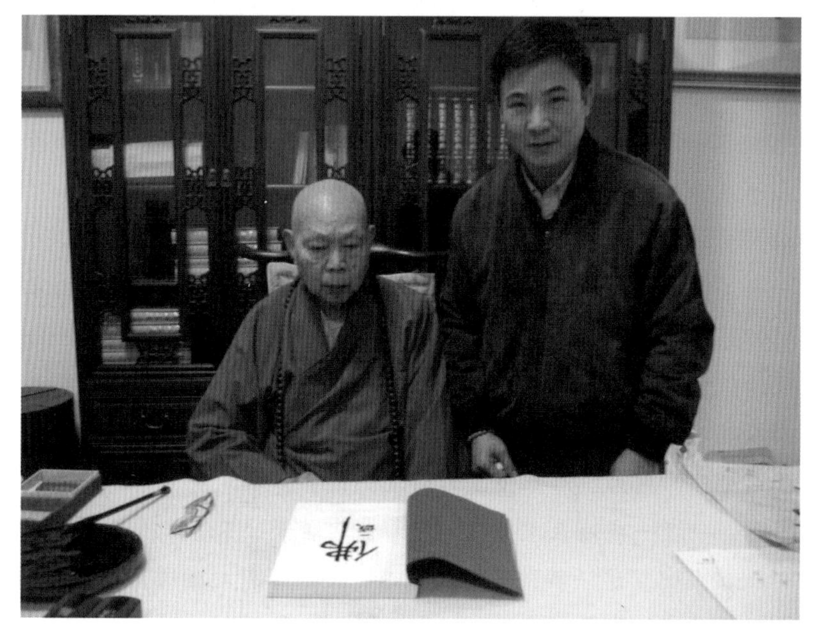

一诚长老在湖南洗心禅寺为笔者题字

十几年前皈依在一诚长老门下，赐名“养东”，成为一诚长老的私人保健医师，深得虚云法师的禅宗心法。在 2007 年宗教文化出版社出版的一诚禅师著《无杂相》一书中，“南泉斩猫”一节，即为鄙人所问，原书内容为：“某居士问：南泉斩猫什么意思，好久都没搞清楚。和尚：猫到处跑所以斩了。某大夫：那为什么要斩猫呢？赵州要是早回来就斩不了了。和尚：有妄想到处跑。”

韩愈的《师说》我们都学过，但能够落实到行动的又有多少人。我是“三人行必有我师”的践行者。

古之学者必有师，师者，所以传道授业解惑也。人非生而知之者，孰能无惑？惑而不从师，其为惑也，终不解矣。生乎吾前，其闻道也固先乎吾，吾从而师之，生乎吾后，其闻道也亦先乎吾，吾从而师之。吾师道也，夫庸知其年之先后生于吾乎？是故，无贵无贱，无长无少，道之所存，师之所存也。

嗟乎！师道之不传也久矣！欲人之无惑也难矣！古之圣人，其出人也远矣，犹且从师而问焉；今之众人，其下圣人也亦远矣，而耻学于师。是故圣益圣，愚益愚。圣人之所以为圣，愚人之所以为愚，其皆出于此乎？爱其子，择师而教之；于其身也，则耻师焉，惑矣。彼童子之师，授之书而习其句读者，非吾所谓传其道解其惑者也。句读之不知，惑之不解，或师焉，或不焉，小学而大遗，吾未见其明也。巫医乐师百工之人，不耻相师。士大夫之族，曰师曰弟子云者，则群聚而笑之。问之，则曰："彼与彼年相若也，道相似也，位卑则足羞，官盛则近谀。"呜呼！师道之不复，可知矣。巫医乐师百工之人，君子不齿，今其智乃反不能及，其可怪也欤！

圣人无常师。孔子师郯子、苌弘、师襄、老聃。郯子之徒，其贤不及孔子。孔子曰：三人行，则必有我师。是故弟子不必不如师，师不必贤于弟子，闻道有先后，术业有专攻，如是而已。

大约十年前，著名画家、美术评论家华安先生约我访谈，初次见面，一见如故。他说看了我编著的《禅拳合一的中国武术——大成拳》才来找我，他感叹地说："《大成拳论》写得真好，我都看了十年了！"我问您练的是啥拳？他说不练拳，这里讲的都是书法。当时我不是很理解，但从此以后，我经常到华老师的画室聊天儿。听他讲艺术，讲哲学。在华老师的画室，我接触到了许多国内顶级艺术家，和几十位艺术家学习交流，开阔了自己的视野，提升了自己的人生境界，同时也收藏了包括李骏先生等许多著名油画大师的作品。这使我在讲解网络课程《灵枢》和《素问》时受益匪浅，同时使我更深刻地感受到了大道相通之理，逐渐形成了自己的针灸理论。

我在当归中医学堂开办的网络课程——《灵枢》和《素问》讲座，使许多不便来京的朋友了解了中医和大成拳站桩，有些学员为了进一步学习而来北京参加面授学习。在与讲课现场学员及网上学员的互动过程中，自己也得到了提升，可谓教学相长。在此衷心感谢当归中医学堂李永明校长及学堂、诊所的各位同事。

《汉书·艺文志》："仲尼有言，'礼失而求诸野'，方今去圣久远，道术缺废，无所更索，彼九家者，不犹瘉於野乎。"以上的这些经历，不仅对练习大成拳有很大的助益，对我的针刺技术的提高，针灸理论的完善也有很大的帮助。《黄帝内经》等中医古籍像一座金矿，需要我们努力发掘，提炼出纯金，然后再打造成各种器物。整理中医不是用西医的方法，而是应该用控制论的方法。传统中医、武术里面有许多精华，也有不少糟粕，我们要取其精华去其糟粕。

张锡纯前辈在《医学衷中参西录》自序中写道："人生有大愿力，而后有大建树。一介寒儒，伏处草茅，无所谓建树也，而其愿力固不可没也。老安友信少怀，孔子之愿力也；当令一切众生皆成佛，如来之愿力也。医虽小道，实济世活人之一端。故学医者，为身家温饱计则愿力小，为济世活人计则愿力大。”而我们北京中医药大学中医系七九级二班毕业签名册上写有《毕业歌》歌词：“同学们，大家起来，担负起天下的兴亡！”对于我来说“担负起天下的兴亡”有些太大，“济世活人”就是我的愿力。另外，在1989年王芗斋大成拳全国研究会成立时，选杰夫子嘱托填写申请表格，在《志愿》一栏我写下了“热爱本拳，奋斗终生”八个字，当时选杰夫子看了微微一笑。“热爱本拳，奋斗终生”是我的另外一个愿力。1993年经国家体育部门批准，王芗斋大成拳全国研究会更名为中国大成拳研究会，张礼义先生任主席，在国内外建立分会48个，会员达23万余人。

芗老习拳四十年后创立了大成拳，恰好鄙人现在学习中医针灸也四十余年，而我整理针灸之学完全用的是《大成拳论》的心法，因为大道是相通的。本来我想命名为“大成针术”，然诸位弟子皆认为应该叫作“大成针道”，真欲却之而无从也，遂听之而已。近二十年来，在从学于诸位前辈及同道经验的基础上，认真考据《黄帝内经》针法及其他古代针法，并结合自己潜心修炼的大成拳内功，将其与针刺手法相结合，终于悟出了“精神内守，神光内莹，意在针先，以意领气，手随心转，法从手出，运气于指，气至病所”的针刺心法，近年来在我所倡导的“内功针刺”理论基础上，提升为“大成针道”。我倡导的“大成针道”完全是以《大成拳论》的理论为基础，并以大成拳功法练习为基础。而我之所以能够深刻地理解《灵枢》及《素问》，主要是因为练习大成拳深入之后，自己的境界提升了，能够深入古人的内心世界，单从文字上用功是无法做到这一点的。这也可以说是我治学的秘密，古人将这种治学方法叫作“一门深入，触类旁通”。所以对大成拳的理论及历史有必要再写本书介绍一下，以便了解我学习《黄帝内经》的心法，通过了解王芗斋先生创立大成拳的经过，可以更好地解读破译《灵枢》理论，更好地为针灸临床服务。

上 篇

《黄帝内经》释疑

引　子

《灵枢》口语讲授难免有不严谨之处，为了使大家更清楚地了解《黄帝内经》(以下有的地方简称《内经》)基本概念的本来含义，在上篇我们将详细解释《灵枢·九针十二原》原文及《内经》中和针灸相关的一些常用名词术语，以弥补中篇口语讲述的不足。尤其是经络、腧穴、气至及针刺手法等针灸学基本概念，如果不从理论上阐释清楚，极易被针灸教科书所误导，很难明了《灵枢》经文的本来含义。这部分书稿，早在十几年前就准备结集出版，但总感觉自己对《内经》的理解还不够透彻，直到网络课快结束时，才有信心出版。网络课的讲解，加深了我对《内经》的理解，和弟子及学员之间的互动，真是很好的学习，可谓教学相长，在此向大家表示衷心感谢，感谢当归中医学堂李永明校长的鼎力支持及各位工作人员的辛勤工作。尤其要感谢韩翔编辑的慧眼识人，他原话说："还没有见过这样照着原文讲《内经》的。"他将网络课24节课，大概约60个小时的录音整理好发给我看，我感到惊叹！因为我讲话比较冗长，要变成文字，非得有取舍。他对讲课录音的整理非常凝练，但又保留原话语义，我自己整理也很难这样完美，可以想见韩翔先生花费了多少心血。

《内经》分《灵枢》《素问》两部分，是我国最早的医学典籍，中医学四大经典著作之首。历史上中医的众多流派基本上都源于《内经》，所以《内经》的重要性，怎么强调都不过分。南宋医家史崧在《灵枢经·叙》中感慨地写道："夫为医者，在读医书耳，读而不能为医者有矣，未有不读而能为医者也。"

唐代医家启玄子王冰《素问·序》云"夫释缚脱艰，全真导气，拯黎元于仁寿，济羸劣以获安者，非三圣道则不能致之矣。孔安国序《尚书》曰：'伏羲、神农、黄帝之书，谓之三坟，言大道也。'班固《汉书·艺文志》曰：《黄帝内经》十八卷。《素问》即其经之九卷也，兼《灵枢》九卷，乃其数焉。虽复年移代革，而授学犹存，惧非其人，而时有所隐，故第七一卷，师氏藏之，今之奉行，惟八卷尔。然而其文简，其意博，其理奥，其趣深。天地之象分，阴阳之候列，变化之由表，死生之兆彰。不谋而遐迩自同，勿约而幽明斯契。稽其言有征，验之事不忒，诚可谓至道之宗，奉生之始矣。假若天机迅发，妙识玄通，蒇谋虽属乎生知，标格亦资于诂训，未尝有行不由径，出不由户者也。然刻意研精，探微索隐，或识契真要，则目牛无全。故动则有成，犹鬼神幽赞，而命世奇杰，时时间出焉。则周有秦公，汉有淳于公，魏有张公、华公，皆得斯妙道者也。咸日新其用，大济蒸人，华叶递荣，声实相副，盖教之著矣，亦天之假也。"

鄙人学医四十余年，越来越深切地体会到针灸治病“动则有成，犹鬼神幽赞”的疗效，而这正是将《内经》结合临床实践的结果。当年贺普仁老师在和我闲聊时曾说，中医大家都是靠《内经》发家的，这句话对我影响非常大，也是促使我多年来一直孜孜不倦地学习《内经》的主要原因。其实开始并不是很理解这句话，总想学些绝技和方法，当然这是必要的。等这些“术”的东西都掌握了以后，就必须上升到“道”的层面，就必须深入学习并在临床实践中验证《内经》的理论。王冰当年曾预言“千载之后，方知大圣之慈惠无穷。”希望我们没有辜负前人的期望。如果我们能够静下心来潜心学习《黄帝内经》，以古人之心为心，探求古人内心深处的奥秘，尽可能地以古人的眼光看世界读经典，而不是以今律古。我们就能比较清晰地洞悉《九针十二原》等著作的本来意义，明了古人发明九针的用意与九针原本的用法，搞清“腧穴”与“经络”等概念的本来含义。再加以古代针家必修的内功修炼，那么许多在现代医学看来很难治疗的一些疾患，包括许多西医认为必须手术解决的某些疾患，我们用针刺、艾灸及按摩点穴等治疗起来就会得心应手，其疗效会远远超出西医的手术治疗，比如所谓的“腰突”“椎管狭窄”“股骨头坏死”“膝关节退行性病变”等。

宋代高保衡、林亿在《重广补注黄帝内经素问》序中早就说出了和贺普仁老师类似的话语：在昔黄帝之御极也，以理身绪余治天下，坐于明堂之上，临观八极，考建五常。以谓人之生也，负阴而抱阳，食味而被色，外有寒暑之相荡，内有喜怒之交侵，夭昏札瘥，国家代有。将欲斂时五福，以敷锡厥庶民，乃与岐伯上穷天纪，下极地理，远取诸物，近取诸身，更相问难，垂法以福万世。于是雷公之伦，授业传之，而《内经》作矣。历代宝之，未有失坠。苍周之兴，秦和述六气之论，具明于左史。厥后越人得其一二，演而述《难经》。西汉仓公传其旧学，东汉仲景撰其遗论，晋皇甫谧刺而为《甲乙》，及隋杨上善纂而为《太素》。时则有全元起者，始为之训解，阙第七一通。迄唐宝应中，太仆王冰笃好之，得先师所藏之卷，大为次注，犹是三皇遗文，烂然可观。

《黄帝内经》虽冠以黄帝之名，却非黄帝之作。西汉刘安《淮南子·修务训》曰：“世俗之人，多尊古而贱今，故为道者，必托之于神农、黄帝，而后能入说。”就像《神农本草经》也不是神农之作一样，这是由当时的学术氛围所决定的。《黄帝内经》并非出于一人之手，亦非一时之文，而是属于不同时期且不同学派的医学文献汇编，其成书年代在医界争议很大。从书中的医学理论以及语言、文章的体例等方面来分析，该书的编写年代应该在西汉末年至东汉之间，部分内容更晚些。比如《素问·灵兰秘典论》的“胆者，中正之官，决断出焉”。王冰解释说：“刚正果决，故官为中正；直而不疑，故决断出焉”，后世注家多从此说。

据《中国社会通史》记载："两汉实行察举制，对待选人士经过考察后向朝廷推荐。魏晋以后，察举制渐被九品中正制所取代，各州郡有声望的人担任'中正'，负责评定当地士人的品级，朝廷依照士人品级授官录用。"九品中正制，又称九品官人法，是魏晋南北朝时期重要的选官制度，是魏文帝曹丕采纳吏部尚书陈群的意见，于黄初元年（220年）命其制定的制度。从曹魏始至隋唐科举的确立，这期间约存在了四百年之久。由于两汉时期的察举制到了东汉末年已为门阀士族操纵和利用，使察举滋生了种种腐败的现象。曹操去世后，曹丕采纳了陈群的建议，于是九品中正制成了魏晋南北朝时期主要的选官制度，九品中正制就是在这种背景形势下产生的。所谓中正，就是掌管对某一地区人物进行品评的负责人，也就是中正官。中正官又有大小之分，州设大中正官，掌管州中数郡人物之品评，各郡则另设小中正官。中正官最初由各郡长官推举产生，晋以后，改由朝廷三公中的司徒选授。其中郡的小中正官可由州中的大中正官推举，但仍需经司徒任命。在一般情况下，州郡的大小中正官是由司徒举荐的现任中央官员兼任，有时司徒或吏部尚书还直接兼任州的大中正官。这是为了保证中央对选举的直接控制，避免他人对中正事务的干扰。《中国文化史词典》指出，在东汉末年，曹操提倡"唯才是举"，曹丕为魏王之后将其制度化，采用"九品官人法"，立"中正"官。负责察访评列士人，作为吏部任官的依据。其取士的原则初以"高才异质"者为准，后渐以"家业"为重。到隋文帝时，废除了九品中正制，改行科举制。可见《素问·灵兰秘典论》必定出现在魏晋以后。

《黄帝内经》之书名首见于东汉班固的《汉书·艺文志·方技略》："《黄帝内经》十八卷，《黄帝外经》三十七卷……"。西汉后期，刘向、刘歆父子校书，由李柱国等校定为《黄帝内经》十八卷。到班固撰《汉书》时，这些医籍的传本仍被完整保存，李柱国是我国校勘医书之第一人，曾于汉成帝时任御医，参与校订医经、经方，计医经七家共二百十六卷，经方十家二百七十四卷，另有神仙家（养生）。《七略》是刘向父子受皇帝诏命编成的第一部官修目录和第一部目录学著作，《七略》早已亡佚，但《七略》的概貌，基本上保存在《汉书·艺文志》里，因此可认为《黄帝内经》书名最早见于《七略》。

《汉书·艺文志》，简称《汉志》。汉班固（32—92年）撰，是我国现存最早的目录学文献。为班固所撰《汉书》"十志"之一，原见于《汉书》卷三十。其体例及内容系根据刘歆的《七略》加以删补而成，班固删去了《七略》中的"辑略"，将其变成总序冠于全志之首，用以叙述汉朝国家藏书源流及其部类划分概况；其次共分六大类，也即"六略"：六艺、诸子、诗赋、兵书、术数、方技，按类列出书目、撰者与篇章卷数。书目下有简要小注，或介绍撰者，或解释书中内容，或说明书的来历，或记篇目多少，或断定书的存佚及真伪考辨，材料则完全来源于《七略》。每种文献目录之后，必计其总数，后附一段小序，简略叙述其学术源流，论其是非得失。《汉书·艺文志》中记载的西汉国家藏书目录中的书籍大多被毁或失散。今录《汉书·艺文志》部分内容如下。

昔仲尼没而微言绝，七十子丧而大义乖。故《春秋》分为五，《诗》分为四，《易》有数家之传。战国从衡，真伪分争，诸子之言，纷然殽乱。至秦患之，乃燔灭文章，以愚黔首。汉兴，改秦之败，大收篇籍，广开献书之路。迄孝武世，书缺简脱，礼坏乐崩，圣上喟然而称曰："朕甚闵焉！"于是建藏书之策，置写书之官，下及诸子传说，皆充秘府。至成帝时，以书颇散亡，使谒者陈农求遗书于天下。诏光禄大夫刘向校经、传、诸子、诗赋，步兵校尉任宏校兵书，太史令尹咸校数术，侍医李柱国校方技。每一书已，向辄条其篇目，撮其指意，录而奏之。会向卒，哀帝复使向子侍中奉车都尉歆卒父业。歆于是总群书而奏其《七略》，故有《辑略》，有《六艺略》，有《诸子略》，有《诗赋略》，有《兵书略》，有《术数略》，有《方技略》。今删其要，以备篇籍。

《黄帝内经》十八卷。《外经》三十七卷。《扁鹊内经》九卷。《外经》十二卷。《白氏内经》三十八卷。《外经》三十六卷。《旁篇》二十五卷。

右医经七家，二百一十六卷。

医经者，原人血脉经络骨髓阴阳表里，以起百病之本，死生之分，而用度箴石汤火所施，调百药齐和之所宜。至齐之得，犹磁石取铁，以物相使。拙者失理，以愈为剧，以生为死。

《五脏六腑痹十二病方》三十卷。《五脏六腑疝十六病方》四十卷。《五脏六腑瘅十二病方》四十卷。《风寒热十六病方》二十六卷。《泰始黄帝扁鹊俞拊方》二十三卷。《五脏伤中十一病方》三十一卷。《客疾五脏狂颠病方》十七卷。

《金创瘲瘛方》三十卷。《妇人婴儿方》十九卷。《汤液经法》三十二卷。《神农黄帝食禁》七卷。

右经方十一家，二百七十四卷。

经方者，本草石之寒温，量疾病之浅深，假药味之滋，因气感之宜，辩五苦六辛，致水火之齐，以通闭解结，反之于平。及失其宜者，以热益热，以寒增寒，精气内伤，不见于外，是所独失也。故谚曰："有病不治，常得中医。"

右房中八家，百八十六卷。（书名略）

房中者，情性之极，至道之际，是以圣王制外乐以禁内情，而为之节文。传曰："先王之作乐，所以节百事也。"乐而有节，则和平寿考。及迷者弗顾，以生疾而陨性命。

右神仙十家，二百五卷。（书名略）

神仙者，所以保性命之真，而游求于其外者也。聊以盪意平心，同死生之域，而无怵惕于胸中。然而或者专以为务，则诞欺怪迂之文弥以益多，非圣王之所以教也。孔子曰："索隐行怪，后世有述焉，吾不为之矣。"

凡方技三十六家，八百六十八卷。

方技者，皆生生之具，王官之一守也。太古有岐伯、俞拊，中世有扁鹊、秦和，盖论病以及国，原诊以知政。汉兴有仓公。今其技术晻昧，故论其书，以序方技为四种。

东汉末年张仲景在《伤寒论》原序中写道："撰用《素问》《九卷》《八十一难》《阴阳大论》"，这是《素问》书名第一次出现。晋代皇甫谧在《甲乙经》序言中这样写道："按《七略》艺文志,《黄帝内经》十八卷。今有《针经》九卷,《素问》九卷，二九十八卷，即《内经》也。亦有所亡佚，其论遐远，然称述多而切事少，有不编次。比按仓公传，其学皆出于《素问》,《素问》论病精微,《九卷》是原本经脉，其义深奥，不易览也。"

最早对《素问》注解者为南朝时齐梁间人全元起，全元起所著《素问》早期传本，基本上保存了西汉刘向、刘歆、李柱国校书时的原貌。如今通行的《素问》经过唐代王冰改编、北宋林亿等校正，与早期传本的原貌有一定区别。上海中医药大学教授、医古文教研室主任段逸山著有《〈素问〉全元起本研究与辑复》一书，段教授充分借助现存有关文献资料，运用训诂、校勘、辑佚等手段，进行穷尽性的比照分析，从而得以最大限度地恢复了全元起本《素问》的原貌。

据《隋书·经籍志·子部医方》记载："《黄帝素问》九卷……《黄帝针经》九卷"，又曰："《黄帝素问》八卷全元起注。今亡。"后人称全注本为《内经训解》(或《素问训解》)。宋朝此书尚存，以后便佚亡了。现从林亿、高保衡等所校订的《重广补注黄帝内经素问》的"新校正"中，还可见到部分全元起《内经训解》的内容。全元起的注解朴实无华，对《素问》之书名，全元起注曰："素者。本也。问者，黄帝问岐伯也。"(《黄帝内经素问·卷第一》新校正引全元起语。)全氏医术高明，当时有"得元起则生，舍之则死"之誉。全元起在注《黄帝内经·素问》之前，曾就砭石一事造访王僧儒。事见《南史·王僧儒传》："僧儒工属文，善楷隶，多识古事。侍郎全元起欲注素问，访以砭石。僧儒答曰：古人当以石为针，必不用铁。说文有此砭字，许慎云：'以石刺病也。'《东山经》：'高氏之山多针石。'郭璞云：'可以为砭针。'春秋：'美疢不如恶石。'服子慎注云：'石，砭石也。'季世无复佳石，故以铁代之尔。"

唐高宗年间，著名医家杨上善奉敕将《黄帝内经》经文重新分类加注，厘为三十卷，刊刻于世，名之为《黄帝内经太素》。该书虽然将《灵枢》《素问》中的经文进行了分类，但是其中几乎包括了唐代所存《黄帝内经》的全部内容，而且对原书文字未加改动，是研究《黄帝内经》的可靠资料。宋代学者林亿在校正《素问》《甲乙经》《脉经》等医书时，多借重此书，对其评价甚高。“太素”古代指最原始的物质，引申为天地，有朴素、质朴的意思。在道家哲学中代表天地开辟前出现原始物质的宇宙状态，与太易、太初、太始、太极并为先天五太，是无极过渡到天地诞生前的五个阶段之一。《列子·天瑞》云“故曰：有太易，有太初，有太始，有太素。太易者，未见气也；太初者，气之始也；太始者，形之始也；太素者，质之始也。”

《素问》好比屈原的《天问》，其实就是“问天”，因为古汉语的语言习惯，喜欢把宾语放在动词前，所以《素问》就是《问素》。《淮南子·本经》：“其事素而不饰。”“素”就是朴素的意思，这也是《素问》的本来含义。因此，我们解读《黄帝内经》应该从朴素的角度去理解，而不应该将其神秘化。所以对《素问》一书的解读应该从临床出发，用平常心去体会理解，以古人之心为心，而不应该以今律古。

“素”字的金文，由（糸，丝状物）、（来，麦子）和（廾，双手捧物）构成。根据“素”字的造字结构，其本义应是手工用植物纤维来编织器物。早期的编织物多是植物原色，所以“素”字后来也泛指未染色的丝织品。因此“素”既可以作名词表物，也有形容词或动词的语态。随着文字演变，“素”字的篆文省去金文中的“廾，双手捧物”的字形。“素”字的隶书是篆文字形中（来，麦子）的字形基本保留。

《说文解字》：“素，白致缯也。从糸、𠂹取其泽也。凡素之属皆从素。”

《孟子·滕文公上》：孟子曰：“许子必种粟而后食乎？”曰：“然。”“许子必织布而后衣乎？”曰：“否，许子衣褐。”“许子冠乎？”曰：“冠。”曰：“奚冠？”曰：“冠素。”

冠素，就是戴着未染色的帽子。

从不染色又引申出“白色”的意义。《诗经·召南·羔羊》：“素丝五紽。”就是白色丝五条。用在抽象意义上，还引申出“白”“空”的含义，如《诗经·魏风·伐檀》：“彼君子兮，不素餐兮。”“不素餐”就是不白吃闲饭。“素”表示未着色，语义来源于植物的本色，引申出“朴素”的意义。

“问”字的甲骨文，由（門）和（口）构成。根据造字之形，我们很容易理解其本义：敲门询问。

“问”字的小篆承续甲骨文的字形。基本语义是有不知道或不明白的事请人解答，《素问》里面的“问”就是这个意思。

《说文解字》：“问，讯也。从口，门声，亡运切。”

我们的教科书及权威性著作都一致认为,《汉书·艺文志》所载“《黄帝内经》十八卷”，即是今本《黄帝内经》。

比如《中国大百科全书·中医》在《内经》条下解释说：“中医学奠基之作，现存最早的中医理论经典之作。全称《黄帝内经》。共18卷，162篇。由《素问》与《灵枢》(各9卷）组成。《黄帝内经》之书名，最早见于刘歆《七略》和班固《汉书·艺文志》。这是一部托名黄帝的著作，撰者已难以稽考。明代医学家吕复认为此书‘观其意旨，殆非一时之言；及其撰述，亦非一人之手’。这个见解为后世医家所广泛认可。著述年代则有几种说法，但多数学者认为，此书的基本内容成于战国后期；迄于汉代，陆续有所补订。”

《中医大辞典》在《黄帝内经》条下解释说：“医经名著，简称《内经》。以黄帝、岐伯等问答的形式写成。是我国现存最早的一部医著，成书约在战国时期。原书18卷，即《素问》和《针经》(唐以后的传本改称《灵枢》)各9卷。”

《中国医学通史·古代卷》在《黄帝内经》一书介绍中说：“《黄帝内经》简称《内经》，是托名黄帝及其臣子岐伯、雷公、鬼臾区、伯高等论医之书。《黄帝内经》包括《灵枢》和《素问》两部分。各九卷81篇，共80余万言。……《黄帝内经》初见于班固《汉书·艺文志》，作《黄帝内经》18卷，班固作《艺文志》，以刘歆《七略》为蓝本,《七略》又以刘向《别录》为依据。……《黄帝内经》的著作时代，至今尚无定论。从其内容看，非一人一时之作，但一般认为其主要内容是反映战国时期医学理论水平的。基本定稿时期应不晚于战国时期。当然，其中有些内容可能出于秦汉及六朝人之手。”

学习《黄帝内经》要以古人之心为心

中医难学，虽然说语言障碍是个主要问题，但语言障碍主要是知识问题，相对而言比较好解决。主要是语言具有很大的局限性，比如人物的神态，语气抽象的思维，很难用语言来描述。正如英国语言学家帕默尔在《语言学概论》中写道：“浏览一下《牛津词典》就会看到，这种多义性是我们语言中几乎每个词都有的特性。事实上，词不是像数学符号那样严格限于一个固定的、明确的意义。说真的，言语不外是一连串粗略的暗示，听话人必须经过一番梳理才能够掌握说话人想传达的意义。”

孟夫子都承认浩然之气难以描述，公孙丑：“敢问夫子恶乎长？”曰：“我知言，我善养吾浩然之气。”“敢问何谓浩然之气？”曰：“难言也。其为气也，至大至刚，以直养而无害，则塞于天地之间。其为气也，配义与道。无是，馁也。是集义所生者，非义袭而取之也。行有不慊于心，则馁矣。我故曰：告子未尝知义，以其外之也。必有事焉而勿正，心勿忘，勿助长也。无若宋人然：宋人有悯其苗之不长而揠之者，芒芒然归，谓其人曰：'今日病矣，予助苗长矣。'其子趋而往视之，苗则槁矣。天下之不助苗长者寡矣。以为无益而舍之者，不耘苗者也；助之长者，揠苗者也，非徒无益，而又害之。"（《孟子·公孙丑上》）孟夫子讲"我善养吾浩然之气"公孙丑听不明白，于是问"敢问何谓浩然之气？"因为很难用语言描述，所以孟子讲"难言也。"纵然用语言描述，估计公孙丑还是听不明白，因为语言描述复杂的事物是无能为力的，这也是我们难以理解《黄帝内经》的原因之一。

比如王芗斋先生20世纪40年代在北京拍摄的这张照片，可以用浩然之气来描述，但如果不看照片，纵然我们用多少语言来形容，恐怕读者也很难想象出他这种神态。虽然我们勉强可以借用《大成拳论》里"神意之运用"这段文字来描述这种神态。

"精神饱满，神如雾豹，意若灵犀，具有烈马奔放，神龙嘶噬之势，头顶项竖，顶心暗缩，周身鼓舞，四外牵连，足指抓地，双膝撑拔，力向上提，足跟微起，有如巨风卷树，思有拔地欲飞，拧摆横摇之势，而具体则有撑裹竖涨、毛发如戟之力，上下枢纽，曲折百绕，垂线自乘，其抽拔之力，要与天地相争，肩撑肘横，裹卷回还，拨旋无已，上兜下堕，推抱互为，永不失平衡均整之力，指端斜插，左右勾拧，外翻内裹，有摧动山岳地球之感，筋肉含力，骨节生棱，具体收敛，跃足思动，含蓄吞吐，运力纵横，两臂开合，拧裹直前，有横滚推错兜卷之力，毛发森立，背竖腰直，小腹常圆，胸部微收，动则有怒虎出林，搜山欲崩之状，全体有灵蛇惊变之态，亦犹似火烧身之急，更有蛰龙振电直飞之神矣，尤感筋肉之激荡，力如火药手如弹，神机微动雀难飞，颇似有神助之勇焉，故凡遇之物，则神意

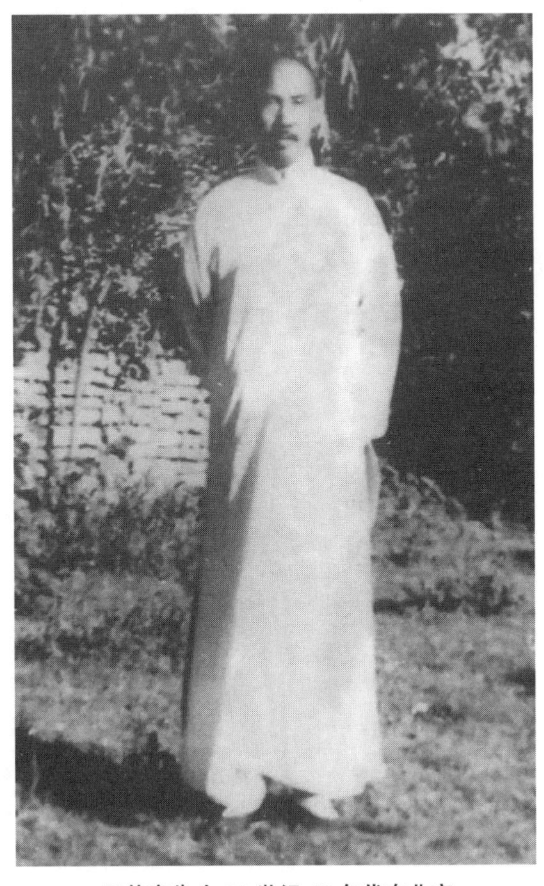

王芗斋先生20世纪40年代在北京

一交，如网天罗，无物能逃，如雷霆之鼓舞鳞甲，霜雪之肃杀草木，且其发动之神速，更无物可以喻之，是以余于此种神意运动，命名之曰，超速运动，言其速度之快，超出一切速度之上也。

学习《黄帝内经》除了语言障碍外，还有更深层次的原因，我概括为四个字："时过境迁"。比如小时候我老家的民风非常淳朴，在那种环境里，很容易理解《素问·上古天真论》所说的"夫上古圣人之教下也，皆谓之虚邪贼风，避之有时，恬惔虚无，真气从之，精神内守，病安从来。是以志闲而少欲，心安而不惧，形劳而不倦，气从以顺，各从其欲，皆得所愿。故美其食，任其服，乐其俗，高下不相慕，其民故曰朴。"

大家看看我爷爷的照片就理解上面这段话了，这就叫作"百姓日用而不知，故君子之道鲜矣。"（《系辞上传》）他老人家92岁去世，我从来没见过他和别人吵架，村人对他也都很尊敬，小伙伴都叫他"三爷"，回想起当年我在外面玩耍回家，他用一双温暖的大手握住我的小手，情景仍历历在目。他的一生饱经战乱饥饿，真是生于忧患，经历忧患，最后死于安乐。他的生活条件没法再差了，他和我奶奶养育四个女儿，两个儿子，还收养一位孤儿直到成家立业。他老人家一生劳作，90岁的时候还挑水种地，晚年接到县城居住，没活儿可干，和周围邻居不熟，乡下老人和别人也没话说，不久就郁闷得病去世了。要是一直在农村生活，应该能活到一百岁。这也验证了《素问·移精变气论》的论述"黄帝问曰：余闻古之治病，唯其移精变气，可祝由而已。今世治病，毒药治其内，针石治其外，或愈或不愈，何也？岐伯对曰：往古人居禽兽之间，动作以避寒，阴居以避暑，内无眷慕之累，外无伸宦之形，此恬憺之世，邪不能深入也。故毒药不能治其内，针石不能治其外，故可移精祝由而已。当今之世不然，忧患缘其内，苦形伤其外，又失四时之从，逆寒暑之宜，贼风数至，虚邪朝夕，内至五脏骨髓，外伤空窍肌肤，所以小病必甚，大病必死，故祝由不能已也。"

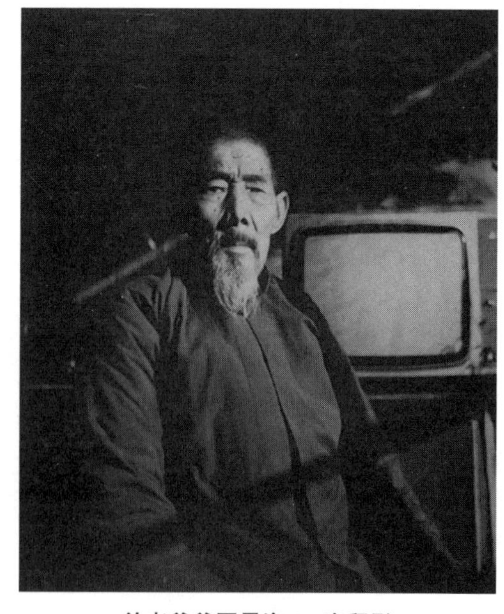
笔者爷爷胥景海91岁留影

大家注意，宋代高保衡、林亿在《重广补注黄帝内经素问》中，《移精变气论》用的是"恬憺之世"，而《上古天真论》用的是"恬惔虚无"。这里面语义有微细的差别，学中医必须注意细节，必须咬文嚼字。

憺，是安然的意思。

《说文解字》："憺，安也。从心，詹声。与倓略同。"

《楚辞·东君》："观者憺兮忘归。"

"恬惔虚无"中"惔"同"淡"，如《庄子·刻意》篇中所说："夫恬淡寂寞，虚无无为，此天地之平而道德之质也。故曰，圣人休休焉则平易矣，平易则恬淡矣。平易恬淡，则忧患不能入，邪气不能袭，故其德全而神不亏。"

淡，是稀薄的意思，味道不浓或特指不咸。

《说文解字》："淡，薄味也。从水炎声。徒敢切。"

《礼·表记》："君子淡以成，小人甘以坏。"

《庄子·山木》："且君子之交淡若水，小人之交甘若醴；君子淡以亲，小人甘以绝。彼无故以合者，则无故以离。"

现在农村环境也变了，虽然我的家乡还是很淳朴，但因为网络的发达，电视、电脑、手机的普及，已经见不到以前的"恬憺之世"了，再理解"恬惔虚无，真气从之，精神内守"就很难了，因为那个环境没有了，"恬惔虚无"的人失去了赖以存在的环境，对《黄帝内经》文字也就无法深刻理解了，这是没有办法的事。我们现在理解《黄帝内经》之所以如此困难，原因也在于此。那怎么办呢？现在学习《黄帝内经》最为理想的方式是老师和学生到山里租个小院子，住上几个月，看看太阳从东山上升起，从西山落下，看看天空的银河，看看北斗，看看三星，看看山里皎洁的月亮。再种种地，采些药，练练站桩，感受一下古人的生活状态。山区和城里的差别很大，最大的差别是山里放眼看去都是大自然，而城里恰恰相反，尤其是大城市，满眼看不到自然的东西，所以人会焦虑，尤其是在地铁和电梯等人员密集、空间狭小的地方。而学习中医也需要在大自然里去体会，因为古人就生活在大自然里，写的都是人与大自然的关系。实在条件不允许，也要像孔夫子一样，和学生闲散自由地讨论学习。实在没条件，就用网络视频教学，总比文字好得多。

我原本就是每周日下午和几位弟子一起讨论学习《素问》，后来应大家要求，采用网络课程的方式教学。下篇有徐新芳 2017 年 11 月 27 日开始记录的学习笔记，大家可以想象一下当时的学习气氛，我的文字能力有些力不从心，而她的文字很好，大家看看，有助于理解本书，或许比看我写的文字更有收获。

略谈《黄帝内经》的语言文字问题

中医难学，语言障碍是个主要问题。我的古文老师钱超尘先生在《内经语言研究》一书中说："《内经》是较难读的，语言的深奥是难读的一个重要原因。"不仅古汉语难懂，中国哲学也和西方不同，不仅概念具有模糊性，词语文字也具有多重概念。一个词语乃至于一个字，在不同的语境中往往具有不同的含义，即便在同一句子里，含义也往往不同。所以在注释古代医经时，不可以单独解释某字某词，而要照顾到全文乃至全书的语义，同时还要结合临床实践去理解分析，因为一词多义是汉语中普遍存在的现象，必须根据上下文乃至于全书相关篇章的语义来确定一个字或词在某一句子中的确切含义。对于单纯从语言文字角度注释，不去探求经文的思想内容的做法，清代语言学家陈澧称之为"解经而不读经"。"解经"指的是训诂考据，"读经"是指从诵读中明其义理。他在《东塾读书记》中写道："说经者，欲经文之明白无疑也，欲经文之明白无疑者，将以讽诵而得其义也。若既解之明白无疑，而不复讽诵以求其义，则何必解之乎？"

学习古代文献，首先我们要了解一个字的本义，也就是其造字时想表达的本来的意义，换言之就是有文字形体可考、有文献资料可证的最古的意义。而从本义引申出来的意义叫作引申义。此外，一定要根据全篇乃至全书语意来解读，否则就有可能出现断章取义的错误。

比如在《史记·扁鹊仓公列传》中有这样的记载："庆年七十余，无子，使意尽去其故方，更悉以禁方予之。"如果我们只读到这里，很容易得出仓公的老师阳庆没有儿子的结论。但我们接着往下读，就会发现后面还有这样的记载："庆又告臣意曰：'慎勿令我子孙知若学我方也……会庆子男殷来献马，因师光奏马王所。"如果在同一篇文章中出现这样的现象一般不会出现误解，但在一本书中出现这样的情况则往往不为一些学者所注意。所以要想学好中医，首先就要了解《黄帝内经》原文中的概念是什么，想要表达什么，在搞清其原意的基础上，才谈得上继承与发扬，否则就会走弯路。

比如《灵枢·经脉》中的"灸则强食生肉"一语。现在针灸书籍多遵从杨上善的解释："肾有虚风冷病，故强令人生食豕肉，温中补虚，脚腰轻健。"该文的真正语意应该是："灸之则可强食生肉，缓带披发，大杖重履而步。"此处原文省略了宾语"之"，属于古汉语语法中的宾语省略。连杨上善这样的大学问家都会出现这样的错误，可见《内经》有多难懂，最关键的是，如果不明白古人的语义，强令患者"生食豕肉"，结果是很难想象的。如果我们加以考据的话，就会发现"灸则强食生肉"在马王堆医书中的《阴阳十一脉灸经》中作"灸则强食产肉"，其意不言自明。原文是这样论述的："少阴之脉，灸则强食产肉，缓带，大杖，被发，重履而步，灸几息则病已矣。"所以《灵枢·经脉》中的"灸则强食生肉"就是"灸则强食产肉"，

"生"和"产"是一个意思，意思就是艾灸治疗之后可以出现胃口变好，生长肌肉的效果，可以宽松腰带，拄着大拐杖，披头散发，穿着沉重的鞋子散步，再继续灸疗一段时间就痊愈了。

这里我们借鉴的是王国维先生的二重证据法及最新考古学成果。王国维在继承宋代金石学、清代乾嘉考据学基础上，在罗振玉大力帮助和引导下，对研究方法进行弘扬和升华，把金石文献范围扩大到甲骨文、简牍、封泥、货币、玺印、文物、古籍等地下出土材料，并将其与历史文献互证，创立了"二重证据法"的古史研究方法，从理论和方法上为现代考古学奠定基础，影响了中国学术界。"二重证据法"是王国维先生的一大创造，其主要内涵是强调用地下出土的实物资料与传统文献相互印证。他说："吾辈生于今日，幸于纸上之材料外更得地下之材料。由此种材料，我辈固得据以补正纸上之材料，亦得证明古书之某部分全为实录，即百家不雅驯之言亦不无表示一面之事实。此二重证据法，唯在今日始得为之。虽古书之未得证明者，不能加以否定；而其已得证明者，不能不加以肯定，可断言也"。

因为语言的产生远在文字产生之前，汉语至今至少已有一万多年的历史，而汉字仅有几千年的历史。在汉字产生之前一个词的本义究竟是什么？很难确切地考察清楚，因此词的本义并非一定是词的原始意义，我们现在所谈的只是有语言文字材料能证明的词的本义。本义是引申义发展的基础，我们探求字的本义，可以从众多的词义中理出头绪，从而做到提纲挈领，有利于理解其引申义。

历史上因错解字义而出笑话的大有人在，宋代学者王安石曾作《字说》，书中有时不免犯主观主义错误，比如他曾将"坡"解释成"土之皮也"。苏东坡于是挖苦道：如此说来，"波"就是"水之皮"，而"滑"自然就是水之骨了。王安石的错误在于将形声字当作会意字，说明他并不精通汉字的"六书"。以至于"解经合处，亦为不少。独恨求之太凿，所失更多"。

明代医家李念莪也犯过类似的错误，他在《内经知要》中曾将"活"解释为"千口水"。实际上，"活"是形声字，在《说文》中"活"字的本义是指水流声，因为原字是左边表意右边表音，金文原字不是像现在这样写的，其中的部首不是"千"而是"氏"字，不能按照"千"字去解释，只有在隶变后才写作"千"。

《说文解字》：活，水流声。从水，聒声。活，[篆]或从水𠯑声。

"活"字，篆文作[篆]，由氵（水，溪流）和聒（聒，噪声扰人）构成，表示溪水哗哗有声，聒耳扰人。篆文异体字[篆]省去耳"耳"。造字本义为动词，溪水"哗哗"流淌不停。

汉代学者把汉字的构成和使用方式归纳成六种类型，总称六书。普遍采取的是许慎的名称、班固的次序。六书是后来的人对汉字进行分析而归纳出来的系统，也是最早的关于汉字构造的系统理论。当有了六书系统以后，人们再造新字时，都以该系统为依据。“六书”之名，最早见于《周礼·地官司徒·保氏》曰：“保氏掌谏王恶而养国子以道，乃教之六艺：一曰五礼，二曰六乐，三曰五射，四曰五驭，五曰六书，六曰九数。”《周礼》只记述了“六书”这个名词，却没有阐释具体内容。

许慎《说文解字·叙》记述如下。

“周礼，八岁入小学，保氏教国子，先以六书：

一曰指事，指事者，视而可识，察而见意，上下是也；

二曰象形，象形者，画成其物，随体诘诎，日月是也；

三曰形声，形声者，以事为名，取譬相成，江河是也；

四曰会意，会意者，比类合谊，以见指撝，武信是也；

五曰转注，转注者，建类一首，同意相授，考老是也；

六曰假借，假借者，本无其字，依声托事，令长是也。”

许慎的解说，是历史上首次对六书定义的正式记载。后世对六书的解说，仍以许义为核心。

汉字在商朝时已经很有系统，是成熟的文字，那时还未有关于六书的记载。六书是大约周代到汉代的人把汉字分析而归纳出来的系统。有了“六书”系统以后，人们再造新字时，都以这系统为依据。比如“猫”“轪”“锎”是形声字，“凹”“凸”“凼”是指事字，“甲”“由”是象形字，“畑”“辻”“峠”是会意字，“锿”和“镄”是形声兼会意字，这里“锿”既标音，又指爱因斯坦，因为该化学元素的外文是以爱因斯坦命名的，“镄”则是用费米命名的。这些新字，当中包含了日本汉字，都是依从“六书”来造字。

在甲骨文和金文中，象形字占大多数，因为画出事物是一种最直接的造字方法，所以解字最好先从甲骨文和金文开始。当文字发展到后来，社会分工越来越细，人们认识的事物愈来愈多，比如“鲤”“鲫”“鲢”“鲶”等都是鱼类，很难用象形的造字方法把它们的特征区别出来。于是形声字就成了最方便的方法，只要用形旁“鱼”就可以交代它们的类属，再用相近发音的声旁来区分这些字。也由于形声字在创造新文字方面十分有效率，以及有一些本来是会意字但被逐渐“读”成形声字，甲骨文时代约仅有 15% 左右的字是形声，到了近代，半数的汉字是形声字。

西周时期，教育不普及，当时使用的文字是大篆，主要用于经典书籍、官府文书及青铜铭文等。篆书是大篆、小篆的统称。所谓篆书，其实就是掾书，也就是官书。是一种规范化的官方文书通用字体。广义的大篆是指甲骨文（商周两代使用的文字）、金文（也叫钟鼎文，指商周青铜器上刻铸的款识文字）、籀文（起于西周晚年，春秋战国时期行于秦国的文字）和春秋战国时期通行于六国（齐、楚、燕、韩、赵、魏）的古文。小篆则指秦始皇“一法度衡石丈尺，车同轨，书同文字”后，在秦代通行的篆书。

到了春秋战国时代，天下纷乱，官学流入民间，教育较前普及，社会上文书往来增加，书写缓慢的大篆已不符合大众要求。最迟到了战国晚期，大篆在秦国低级官吏和平民百姓之间，已逐渐演变成为书写便利快速的隶书。比如 1975 年发现的《云梦睡虎地秦简》，早在秦昭王元年（前 306 年）隶书便已在秦国通行使用。目前所发现最早的秦隶《青川木牍》其年代为秦武王二年（前 309 年），可见在秦始皇之前隶书早已存在。

秦始皇时代，大篆和隶书是秦国两种主要文字。大篆流通于上层社会，主要用于经典书籍及金石铭文；隶书流通于下层社会，主要用于官府政令及民间书信。懂得大篆的上层人士，大概都兼通隶书；但懂得隶书的下层人士，不一定懂大篆。秦始皇统一天下后，李斯等人整理大篆而成小篆，但隶书仍在下层社会中继续流通。

西晋卫恒在《四体书势》中说：“隶书者，篆之捷也。”说明了隶书是篆书的快写，由篆书变为隶书，前人称之为“隶变”。隶书是篆书简化演变而成的一种起笔、收笔清楚的字体。因为隶书来源于篆书的草率写法，因而两种书体自战国晚期到西汉中后期，有过很长的共存时期。

所以解释汉字应以隶变以前的古文字为准，如甲骨文、金文、大篆、小篆，因为其字形尚未脱离图画象形的阶段。

隶书以后是今文字阶段，包括楷书、草书、行书，已经脱离了图画象形的阶段，纯由笔画组成，已经到了形义分离的阶段，不可再以字形来解释。所以字不是随意解释的，要有充分的证据，绝不能够望文而生意，更不能单凭主观想象。这一点我很同意胡适先生的观点：大胆假设，小心求证。我们只有了解了汉字的发展演变历史，了解了古人造字的本意，才能更好地理解古代文献的本来含义。

隶变是汉字发展史上的一个里程碑，标志着古汉字演变成现代汉字的起点。在汉文字发展史上，小篆是大篆的简化字体，其特点是形体匀逼齐整、字体较籀文容易书写。小篆是古文字的终结，古文字中的象形象意字就被进一步抽象化、线条化、规整化，从而也就更加符号化了。小篆是大篆向隶、楷之间的过渡，现代汉字就是从小篆演变而来的。

比如《灵枢·经脉》讲："凡刺之理，经脉为始。"这里的"理"是条理、次序的意思。《素问·生气通天论》："谨和五味，骨正筋柔，气血以流，腠理以密，如是则骨气以精，谨道如法，长有天命。"这里的"理"是指皮肤、肌肉的纹理。

"理"金文　　"理"小篆

从"理"的造字结构看，从玉，里声，是个形声字，"玉"是形符，与本义有关。从文献资料看，《说文》："理，治玉也。从玉，里声。"《韩非子·和氏》："王乃使玉人理其璞而得宝焉。""里"字原本是治玉砣机的形态，原理和现在的砂轮类似，也就是8000年前我们祖先发明的原始机床。"理"字是用砣机来加工玉石。以字形与文献为推测，可以判断"治玉"是"理"的本义。因为"治玉"是雕琢玉石，对玉石进行加工，由此引申出"治理""治疗""温习""条理"等意义，都是"理"的引申义。"理"字，《辞源》前五个义项是：①治玉；②治理；③治疗；④温习；⑤文理，条理。

在《灵枢·忧恚无言》论述如下。

黄帝问于少师曰：人之卒然忧恚，而言无音者，何道之塞？何气不行，使音不彰？愿闻其方。少师答曰：咽喉者，水谷之道也。喉咙者，气之所以上下者也。会厌者，音声之户也。口唇者，音声之扇也。舌者，音声之机也。悬雍垂者，音声之关也。颃颡者，分气之所泄也。横骨者，神气所使，主发舌者也。故人之鼻洞涕出不收者，颃颡不开，分气失也。是故厌小而薄，则发气疾，其开阖利，其出气易；其厌大而厚，则开阖难，其气出迟，故重言也。人卒然无音者，寒气客于厌，则厌不能发，发不能下，至其开阖不致，故无音。

当我们了解了"言"字甲骨文写法就很清楚地明白了说话和舌头的密切联系了。

"言"字的甲骨文，就是在（舌）的舌尖位置加短横指事符号，表示舌头发出的动作。造字本义是：鼓舌说话。金文与小篆由甲骨文相序演变。

"射"字的简化极为形象，有助于我们理解汉字的演变过程，甲骨文像箭矢正从弓上发出。造字本义：用弓弦将箭矢弹出。金文在箭尾加"手"，表示持箭搭弓。篆文用"寸"（手持）代替"矢"，强调持箭开弓的动作。在甲骨文字形中，箭只竖在弓后的是"引"；箭只横穿于弓子的是"射"。小篆定型时又将石鼓文的断弓误认为是"身"字于是把射字写成"身寸"或"身矢"。隶书则承袭小篆的写法。

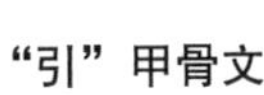

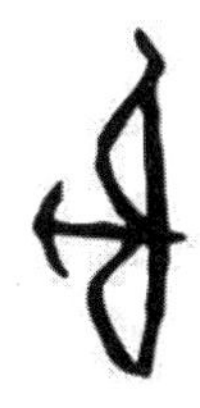

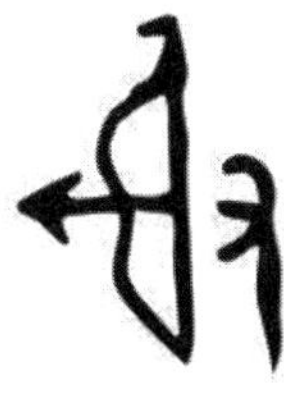

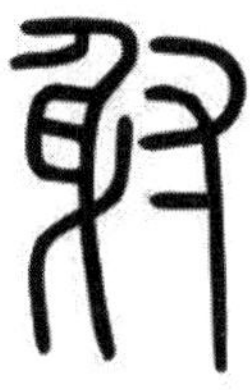

“引”甲骨文　“射”甲骨文　“射”金文　“射”小篆

虽然汉字在隶变之前，形体外观有时会发生很大变化，但若从内在的构造来看，仍为象形表意结构。隶变则不然，它仅用不同形态的点画取代了篆书的线条，彻底摈弃了原有的象形结构，代之是便于书写的“笔势”。在隶变以后，汉字从根本上消除了象形性，汉字体系由表意文字转变为意音文字。所以我们要想了解一个汉字的本义最好从甲骨文开始，至少要用小篆以前的文字。

汉字从早期的甲骨文、金文变为篆书，再变为隶书、楷书，其总趋势就是从繁到简。楷书在魏晋时期就已经出现，而简体字最早见于南北朝的碑刻，到隋唐时代简化字逐渐增多，在民间使用相当普遍。我们今天使用的许多简化字，在隋唐就已经开始出现。宋代印刷术的发明，使简体字由碑刻和手写转到雕版印刷的书籍上，从而扩大了简体字的流行范围，数量也大大增多。1909 年，陆费逵在《教育杂志》创刊号上发表论文《普通教育应当采用俗体字》，这是历史上第一次公开提倡使用简体字。

简体字在书写上当然很方便，但给我们理解汉字的本来含义造成了不少困难。有人说简化字是“厂内空空，开关无门，亲人不见，谈爱无心”。作为一个学中医的人，我对于这种情绪很理解，但是繁体字书写起来确实很麻烦，我们以前写信也常用约定成俗的简化字，文字简化在全球是总的趋势。如果大家有兴趣的话，可以查查繁体的“郁”字，然后你再写写看，估计年轻的朋友看到以后会吓一跳，因为“鬱”的笔画多达二十九笔。但学习《黄帝内经》我建议大家还是用繁体字版本，比如《灵枢·九针十二原》中的“知机之道者，不可挂以发，不知机道，叩之不发”。许多人不知道这两个简体字“发”字，在繁体字版本中分别是“不可掛以髪”和“扣之不發”，结果出现许多错误的解释。由于电脑的普及现在我们很少大段地书写文字了，所以使用繁体字并不像以往那样费时费力，尤其是学习中医的人了解繁体字对理解古文是非常有帮助的，所以建议最好买繁体字的中医古籍学习。笔者喜欢读影印的 16 开南宋版《重广补注黄帝内经素问》，看起来非常舒服，简直是一种享受，我曾买过几十本送学生。

比如《素问·六节藏象论》论述道：“夫自古通天者，生之本，本于阴阳。其气九州九窍，皆通乎天气。故其生五，其气三。三而成天，三而成地，三而成人，三而三之，合则为九，九分为九野，九野为九藏，故形藏四，神藏五，合为九藏以应之也。”“帝曰：藏象何如？岐伯曰：心者，生之本，神之处也，其华在面，其充在血脉，为阳中之太阳，通于夏气。肺者，气之本，魄之处也，其华在毛，其充在皮，为阳中之太阴，通于秋气。肾者，主蛰，封藏之本，精之处也，其华在发，其充在骨，为阴中之少阴，通于冬气。肝者，罢极之本，魂之居也，其华在爪，其充在筋，以生血气，其味酸，其色苍，此为阳中之少阳，通于春气。脾、胃、大肠、小肠、三焦、膀胱者，仓廪之本，营之居也，名曰器，能化糟粕，转味而入出者也，其华在唇四白，其充在肌，其味甘，其色黄，此至阴之类，通于土气。凡十一藏取决于胆也。”

有的简体字版本《内经》直接将《素问・六节藏象论》中的“藏”改为“脏”，其结果可想而知。我们今天学习藏象学说只知道是研究人体脏腑的生理功能、病理变化及其相互关系的学说，但很难从字面上将“脏”和“藏”直接等同。如果我们阅读的是宋版书，就没有这种问题，因为在南宋版的《重广补注黄帝内经素问》中“五脏六腑”写作“五脏六腑”，“藏象”和“五脏”里面的“藏”是同一个字。

世界上所有的文字最初都是象形文字，其后才逐渐演变成拼音文字与拼形文字。在沿着拼形化方向发展的古代象形文字中，唯有汉字直到今天仍然被当作正式的书面语言运用，汉字是世界上至今唯一仍在使用的自源文字，其他象形文字都早已消失了。比如楔形文字是源于底格里斯河和幼发拉底河流域的古老文字，是由公元前 3200 年左右苏美尔人所发明。在其约 3000 年的历史中，楔形文字由最初的象形文字系统，字形结构逐渐简化和抽象化，文字数目由青铜时代早期的约 1000 个，减至青铜时代后期约 400 个左右。

目前已知世界上的文字多属表音文字，而与其相对的是表意文字，比如我们的汉字。这不能不使人产生疑问，表音文字是不是汉字演变发展的历史趋势。这和目前中国大陆地区西医与中医的关系很类似，全世界都用西医也就是现代医学，唯独中国还有中医，这在某些人心里想不通。自清末开始，人们就对汉字的发展方向产生了愈来愈多的怀疑。在国家遭受西方列强侵略欺凌的历史背景下，许多知识分子认为国力的衰弱源自于科技不发达，科技的落后是因为教育不普及，而教育不普及的原因是汉字不好学。因此，五四运动以后，钱玄同、赵元任等人倡议采用罗马字母取代汉字，这就是所谓的“国语罗马字运动”，其后又形成了拉丁化新文字运动，是用拉丁字母拼写汉语的重要方案之一，1933 年以后广泛在全国各地推广，1955 年停止使用。它产生于 1931 年举行的中国新文字第一次代表大会，这次会议通过了《中国汉字拉丁化的原则和规则》，其第一条原则称：“大会认为中国汉字是古代与封建社会的产物，已经变成统治阶级压迫劳苦群众工具之一，实为广大人民识字的障碍，已不适应现在的时代。”

在民国时期，批判汉字和中医是一种时髦，只有信仰西医才显得自己“科学”。比如傅斯年曾说：“我是宁死不请教中医的，因为我觉得若不如此便对不住我所受的教育。”“中国文字的起源是极野蛮，形状是极奇异，认识是极不便，应用是极不经济，真是又笨，又粗，牛鬼蛇神的文字，真是天下第一不方便的器具。”在日本、英国留过学的著名地质学家丁文江，是我国现代地质学和勘矿事业的奠基人之一，被认为“是一个科学化最深的中国人”。他“信仰新医学”“终身不曾请教过中医，正如他终身不肯拿政府干薪，终身不肯因私事旅行用免票坐火车一样的坚决。”1935 年底去湖南进行煤矿勘查时发病，由于医生处理错误，于翌年初逝世。某位新文化运动领袖说：“衡阳医生的糊涂鲁莽，长沙的医生忽略，都是我们信仰新医学的人应该牢牢记着的教训。这个教训是我们信仰提倡新医学的人应该做更大的努力，不但要注意设备的最新最完善，特别要注意医学校的教育和训练，要更严格的训练医学生，更加深他们的科学态度与习惯，要加强他们的责任心与一丝一毫不可忽略苟且的科学精神。——仅仅信仰西医是不够的。”丁文江曾写过一个对联：“爬山、吃肉、骂中医，年老心不老；写字、喝酒、说官话，知难行亦难。”其实这些学者不仅要取消中医，最终要取缔的是汉字。总之，在他们眼里，中国传统的东西都不好，当然也包括中医。

现代医学起源于古希腊，是西方文明的产物，所以又称为西方医学，也是目前全世界唯一共有的医学。在现代医学推广之前，世界各国都有自己的传统医学，后来逐渐都被现代医学取代了。现在唯一作为主流医学存在的传统医学只有中医学，中医学也是自源医学，是根植于中国传统文化土壤的医学。这和文字的历史很相似，世界上所有的文字最初都是表意的象形文字，其后逐渐演变成表音的拼音文字，唯有汉字直到今天仍然被当作正式的书面语言运用，其他象形文字都早已消失了。如果以拼音文字为标准的话，我们的汉字无疑是落后的，所以，我们周边的一些国家逐渐取消或减少了汉字的使用，如越南、韩国等。如果以西医为标准的话，中医也无疑是落后的，日本的西医完全取代中医就是一个典型。公元 414 年允恭天皇患病，召韩国医生治病，从此日本乃有韩医方。513 年引入中医，以后关于医药的教养，悉依唐制，汉方医遂以成立，即其后所谓皇汉医道。16 世纪开始，由欧洲传教士传入西洋方医，但影响很小。18 世纪中期，前野良泽译介荷兰医书提倡西医，使西方医学在日本立足。当时把由荷兰传入日本的学术称为兰学，西医称为兰方医。此后由于推广兰方医的传习，和西方医学本身的不断发展，至 19 世纪中叶西医在日本的势力大盛，与汉方医冲突迭起。1868 年明治维新开始，决定全盘实行当时最先进的德国医疗卫生体制，明治 6 年（1874）颁布《医制》，是日本医疗卫生事业向现代化发展的重大步骤。但是，当时的医生中受过正式医学教育者寥寥无几，连同那些应用汉方医诊疗兼用西洋药品的西洋方医也只占五分之一，大量的是皇汉医。1876 年颁布《医师执业考试法》，实行严格的医生执业考试，使汉方医逐渐式微，终被取代，在不长的时间内，日本完成了由传统医学向西方医学的转变。所以鲁迅说，“日本维新是大半发端于西方医学的事实。”（《呐喊》自序，1922）。所以在民国时期新文化运动领袖们为了推广“科学”精神，首先拿汉字和中医开刀就可以理解了，其中以曾在日本生活学习过者为甚。

古汉语的复杂性，是因为中国传统哲学及文化内涵深厚。从氣、道、其、之等字就可看出汉字的复杂性。据统计，在《黄帝内经》中，“氣”字出现了 3000 多次，“道”字出现多达 269 次。“其”字在《素问》中出现 1684 次，“之”字在《素问》中出现 2586 次。今将《黄帝内经》中有代表性的几个常用字详细分析如下，这样有助于加深我们对《黄帝内经》的理解。

（一）“氣”字

“气”，甲骨文三是特殊指事字，字形在表示天地的“二”二的两横之间加一横指事符号，代表天地之间的气流。金文为了使之区别于数目字“三”，将第一横写成折笔。还有的金文将表示天地的上下两横都写成折笔。篆文将甲骨文字形中的三横都写成了波浪线，字形由指事字变成了象形字，像气流起伏的样子。造字本义：名词，充斥天地之间的物质。现代词义为天地间容易飘逸、扩散的自然气流。

清代考据学家王鸣盛《蛾术编》：“案‘气’字隶变，以‘氣’代‘气’……‘气’废而不用，而‘氣’字之本义则专用重文‘餼’以当之。”所以《黄帝内经》中的“氣”字多为“气”之意。

《汉字简化方案》则用“气”合并“氣”。

《说文解字》：“气，云气也。象形。凡气之属皆从气。”

氣，《说文解字》：“馈客刍米也。从米，气声。《春秋传》曰：‘齐人来气诸侯。’饩，气或从食。[illegible]，气或从既。”

清代学者段玉裁在《说文解字注》解释道：（氣）馈客之刍米也，聘礼殺曰饔，生曰饩。饩有牛羊豕黍粱稻稷禾薪刍等，不言牛羊豕者，以其字从米也。言刍米不言禾者，举刍米可以该禾也。经典谓生物曰气。论语，告朔之饩羊，从米，气声，许既切，十五部。今字段气为云气字，而饔饩乃无作气者。春秋传曰：齐人来气诸侯。事见左传桓六年、十年。十年传曰：齐人饩诸侯。许所据作气，左丘明述春秋传以古文，于此可见。

“氣”的含义多达二十三种。

1. 音 xì《广韵》许既切，去未晓。微部。

赠送人的粮食或饲料。后作“饩”，见《说文 · 米部》。

2. 音 qì《广韵》去既切，去未溪。微部。

(1) 云气。《鶡冠子·度万》“所谓天者，非是苍苍之气之谓也。”又预示吉凶之气。《史记·高祖本纪》“秦始皇帝常曰‘东南有天子气。’”

(2) 气体的通称。《庄子·齐物》“夫大块噫气，其名为风。”特指空气。《列子·天瑞》“天，积气耳。亡处亡气。”

(3) 指自然界冷热阴晴等现象。《左传·昭公元年》“天有六气……六气曰阴、阳、风、雨、晦、明也。”

(4) 节气；节候。《新五代史·司天考》“周天一岁，四时，二十四气。”

(5) 呼吸；气息。《论语·乡党》“屏气似不息者。”

(6) 气味。北周庾信《慨然成咏》“值热花无气，逢风水不平。”

(7) 嗅；闻。《礼记·少仪》“洗盥，执食饮者，勿气。”孔颖达疏“谓不鼻嗅尊长饮食也。”

(8) 气恼；生气。《战国策·赵策四》“太后盛气而揖之。”

(9) 中国古代哲学概念。①朴素唯物主义认为“气”是形成宇宙万物的最基本的物质实体，又称元气。或称阴阳二气。《易·系辞上》“精气为物。”孔颖达疏：“谓阴阳精灵之气，氤氲积聚而为万物也。”②宋代及以后客观唯心主义者承认“气”是一种物质，但认为“理在气先”，“气”（物质）是第二性的，“理”（精神）是第一性的。宋朱熹《答黄道夫》：“天地之间有理有气，理也者，形而上之道也，生物之本也；气也者，形而下之器也，生物之具也。”又《朱子语类》卷二：“有理而后有气。”③主观唯心主义认为“气”是主观精神。《孟子·公孙丑上》：“我善养吾浩然之气……其为气也，至大至刚，以直养而无害，则塞于天地之间。”

(10) 中医用语。①指人体内流动着的富有营养、能使各器官正常发挥机能的精微物质。与“血”相对，气为阳，有动力；血为阴，是物质基础。二者对立统一。《史记·扁鹊仓公列传》：“太子病，血气不时，交错而不得泄，暴发于外，则为中害。”②指脏腑组织的活动能力。如：五脏之气；六腑之气；经脉之气。《周礼·天官·疾医》“以五气、五声、五色眡其死生。”郑玄注：“五气，五脏所出之气也。”③指某种病象。如：湿气；疝气。唐白居易《自叹》：“春来痰气动，老去嗽声深。”④指经气，针灸时针体刺中穴位后产生酸、麻、重、胀等感觉，叫“得气”，即得经气。

(11) 中国古代文学批评术语。多指作者的才性、气质以及由此形成的作品的风格。三国魏曹丕《典论论文》“文以气为主，气之清浊有体，不可力强而致。”

(12) 气势，指人的精神状态。《左传·庄公十年》“夫战，勇气也。一鼓作气，再而衰，三而竭。”

(13) 作风；习气。多用于贬义。如官气；娇气；孩子气；市侩气；书生气；洋里洋气。

(14) 志；志气。《国语·楚语下》“夫民气纵则底。”又气节。南朝齐陶弘景《寻山志》“轻死重气，名贵于身。”

(15) 意气；感情。《荀子·劝学》“有争气者，勿与辩也。”宋孔平仲《续世说·简傲》“宋檀超放诞任气。”

(16) 风尚；风气。《华阳国志·巴志》“俗素朴，无造次辨丽之气。”

(17) 气象；景象。唐杜甫《秋兴八首》之一“玉露凋伤枫树林，巫山巫峡气萧森。”

(18) 气力。《史记·周本纪》“少焉气衰力倦。”

(19) 指人或物的某种特质或属性。《易·干》“同声相应，同气相求，水流湿，火就燥，云从龙，风从虎……各从其类也。”

(20) 旧指气数；命运。宋程颐《河南程氏遗书·伊川先生语四》“问：‘上古人多寿，后世不及古，何也？莫是气否？’曰：‘气便是命也。’”

(21) 方言。用蒸气蒸烫。如把馒头气热。又被蒸气所烫。如别让开水气了手。

(22) 后缀。用在形容词后，相当于“样子”。如：秀气；俊气；日子过得挺美气。

(23) 通“器”。器皿；器具。《逸周书·月令》：“水泉必香，陶气必良。”

（二）“道”字

道是“導”（导）的本字。金文里包含“首”表示动脑，“止”表示行走，“首”和“止”组合起来表示且思且行。有的金文用“又”（抓）代替“止”（行走），表示牵拉引路。有的金文用由“爪”（抓）、“又”（抓）、“曰”（说明），强调“牵引、说明、向导”的含义。道在马王堆帛书中写作，由（行，四通的大路）和（人）构成，表示一个人行走在路上。篆文综合金文字形。造字本义：动词，向导、带路，给不知方向的人引路。当“道”的“向导”本义消失后，“道”字篆文再加“寸”另造“導”代替。在老子思想中，“道”不仅代表自然律，还是一切存在的根源，先天地而生。

《说文解字》：“道，所行道也。从辵从首。一达谓之道。衜，古文道从首寸。”桂馥义证：“衜即导。”按：金文或从行（行止），与从辵同义。

“道”字的含义多达四十多种。

1. 音 dào《广韵》徒晧切，上晧定。幽部。

(1) 道路。《史记·陈涉世家》：“会天大雨，道不通。”

(2) 路程。《孙子兵法·军争》：“日夜不处，倍道兼行。”

(3) 取道。宋文天祥《指南录后序》："道海安、如皋，凡三百里，北与寇往来其间，无日而非可死。"

(4) 水道。《史记·河渠书》："延道弛兮离常流，蛟龙骋兮方远游。"司马贞索隐："言河之决，由其源道延长弛溢，故使其道皆离常流。"又指呼吸排泄等孔窍。《管子·君臣下》："四肢六道，身之体也。"

(5) 古代棋局上的格道。《楚辞·招魂》"菎蔽象棊，有六簙些。"宋洪兴祖补注引《古博经》："博法，二人相对，坐向局，局分为十二道，两头当中名为水。"

(6) 围棋局上下子的交叉点。《三国志·魏志》："观人围棋，局坏，粲为覆之。棋者不信，以帊盖局，使更以他局为之。用相比较，不误一道。"

(7) 门类。《礼记·檀弓上》："且臣闻之，哭有二道：有爱而哭之，有畏而哭之。"

(8) 行辈；辈分。《仪礼·丧服》：其夫属乎父道者，妻皆母道也；其夫属乎子道者，妻皆妇道也。"郑玄注："道，犹行也。"

(9) 方位。《史记·游侠列传》："至若北道姚氏，西道诸杜，南道仇景，东道赵他、羽公子……此乃乡者朱家之羞也。"

(10) 方法。《商君书·更法》："治世不一道，便国不必法古。"

(11) 技艺。宋张拟《棋经·斜正》："棋虽小道，实与兵合。"

(12) 宇宙万物的本原、本体。《易·系辞上》："一阴一阳之谓道。"韩康伯注："道者，何无之称也，无不通也，无不由也，况之曰道。"

(13) 事理；规律。《易·说卦》："是以立天之道曰阴与阳，立地之道曰柔与刚，立人之道曰仁与义。"

(14) 政治主张或思想体系。《论语·卫灵公》："道不同，不相为谋。"

(15) 旧指好的政治局面或政治措施。《左传·成公十二年》："天下有道，则公侯能为民干城，而制其腹心，乱则反之。"

(16) 道德；道义。《孟子·公孙丑下》："得道者多助，失道者寡助。"

(17) 道家。古九流十家之一。《史记·太史公自序》："道家无为，又曰无不为，其实易行，其辞难知。其术以虚无为本，以因循为用。"

(18) 指道教或道士。《三国志·魏志·张鲁传》："祖父陵……造作道书以惑百姓。"鲁迅《呐喊·风波》："从前是绢光乌黑的辫子，现在弄得僧不僧道不道的。"

(19) 仙术。《汉书·张良传》："乃学道，欲轻举。高帝崩，吕后德良，乃强食之。"颜师古注："道谓仙道。"

(20) 指佛教或佛教徒。《魏书·释老志》："诸服其道者，则剃落须发，释累辞家……总谓之僧。"《南史·梁武帝纪》："冬十月己酉，又设四部无遮大会，道俗五万余人。"

(21) 古代诸侯及士大夫出外时先祭路神。《礼记·曾子问》："诸侯适天子，必告于祖，奠于祢……道而出。"郑玄注："祖道也。"

(22) 指某些反动迷信组织。如：一贯道；会道门。

(23) 古代行政区划名。①汉代在少数民族聚居区所设置的县称道。《汉书·百官公卿表上》："(县)有蛮夷曰道。"②唐初分全国为十道，后增为十五道。详《新唐书·地理志一》。

(24) 说，讲述。汉·司马迁《报任安书》："然此可为智者道，难为俗人言也。"又用语言表示(情意)。赵树理《李有才板话》五："小元也跟着说了许多道谢的话。"

(25) 施行；实行。《韩非子·五蠹》："舍必不亡之术，而道必灭之事，治国者之过也。"

(26) 知道。南朝梁·吴均《咏雪》："零泪无人道，相思空何益。"

(27) 正直。《尔雅·释诂下》："道，直也。"《说苑·修文》："乐之动于内，使人易道而好良；乐之动于外，使人温恭而文雅。"

(28) 相当于"到"。用于动词后，起补充作用。宋·辛弃疾《昭君怨·人面不如花面》："落叶西风时候，人共青山都瘦。说道梦阳台，几曾来？"

(29) 相当于"见""看"。元汤式《普天乐·述怀自适》："卧痴楼，人难道，从他懒散，任我逍遥。"

(30) 是。表示存在。张相《诗词曲语辞汇释》卷四："道，犹是也。"

(31) 料想；以为。《红楼梦》第一百一十六回："众人都见他忽笑忽悲，也不解是何意，只道是他的旧病。"

(32) 副词。表示与情理相反，相当于"倒"。元李好古《张生煮海》第三折："你穷则穷，道与他门户辉光。"

(33) 量词。①用于条形物。隋王劭《舍利感应记》："十四日夜，有光三道，从堂而出。"②用于门、墙等。唐杜宝《大业杂记》："门南二里有甘泉渠，疏洛入伊渠，上有通仙桥五道。"③用于命令、题目等。《新唐书·选举志上》："凡秀才，试方略策五道。"④相当于"次"，"遍"。《镜花缘》第七十八回："丫鬟送了酒，上了几道菜。"

(34) 助词。①相当于"得"。唐白居易《和高仆射罢节度让尚书授少保分司喜遂游山水之作》："鞍辔闹装光满马，何人信道是书生？"②用在句首或句中。无实义。元佚名《黄鹤楼》第三折："道你认的我么？"元佚名《看钱奴》第一折："问甚么先达，那肯道攀鞍下马，直将穷民来傲慢杀。"

(35) 名词后缀。金董解元《西厢记诸宫调》卷八："我还归去，若见乡里亲知，甚脸道？"

(36) 通“首（shǒu）”。头；起始。王念孙《读书杂志》：“稽道，即稽首也。道从首声，故与首字通用……前《周月篇》‘周正岁道’，即岁首。是《逸周书》借道为首也。谋，当为谨字之误也。《群书治要》正作稽首谨告。”

(37) 春秋时国名。在今河南省确山县附近。《左传·僖公五年》：“于是江、黄、道、柏方睦于齐。”

(38) 古州名。①隋置。在今河南省郾城县西南。②唐置。在今湖南省道县。

(39) 姓。

2. 音 dǎo《集韵》大到切，去号定。幽部。

(1) 会同，指联合、会合；水流的汇集。《书·禹贡》：“九河既道，雷夏既泽，灉沮会同。”

(2) 引导。《楚辞·离骚》：“乘骐骥以驰骋兮，来吾道夫先路。”

(3) 开导；教导。《庄子·田子方》：“其谏我也似子，其道我也似父。”

(4) 治理。《论语·学而》：“道千乘之国，敬事而信，节用而爱人，使民以时。”何晏集解引包咸曰：“道，治也。”

(5) 谄媚。《盐铁论·杂论》：“斗筲之人，道谀之徒，何足算哉！”

(6) 介词。从，由。《管子·禁藏》：“故凡治乱之情，皆道上始。”尹知章注：“道，从也。”

（三）“之”字

“之”字的甲骨文，是指事字，在“止”（脚）下面加一横指事符号，表示脚踏土地。造字本义：动词，足履平地，徒步前往。金文、篆文承续甲骨文字形。古汉字中的人称来源，体现了古人的自我中心意识：脸部的正中央为“自”（鼻子，第一人称），脸部的下边为“而”（颌须，第二人称），身体的最下端为“之”（脚板，第三人称）；同样，威猛的武器为“我”（大戌，第一人称），而只用于短程集发的弓弩为“尔”（排箭，第二人称）。

《说文》：“出也。象艸过中，枝茎益大，有所之。一者，地也。凡之之属皆从之。止而切”。罗振玉《增订殷墟书契考释》：“卜辞从止，从一，人所之也。《尔雅·释诂》‘逝之，往也。’当为‘之’之初谊。”

音 zhī《广韵》止而切，平之章。之部。

(1) 往；到……去。《尔雅·释诂上》：“逝之，往也。”《小尔雅·广诂》：“之，适也。”《诗·墉风·载驰》：“百尔所思，不如我所之。”《江州司马青衫泪·青山泪·楔子》：“将某左迁江州司马，刻日走马之任。”

(2) 至；直到。《玉篇·之部》：“之，至也。”《诗·鄘风·柏舟》：“之死矢靡它。

母也天只，不谅人只。”《西京杂记》卷五：“此自少之多，自微至着也。”

(3) 相当于“为”。清吴昌莹《经词衍释》卷九：“之，尤为也。”①作。《左传·襄公十三年》：“请谥之共。”《孟子·滕文公下》：“有楚大夫于此，欲其子之齐语也。”《淮南子·兵略》：“有逆天之道，帅民之贼者，身死族灭。”②《公羊传·宣公十五年》：“吾见子之君子也，是以告情于子也。”

(4) 有。《书·牧誓》：“‘牝鸡无晨。’牝鸡之晨，惟家之索。”北周庾信《伤心赋》：“命之修短，哀哉已满。”

(5) 用。《战国策·齐策三》：“故物舍其所长，之其所短，尧亦有所不及矣。”高诱注：“之，尤用也。”

(6) 出。《说文·之部》：“之，出也。”《礼记·祭义》：“如语焉而未之然。”俞樾平议：“此之字乃其本义。未之者，未出也；如语焉而未出也。”

(7) 代词。①指代人或事物的名称。a. 相当于“他（她）”“它”或“他们”。《诗·周南·关雎》：“窈窕淑女，寤寐求之。”有时指代“你”“我”。《新序·义勇》：“吾将杀子，直兵将推之，曲兵将勾之。”《聊斋志异·画皮》：“如怜妾而活之，须秘密，勿泄。”b. 虚用，不指代具体事物。如：久而久之。②指示代词。a. 相当于“其”“他的”“其他的”。《书·毕命》：“彰善瘅恶，树之风声。”《孔传》：“立其善风，扬其善声。”《敦煌变文集·垆山远公话》：“我若之处，买得你来，即便将旧契券，即卖得你。”b. 相当于“这个”“那个”。《尔雅·释训》：“之子者，是子也。”《庄子·知北游》：“知以之言也问乎狂屈。”陆德明释文引司马彪云：“之，是也。”c. 相当于“焉”。《礼记·中庸》：“草木生之，禽兽居之，宝藏兴焉。”

(8) 副词。①已经。《国语·晋语八》：“八年之谓多矣，何以能久！”②则；就。承接上文，得出结论。《吕氏春秋·功名》：“故民无常处，见利之聚，无之去。”

(9) 连词。①表示并列或联合关系，相当于“与”“及”。《左传·文公十一年》：“皇父之二子死焉。”杜预注：“皇父与谷甥及牛父皆死。”《吕氏春秋·适音》：“乐之弗乐者，心也。”许维遹（yù）《吕氏春秋集释》：“之，尤与也。”②表示假设关系，相当于“若”“如果”。《左传·成公二年》：“大夫之许，寡人之愿也；若其不许，亦将见也。”③连接两个动词或连接动词与它的状语，表示方式、目的或顺承关系，相当于“而”。《战国策·秦策二》：“臣恐王为臣之投杼也。”《淮南子·原道》：“待而后生，莫知之德；待之后死，莫之能怨。”④表示递进关系，相当于“尚且”“况且”。《管子·戒》：“今夫易牙，子之不能爱，将安能爱君？”

(10) 介词。①表示对象或两方的关系，相当于“于”。《易·比》：“比之匪人，不亦伤乎？”《荀子·劝学》：“目好之五色，耳好之五声，口好之五味，心利之有天下。”俞樾平议：“此文四之字，并尤于也。”②表示方式、方法或原因，引进对象，相当于“以”。《淮南子·缪称》：“铎以声自毁，膏烛以明自铄，虎豹之文来射，猨狖之捷来措。”

(11) 助词。①相当于“的”。《尔雅·释诂下》：“之，间也。”王引之《经传释词》卷九：“之，言之间也。”a. 用于定语和中心词之间，表示领属或修饰关系。《礼记·檀弓上》：“南宫绛之妻之姑之丧。”《左传·襄公十四年》：“余弟死，而子来，是而子杀予之弟也。”b. 用于主谓结构之间，取消句子的独立性。《书·盘庚上》：“若火之燎于原，不可向尔。”c. 用于实词（名词或代词）与介词之间。《孟子·告子上》：“口之于味，有同耆也。”《列子·说符》：“天之于民厚矣！”②相当于“得”，用于中心词和补语之间。柳宗元《捕蛇者说》：“则吾斯役之不幸，未若复吾赋不幸之甚也。”③用于标明前置宾语，相当于“是”。《左传·定公十三年》：“富而不骄者鲜，吾唯子之见。”④表示语气或调整音节。《玉篇·之部》：“之，发声也。”a. 用于句首、句中或句末，起调整音节的作用。《正字通·丶部》：“之，语助。或句中，或句尾，或层出。”《诗·小雅·桑扈》：“之屏之翰，百辟为宪。”《左传·昭公二十五年》：“鸜之鹆之，公出辱，公出辱之。”b. 用于姓名及地名中间。清俞樾《古书疑义举例·句中用虚字例》：“于人名氏之中用语助，此亦句中用虚字之例也。”《吕氏春秋·异宝》：“楚越之间，有寝之丘也。”毕沅注：“《列子·说符篇》《淮南·人间训》皆作寝丘。”c. 用于谓词前，组成名词性词组，相当于“所”。《史记·赵世家》：“狂夫之乐，智者哀焉，愚者所笑，贤者察焉。”

(12) 通“诸”。清王引之《经传释词》卷九：“之，尤诸也。诸、之一声之转。”《孟子·滕文公上》：“禹疏九河，沦济、漯而注诸海；决汝、汉，排淮、泗而注之江。”

(13) 通“志”。《墨子·天志中》：“是故墨子之有天之。”孙诒让《墨子闲诂》引王念孙云：“天之即天志，本篇之名也……古志字通作之。”

(14) 姓。陈士元《姓觿·支韵》：“之，出《姓苑》。《千家姓》云雁门族。”

（四）“其”字

“其”是“箕”的本字。“其”字的甲骨文写作，像一个倒写的“网”，表示用竹篾编织的简单容具。造字本义：名词，竹篾编织成的开口簸箕。有的金文写作表示簸箕常被放在台子上。当“其”的“农用盛具”本义消失后，再加“竹”另造“箕”代替。篆文承续甲骨文字形。

1. 音 jī《广韵》居之切，平之见。之部。

(1) 同“箕”。簸箕。《说文·箕部》：“其，籀文箕。”段玉裁注：“经籍通用此字为语词。”

(2) 语气词。表示疑问。《诗·魏风·园有桃》：“彼人是哉！子曰何其？”毛传：

“夫人谓我欲何为乎？”陆德明释文：“其，音基。”

(3) 周年。后作“朞（期）”。《公孟》：“劝与善言，而学其年。”孙诒让《墨子闲诂》：“《意林》引作‘朞年’……此书期年字多作其。”

(4) 同“基”。谋虑。《礼记·孔子闲居》：“夙夜其命宥密，无声之乐也。”郑玄注：“《诗》读其为基，声之误也。基，谋也；密，静也。言君夙夜谋为政教以安民，则民乐之，此非有钟鼓之声也。”

2. 音 qí《广韵》渠之切，平之群。之部。

(1) 代词。①表示第三人称，相当于“他（她、它、他们）的”，或“他”“她”“它”。唐韩愈《师说》：“余嘉其能行古道，作《师说》以贻之。”②也可以作反身代词，指自己。《楚辞·九章·哀郢》：“心婵媛而伤怀兮，眇不知其所蹠。”王逸注：“其，一作余。”③表示指示，相当于“这”“那”“其中的”。《庄子·山木》：“其一能鸣，其一不能鸣，请奚杀？”《史记·孝文本纪》：“其岁，新垣平事觉，夷三族。”

(2) 副词。①表示揣度，相当于“也许”“大概”。王引之《经传释词》卷五：“其，犹殆也。”柳宗元《封建论》：“势之来，其生人之初乎！”②表示祈使。《左传·隐公三年》：“吾子其无废先君之功！”唐李公佐《南柯太守传》：“子其寝矣！余将秣马濯足，俟子小愈而去。”③表示反诘，相当于“岂”“难道”。《左传·僖公五年》：“晋不可启，寇不可玩，一之谓甚，其可再乎？”④表示时间，相当于“将”。《管子·小匡》：“教训不善，政事其不治。”郭沫若集校：“谓‘政事将不治’也。”唐李白《纪南陵题五松山》：“时命或大缪，仲尼其奈何？”按：“其”一本作“将”。

(3) 连词。①表示假设关系，相当于“若”“如果”。《诗·小雅·小旻》：“谋之其臧，则具是违。谋之不臧，则具是依。”②表示选择关系，相当于“或者”“还是”。《庄子：养生主》；“天与，其人与？”《晏子春秋·内篇杂下十二》：“请饮而后辞乎，其辞而后饮乎？”

(4) 助词。附着于形容词前、后，起加强形容的作用。《诗·邶风·北风》：“北风其凉，雨雪其雱。”《楚辞·离骚》：“路曼曼其修远兮，吾将上下而求索。”

(5) 极，甚。《韩非子·初见秦》：“是故秦战未尝不克，攻未尝不取，所当未尝不破，开地数千里，此其大功也。”王先慎《韩非子集解》：“《策》其作甚，是也。先言秦之功极大，为下“霸王之名不成’作反势，若作其，则文气平实。其当为甚之残字。”

(6) 通“期（qī）”。《说文解字·八部》：“其，借作期。”《战国策》：“其于成事而已。”《吕氏春秋·慎行》：“君子计行虑义，小人计行其利，乃不利。”陈奇猷《吕氏春秋校释》引陶鸿庆曰：“其借为期……‘小人计行期利’与‘君子计行虑义’文正相对。”元佚名《百花亭》第二折：“自从与贺家姐姐作伴，半载其程，钱物使尽。”

(7) 姓。《通志·氏族略五》：“其氏。汉功臣表有阳阿侯其石，传封六代。”

(8) 助词。附在代词“彼”“何”等之后。《诗·王风·扬之水》：“彼其之子，不与我戍申。”《史记·孔子世家》：“赐！汝来何其晚也。”王安石《与祖择之书》：“彼其于道也，非心得之也。”

（五）“醫”字

“醫”字的篆文醫，由匸（医，箭筐）和殳（殳）酉（酉，药酒）组成。异体字“毉”的下半部分用“巫”巫代替了“醫”字下面的“酉”酉，表明了古代巫、医同源。“醫”在古代文献里主要有以下几种含义。

《周礼·天官·医师》：“凡邦之有疾病者……则使医分而治之。”这里指的是医师。

《国语·粤语上》：“将免（娩）者以告，公令医守之。”这里指的是产科医师。

《墨子·号令》：“伤甚者令归治，病家善养，予医给药。”这里指治疗。

《国语·晋语八》：“文字曰：‘医及国家乎？’对曰：‘上医医国。’”这里指治理。

《史记·万石张叔列传》：“郎中令周文者，名仁，其先故任城人，以医见。”这里指医术。

《阴阳十一脉灸经》：“热中……有而心烦，死，勿治殹。有阳脉与之俱病，可治也。”这里用作语气词。

《韩非子·八经》：“医曰诡，诡曰易。”这里的“医”通“翳”，其意是掩蔽，读作 yì（去声）。

《周礼·天官·酒正》中有记载，“醫”是指当时的四种饮品之一：“辨四饮之物，一曰清，二曰醫，三曰浆，四曰酏，掌其厚薄之齐。”这里的“醫”指用粥酿成的甜酒，读作 yǐ（三声）。

许慎在《说文》中对“醫”字是这样解释的：“醫，治病工也。殹，恶姿也，醫之性然。得酒而使，从酉。王育说。一曰殹，病声。酒，所以治病也。《周礼》有醫酒。古者巫彭初作醫。”将“殹”解释成恶姿是十分牵强附会的，不知有什么根据，现在西医的抢救中还倒是真有些“恶姿”，比如人工呼吸等。在传统中医的诊疗过程中，没有哪些动作可以被称作“恶姿”的，比如老中医诊脉，风度有多优雅。许慎在《说文》中对“殹”字其实是有解释的，原文是这样说的：“殹，击中声也，从殳，医声。”你看，他自己就把自己给否定了，声音与姿势是两种完全不同的概念，说到底“殹”字还是“从殳”。既然“殹”字解释成“从殳”，“醫”字中的“殳”字，理所当然也应该按其本义来解释。“殹”字，读音为 yì（去声），并没有“恶姿”的含义，在《马王堆汉墓帛书》中曾用于表示陈述语气，相当于“也”；另外，在清代的一本叫作《莫姬哀词》的书里也曾出现过，作为呻吟声使用。而“殹”字在1978年西安出土的“杜铜虎符”中，当解释为“出征”。

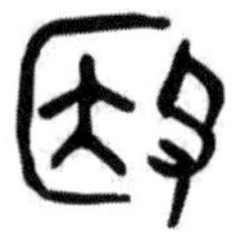

“殹”金文大篆

《说文》将“殹”字解释为恶姿，其根据可能是“殳”字，“殳”字除指一种专门的兵器外，在甲骨文中，它的本意是手有所持以治物，此处指持针也。带殳字旁的字多和手的动作及其敲击出的声音有关，如殺、敲、毁、縠、轂、殴、段、股、磬、殸、殿。比如“磬，乐石也，从石殸……殳击之也。”

许慎的《说文》对字形的分析绝大部分是正确的，但并不是没有错误，所以不必迷信。

如果将“醫”字拆开的话，我们就会发现，它是由几部分构成的，有“匚”“矢”和“殳”，还有表示酒的“酉”。

“匚”读音为“fāng”,《说文》中解释为：“匚，受物之器，象形，读若方。”是古代的一种方形盛物器具，里面装上矢，就是“医”字。《说文》：“医，盛弓弩矢器也，从匚从矢。”“医”字指的是盛弓弩矢的一种器具。

不难看出“醫”字的含义就是指装满医疗用具的一个箱子，也就是医生随身带的箱子，里面装的治病的东西分别是“矢”“殳”和“酉”。当然，不是指真正的“矢”“殳”和“酉”。在这里，“矢”和“殳”代表医疗器具，如外科刀具和针灸针具，九针中的“鍉针”恰恰就是箭镞的形状，而“铍针”呈宝剑形。“酉”是代表药物。

在一个“醫”字里面就出现了两种兵器的名称，说明什么问题？这说明在古代，战争是极其频繁的，尤其是在春秋战国时期，战争频发，习武射箭是很平常之事，所以大家对兵器是非常熟悉的。比如生活中极为常用的“短”字，就和“矢”有关系，在《说文》中对“短”字是这样解释的：“短，有所长短，以矢为正。从矢，豆声。”说明当时的“矢”的长度是很标准的，战国时期秦国的兵器包括矢已经标准化生产了。在电视节目《复活的军团》中，介绍了秦国军队的形制和装备，其中最令人感叹的是秦国兵器的标准化生产，比如像弩机这样的精密部件，由于标准化的生产，在战场上损坏时可以实现同型号互换。而像箭镞这样大量使用的武器部件，标准化保证了造出的箭矢结构性能相同，最大限度地提升了射击精确度。1789年，美国的惠特尼率先用通用部件制造滑膛枪，为此贡献了两个最重要的理念：“可替换零件”

和“标准化生产”，推动了世界工业化的进程，但这比秦国晚了两千多年。

我们可以这样形象的理解，把一些小的工具等装在医疗箱里面。这样的解释也符合临床实际情况，今天我们如果出诊的话，随身带的出诊箱里也无非就是这几类东西，“酉”相当于酒精和药物，“矢”和“殳”相当于针灸针具和注射器等。

在1931年8月28日的《中央国医馆宣言》中这样写道：“中华民族，古代医术，分为四派：一曰按跷，二曰砭石，三曰针灸，四曰汤剂。故医之为字，系按跷、砭石、针灸、汤剂四者组合而成。匚，按跷也；矢，砭石也；殳，针灸也；酉，汤剂也。”这种解释虽然过于牵强附会，但也有一定道理。“矢”“殳”还是应该按照其本义来解释，如果将邪气比作敌人的话，那么针具就相当于兵器，而这种观点在《灵枢·玉版》中就有记载：“夫大于针者，惟五兵者焉。五兵者，死之备也，非生之具……夫治民者，亦惟针焉。夫针之与五兵，其孰小乎?”关于里面的“五兵”，杨上善注解道：“兵有五者，一弓，二殳，三矛，四戈，五戟。”

“医”的繁体字可以写做“醫”或“毉”。《广雅·释诂》云：“醫、觋，巫也。”至少在我国先秦时期，医生和掌管历史的巫是不加区分的，巫既是掌管祭祀降神的人，又兼通医术，传说能使人死而复生。巫字，其形象是两人持绳测量，又像两人上下于天。文化人类学家、哈佛大学人类学系主任张光直先生在他的《商代的巫与巫术》一文里，对祭司（巫）和法器（工）的关系作了分析，指出在甲骨文和金文中，巫字是两个“工”字十字交叉的形象，从其他古典文献资料的翔实考证中也得出巫与工的历史渊源。

先秦时期的“巫”与当时极为重要的部落活动观象授时有密切关系。所以当时的“巫”并非后世的普通巫师，有的可能是部落首领。张光直先生解释道：“天，是全部有关人事的知识汇聚之处。……取得这种知识的途径是谋取政治权威。古代，任何人都可借助巫的帮助与天相通。自天地交通断绝之后，只有控制着沟通手段的人，才握有统治的知识，即权力。”所以徐文兵老师的厚朴中毉学堂特意用这个“毉”字是有深意的。

（六）“殷”字

从甲骨文的字形来考证，发现“殷”与针刺有关，“醫”的初文和本字是“殷”，殷即是针刺疗法之象形。商代盘庚迁都于殷，改号为殷之后，遂另造“醫”字，以代替“殷”字。

《说文解字》：“殷，作乐之盛称殷。从㐆从殳。”《易》曰：“殷荐之上帝。”

许慎是依据小篆字形解释，其字义跟“殷”字的诸多引申义并没有什么联系，并不合理。还有一种说法是依据历史文化背景的揣测，历史上的“殷”（商朝后期）

是在周商对立之时应运而生的，是为“殷商”，后来被周朝所灭，于是“殷”这个字，便是周给殷商造负面舆论而造的字。认为殷商的“殷”字就是从身孕，从手，从箭矢所构成的，描述殷人的武力征伐，统一部落诸侯，手执箭矢刺入孕妇怀孕的肚腹上，刳剔孕妇，残忍不堪，借以阻断其他部落部族的先祖武嗣事业。这种说法只是一种臆测而已，不足为据。古文字学家于省吾的观点接近本意，他在《甲骨文字释林》中写道：“殷字象人内腑有疾病，用按摩器以治之。”

甲骨文中记载了许多疾病名称及其治疗方法。甲骨学家胡厚宣先生在《殷人疾病考》一书中指出：“殷人之病，凡是头、眼、耳、口、牙、舌、喉、鼻、腹、足、趾、尿、产妇、小儿、传染等十六种，具备今日之内、外、脑、眼、耳、鼻、喉、牙、泌尿、产妇、小儿、传染诸科。”除了用药物治病外，殷人还采用针刺、火灸、砭术、按摩等多种方法来治病。

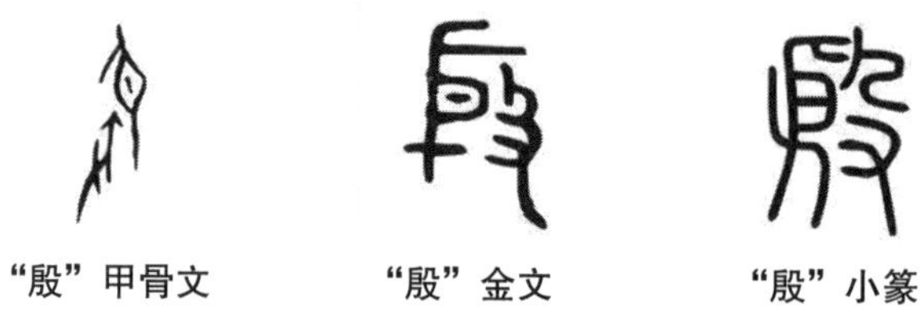

“殷”甲骨文　“殷”金文　“殷”小篆

“殷”字的金文延续甲骨文字形。（殳）像手持针具为人施针之形，如《灵枢·九针论》论述道：“铍针，取法于剑锋，广二分半，长四寸，主大痈脓，两热争者也。”（反身）为腹部有脓肿的裸体身形，所以就字形来说，“殷”字的造字本义：用铍针针刺排脓。

“殷”字形象地描述了针刺治疗的情景，因为早期的针刺治疗主要是排脓和放血。“殷”字一旁像腹部有脓肿的裸体身形，另一旁是手持针具在进行针刺。一块商代残骨卜辞上还刻有“殷其不殷”，也就是“适宜针刺还是不适宜针刺？”所以“殳”代表手持针具进行针刺的状态。

我们了解了“殷”字的造字本义，就好理解其引申义了，否则我们很难将“殷”字的几个含义联系起来。

1. 音 yīn。

(1) 富裕、富足、殷实、殷阜、殷富。这个含义和脓肿的充实饱满有关。

(2) 深厚，恳切，情意甚殷。殷切、殷勤。这个含义和患者急切希望得到治疗有关。

(3) 众，多。“士与女，殷其盈矣。”这个含义和脓肿较大有关。

(4) 盛，大。殷祭。这个含义也和脓肿较大有关。

(5) 中国朝代名，商代的后期，由盘庚起称“殷”。殷墟。

2. 音 yān。

(1) 黑红色。殷红。这个含义直接和脓肿有关，铍针排脓，肯定带有血液，颜色基本都是黑红色。

3. 音 yǐn。

(1) 雷声。“殷其雷，在南山之阳”。这个含义直接和脓肿有关，铍针排脓时会有响动，声音低沉。

(2) 震动。“熊咆龙吟殷岩泉”。这个含义直接和脓肿有关，铍针排脓，患者因疼痛会有抖动，排脓本身也会有小的震动。

（七）“缪”字

《素问·缪刺论》里面的“缪刺”一词是针灸界最常用的词汇之一，但许多人将“缪”误读为（miù）音，“缪”是“纰缪”之意，于理不通。读音错了，医理也错了。

《素问·缪刺论》论述如下。

黄帝问曰：余闻缪刺，未得其意，何谓缪刺？岐伯对曰：夫邪之客于形也，必先舍于皮毛，留而不去，入舍于孙脉，留而不去，入舍于络脉，留而不去，入舍于经脉，内连五脏，散于肠胃，阴阳俱感，五脏乃伤，此邪之从皮毛而入，极于五脏之次也。如此则治其经焉。今邪客于皮毛，入舍于孙络，留而不去，闭塞不通，不得入于经，流溢于大络，而生奇病也。夫邪客大络者，左注右，右注左，上下左右与经相干，而布于四末，其气无常处，不入于经俞，命曰缪刺。帝曰：愿闻缪刺，以左取右，以右取左，奈何？其与巨刺何以别之？岐伯曰：邪客于经，左盛则右病，右盛则左病，亦有移易者，左痛未已，而右脉先病，如此者，必巨刺之，必中其经，非络脉也。故络病者，其痛与经脉缪处，故命曰缪刺。

王冰对“缪刺”注云：“言所刺之穴，应用如纰缪纲纪也。”

“缪”字的篆文承续秦简书字形，由糸（糸，绸）和翏（翏，在头上插饰羽毛），表示在头部系绸。造字本义：动词，用丝绸缠绕头部或用围巾缠绕颈脖。

《说文解字》：“缪，枲之十絜也。一曰绸缪。从糸，翏声。”意思是说：缪，十束麻。另一种说法认为，“缪”是缠绵束缚的意思。字形采用“糸”作偏旁，“翏”是声旁。

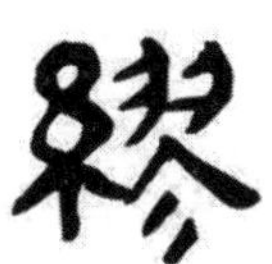
“缪”秦简

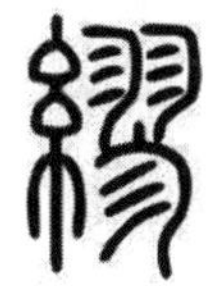
“缪”篆文

“缪”一般读谬(miù)音，“纰缪”是错误之意。如《礼记·大传》云：“五者（治亲、报功、举贤、使能、存爱）一物纰缪，民莫得其死。”郑玄注：“纰缪，犹错也。”陆德明释文：“缪音谬，本或作谬。”

《中华大字典》在“缪”字条下注有：“居尤切音樱尤韵，交错之形也。”

“缪”这个字发音比较多，意思也较多。发音不同，含义也不一样。

1. 音 móu。

绸缪。《诗·唐风·绸缪》：“绸缪束薪，三星在天。”毛传：“绸缪，犹缠绵也。”孔颖达疏：“毛以为绸缪犹缠绵束薪绸缪之貌，言薪在田野之中，必缠绵束之，乃得成为家用。”《诗·豳风·鸱鸮》：“迨天之未阴雨，彻彼桑土，绸缪牖户。”孔颖达疏：“郑以为鸱鸮及天之未阴雨之时，剥彼桑根以缠绵其牖户，乃得成此室巢。”

2. 音 miù。

(1) 纰缪，错误。

(2) 缪巧，计谋，机智，如“岂有他缪巧，阴阳不能贼？”

3. 音 miào。

姓。

4. 音 mù。

古同“穆”，恭敬。

5. 音 liǎo。

古同“缭”，缭绕。

除了以上发音外，缪还发（jiū）音，表示交错的意思。比如《后汉书·舆服志上》记载到：“轮皆朱班重牙，贰毂两辖，金薄缪龙，为舆倚较。”李贤注：“徐广曰‘缪，交错之形也。’”从《素问·缪刺论》原文可以看出：“其痛与经脉缪处，故命曰缪刺。”说明该文中缪的意思是交错之形，所以“缪”应该读[jiū]音，表示交互针刺之意。若读[miù]音，岂不成了错误针刺了。

略谈互文

互文，也叫互辞，是古代诗文中常采用的一种修辞方法。古语对它的解释是：“参互成文，含而见文。”其特征是“文省而意存”。主要表现在两个方面，一是结构特征：互省。如“将军百战死，壮士十年归”（《木兰诗》），句前部分省去“壮士”，句后部分省去“将军”，“将军”与“壮士”分置，前后互相交错补充。二是语义特征：互补。如：“当窗理云鬓，对镜贴花黄”（《木兰诗》），木兰对着窗户，已包含对着镜子，“理”和“贴”两个动作是在同一情境中进行的，译时应将它们拼合起来。互文有种种不同的表现形式：一是同句互文，即在同一个句子里出现的互文，如“秦时明月汉时关”，“秦”和“汉”是互相补充，“中气穴则针游于巷”就属于同句互文。二是邻句互文，即在相邻的句子里出现互文，如“东市买骏马，西市买鞍鞯，南市买辔头，北市买长鞭”（《木兰诗》）。这是四个相关的文句，句中的“东市”“西市”“南市”“北市”构成了互文。翻译成现代汉语就是“到东市、西市、南市、北市去买骏马，买鞍鞯，买辔头，买长鞭”，如概括一下，就是“到各处的市场上去买出征的骏马和马具”，可如果这样写原诗韵味全无。我们常开玩笑说，没文化真可怕，学习《黄帝内经》真是如此。《黄帝内经》许多篇章是韵文，其中互文很多，如果将互文改成普通文字的话，不仅语句不通，也很难读诵。

比如《黄帝内经》中著名的语句“补阴泻阳”原本也是互文，就是补泻阴阳的意思。原文见于《灵枢·终始》：“凡刺之道，气调而止，补阴泻阳，音气益彰，耳目聪明，反此者血气不行。”因为一些医家没有按照互文的语法去理解，结果造成了对原文的曲解。比如张介宾注曰：“此阴阳以表里言。凡正气在中，所当补也，故曰补阴，邪自外入，所当泻也，故曰泻阳。”张志聪同此说。现代的《灵枢经白话解》《灵枢经校释》《黄帝内经注评》等皆从之。正如赵京生教授所说：“‘阴阳’的含义广泛而灵活，每一具体所指，一般都须结合上下文义而定。五脏精气在内为阴，六淫邪气自外而入为阳，这一概念并不错，但用以解释此节经文之‘阴阳’，则缺乏充分根据，不免牵强之意。且针刺治病机理，是通过针刺补泻来调整机体阴阳偏盛偏衰、平复气机的紊乱状态。而导致这种病理状态的病因，既可为六淫外邪侵入，也会有七情、饮食、劳倦等内生之邪。不能见经文曰‘泻阳’，就作泻外来邪气的臆断。若此，则针刺泻法，就仅限用于治疗外感病症。故张氏之说有失偏颇。至于阳常有余、阴常不足之说，乃后世养阴派代表朱丹溪提出的学术观点，岂可以后人之说加于前人？况所论阳有余，主要是倡说在养身和治法上要抑制相火、保护阴精，非人体真阳之气有余而可滥攻。”对此，刘兵博士论述道：“阴阳调和”是针刺补泻的关键，《素问·至真要大论》曾揭示治病调体总的原则为：“谨察阴阳所在而调之，以平为期。”针刺治病当然也不例外，如《灵枢·根结》：谓“用针之要，在于知调阴与阳。”《灵枢·终始》云：“凡刺之道，气调而止，补阴泻阳，音气益彰，耳目聪明，反此者血气不行。”明代马莳对“补阴泻阳”解读曰：“或补阴经以泻阳经，或补阳经以泻阴经”。通过补泻并用、阴阳兼顾的治疗，达到整体上的阴阳平和。《灵枢·病传》说：“今余已闻阴阳之要，虚实之理，倾移之过，可治之属。”《经脉》篇的“盛则泻之，虚则补之”即是通过同时调理阴经和阳经，改变阴阳、虚实的“倾移之过”。对于“不盛不虚”者，《灵枢·终始》说：“阴阳不相移，虚实不相倾，取之其经。”两句文字中均出现“倾”“移”二字，提示我们经脉盛虚（阴气、阳气出现“倾移”）需以阴阳调和为本。对阴阳倾移与否的把握，可以通过人迎寸口脉的对比脉诊法。然而“阴阳调和”这种具有高度抽象思维特点的表述，在理论研究中常常用来说理，且极易出现“用主观设计的理论框架套量客观实际”的做法，或常忽视“阴阳”一词的多义性而误解其具体所指。在针灸实践活动中，显然“经络疏通”的意义要比“阴阳调和”来得较易把握，也更为实际。但针刺治病的机制，本就是通过针刺补泻来调整机体阴阳偏盛偏衰、平复气机的紊乱状态。那么，当前针灸临床是“离道远矣”，还是疾病以“不盛不虚”者居多而无须考虑“阴阳调和”的问题，大家可进一步探讨之。

《素问·四气调神大论》中有句名言：“夫四时阴阳者，万物之根本也。所以圣人春夏养阳，秋冬养阴，以从其根，故与万物沉浮于生长之门。逆其根，则伐其本，坏其真矣”。最初我们读到此处，一般都会产生疑惑，春夏季节为暖为热之时要养阳，而秋冬季节为凉为寒之时要养阴。看了书中的注释，我们似乎明白了。

《四气调神大论》通篇中除了大家都熟知的养生应与时令相应和注意调养神志外，特别强调养阳气，很少提到养阴。如无扰乎阳、必待日光、去寒就温，无泄皮肤等。尤其是我们前面反复强调的《素问·生气通天论》篇，反复强调阳气的重要性，但很少论述阴气：“阳气者，若天与日，失其所，则折寿而不彰。故天运当以日光明。是故阳因而上，卫外者也。”“春夏养阳，秋冬养阴”其实是互文，即上下文各言一语，其义互备。又如，《素问·生气通天论》：“因于湿，首如裹，湿热不攘，大筋软短，小筋弛长，緛短为拘，弛长为痿。”这几句话，高等医药院校第五版《内经讲义》注释得很好：“此句为互文。意为大筋、小筋或者收缩变短，或者松弛变长。”也是一个互文的例证。

关于“冬吃萝卜夏吃姜”这句话，一般养生学者会解释为：“夏天，人的阳气像大树一样，会浮在外面，而此时人体的五脏六腑很虚弱，内脏恰恰是最寒湿的，所以夏天一定要吃温热的东西。因此，汤里加上姜这种辛温的东西，会对人体起到一种保护的作用。人在冬天也有自保功能，身体把阳气全部收回来，用以保护内脏，这时候容易造成五脏六腑郁热的格局，吃些清凉顺气的萝卜就可以理顺气机。”夏天人体阳气趋于表是事实，但也并不意味着内脏就寒湿了。我们都有体会，夏天比冬天更容易上火。我冬天多吃羊肉没事儿，但夏天多吃就会上火。冬天五脏六腑也不一定容易郁热，临床上冬天虚寒证比夏天要多。一九九六年，某省青年中医知识竞赛答案，把“冬吃萝卜夏吃姜，不劳医生开处方”这一谚语，作为“春夏养阳，秋冬养阴”的依据。谓生姜性热可以养阳，萝卜性凉可以养阴，貌似很有道理。因为我们许多人不明白，“冬吃萝卜夏吃姜，不劳医生开处方”这句话同样也是一个互文。其意是说一年四季，都应该多吃点萝卜和生姜。比如孔子说："惟酒无量，不及乱，沽酒市脯不食。不撤姜食，不多食。祭于公，不宿肉。祭肉不出三日，出三日，不食之矣。食不语，寝不言。虽疏食菜羹瓜祭，必齐如也。"（《论语》）"不撤姜食"，说明孔子一年四季都吃姜，并没有季节差别。大家想一想，"冬吃萝卜夏吃姜，不劳医生开处方"这句话，如果不用互文的话如何表述？包括我们平时口语说的"房前屋后，栽花种树"都是互文，你总不能说这里的"房"和"屋"含义不一样吧。

学习《灵枢》首先要修炼导引行气

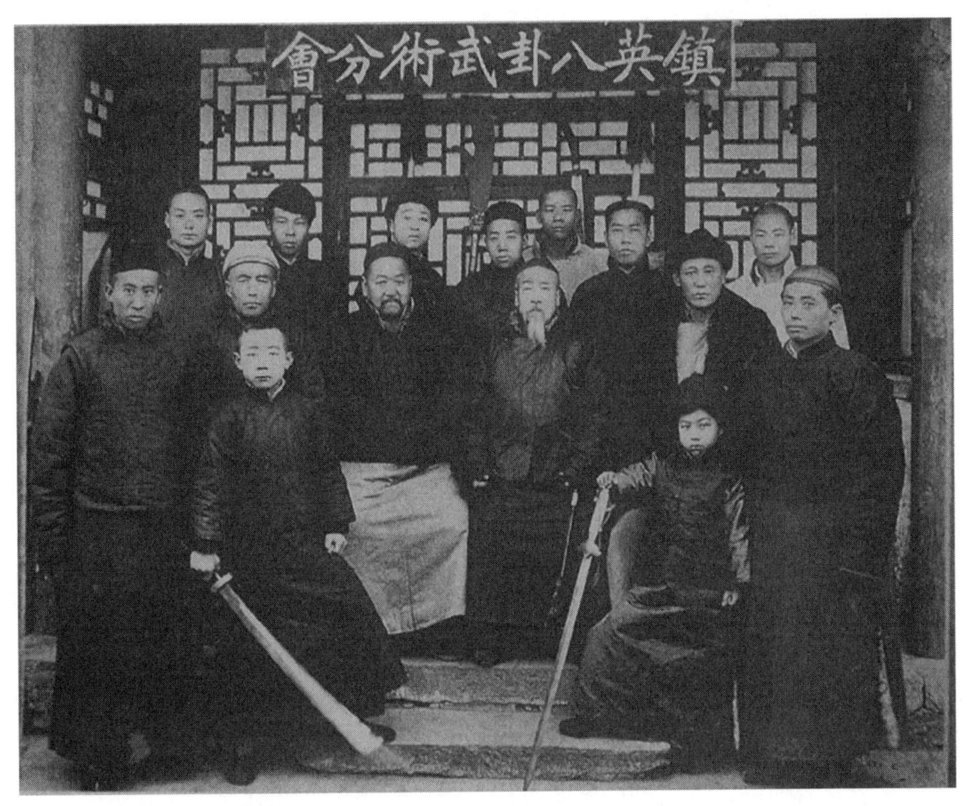

前排右一：屈兆麟

中排左起：大刀刘德胜、李尧臣、翟禹臣、郭云深、管念慈

后排左起：王兰亭、王豪亭、王显亭、李淳风、白云峰、孙立亭、大枪侯金魁

此照片拍摄于 1902 年，为当时著名武术家郭云深、王兰亭、李尧臣、翟禹臣等和宫廷画师管念慈（古琴名家管平湖先生之父）合影。郭云深为张占魁和王芗斋先生的老师，不仅以"半步崩拳打遍天下"而著称于世，且禅学功夫很深，对拳学

理论多有论述，清光绪三年设教西陵，曾在宗室等地任教。李尧臣，有“镖王李”之称，年轻时曾为皇室保驾，慈禧太后观看其武功绝技后，曾赐予长虹宝剑。王兰亭为端王府总管，乃是杨露禅设教于端王府时收的弟子，王兰亭颇得杨氏太极拳的真传。翟禹臣亦为皇家镖师。管念慈，古琴大师管平湖之父，工书、画，光绪间应召入内廷奉旨改号莲龕，光绪称为横山先生，恩遇有加，继张乐斋长画院，名望一时。善篆刻，光绪所用玺印多出其手。鄙人曾多次到平湖夫子之女管涛老师家鉴赏号称“地球声音”的西晋太康二年古琴“猿啸青萝”。

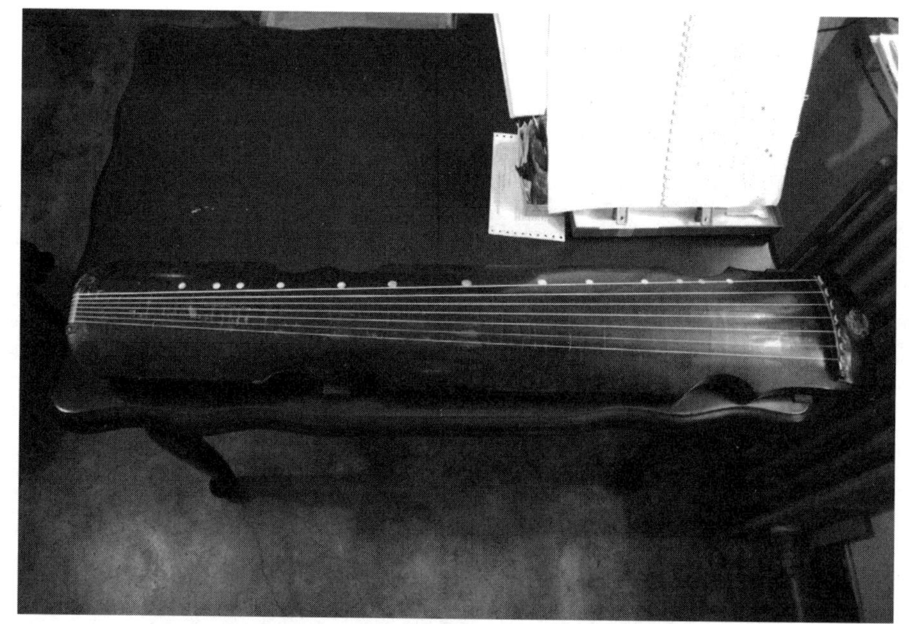

晋太康二年古琴“猿啸青萝”（胥荣东拍摄）

唐代以前，中国文化是文武不分家的，到了宋代，朝廷重文轻武，文武开始分途。但在晚清及民国，郭云深、管念慈等前辈还是文人武者经常交流。清末民初之际，武术、绘画、戏曲、古琴等各界人士常在一起交流切磋，类似于今天的沙龙。而芗老、徐燕孙、齐白石、李苦禅等文武精英等更是经常一起切磋，取长补短，互相熏习。华安老师讲，古代书法家多习武，当代社会多文武分离。尤其中医针灸按摩工作者，若不练习内功，恐难窥见《黄帝内经》奥秘。即便是理解，也多为“解悟”而非“证悟”。

虽然在《灵枢·九针十二原》中明确论述了补虚泻实的针刺手法“凡用针者，虚则实之，满则泄之，宛陈则除之，邪胜则虚之，《大要》曰：徐而疾则实，疾而徐则虚。言实与虚，若有若无，察后与先，若存若亡，为虚与实，若得若失。虚实之要，九针最妙，补泻之时，以针为之。泻曰，必持内之，放而出之，排阳得针，邪气得泄。按而引针，是谓内温，血不得散，气不得出也。补曰随之，随之意，若妄之，若行若按，如蚊虻止，如留如还，去如弦绝，令左属右，其气故止，外门已闭，中气乃实，必无留血，急取诛之。”但在《素问·宝命全形论》篇又强调说这种补虚泻实的针刺手法只是普通医生的水平，还停留在“针术”的层次，要想提升到“针道”的境界，必须懂得“治神”。

帝曰：人生有形，不离阴阳，天地合气，别为九野，分为四时，月有小大，日有短长，万物并至，不可胜量，虚实呿吟，敢问其方？岐伯曰：木得金而伐，火得水而灭，土得木而达，金得火而缺，水得土而绝，万物尽然，不可胜竭。故针有悬布天下者五，黔首共余食，莫知之也。一曰治神，二曰知养身，三曰知毒药为真，四曰制砭石小大，五曰知腑脏血气之诊。五法俱立，各有所先。今末世之刺也，虚者实之，满者泄之，此皆众工所共知也。若夫法天则地，随应而动，和之者若响，随之者若影，道无鬼神，独来独往。帝曰：愿闻其道。岐伯曰：凡刺之真，必先治神，五脏已定，九候已备，后乃存针，众脉不见，众凶弗闻，外内相得，无以形先，可玩往来，乃施于人。人有虚实，五虚勿近，五实勿远，至其当发，间不容瞚。手动若务，针耀而匀，静意视义，观适之变，是谓冥冥，莫知其形，见其乌乌，见其稷稷，从见其飞，不知其谁，伏如横弩，起如发机。帝曰：何如而虚？何如而实？岐伯曰：刺实者须其虚，刺虚者须其实，经气已至，慎守勿失，深浅在志，远近若一，如临深渊，手如握虎，神无营于众物。（《素问·宝命全形论》）

本文的题目是《宝命全形论》，纵览本篇，谈的全是“宝命全形”之旨，也就是重点论述“治神”与“养身”的问题。文章开篇就说道“黄帝问曰：天覆地载，万物悉备，莫贵于人，人以天地之气生，四时之法成。君王众庶，尽欲全形，形之疾病，莫知其情，留淫日深，著于骨髓，心私虑之。余欲针除其疾病，为之奈何？岐伯对曰：夫盐之味咸者，其气令器津泄；弦绝者，其音嘶败；木敷者，其叶发；病深者，其声哕。人有此三者，是谓坏府，毒药无治，短针无取，此皆绝皮伤肉，血气争黑。帝曰：余念其痛，心为之乱惑，反甚其病，不可更代，百姓闻之，以为残贼，为之奈何？岐伯曰：夫人生于地，悬命于天，天地合气，命之曰人。人能应四时者，天地为之父母，知万物者，谓之天子。”大意是说无论是“君王”还是“众庶”，如果要“尽欲全形”的话，就必须要“应四时”与“知万物”，也就是要懂得养生的道理，当然作为经常接触患者的医生就更不能例外了，不仅自己要有养生实践，同时还要指导患者的养生调摄。因为无论针灸也好，药物也好，都不是万能的。比如在《灵枢·病传》就有如下记载“黄帝曰：余受九针于夫子，而私览于诸方，或有导引行气、乔摩、灸、熨、刺、焫、饮药之一者，可独守耶，将尽行之乎？岐伯曰：诸方者，众人之方也，非一人之所尽行也。”大概意思是说：我向您学习了九针，自己又看了些方书，其中有导引行气、乔摩、灸、熨、刺、焫、饮药等，临床应用时是只用其中的一种呢？还是同时使用呢？由此可见，当时的医学教育中，不仅要求针灸医师要熟练掌握九针，而且还要掌握导引行气、乔摩、灸、熨、焫、饮药等各种治病方法。并将“导引行气”列于各种方法的首位，可见对其重视程度之高，可是我们现在的针灸大夫又有多少人重视“导引行气”呢。

再举《素问·异法方宜论》为例，有一段大家非常熟悉的一段话，几乎每个学中医的朋友都能够将这段话背下来，但关键在于理解其真意并能够落实到行动上，也就是要有“证悟”。“黄帝问曰：医之治病也，一病而治各不同，皆愈何也？岐伯对曰：地势使然也……中央者，其地平以湿，天地所以生万物也众，其民食杂而不劳，故其病多痿厥寒热，其治宜导引、按跷。故导引、按跷者，亦从中央出也。故圣人杂合以治，各得其所宜。故治所以异而病皆愈者，得病之情，知治之大体也。”现在教材只是简单地将其解释为治疗疾病要“因地制宜”，而不太注意文中将砭石、毒药、灸焫、微针、导引、按跷并列提出这一重要事实。因为多数人忽略了“导引”这一当时的常规治疗方法，也就是医生必须掌握的医疗技术，尤其是在生活条件较好的“中央”地区，“其民食杂而不劳”，应该以导引和按跷治疗为主。光懂得“因地制宜”的道理而没有具体治疗手段是解决不了问题的。

关于医学人才的选择与培养，在《灵枢·官能》还有更为详尽的论述，原文是这样说的“雷公问于黄帝曰：《针论》曰：得其人乃传，非其人勿言。何以知其可传？黄帝曰：各得其人，任之其能，故能明其事。雷公曰：愿闻官能奈何？黄帝曰：明目者，可以使视色；聪耳者，可使听音；捷疾辞语者，可使传论语；语徐而安静，手巧而心审谛者，可使行针艾，理血气而调诸逆顺，察阴阳而兼诸方；缓节柔筋而心和调者，可使导引行气。”一个医生不能只会“视色”“听音”“传论语”“行针艾”“调诸逆顺”“兼诸方”和“导引行气”之中的一种或两种方法，至少要掌握“望闻问切”这四诊以及针灸方剂等各种治疗方法。这从《灵枢·病传》的记载中我们也可以看出，以上方法是每个医生都应该掌握的，只不过不同的大夫在选用方法上有所侧重而已。对此李鼎教授解释道：“针灸与导引既然都是为了调理气血，自然可以相互为用。”关于“导引行气”的具体含义，杨上善在《太素》中解释道：“身则缓节柔筋，心则和性调顺，此为第五调柔人也，调柔之人，导引则筋骨易柔，行气则其气易和也”。“导引”一词，在《辞源》解释为：“古医家的一种养生术，指呼吸俯仰，屈伸手足，使血气流通，促进身体健康。也做‘道引’。”并引《素问·异法方宜论篇》内容为证。喜欢读《庄子》的朋友可能早就注意到了，“导引”一词早在《庄子》一书中就有记载，并有很形象的解释：“吹响呼吸，吐故纳新，熊经鸟申，为寿而已矣。此道引之士，养形之人，彭祖寿考者之所好也。”我的理解是：“导引”的内容应该包括五禽戏、八段锦、静坐等。传统武术内家拳中的一些内容也应包括在内，如站桩、试力、调息及与之相配合的意念假借等。

历代针灸医家多修炼“导引行气”。比如华佗之所以被誉为针神，这与他常年坚持修炼五禽戏是密不可分的。据西晋史学家陈寿所撰《三国志》记载：“华佗，字元化，沛国谯人也……晓养性之术，时人以为年且百岁，而貌有壮容……若当针，亦不过一两处，下针言‘当引某许，若至语人’。病者言‘已到’，应便拔针，病亦行差。”其若不以高深的内功修炼为基础，则针刺水平很难达到此种境界。其后又述吴普、樊阿从其学五禽戏的情况，而“普依准佗治，多所全济。”

孙思邈是我国唐代著名的医学家，针灸医药，俱无不精。自谓“幼遭风冷，屡造医门，汤药之资，罄尽家产。”及长，通老庄及百家之说，兼好佛典。十八岁时立志学医，颇觉有悟，亲邻中外有疾厄者，多所济益。先隐居太白山，学导引行气之术道。后隐居终南山，与名僧道宣律师相友善。他终身不仕，隐居山林，曾入峨眉山修炼道家内功。唐太宗、高宗等几位帝王数次征召他到京城做官，都辞谢不就。曾亲手治疗麻风病人600余例，自己却未被传染，且享年百余岁。如此高寿的医学家，古今中外都罕见，这与其常年坚持内功修炼有着直接关系。北宋崇宁二年，被追封为“妙应真人”。这也说明另外一个问题，如果他从小身体健康，也可能就不会学医了，很可能走仕途道路，即便学医，也未必学得这么好，这就叫作置于死地而后生。试想一下，如果他不练功，单纯服药及针灸，身体不可能那么好，更不可能那样高寿。孙思邈的导引行气之术主要记载于《千金要方·卷第二十七·道林养性》之中：“虽常服饵，而不知养性之术，亦难以长生也。养性之道，常欲小劳，但莫大疲，及强所不能堪耳。且流水不腐，户枢不蠹，以其运动故也……既屏外缘，会须守五神（肝心脾肺肾），从四正（言行坐立），言最不得浮思妄想，心想欲事，恶邪大起。故孔子曰：思无邪也。常当习黄帝内视法，存想思念，令见五脏如悬磬，五色了了分明，勿辍也。仍可每旦初起，面向午，展两手于膝上，心眼观气上入顶，下达涌泉，旦旦如此，名曰迎气。”只有在平日坚持锻炼，于临症之时，方能做到“夫为针者，不离乎心，口如衔索，目欲内视，消息气血，不得妄行。”（《千金要方·卷第二十九·用针略例》）

马丹阳原名从义，字宜甫，后更名钰，字玄宝，号丹阳子，故世人多称之为马丹阳。擅长针灸，其总结的马丹阳天星十二穴至今仍广泛用于针灸临床。金大定七年七月，王重阳到宁海传道，丹阳遂与妻孙不二师事之，后抛弃巨大家业，出家修道，励行苦节，专务清静，勤习导引吐纳之术，其针灸成就的取得与其所习的导引吐纳之术有密切关系。元世祖至元六年赠其“丹阳抱一无为真人”称号，世称“丹阳真人”。

《针灸大成》的作者杨继洲则以修炼周天功法为主，注重任督二脉及五脏的导引行气修炼，并在《针灸大成》中有所记载："要知任督二脉一功，先将四门外闭，两目内观。默想黍米之珠，权作黄庭之主。却乃徐徐咽气一口，缓缓纳入丹田。冲起命门，引督脉过尾闾而上升泥丸，追动性元，引任脉降重楼，而下返气海。二脉上下，旋转如圆；前降后升，络绎不绝。心如止水，身似空壶。即将谷道轻提，鼻息渐闭。倘或气急，徐徐咽之；若乃神昏，勤加注想。意倦放参，久而行之，关窍自开，脉络流通，百病不作。广成子曰：丹灶河车休矻矻，此之谓也。督任原是通真路，丹经设作许多言，予今指出玄机理，但愿人人寿万年。"此外，书中关于五脏导引亦有详细的论述，如在论述肺脏导引时写道："导引本经：肺为五脏之华盖，声音之所从出，皮肤赖之而润泽者也。人惟内伤七情、外感六淫，而呼吸出入不定，肺金于是乎不清矣。然欲清肺金，必先调息，息调则动患不生，而心火自静。一者下着安心，二者宽中体，三者想气遍毛孔出入，通用无障，而细其心，令息微微，此为真息也。盖息从心起，心静气调，息息归根，金丹之母。"李鼎教授指出："杨氏重视五脏和任督二脉的导引，将此看作是经络理论在临床上的运用，与针灸学理相通，故列为该书的一部分，以供医家和病家的练习是有重要意义的。医者的运针着重调气治神，气功导引则由本人自我进行调气治神，两相配合，对于防病治病自可发挥更好的作用。《灵枢·终始》曾指出：作为施治者必须是'必一其神，令志在针'，通过具体的方法以使病人积极配合，达到'以移其神，气至乃休'的地步。针刺与导引的结合，不仅在于施治之时，更在于施治之后的调养，指导病家采用合适的导引方法，自然大有利于疾病的治疗和康复的。"

学好针灸的前提是对经脉有正确的理解及一定的体认。经脉并不在体表，用河流来比喻的话不是地表河，而应该是地下河。且不像我们现在的教科书插图所描绘的那样线条生硬难看，应该像河流那样有曲线美。在人体体表能够见到的叫作浮络而不是经脉，经脉是伏行在分肉之间的，所以我们看不到。比如在《灵枢·经脉》说过："经脉十二者，伏行分肉之间，深而不见。"要想看见经脉无非有两种方式，一种是解剖尸体，这在《黄帝内经》也有论述，但这不是主要方法，另一种方法就是"返观照察之"。关于"返观内照"的重要性，明代著名医家李时珍在《奇经八脉考》中曾说过一句广为人知的名言："内景隧道，惟返观者能照察之。"不过许多人也是听听而已，不是左耳进右耳出，就是右耳进左耳出，缺乏真正的体认。对此，《荀子·劝学》中严肃地说道："君子之学也，入乎耳，着乎心，布乎四体，形乎动静。端而言，蝡而动，一可以为法则。小人之学也，入乎耳，出乎口；口耳之间，则四寸耳，曷足以美七尺之躯哉！古之学者为己，今之学者为人。"

也有学者认为，"内景隧道"并不是指经脉而言，并列举出若干理由，下面我们将讨论这个问题。李时珍在原文中是这样说的"是故医而知乎八脉，则十二经、十五络之大旨得矣；仙而知乎八脉，则虎龙升降、玄牝幽微之窍妙得矣。”“张紫阳《八脉经》云：‘凡人有此八脉，具属阴神，闭而不开；惟神仙以阳气冲开，故能得道。’”“而紫阳《八脉经》所载经脉，稍与医家之说不同。然内景隧道，惟返观者能照察之，其言必不谬也。”这里的“内景”是什么意思？“内景”指的就是身体内在的景象，在《性命圭旨》这本道家的著名著作里，书中就绘有内景图。作为医家的李时珍，在“紫阳《八脉经》所载经脉，稍与医家不同。”的情况下，他居然宁可相信前者，而且说得十分肯定，没有丝毫商量的余地：“其言必不谬也！”原因何在？那是因为“内景隧道，惟返观者能照察之。”如果他没有深厚的“导引行气”练功体验，是不会这样说的。黑龙江的高式国老先生在《针灸穴名解》一书中曾经明确地指出：“对经穴之认识，当由养生静坐体会经络动静之妙，有所心得，而志其位置，又复察其流注敛散，而知其性能。其中妙义，俱由自觉而知。”可谓一语道破天机，可惜知音难遇，悟之者又有几人？正如孔子所说的：“道不远人，人之为道而远人，不可以为道。”如果大家都能够做到“由养生静坐体会经络动静之妙”的话，那么就能够真正地做到“为道”了。

“内景隧道”中的“隧”字，在《辞源》中解释为：地道、道路、钟上受击而磨光处、旋转等。另外还可以表示“深”，通“邃”字，如在《周礼·考工记·舆人》有记载：“参分车广，去一以为隧”注“郑司农（众）云：隧谓车舆深也”。“道”是指道路，如《诗经·小雅·大东》里面有“周道如砥，其直如矢”的句子。在《汉语大字典》中，“隧”字除以上含义外，还特指“人体血气津液等运行分泌的通道”，写得显然不够专业，连“分泌”都上来了，并引述《素问·调经论篇》的论述加以说明：“五脏之道，皆出于经隧，以行血气。”在《灵枢·脉度》也有以下记载“黄帝曰：愿闻脉度。岐伯答曰：手之六阳，从手至头，长五尺，五六三丈……督脉、任脉各四尺五寸，二四八尺，二五一尺，合九尺。凡都合一十六丈二尺，此气之大经隧也。经脉为里，支而横者为络，络之别者为孙络。”“脉度”就是经脉的长度，“气之大经隧”就是“经脉”。这里不仅说出了每个经脉（经隧）的长度，而且总长度都计算出来了。所以说，“内景隧道”中的“隧道”指的就是经脉。

著名针灸家承淡安先生，十分强调内功修炼（导引行气）的重要性，曾论述：“以前的针灸家在修习针术时，最主要的就是练气和练指力，这几乎要占去三分之二的学习时间。练气称为修内功。”“先父在日谆谆以练气为嘱，由于先父不能说明为什么要练气，因而不能引起我的信心，在临床治验上，我总不及先父的针效。久后相信先父所教注意练气，针效果然大增，所以在1935年从日本归来办针灸讲习所时，在课程中加入了练气练针一课。”“神针黄石屏衣钵弟子与我神交多年……承叶君告以魏君每天练拳术与气功，及以针钻捻泥壁，历久不断，修炼相当艰苦，成效也很巨大。”“以前有点穴术，完全凭他平素练习的指力，能在不知不觉间，在别人要穴上轻轻地按上一按，即能使人受伤，甚至死亡。”为使学生重视内功修炼，他曾托名紫云上人，以强调内功修炼在针刺中的重要性：“运针不痛，端赖养气，养气不足，其功不著，养气之道，寅时起身，端坐蒲团，两足盘起，手按膝上，腰直胸挺，口闭目垂，一如入定，无思无虑，一心数息，自一至百，反复无间，行之卯时，振衣始已，积日累月，不息不间，气足神旺，百邪不侵”。

方慎盦先生在1937年所著的《金针秘传》一书中，详细记载了针灸前辈黄石屏先生于“民国”三年，应邀为袁世凯治疗头痛的具体经过，“袁氏因受风过久，时觉头痛，一遇思想太过即发……其病系前后脑痛，第一日针百会，第二日针风池、风府……第一针刺入，袁谓头脑中发有大声，冲墙倒壁而出，再针如服巴豆、大黄，直抉肠胃而下。师曰：此即风散热降之象，袁总统称奇不置，厚谢而归。”至于为何能取得如此神奇的疗效，除了选穴独到、取穴准确、手法娴熟之外，还有更为关键的一点易于被一般人所忽略，那就是要在平时苦练内功以“治神”，在临症之时才能做到“聚精会神，提起全身力量，贯注于针尖上”。正如黄石屏先生自己所说：“吾始习少林运气有年，萃全力于指，然后审证辨穴，金针乃可得而度也。”由此可以看出，首先要习内功运气有年，待能够萃全力于指之后，才谈得上审证辨穴以及针刺手法，否则针刺治疗水平是难以达到这种出神入化之境的。

据黄岁松《黄氏家传针灸》一书介绍，黄石屏先生针法特点有三：其一，必须精少林拳术和内外气功，才能将全身精、气、神三宝运于二指之上，施于患者患处，而有不可思议之妙。其二，纯用金针，因金光滑而不生锈；其性软，不伤筋骨；其味甜，能祛风败毒，补羸填虚，调和气血，疏通经络，较之铁石，截然不同。黄氏用针，软细而长，最长的达一尺三寸，最短的也有四寸，非用阴劲不能入穴。其三，取穴配穴，略有不同。深浅、补泻、随迎、缓急、主客、上下、左右、腹背、脏腑、经络、辨脉等等，凡下针前必慎重。黄岁松在回忆黄石屏先生治病时的情景说：“必先临证切脉，沉吟良久，立眉目，生杀气，将左右两手握拳运力，只闻手指骨喇喇作响。然后操针在手，擦磨数次，将针缠于手指上，复将伸直者数次，衔于口内，手如握虎，势如擒龙，聚精会神，先以左手大指在患者身上按穴，右手持针在按定穴位处于点数处，将针慢慢以阴劲送入肌肉内，病者有觉痛苦，直达病所，而疾霍然。”承邦彦在《民国名医黄石屏》一文中写道“黄父命石屏拜圆觉为师，读书习武，时已三年，未言针事，三载过半，老僧开始教以练针运气之法，以朱笔画红圈于白墙上，命石屏离红圈数步，用铁针击之，每日击红圈，红圈也日日缩小，步子日日放长，铁针也逐渐缩小，后再改成小钢针，而每针必中，后再改画成铜人经穴图刺之，穴无不中，再后以软的金针，亦能插入墙壁上几寸。圆觉曰：‘功力已到’乃再授人体穴位及治病补泻各种手法。”黄石屏先生的针灸学习方法及经历应当引起我们的高度重视，他的针灸学习经历是“读书习武，时已三年，未言针事，三载过半，老僧开始教以练针运气之法”。读书等于是文化学习，除此之外这三年时间里基本上就是练功习武了，而且以后的学习也是习“练针运气之法”。等到练到“改画成铜人经穴图刺之，穴无不中，再后以软的金针，亦能插入墙壁上几寸”之时，“乃再授人体穴位及治病补泻各种手法”。这与承淡安先生所讲的：“以前的针灸家在修习针术时，最主要的就是练气和练指力，这几乎要占去三分之二的学习时间。”是完全吻合的。有这种严格的基本功训练，何愁针法不精？而我们目前的针灸教学中缺少的正是内功修炼这一关键环节。笔者在和研究分子免疫学的徐安龙先生私下交流时得知，他曾和一位武术前辈学习站桩，尽管工作繁忙，但仍经常抽出时间练功。徐先生现任北京中医药大学校长。但是我们中医药大学针推专业的许多学生却不练内功，让人情何以堪。

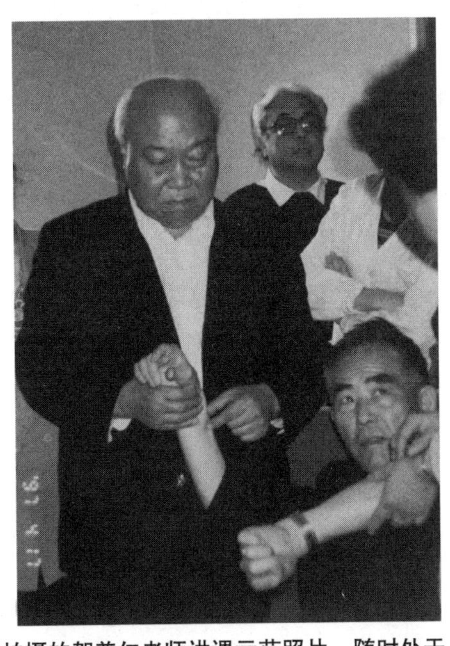

1997年笔者拍摄的贺普仁老师讲课示范照片，随时处于“治神”状态

贺普仁老师年轻时起即练习八卦掌，年逾七旬时，仍每日练功不辍，一个下午诊治八十余人，连续工作五个多小时，仍精力充沛。当年笔者请教练功对针刺疗效的影响时，贺老说，练习拳术内功首先可使指力增强，这对针刺手法来说是必要的基础，进一步则可培养自身之正气，通过针体及手法，可驱赶病人体内邪气，只有如是才能取得理想的疗效。

以运用太溪穴闻名的张士杰先生，其疗效及针刺手法为业内人士所推崇。笔者曾请教过张老为何有如此好的疗效，张老告知他常练站桩功以养气治神，他的站桩功是和王芗斋先生的学生秦重三老先生学的。

焦勉斋先生不仅以针刺手法闻名针灸界，亦精于武术与内功，并将其与针刺手法相结合，明显地提高了针灸疗效。

以擅长烧山火、透天凉闻名于世的针灸名家郑毓琳先生，其针刺手法历来为针灸界所推崇，除其手法独到外，究其根本，则亦与内功修炼有很大关系。郑老早年曾和当地的一位霍老先生学习针灸及内功，尽得其传。他认为针刺与内功相结合，不仅进针无痛，而且易于体察针下气感，易于“得气”和“气至病所”，其疗效高于单纯针刺，并曾告诫学生：许多身怀绝技的针灸家都是有很深的内功造诣。

笔者最早从卓宏毅先生那里了解到大成拳，但他认为大成拳不好学，介绍我和南馆公园的一位姓金的老先生练习陈氏太极拳，那位老先生很有修养，拳打得也非常有气势。推拿手法也是实习期间从学于大成推拿流派创始人臧福科老师，得到了臧老师悉心传授，臧老师的儿子也和夏成群先生练习大成拳。由于卓宏毅先生的推荐，臧老曾想留我在东直门医院按摩科工作。

后来经友人介绍，到大成拳宗师王芗斋先生次女王玉芳老师家里学习站桩。练习大成拳一段时间后，身体由弱转强，有体健神明之感。

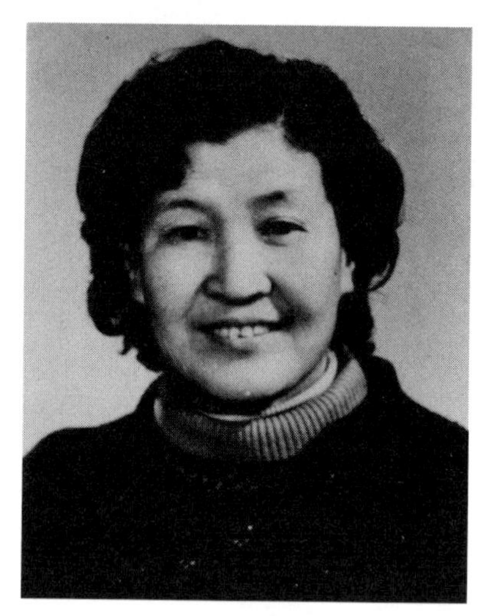

王玉芳老师

王玉芳老师除了教授大成拳外，还教授我宫廷指科按摩，并让我治疗一些患者，当时我在上学，衣服比较朴素，老人家给我一百多块钱买衣服，为的是在患者面前有良好的形象。开始我比较拘谨，后来和老师熟了，常在老师家里吃饭，老师的长子金桎华像大哥一样关心爱护我，后来就管他叫大哥。我见过多位芗老的弟子，并得到他们的指导，如于永年、陈海亭、李见宇、孙闻青、何镜平等前辈，当时王老师和这些前辈的文件多由我来传送。曾到太庙后面的筒子河边上去见孙闻青老师，远看孙老师很威武，近看才发现他很瘦小，孙老师教授我大成拳的精神放大训练法。于永年老师当时住在马连道，我常去他家里学习，主要是教授我站浑元桩。并嘱咐说，你是医生，要把大成拳站桩功应用到临床上，努力推广大成拳。记得第一次见到于老，请他指导站桩，他问的第一句话是“王玉芳为什么不教你呀？”我说王老师也教我，但她让我跟您也学习，然后于老耐心给我调桩。

第一次见到选杰夫子是在北京太庙，当时我正随王玉芳老师学习养生桩，她老人家用手一指对我说：“那就是王选杰！”语气中透着自豪。向不远处望去，只见选杰先生正在转圈踱步，形神潇洒，令人敬畏。身边带着几名弟子，似乎随时准备动手，使人有不敢近前之感。那时我立刻意识到：这才是真正的中国武术，而平时在影视及公园中所见的武术，不过是花架子而已，并马上产生了随选杰先生学习大成拳的念头。以前早就听说过选杰先生，不过每个人说的都不太一样，但有一点是共同的，那就是此人不好惹，功夫很厉害。我曾问过和他关系并不好的大成拳高手李平：“王选杰真有那么厉害吗？”他说道：“在他那个圈子里还行”，我表示不理解，他解释说：“不戴拳套没人能赢他。”王玉芳老师可能早就看出了我的想法，有一天在她家吃饭时对我说：“想学技击你就去找选杰吧，他那里真打！”但是柽华大哥则表示反对：“那里太危险，不要让小胥去！”因为当时我较文弱，他担心我受不了严酷的实战训练。实际上柽华先生对选杰先生印象非常好，他曾经将自己亲自拍摄的选杰先生练功照片数张送我，我至今仍珍藏着，其中有两张是选杰先生与王玉芳老师推手的照片，有一张是他立于先生身后，而先生坐于沙发之上，他将手亲热地搭在先生肩上。他曾指着一张先生的练功照对我说：“你看做得多整，多漂亮！”这话若出于一般人之口倒也没什么，但出自柽华先生之口就不一样了，因为柽华先生的功夫亦非一般人能比，而且他是学美术出身，我知道他是不随便称赞别人的。他的按摩手法也非常好，曾多次耐心指导我学习按摩点穴技术，对我影响很大。后来柽华先生的一位中学同学还通过我的书联系上了他。当时我正想进入这样的技击环境学习，第二天晚上就去西四北二条去找选杰先生，当时先生不在，等了好久才回来，当先生看我时，从他的目光中我感觉到大成拳的威慑力，有不寒而栗之感。我说明来意后先生说道：“王玉芳介绍来的不能不教！”没过几天，选杰先生在给别人写字时也给我写了几个大字“大成拳学妙本能”并题字：“送小徒荣东”，当时受宠若惊。过了几年，我写大成拳文章时介绍自己是“王选杰先生弟子”时，他说你写“入室弟子”，我问我是入室弟子吗？他说你不是谁是。

刚认识选杰先生不久，有一天我突然落枕了，非常难受，正好中医研究院骨研所有一个同学，按摩相当专业，给我揉了一个小时，稍微好一点，但是活动起来还是很难受。然后我就骑车去西四北二条，到了选杰先生那里，张勇师兄见状说，我给你揉一揉，他的体重将近200斤，练拳也相当棒，有令人生畏的感觉。他也不管你同意不同意，上来就拿手指一拨，疼得几乎忍受不了，但是就拨了那么几下，一分钟都不到，我几乎完全正常了，觉得不可思议。我说跟你学按摩吧，他说别跟我学，找宝琛师兄学。于是我和选杰先生讲，想跟您的弟子张宝琛学按摩，他说没问题，特别豪爽。后来宝琛师兄对我印象特别好，不仅教我按摩，还给我讲了很多人生哲学，对我一生影响很大，多年来和宝琛师兄相处如兄弟。当年有一位高中学长的嫂子，患严重"腰突"，走路带个小板凳，走十几步就要歇歇，我带她去找宝琛师兄治疗，大约按摩了十几次就完全正常行走了，我感到很神奇。后来我回家将县医院一位患"腰突"卧床半年的护士长治好了，这在县城影响很大。在那个时候，我就知道像"腰突""股骨头坏死""膝关节退行性病变"这些疾病基本不用手术。但用针刺完全取代按摩手法，并且形成自己的一套系统理论，我花了十几年的时间，往往一两分钟的快针针刺治疗比我以前按摩一个小时的效果还好。

腧穴不是"点"

现在中医知识越来越普及，很多网友说起中医来头头是道，提起哪些穴位都有哪些治疗作用似乎比专业大夫还懂得多。但是我们应该先了解如何取穴，这是一个很关键的问题，临床上并不像平常大家所理解的那样在坐标上按尺寸去量取某一点来取穴。

高校教材《针灸学》将腧穴定义为"腧穴是人体脏腑经络气血输注于体表的部位。"也有的教材定义为"腧穴是脏腑经络气血输注于躯体外部的特殊部位，也是疾病的反应点和针灸等治法的刺激点。"

腧穴并不在体表，其次腧穴并不是一个点，而是一个空间。穴位应是由皮至骨的一个立体结构，而非仅仅是体表的一个点或面。

一、腧穴是摸出来的

穴位是一种比较通俗的叫法，在《黄帝内经》里它应该叫作"气穴""气府"，也叫"骨空""会"等。现在的教科书一般把它称为"腧穴"，其中"腧"是运输的意思，它跟运输的"输"是相通的，这是一个通假字，因为加上肉月旁，代表是人体上的。"穴"本身有空间的概念。"气穴""气府"是指气所居住的一个空间。以前有"穴居"这个词也能帮助我们理解穴的含义，在《易经》里就有"上古穴居而野处，后世圣人易之以宫室”的记载。所以“穴”古时是指居住的房屋。另外墓穴、洞穴也有空间的概念。所以叫“气穴”更符合其本义。

那么穴位应该如何寻找呢?《黄帝内经》里说得很清楚，在《素问·离合真邪论》里对穴位的寻找方法是这样说的：“必先扪而循之，切而散之，推而按之，弹而怒之，抓而下之，通而取之。外引其门，以闭其神。”大概意思就是说，在针刺、点穴或者灸疗之前，要用手去寻找穴位，只有这样才能找得准确。为什么要这样找呢？寻找穴位，好比合谷穴、曲池穴，寻找的是这个部位，并不是在身体上找一个坐标，找一个点。正所谓“陷者中”，或者叫“陷者之中”。这是什么意思呢？比如说找曲池穴，将手臂弯曲，找到肘横纹的尽头，用手一按，能感到有一个凹陷，在这个凹陷中间就是穴位。

我们说穴位是有范围的，大家用手去找，找到以后手下会有感觉。一般正常的腧穴按着感觉是有弹性而且柔和的，而病变的时候，那个地方会变得很僵紧，甚至内部有筋结。这些有经验的大夫就会感觉到，所以经常可以听到“穴位满了”这种话。什么叫“满了”？穴位本来是凹陷，是有空间的，是能够融入的，而紧张以后，经筋就出现异常，穴位就满了，这说明有邪气侵袭。病人自己也会有感觉,《灵枢·五邪》里这样描述：“以手疾按之，快然乃刺之”。就是说用手用力按某个位置，病人会感觉到很舒服，那么就可以在这里扎针或者按摩了。

二、按之痛解乃其腧

《灵枢·背腧》论述道,“黄帝问于岐伯曰：愿闻五脏之腧，出于背者。岐伯曰：胸中大腧，在杼骨之端，肺腧在三焦之间，心腧在五焦之间，膈腧在七焦之间，肝腧在九焦之间，脾腧在十一焦之间，肾腧在十四焦之间。皆挟脊相去三寸所，则欲得而验之，按其处，应在中而痛解，乃其腧也。”

在《灵枢·背腧》中，只记载了五脏背俞穴的名称和位置，但未提及六腑背俞穴所在。《素问·气府论》则说“六腑之俞各六”，但并未列出穴名。直到《脉经》才明确了肺俞、肾俞、心俞、脾俞、大肠俞、膀胱俞、胆俞、小肠俞、胃俞等十个背俞穴的名称和位置。此后,《甲乙经》补充了三焦俞,《千金方》又补充了厥阴俞。对于背俞穴的定位，至晋代皇甫谧在《针灸甲乙经》中把背俞穴定位于“夹脊相去一寸五分”，张景岳更加明确地定位“五脏俞”于足太阳膀胱经上。这两位医家对背俞穴的定位一直运用至今。

按照针灸教科书的定位，肺俞：第三胸椎棘突下，旁开 1.5 寸。厥阴俞：第四胸椎棘突下，旁开 1.5 寸。心俞：第五胸椎棘突下，旁开 1.5 寸。督俞：第六胸椎棘突下，旁开 1.5 寸。膈俞：第七胸椎棘突下，旁开 1.5 寸。肝俞：第九胸椎棘突下，旁开 1.5 寸。胆俞：第十胸椎棘突下，旁开 1.5 寸。脾俞：第十一胸椎棘突下，旁开 1.5 寸。胃俞：第十二胸椎棘突下，旁开 1.5 寸。三焦俞：第一腰椎棘突下，旁开 1.5 寸。肾俞：第二腰椎棘突下，旁开 1.5 寸。气海俞：第三腰椎棘突下，旁开 1.5 寸。大肠俞：第四腰椎棘突下，旁开 1.5 寸。小肠俞：第一骶椎棘突下，旁开 1.5 寸。膀胱俞：第二骶椎棘突下，旁开 1.5 寸。

问题是《灵枢·背腧》明明说“肺腧在三焦之间”，这里的“焦”就是“椎”。也就是说，肺俞穴在三椎之间，椎指的是椎体而不是棘突下，更何况古人不会从第一胸椎开始往下数，大椎应该是第一椎。另外，原文明明说这背俞穴“皆挟脊相去三寸所”，并没有说两个肺俞穴（或心俞穴）相去三寸所，或可是两个肺俞穴相去六寸所。

最重要的是，原文十分强调“则欲得而验之，按其处，应在中而痛解，乃其腧也。”背俞穴是在大体定位的情况下用手揣摩出来的，而不是用尺子量出来的。

《灵枢·背腧》的相应文字，在《黄帝内经太素》的《气穴》篇是这样记载的：

肺输在三椎之间，心输在五椎之间，鬲输在七椎之间，肝输在九椎之间，脾输在十一椎之间，肾输在十四椎之间，皆侠脊相去三寸所。（杨上善注释：“输，尸句反，送致也。此五脏输侠脊即椎间相去远近，皆与《明堂》同法也。”）即欲而验之，按其处应中而痛解，乃其输也。（杨上善注释：“以下言取输法也。纵微有不应寸数，按之痛者为正。”）灸之则可，刺之则可。气盛则泻之，虚则补之。以火补者，勿吹其火，须自灭也。以火泻者，疾吹其火，傅其艾，须其火灭也。欲知背输，先度其两乳间中折之，更以他草度去其半已，即以两禺相柱也，乃举以度其背，令其一禺居上，齐脊大椎，两禺在下，当其下禺者，肺之输也，复下一度，心输也，复下一度，右角肝输也，左角脾输也，复下一度，肾输也，是谓五脏之输，灸刺之度也。（杨上善注释：“以上言量背输法也。经不同者，但人七尺五寸之躯虽小，法于天地无一经不尽也。故天地造化，数乃无穷，人之输穴之分，何可同哉？昔神农氏录天地间金石草木三百六十五种，法三百六十五日，济时所用。其不录者，或有人识用，或无人识者，盖亦多矣。次黄帝取人身体三百六十五穴，亦法三百六十五日。身体之上，移于分寸，左右差异，取病之输，实亦不少。至如《扁鹊灸经》取穴及名字，即大有不同。近代《秦承祖明堂》《曹子氏灸经》等所承别本，处所及名亦皆有异。而除疴遣疾，又复不少，正可以智量之，适病为用，不可全言非也。而并为非者，不知大方之论。所以此之量法，圣人设教有异，未足怪之也。”）

值得注意的是，上文中开始描述“肝输在九椎之间，脾输在十一椎之间”，但后来又这样描述“右角肝输也，左角脾输也”。所以杨上善解释说：“至如《扁鹊灸经》取穴及名字，即大有不同。近代《秦承祖明堂》《曹子氏灸经》等所承别本，处所及名亦皆有异。而除疴遣疾，又复不少，正可以智量之，适病为用，不可全言非也。而并为非者，不知大方之论。所以此之量法，圣人设教有异，未足怪之也。”

在《素问·血气形志》中，“肝俞”和“脾俞”也在同一水平线上：“欲知背俞，先度其两乳间，中折之，更以他草度去半已，即以两隅相拄也，乃举以度其背。令其一隅居上，齐脊大椎，两隅在下，当其下隅者，肺之俞也。复下一度，心之俞也。复下一度，左角肝之俞也，右角脾之俞也。复下一度，肾之俞也。是谓五脏之俞，灸刺之度也。”

如此看来，我们完全没有必要拘泥于教科书上的背俞穴定位，因为这只是古代诸多背俞穴取穴法中的其中一种而已，何况还是错误理解了《灵枢·背腧》的原文语义。在临床上，要在后背及腰部寻找筋结及压痛点，然后有的放矢地施治，或针或灸或按。一般说来，在上背部如果触按到筋结和压痛的话，心肺会有问题，在左背部出现筋结和压痛的话，询问患者多有心悸胸闷等表现。在右侧胸腰部出现类似反应的话，一般患者胃肠会有问题，尤其胃部。在腰骶部出现这些反应时，一般会罹患妇科男科病。三年前一位河南来的学员，我触按她的左背部筋结处有明显的压痛，我说你有心慌胸闷吗？她说没有症状，但查体心电图不正常，显示心肌缺血。

《灵枢·本输》则论述道：“太冲，行间上二寸陷者之中也，为腧；行于中封，中封内踝之前一寸半，陷者之中，使逆则宛，使和则通，摇足而得之，为经；入于曲泉，曲泉辅骨之下，大筋之上也，屈膝而得之，为合。”所以，我们首先要明白腧穴是有范围的，我们要先找到一个凹陷，然后在这个凹陷里面去找，此时我们手下会有感觉，病人也会有相应的感觉，有的会觉得舒服，也有的会产生疼痛的感觉，或者两种情况皆有。当我们把穴位的大概位置找到以后，然后在这个范围之内去找具体的腧穴，这就需要用手去摸，问病人的感觉或者靠自己感觉，最终找到准确的穴。只有这样，当我们点穴、针刺或者做灸疗时效果才能好。

三、腧穴不是“Point”，是四维的空间概念

有些腧穴只有在人体病态时才会出现异常反应，也可以说在人体正常情况下这个穴位是不出现的，不仅阿是穴如此。如《灵枢·本输》篇记载：“间使之道，两筋之间，三寸之中也，有过则至，无过则止。”在彝族的脉诊中还保留这种诊脉方法。说明腧穴不仅是三维空间，还要加上时间因素，可以说是四维的概念。尤其是经筋病，当人体经筋柔和无病时，我们的腧穴是凹陷的有弹性的，当经筋出现问题比如拘挛时，相应的腧穴就会变得坚实僵硬，按下去没有弹性，有时还会出现经脉的异常搏动。正如《灵枢·经脉》所言：“脉之卒然动者，皆邪气居之。”当人体很虚衰时，有些腧穴则会变得空虚陷下。

笔者曾和张永旺医师探讨腧穴英译问题，并在《中国针灸》杂志发表相关论文，

我们认为目前将腧穴译为“Point”是错误的，“Point”的英文语义是锋利或突出的部分或交叉点，失去了三维空间的概念，因为“点”是0维的。“穴位”一词在古代有诸多称谓，如《黄帝内经》中称之为“节”“会”“骨空”“气穴”“气府”；《甲乙》称作“空穴”；《圣惠方》谓之“穴道”；《铜人》称之为“腧穴”；《神灸经纶》叫作“穴位”。但不论如何称谓，其语义中均含有空间的概念，但在目前的英译书籍中基本上都将其翻译为“Point”或“Acupoint”。笔者从事针灸临床及国内外学员的带教工作多年，认为此翻译失去了穴位原有的空间概念，使外国学员很难理解穴位的真正含义，不仅造成概念上的混乱，并且使针灸学理论简单化，故应当予以纠正。

（一）从“穴”字的语义上讲

“穴”字有三维空间内涵。在商务印书馆1989年出版的《辞源》一书中，“穴”字有以下六种含义：土室、孔洞、动物的巢穴、圹穴（墓穴）、人体可进行针灸的部位、洞穿。由此可以看出，除“洞穿”一词为动词外，其余均为名词，但无论以上哪种含义，“穴”字都有三维空间的概念。

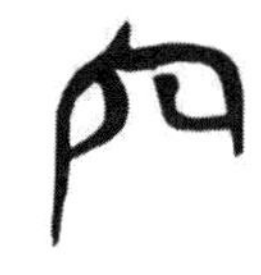

“穴”楚简帛文

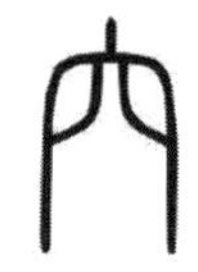

“穴”小篆

“穴”字的造字本义为：两块相向的石崖所构成的石洞，即巨岩中的洞窟。篆文写成屋形，表示远古先民以穴为屋。

《说文解字》：“穴，土室也。从宀，八声。凡穴之属皆从穴。”

“穴”字的本义是指巨岩中的洞窟，穴居之处。

临其穴。——《诗·秦风·黄鸟》

出自穴。——《易·需》

古之民未知为宫室时，就陵阜而居，穴而处。——《墨子·辞过》

“穴”也引申为动物穴居之处及孔洞，如：巢穴、虎穴、鼠穴、蛇穴、蟹穴、孔穴、墓穴、墙穴、土穴、砖穴。

审知穴之所在，凿穴迎之。——《墨子·备穴》

谷则异室，死则同穴。——《诗·王风·大车》

（二）从穴位的其他语义上来讲

穴位一词，是节、会、骨空、气穴、气府、空穴、穴道、腧穴诸词的代称，其含义是相同的，从以上诸词的文字来看，无不有三维空间的含义，其中没有一个词可以解释为“点”。正如《素问·气穴论》所说：“气穴之处，游针之居……以溢奇邪，以通荣卫。”“气穴”既然是“游针之居”，或“以溢奇邪”又能“通荣卫”，当然是有空间的。

正如《备急千金要方·灸例》中所说：“凡孔穴在身，皆是脏腑、荣卫、血脉流通，表里往来各有所主，临时救难，必在审详……又以肌肉纹理节解缝会宛陷之中，及以手按之，病者快然，如此仔细安详用心者，乃能得之耳。”

（三）从穴位的功能上讲

穴位有反映病症的功能，若只是一“点”而没有空间的概念又何以“溢奇邪”。如笔者曾治一偏头痛者，患侧之太阳穴以手扪按之，手下饱满坚实而无生理状态之凹陷，待头痛治愈后又恢复了原有的生理凹陷。若为点则无空间概念，当然也就无陷下或饱满之分。

穴位还有治疗疾病的功能，临床一个穴位多次重复刺激的情况并不罕见。而所针之处多是以一处为中心的一个范围而非一个点。若为一点早已形成瘢痕，且针具本身就有一定的横截面，又如何扎到一个点上？

从古人的比喻上来看，古人将经络比喻为江河，而将一些穴位比喻为溪、池、海、谷、冲、关等，可见无论经络也好穴位也好，原本都有空间的概念。

从生理功能上来看，经络是运行气血的通道，而穴位则是通道上调节气血的部位，当然是有其空间的含义在内。

从临床取穴方法来看：穴位一般多在筋边、骨边等凹陷处，即《黄帝内经》中常提到的“陷者中”，因为穴位是一个立体的空间结构，如《灵枢·本输》所说：“太渊，鱼后一寸陷者中也。”

（四）从穴位的现代研究看

穴位周围微血管分支、神经分支、淋巴管分支和交通分支十分丰富，穴位是由多种组织构成，是一个多层次的立体结构，而绝非是一个没有空间概念的“点”。

穴位应是由皮至骨的一个立体结构，而非仅仅是体表的一个点或面。如果将穴位的位置仅限于体表，那将与临床实际大相径庭，刺皮、刺肉、刺脉、刺筋、刺骨之说也将沦为乌有。一般说人体所有部位都有气血输注，而穴位则是“脉气所发”的部位，所以是有空间结构的。

（五）从针刺手法来看

在一个“点”上是无法完成“倒针朝病”“烧山火”“透天凉”等针刺手法，只有在三维空间结构下才能完成以上操作。尤其是“烧山火”“透天凉”等复杂手法，在针刺得气的基础之上，要求术者要在穴位的不同深度反复多次作提插捻转手法，故必须使针具达到人体的相当深度才能完成。

（六）从临床取穴来看

临床上常需要据实际情况而定穴，绝非横竖分寸即可简单定穴，亦即要通过押手之触觉感受局部之凸陷及异常与否而定穴。如在《灵枢·刺节真邪》有云："用针者，必先察其经络之实虚，切而循之，按而弹之，视其应动者，乃后取之而下之。"在《素问·离合真邪论》写道："必先扪而循之，切而散之，推而按之，弹而怒之，抓而下之，通而取之，外引其门，以闭其神。"所以说，在针刺或灸疗之前，是要"揣穴"和"摸穴"的。若穴位只是一个"点"的话，也就无法用手指去揣穴了，恐怕连用针尖揣穴都嫌粗。

（七）从针感要求上来看

在针灸临床上，一般认为，针刺得气是取得疗效的前提，要想针刺得气，则针刺必须达到穴位的一定深度，再施以相应的手法，所以光有点的概念是无法完成各种补泻手法的。

（八）"Point"一词的英文语意

"Point"的基本意思是锋利或突出的部分或交叉点，明显没有三维空间的概念。《The New Webster Encyclopedic Dictionary of the English Language》中对其英文解释如下。

(1) a sharp or tapering end as of a dagger.

(2) a projecting part of anything.

(3) something having a sharp or tapering end (of used in combination).

(4) something that has position but not extension，as the intersection of two lines.

将穴位一词译为"point"，完全失去了穴位原有的空间结构内涵。因为有"Point"的概念先入为主，外国学员又很迷信书本，你说教科书是错误的，又有谁能相信？所以纠正起来十分费力，给目前的针灸教学造成很大的困难，"Point"错误概念的危害由此可见一斑。新加坡有一期介绍针灸的电视节目，是从英文翻译过来的，译者很忠实地将"Acupoint"翻译为"针刺点"。

虽然在英文的针灸教材中对 Point 作了限定性的规定：through which the zang-fu organs transport qi and blood to the body surface，但仍易使外国人望文生义，认为穴位就是点。穴位的英文翻译如同"阴阳""气"等基本概念一样具有很强的"民族性"，是构建针灸学的基本要素，在英文中无法找到相对接近的可回译的词汇。在这种情况下，应当向李约瑟先生学习，以音译为主，翻译为“XueWei”“ShuXue”或“Xue”。这样，可以进一步地做“规定性”的定义或解释，使外国初学者一开始学就建立起空间概念，从而领悟穴位的含义，进而真正领悟经络非线也是有空间内涵的。只有正确地领悟针灸理论，才能为以后的临床实习打下坚实的基础。我们现在无从考究最初的译者是出于什么原因而将穴位翻译为“Point”，但从“Point”有位置而无空间内涵的语义来看，最初的英译者不仅对腧穴的基本概念缺乏正确的理解，就连“穴”字的含义也不甚明了。误以为穴位就是位于皮肤表层上的点，缺乏应有的空间概念，结果造成语义上的严重失误，而且时至今日竟然仍得不到纠正，实在是令人费解。

正因为将腧穴错误地翻译为 Point，所以外国人在做针灸实验设计时，首先找到“Acupoint”也就是“针刺点”，将其作为治疗组，然后再于“Acupoint”之外找随机的“点”作为对照组，最后的结论是针刺穴位和非穴位没有太大差别。

四、取穴不能用手指比量法

我们在取四肢腧穴时往往习惯采用手指同身寸取穴法，也就是手指比量法，又称“指寸法”“指寸定位法”“一夫法”等。因简便易行，所以使用广泛，比如常用于上肢取内关、下肢取足三里等。在统编教材及国家标准《经穴部位》这样写道：“手指同身寸，指医者用自己的手指比量取穴，但应用时应参照患者身材的高矮情况适当增减。”同时又指出：“手指同身寸必须在骨度规定的基础上运用，不能以指寸悉量全身各部，否则长短失度。”作为教材及国家标准，不应该有含混模糊之处，这样会使大家无所适从。

手指同身寸取穴法，首见于唐代医家孙思邈所著之《备急千金要方》，在卷二十九“灸例第六”中言：“凡孔穴在身，皆是脏腑、荣卫、血脉流通，表里往来，各有所主，临时救难……其尺寸之法，依古者八寸为尺，仍取病者，男左女右，手中指上第一节为一寸。亦有长短不定者，即可取手大拇指第一节横度为一寸，以意消息，巧拙在人。其言一夫者，以四指为一夫……如此仔细安详用心者，乃能得之耳。”其本意是灸疗及“临时救难”时应急而设，而并非常规针刺治疗时所用。

在灸疗及特殊情况下为抢救而取穴，有时存在些误差是允许的。但在针刺治疗中产生的人为误差则是不应该的。尤其是初学者，取足三里或支沟穴时，动辄就伸出四个手指以一夫法比量。且不说医者之手与病者之手大小不同，即便以患者自己的手来比量，相符者也极少，我们现在伸出右手来比量一下自己的左手前臂。从肘横纹至腕横纹为 12 寸，我们采用一夫法也就是横指同身寸比量，方法是以食、中、环、小指四指相并，以中指中节近端横纹为标准，四指横度为 3 寸。你就会发现，前臂根本无法容下四个一夫法，我的前臂刚好是三个一夫法，也就是 9 寸。所以与其采用一夫法，还不如目测取穴更准确些。

这一问题早已引起历代医家的重视，明代医家张介宾在《类经图翼》中说：“同身寸者，谓同于人身之尺寸也。人之长短肥瘦各自不同，而穴之横直尺寸亦不能一。如今以中指同身寸法一概混用，则人瘦而指长，人肥而指短，岂不谬误？故必因其形而取之，方得其当。”针灸教科书上说这个问题的解决方法是同身寸与骨度分寸相结合。但临床上多见的是同身寸的滥用，尤其是四肢部的取穴，这样就造成很大的误差，直接影响了针刺疗效。为了更准确地说明手指同身寸取穴的偏差，笔者 2000 年曾和当时带教的北中医针推系实习生张菁、牛桦实际测量了 38 例正常人体一夫法与骨度分寸法的差异，并发表于当年的《针灸临床杂志》。

肘腕部骨度分寸之一寸与一夫法之一寸相差百分比如下表。

	人数（个）	占总数比例（%）
10% 以下	12	31.58
10% ～ 20%	15	39.47
20% ～ 30%	5	13.16
30% 以上	6	15.79

膝踝部骨度分寸之一寸与一夫法之一寸相差百分比如下表。

	人数（个）	占总数比例（%）
5% 以下	15	39.47
5% ～ 10%	12	31.58
10% ～ 15%	6	15.79
15% 以上	5	13.16

结论是一夫法测量所得之一寸与四肢部骨度分寸测量所得差异较大，尤以上肢部为甚。完全符合者 38 人中仅仅有一个人的肘腕部骨度分寸与一夫法相符。一夫法所取的三寸长度在实际中一般相当于或大于骨度分寸的四寸长度，这样在取足三里穴时就可能多出一寸，在取支沟穴时就取到了三阳络穴。因此手指同身寸取穴误差过大，以至于取错穴位，这好比使用一把刻度有严重问题的尺子，还不如不用的好，所以应该废止。临床取穴必须按照骨度分寸取穴法来取穴，否则很难准确给腧穴定位。

五、筋结病灶点

在中国针灸学会经筋诊治专业委员会主任委员薛立功老师所著的经筋专著《中国经筋学》的《十二经筋循行分布和筋结病灶点》一节中，将“筋结病灶点”描述为“某某次”，如束骨次、京骨次及申脉次等。笔者的《筋柔百病消》第一版出版前，曾请薛老师撰写序言，薛老师在给笔者的来信中写道：“经脉理论是通过调整气血来实现治疗效应的。为此，要寻找调整气血的点，今称腧穴。然而，现行标准化方案是人为尺寸而定，并非最可靠的最佳调整气血点。应遵《内经》原意‘欲得而验之，按其处，应在中而痛解，乃其腧也。’这些腧穴多在‘筋骨之旁，陷者为真’，包括所谓‘反应点’，都是在经脉中的腧穴。其治则是补虚泻实或平补平泻，调整气血为治。从经筋理论来看，气血不通的重要原因是经筋病理变化，形成筋结。筋结卡压伏行其中的经脉，从而影响气血的运行，出现经络病和筋性内脏病。对于这类经筋病就要从经筋的点、线、面、体规律，即所有易损点‘尽筋’处去找这些压痛点，这些点多在‘筋骨之上，痛者为真’，这就是‘筋结点，或称筋结病灶点’。应用‘解结法’，解除卡压才能根治。以上观点很重要，如要进一步理解可参见我那两本书总论部分。如有同感，即书中所列病例的选‘穴’而治外，还须再深入到经筋领地，进一步再查找‘筋结病灶点’（某某次），解结法治之，这就突出了经筋主题，否则，仍然没有跳出经脉理论应用范畴。”

汉代名医仓公在针灸前也不是找所谓的“点”，而是寻找一个范围。据《史记·扁鹊仓公列传》记载：“济北王遣太医高期、王禹学，臣意教以经脉高下及奇络结，当论俞所居，及气当上下出入邪逆顺，以宜镵石，定砭灸处。”文中的“论俞所居”就是寻找腧穴，“以宜镵石，定砭灸处”说明寻找的不是一个点，而是一个范围，也就是“处”。

经络不是虚无缥缈的概念

提到“经络”很多人都会觉得十分神秘，有些朋友还会联想到武侠小说里武林盟主修炼小周天、大周天打通任督二脉使武功变得高强等等。小周天本义指地球自转一周，后被内丹术功法借喻内气在体内沿任、督二脉循环一周。即内气从下丹田出发，经会阴，沿督脉通尾闾、夹脊和玉枕三关，到头顶泥丸，再会至舌尖，与任脉相接，沿胸腹正中下还至下丹田。李时珍在《奇经八脉考》中指出：“任督两脉，人身之子、午也。乃丹家阳火阴符升降之道，坎离水火交媾之乡。”大周天则是炼气化神的过程，使神和气密切结合，相抱不离。其内气循行，除沿任督两脉外，也在其他经脉上流走。笔者修炼周天功法三十余年，受益匪浅，深刻地理解了李时珍在《奇经八脉考》中所说的“内景隧道，唯反观者能照察之。”

问题是，在《黄帝内经》一书里，经络原本是什么概念呢？这是个极其重要的问题。首先我们了解下经络理论的本来面目，这样也有助于我们深入地理解经筋理论。

经络就是经脉和络脉的简称，这在中医所有的教科书中没有任何异议。比如在李鼎教授主编的针灸推拿系教材《经络学》中写道：“经脉、络脉，简称经络。”石学敏教授主编的中医药类专业用教材《针灸学》中写道：“经络是人体内运行气血的通道，包括经脉和络脉。”

“脉”字，在先秦原本作“脈”“衇”，马王堆汉墓帛书的整理者将其写作“温”，如《足臂十一脉灸经》：“足泰（太）阳温（脈），出外踝窭（娄）中。”

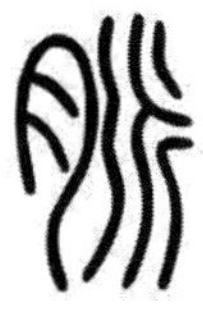

“脉”小篆

“脉”,《说文解字》解释道：“血理分衺行体者。”

另外“衺”是“斜”的异体字，有“不正”的意思，引申为“邪”，如：衺恶过失。——《周礼·司救》

“脉”的异体字衇，由血（血）和𠂢（反永，水支流）构成，造字本义：比喻分布于全身容纳血液的血管。《素问·脉要精微论》所论述：“夫脉者，血之府也。”

“血”字在《说文解字》中说：“祭所荐牲血也。从皿，一象血形。凡血之属皆从血。呼決切。”

我们现在所用的“脉”字，小篆脈由肉（肉，代身体）和𠂢（反永，水支流）构成，强调“脉”是身体的一部分。《说文解字》：“永，长也，象水巠理之长。《诗》曰：江之永矣。凡永之属皆从永。”

“血”就是动物的血液，当然也包括人类，而“脉”就是容纳血液的脉管。如果用针具刺中脉管的话，就会出血。《灵枢·决气》明确地论述“何谓血？岐伯曰：中焦受气取汁，变化而赤，是谓血。何谓脉？岐伯曰：壅遏营气，令无所避，是谓脉。”《素问·脉要精微论》篇：“夫脉者，血之府也。”《素问·刺禁论》论述道：“刺跗上，中大脉，血出不止死。刺面，中溜脉，不幸为盲。刺头，中脑户，入脑立死。刺舌下，中脉太过，血出不止为喑。刺足下布络中脉，血不出为肿。”

彰化师大国文系苏建洲先生在《荊門左塚楚墓漆梮字词考释五则》一文中指出：《足臂十一脈灸经》之“脈”字写法确实奇怪。依整理者分析为“从目从𠂢而略有省变”，则字形左旁所代表的形体实为“𠂢”，而非“水”。试看《马王堆》竹简帛书中的“𠂢”与“永”字，二者写法基本相同，只是底下方向相反。再看《阴阳十一脈灸经》甲本（下称《阳甲》）“䀎”字，《足臂》的“𠂢”旁显然《阳甲》“䀎”字的“𠂢”旁是相同的写法，只是稍有变化。“𠂢”旁有时会写得类似“水”或“川”形。“𠂢”或“永”本皆像水长流之形，二者字形本相同，则《足臂》的“脈”字，可能是用“水”旁替代了“𠂢”或“永”旁，由于有特定文例的限定，这样的替代或许不至于误认为“昷”或“盟”。

由此可见，“脉”造字的本义就是血管，也就是血脉。从字源学来分析，𠂢是水道的分支，而脉则是血道的分支，古人认为人体的血道就好比是自然界的河流水道。“脉”为会意字，左边为“月”，意指肉，右边为“永”。“血”或“肉”（“月”）旁，清楚地表明“脉”是流通血液的。

《管子·水地》论述道：“水者，地之血气，如筋脉之通流者也。”认为水就是大地的血气，其相对于大地的意义，就像脉管之中流通的血液相对于人体的意义一样。所以《灵枢·经水》以中国古代版图上十二条较大的河流川流不息的样子，来比喻经脉受血而周流于人体的状态：“经脉十二者，外合于十二经水，而内属于五脏六腑。夫十二经水者，其有大小、深浅、广狭、远近各不同，五脏六腑之高下、小大、受谷之多少亦不等，相应奈何？夫经水者，受水而行之；五脏者，合神气魂魄而藏之；六腑者，受谷而行之，受气而扬之；经脉者，受血而营之。”

所以《灵枢·本输》篇用水流来比喻人体气血的流行：“肺出于少商，少商者，手大指端内侧也，为井木；溜于鱼际，鱼际者，手鱼也，为荥；注于太渊，太渊，鱼后一寸陷者中也，为腧；行于经渠，经渠，寸口中也，动而不居为经；入于尺泽，尺泽，肘中之动脉也，为合。手太阴经也。”

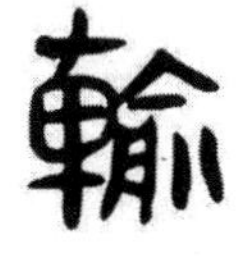
“输”秦简

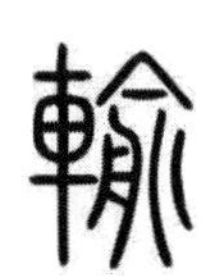
“输”小篆

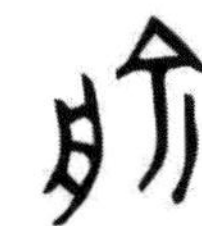
“俞”金文

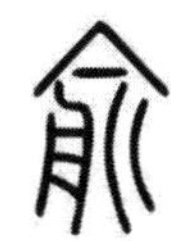
“俞”小篆

“俞”字，既是声旁也是形旁，表示用船运送两岸的人员货物。“输”字，由車（车，马车）和俞（俞，用船运送）构成，表示车船等交通工具。造字本义：用车船运送货物。《说文解字》：“输，委输也。从车，俞声。”意思是托人转运，字形采用“车”作偏旁，“俞”作声旁。

“经”金文　“经”小篆　“络”秦简　“络”小篆

“经”字的本义是指织布时用梭穿织的竖纱，也就是编织物的纵线，与“纬”相对。《说文解字》：“经，织也。从糸，坙声。九丁切。”

《说文解字》：“络，絮也。一曰麻未沤也。从糸，各声。”

许慎认为，“络”是指破旧的丝绵。另一种说法认为，“络”是未浸泡的麻。字形采用“糸”作偏旁，采用“各”作声旁。絮中的“如”，既是声旁也是形旁，表示相似。“絮”字的小篆，由（如，像）和（糸，丝）构成。造字本义：似丝而非丝的粗绵。《说文解字》：“絮，敝绵也。从糸，如声。”

经脉分为正经（也就是十二经脉）与奇经八脉。络脉是经脉的分支，有别络、浮络、孙络之分。经脉“伏行分肉之间”，位置很深，当有邪气侵犯的时候，经脉会有异常的搏动，这时可以根据脉的变化来诊察疾病，也就是诊脉，而当时的诊脉不只是诊寸口脉，还包括人迎脉和趺阳脉等。

经络问题主要是经脉问题，因为络脉相对比较简单。浮络基本上是循行于浅表部位而常常浮现的浅静脉，针灸科常说的“刺络疗法”就是针刺浅静脉少量放血，“刺络拔罐”就是浅静脉少量放血后再加上拔罐。

别络是较大的和主要的络脉，十二经脉与督脉、任脉各有一支别络，再加上脾之大络，合称为“十五络脉”。《灵枢·经脉》篇云：“手太阴之别，名曰列缺……凡此十五络者，实则必见，虚则必下，视之不见，求之上下，人经不同，络脉异所别也。”十五络脉在实证时是会显现的，虚证时脉管会陷下。如果在一般常见位置见不到的话，就要在其上下寻找，因为不仅每一个人的情况都不一样，而且随着人身体状态的变化，络脉的位置也在变化。

在《黄帝内经》中提到“经络”和“经”的地方不是很多，一般都是用“脉”字。比如今天所说的任脉和督脉等所谓的奇经八脉还都保留“脉”字，没有听谁说过“任经”和“督经”，这就是历史的遗存，就好比生物学上的活化石。经络理论在《黄帝内经》中有许多流派，许多理论之间是互相矛盾的，目前高校教科书中的经络理论基本上都是遵从比较晚出的《灵枢·经脉》篇，包括经脉的循行及主病等，但即便是在该篇中也没有类似“肺经”“脾经”这样的称谓。在《灵枢·经脉》篇中记载道：“肺手太阴之脉，起于中焦，下络大肠……是动则病肺胀满，膨膨而喘咳，缺盆中痛，甚则交两手而瞀，此为臂厥。”这里也没有“肺经”的提法，如果要简称的话，应该简称为“肺脉”而不是“肺经”。在《灵枢·邪气藏府病形》就将肺手太阴之脉简称为肺脉："肺脉急甚为癫疾；微急为肺寒热，怠惰，咳唾血，引腰背胸，若鼻息肉不通。"所以"手太阴肺经"的准确称谓应该是"手太阴肺脉"。再比如在明成化九年刊本《子午流注针经》一书的经脉图中，也是直接写作"肺脉""大肠脉"及"小肠脉"等。日本镰仓时代（14 世纪）有两部代表性医学著作，即梶原性全的《顿医抄》和《万安方》。该两书主要取材于《千金要方》《圣惠方》《济生方》《三因极一病证方论》《普济本事方》《易简方》《妇人大全良方》等。其中《万安方》一书的经脉图中，皆写作"手太阴肺脉图""手阳明大肠脉图"及"手太阳小肠脉图"等。

在《黄帝内经》中虽然提到"经络"和"经"字的地方不是很多，但有时还是可以见到。其含义到底是什么？我们逐条分析如后。

比如在《灵枢·刺节真邪》中就提到了"经络"一词："用针者，必先察其经络之实虚，切而循之，按而弹之，视其应动者，乃后取之而下之。六经调者，谓之不病，虽病，谓之自已也。一经上实下虚而不通者，此必有横络盛加于大经，令之不通，视而泻之，此所谓解结也。上寒下热，先刺其项太阳，久留之。已刺则熨项与肩胛，令热下合乃止，此所谓推而上之者也。上热下寒，视其虚脉而陷之于经络者，取之，气下乃止，此所谓引而下之者也。大热遍身，狂而妄见、妄闻、妄言，视足阳明及大络取之，虚者补之，血而实者泻之，因其偃卧，居其头前，以两手四指挟按颈动脉，久持之，卷而切，推下至缺盆中，而复止如前，热去乃止，此所谓推而散之者也。"从文中可以看出这里的"经络"指的就是经脉和络脉，尤其是文中的"视其应动者""视其虚脉而陷之于经络者"及"颈动脉"显然指的是血脉，足阳明就是足阳明脉的简称。

《灵枢·百病始生》中有"是故虚邪之中人也，始于皮肤，皮肤缓则腠理开，开则邪从毛发入，入则抵深，深则毛发立，毛发立则淅然，故皮肤痛。留而不去，则传舍于络脉，在络之时，痛于肌肉，其病时痛时息，大经乃代。留而不去，传舍于经，在经之时，洒淅喜惊。留而不去，传舍于输，在输之时，六经不通四肢，则肢节痛，腰脊乃强。留而不去，传舍于伏冲之脉，在伏冲之时，体重身痛。留而不去，传舍于肠胃，在肠胃之时，贲响腹胀，多寒则肠鸣飧泄，食不化，多热则溏出麋。留而不去，传舍于肠胃之外、募原之间，留著于脉，稽留而不去，息而成积。或著孙脉，或著络脉，或著经脉，或著输脉，或著于伏冲之脉，或著于膂筋，或著于肠胃之募原，上连于缓筋，邪气淫泆，不可胜论。黄帝曰：愿尽闻其所由然。岐伯曰：其著孙络之脉而成积者，其积往来上下，臂手孙络之居也，浮而缓，不能句积而止之，故往来移行，肠胃之间水，湊渗注灌，濯濯有音，有寒则䐜䐜满雷引，故时切痛。其著于阳明之经，则挟脐而居，饱食则益大，饥则益小。其著于缓筋也，似阳明之积，饱食则痛，饥则安。其著于肠胃之募原也，痛而外连于缓筋，饱食则安，饥则痛。其著于伏冲之脉者，揣揣应手而动，发手则热气下于两股，如汤沃之状。”

这是一段关于病邪由浅入深的经典论述，病邪始于皮肤，再依次传舍于络脉、经、输、伏冲之脉、肠胃等。其后总结说“或著孙脉，或著络脉，或著经脉，或著输脉，或著于伏冲之脉，或著于膂筋，或著于肠胃之募原。”可见这里的“经、输”指的还是“经脉”。最为形象的是后面这段话：“其著于伏冲之脉者，揣揣应手而动，发手则热气下于两股，如汤沃之状。”这里明确地告诉了我们，所谓的伏冲之脉就是动脉，只有大动脉也就是腹主动脉才会“揣之应手而动，发手则热气下于两股，如汤沃之状”。

在《史记·扁鹊仓公列传》中，扁鹊对齐桓侯病情的论述，可以看做是对《灵枢·百病始生》篇医学理论的临床验证。

扁鹊过齐，齐桓侯客之。入朝见，曰：“君有疾在腠理，不治将深。”桓侯曰：“寡人无疾。”扁鹊出，桓侯谓左右曰：“医之好利也，欲以不疾者为功。”后五日，扁鹊复见，曰：“君有疾在血脉，不治恐深。”桓侯曰：“寡人无疾。”扁鹊出，桓侯不悦。后五日，扁鹊复见，曰：“君有疾在肠胃间，不治将深。”桓侯不应。扁鹊出，桓侯不悦。后五日，扁鹊复见，望见桓侯而退走。桓侯使人问其故。扁鹊曰：“疾之居腠理也，汤熨之所及也；在血脉，针石之所及也；其在肠胃，酒醪之所及也；其在骨髓，虽司命无奈之何。今在骨髓，臣是以无请也。”后五日，桓侯体病，使人召扁鹊，扁鹊已逃去。桓侯遂死。

扁鹊所讲的疾病由浅到深的层次分别是：腠理、血脉、肠胃间及骨髓，却没有“经络”，因为这里的“血脉”就代表了上文中的孙脉、络脉、经脉、输脉及伏冲之脉，因为这些“脉”都是血脉。

在《灵枢·根结》中则提到了“十二经”，其中论述道：“足太阳根于至阴，溜于京骨，注于昆仑，入于天柱、飞扬也。足少阳根于窍阴，溜于丘墟，注于阳辅，入于天容、光明也。足阳明根于厉兑，溜于冲阳，注于下陵，入于人迎、丰隆也。手太阳根于少泽，溜于阳谷，注于小海，入于天窗、支正也。手少阳根于关冲，溜于阳池，注于支沟，入于天牖、外关也。手阳明根于商阳，溜于合谷，注于阳谿，入于扶突、偏历也。此所谓十二经者，盛络皆当取之。”这里虽然提到了“十二经”，但指的仍然是经脉，而且在具体论述经脉时，却只提“足太阳”及“足少阳”等，并无现在教科书中采用的“膀胱经”及“胆经”等名词。

“肺脉”在《灵枢》中多称之为“手太阴之脉”，简称“手太阴”。比如在《灵枢·邪客》中有这样的论述，“岐伯曰：手太阴之脉，出于大指之端……黄帝曰：手少阴之脉，独无腧，何也？岐伯曰：少阴，心脉也。”在这里更是直接写到“少阴，心脉也”，而不是叫手少阴心经。在《素问·逆调论》论述道，“不得卧而息有音者，是阳明之逆也。足三阳者下行，今逆而上行，故息有音也。阳明者，胃脉也，胃者，六腑之海，其气亦下行。阳明逆，不得从其道，故不得卧也。《下经》曰：胃不和则卧不安。此之谓也。”可见“胃足阳明之脉”应简称“胃脉”，而不应叫作“胃经”。

在《灵枢·终始》篇中提到“六经之脉”，文中论述道：“终始者，经脉为纪，持其脉口人迎，以知阴阳有余不足，平与不平，天道毕矣。所谓平人者不病，不病者，脉口人迎应四时也，上下相应而俱往来也，六经之脉不结动也，本末寒温之相守司也，形肉血气必相称也，是谓平人。”“太阳之脉，其终也，戴眼反折瘛疭，其色白，绝皮乃绝汗，绝汗则终矣。”可见文中的“经”字指的还是经脉。“太阳之脉”中也没有“经”字。

在《灵枢·经别》篇中记载“余闻人之合于天道也，内有五脏，以应五音五色五时五味五位也；外有六腑，以应六律，六律建阴阳诸经而合之十二月、十二辰、十二节、十二经水、十二时、十二经脉者，此五脏六腑之所以应天道。夫十二经脉者，人之所以生，病之所以成，人之所以治，病之所以起，学之所始，工之所止也，粗之所易，上之所难也。请问其离合出入奈何？岐伯稽首再拜曰：明乎哉问也！此粗之所过，上之所息也，请卒言之。足太阳之正，别入于腘中……”这里明确用的是“十二经脉者”和“足太阳”。

在《灵枢·经水》篇中记载“经脉十二者，外合于十二经水，而内属于五脏六府……若夫八尺之士，皮肉在此，外可度量切循而得之，其死可解剖而视之，其藏之坚脆，府之大小，谷之多少，脉之长短，血之清浊，气之多少，十二经之多血少气，与其少血多气，与其皆多血气，与其皆少血气，皆有大数。其治以针艾，各调其经气，固其常有合乎……夫经水之应经脉也，其远近浅深，水血之多少各不同，合而以刺之奈何……夫经脉之大小，血之多少，肤之厚薄，肉之坚脆，及腘之大小，可为量度乎？岐伯答曰：其可为度量者，取其中度也。”本篇中出现了“十二经”但显然指的是十二经脉，而且在当时的医家看来，经脉的大小和皮肤之厚薄一样，没有什么神秘的，是完全可以量度的。

在《灵枢·骨度》中有这样的论述，“黄帝问于伯高曰：脉度言经脉之长短，何以立之？伯高曰：先度其骨节之大小广狭长短，而脉度定矣。黄帝曰：愿闻众人之度，人长七尺五寸者，其骨节之大小长短各几何？伯高曰：头之大骨围二尺六寸，胸围四尺五寸……此众人骨之度也，所以立经脉之长短也。是故视其经脉之在于身也，其见浮而坚，其见明而大者，多血；细而沉者，多气也。”可见“经脉”可以简称为“脉”。而从“浮而坚，其见明而大者，多血；细而沉者，多气也”这句话中可得知，“经脉”是看得到的。

在《灵枢·五十营》中论述道："人经脉上下、左右、前后二十八脉，周身十六丈二尺，以应二十八宿，漏水下百刻，以分昼夜。故人一呼，脉再动，气行三寸，一吸，脉亦再动，气行三寸，呼吸定息，气行六寸。"可见文中所叙述的经脉就是我们摸脉的脉，而且其中所说的呼吸与脉搏跳动的比例是从实践中得来的，我们随时可以验证这一点。

在《灵枢·寒热病》中有"皮寒热者，皮不可附席，毛发焦，鼻槁腊，不得汗。取三阳之络，以补手太阴。肌寒热者，肌痛，毛发焦而唇槁腊，不得汗。取三阳于下以去其血者，补足太阴以出其汗。骨寒热者，病无所安，汗注不休。齿未槁，取其少阴于阴股之络；齿已槁，死不治。骨厥亦然。骨痹，举节不用而痛，汗注烦心，取三阴之经，补之。身有所伤血出多，及中风寒，若有所堕坠，四支解㑊不收，名曰体惰。取其小腹脐下三结交。三结交者，阳明、太阴也，脐下三寸关元也。厥痹者，厥气上及腹。取阴阳之络，视主病也，泻阳补阴经也。颈侧之动脉人迎。人迎，足阳明也，在婴筋之前。婴筋之后，手阳明也，名曰扶突。次脉，足少阳脉也，名曰天牖。次脉，足太阳也，名曰天柱。腋下动脉，臂太阴也，名曰天府。"本篇出现了"经"和"络"字，但显然指的就是经脉和络脉。文中明确指出"颈侧之动脉人迎。人迎，足阳明也"，说明足阳明脉在颈部就是"颈侧之动脉"。"腋下动脉，臂太阴也，名曰天府"，臂太阴就是手太阴脉，在腋下的部分也就是"腋下动脉"，这和我们今天"动脉"的概念没有任何区别。

在《灵枢·癫狂》中有"癫疾始生，先不乐，头重痛，视举目赤，其作极已，而烦心，候之于颜，取手太阳、阳明、太阴，血变而止……筋癫疾者，身倦挛急脉大，刺项大经之大杼。呕多沃沫，气下泄，不治。脉癫疾者，暴仆，四肢之脉皆胀而纵。脉满，尽刺之出血；不满，灸之挟项太阳，灸带脉于腰相去三寸，诸分肉本输……内闭不得溲，刺足少阴、太阳与骶上以长针，气逆则取其太阴、阳明、厥阴，甚取少阴、阳明动者之经也。少气，身漯漯也，言吸吸也，骨痠体重，懈惰不能动，补足少阴。短气，息短不属，动作气索，补足少阴，去血络也。"

文中的"取手太阳、阳明、太阴，血变而止"，说明在取手太阳脉、阳明脉和太阴脉时，用的都是放血疗法，换言之，所刺的手太阳脉、阳明脉和太阴脉就是血脉也就是血管。放血多少的标准是"血变而止"，也就是放到血液的颜色改变为止，根据鄙人的临床经验，"血变而止"说的是出血的颜色由紫黑变成鲜红。该文中出现了两个"经"字，但很显然"刺项大经之大杼脉"中的"经"指的就是脉。"甚取少阴、阳明动者之经也"一句，其中"少阴、阳明动者"指的是"少阴脉、阳明脉动者"因为只有"脉"才会动，所以这里的"经"指的依然是脉。

在《灵枢·热病》中论述"热病七日八日，脉口动，喘而眩者，急刺之……心疝暴痛，取足太阴厥阴，尽刺去其血络。喉痹舌卷，口中干，烦心，心痛，臂内廉痛，不可及头，取手小指次指爪甲下，去端如韭叶。目中赤痛，从内眦始，取之阴跷。风痉身反折，先取足太阳及腘中及血络出血，中有寒，取三里。癃，取之阴跷及三毛上及血络出血，男子如蛊，女子如阻，身体腰脊如解，不欲饮食，先取涌泉见血，视跗上盛者，尽见血也。”

在《灵枢·厥病》中有“厥头痛，面若肿起而烦心，取之足阳明、太阴。厥头痛，头脉痛，心悲、善泣，视头动脉反盛者，刺尽去血，后调足厥阴。厥头痛，贞贞头重而痛，泻头上五行，行五，先取手少阴，后取足少阴。厥头痛，意善忘，按之不得，取头面左右动脉，后取足太阴。厥头痛，项先痛，腰脊为应，先取天柱，后取足太阳。厥头痛，头痛甚，耳前后脉涌有热，泻出其血，后取足少阳。”

在《灵枢·杂病》中有“頗痛，刺手阳明与頗之盛脉出血。项痛不可俯仰，刺足太阳。不可以顾，刺手太阳也。小腹满大，上走胃，至心，淅淅身时寒热，小便不利，取足厥阴。腹满，大便不利，腹大，亦上走胸嗌，喘息喝喝然，取足少阴。腹满，食不化，腹向向然，不能大便，取足太阴。心痛引腰脊，欲呕，取足少阴。心痛，腹胀，啬啬然，大便不利，取足太阴。心痛引背，不得息，刺足少阴，不已，取手少阳。心痛引小腹满，上下无常处，便溲难，刺足厥阴。心痛，但短气不足以息，刺手太阴。心痛，当九节刺之，不已，刺按之，立已。不已，上下求之，得之立已。頗痛，刺足阳明曲周动脉见血，立已；不已，按人迎于经，立已。气逆上，刺膺中陷者与下胸动脉。腹痛，刺脐左右动脉，已刺按之，立已。”

从以上几篇文献可以看出，《灵枢》成书时代，许多针刺治疗就是刺“脉”，也就是刺血脉，所以当时“脉”的概念也就是血脉。这可从“刺手阳明与頗之盛脉出血”这句话中得到证明。而从“刺足阳明曲周动脉见血，立已；不已按人迎于经，立已。”这句话中也可以看出，“按人迎于经”还是按“人迎脉”，其中的“经”字指的也是脉。

在《灵枢·周痹》中有“周痹者，在于血脉之中，随脉以上，随脉以下，不能左右，各当其所。黄帝曰：刺之奈何？岐伯对曰：痛从上下者，先刺其下以遏之，后刺其上以脱之，痛从下上者，先刺其上以遏之，后刺其下以脱之……故刺痹者，必先切循其下之六经，视其虚实，及大络之血结而不通，及虚而脉陷空者而调之，熨而通之其瘛坚，转引而行之。黄帝曰：善。余已得其意矣。亦得其事也。九者，经巽之理，十二经脉阴阳之病也。”本篇明确地指出了所谓的“脉”就是血脉，所谓的“六经”之虚指的就是“脉陷空者”。

《灵枢·决气》中有“黄帝曰：余闻人有精、气、津、液、血、脉，余意以为一气耳，今乃辨为六名，余不知其所以然。岐伯曰：两神相搏，合而成形，常先身生，是谓精。何谓气？岐伯曰：上焦开发，宣五谷味，熏肤，充身，泽毛，若雾露之溉，是谓气。何谓津？岐伯曰：腠理发泄，汗出溱溱，是谓津。何谓液？岐伯曰：谷入气满，淖泽注于骨，骨属屈伸，泄泽补益脑髓，皮肤润泽，是谓液。何谓血？岐伯曰：中焦受气取汁，变化而赤，是谓血。何谓脉？岐伯曰：壅遏营气，令无所避，是谓脉。黄帝曰：六气者，有余不足，气之多少，脑髓之虚实，血脉之清浊，何以知之？岐伯曰：精脱者，耳聋。气脱者，目不明。津脱者，腠理开，汗大泄。液脱者，骨属屈伸不利，色夭，脑髓消，胫痠，耳数鸣。血脱者，色白，夭然不泽，脉脱者，其脉空虚，此其候也。"

本篇是《灵枢》中十分经典的文献，解释了中医学中构成人体的基本物质的含义，其中就有"脉"，但是没有"经"，这是因为"经脉"中的"经"不是一个独立的概念，只是"经脉"的简称或代称。关于"脉"的定义，文中说的十分明确"壅遏营气，令无所避，是谓脉。"指的就是血脉也就是脉管。而后文中的"血脱者，色白，夭然不泽，其脉空虚。"更是从病理的角度证明了这一点，人在失血的情况下当然脸色（气色）会变白，皮肤也会变得不润泽，而脉管当然也会变得空虚。

《灵枢·逆顺肥瘦》中有"黄帝曰：脉行之逆顺，奈何？岐伯曰：手之三阴，从藏走手，手之三阳，从手走头，足之三阳，从头走足，足之三阴，从足走腹。黄帝曰：少阴之脉独下行，何也……"我们教科书常讲的十二经脉气血循环流注次序"手三阴经从胸走手，手三阳经从手走头，足三阳经从头走足，足三阴经从足走胸腹。"就出自此篇文献，我们可以很清楚地看出，文中说的是"脉行之逆顺"，只提了一个"脉"字，连"经"都没有。

《灵枢·血络论》中有"黄帝曰：愿闻其奇邪而不在经者。岐伯曰：血络是也。黄帝曰：刺血络而仆者，何也？血出而射者，何也？血出黑而浊者，何也？血出清而半为汁者，何也？发针而肿者，何也？血出若多若少而面色苍苍然者，何也？发针而面色不变而烦悗者，何也？多出血而不动摇者，何也？愿闻其故。岐伯曰：脉气盛而血虚者，刺之则脱气，脱气则仆。血气俱盛而阴气多者，其血滑，刺之则射。阳气畜积，久留而不泻者，其血黑以浊，故不能射。新饮而液渗于络，而未合和于血也，故血出而汁别焉。其不新饮者，身中有水，久则为肿。阴气积于阳，其气因于络，故刺之血未出而气先行，故肿。阴阳之气，其新相得而未和合，因而泻之，则阴阳俱脱，表里相离，故脱色而苍苍然。刺之血出多，色不变而烦悗者，刺络而虚经，虚经之属于阴者。阴脱故烦悗。阴阳相得而合为痹者，此为内溢于经，外注于络，如是者，阴阳俱有余，虽多出血而弗能虚也。黄帝曰：相之奈何？岐伯曰：血脉盛者，坚横以赤，上下无常处，小者如针，大者如筯，则而泻之万全也，故无失数矣，失数而反，各如其度。黄帝曰：针入而著者，何也？岐伯曰：热气因于针，则针热，热则肉著于针，故坚焉。"

我们不难看出，文中的“经”就是“脉”也就是“血脉”，而“络”就是“血络”。经和络是相通的，其治疗方法主要是放血。

《灵枢·禁服》中有“凡刺之理，经脉为始，营其所行，知其度量，内次五脏，外别六腑，审察卫气，为百病母，调其虚实，虚实乃止，泻其血络，血尽不殆矣。雷公曰：此皆细子之所以通，未知其所约也……寸口大于人迎一倍，病在足厥阴，一倍而躁，病在手心主。寸口二倍，病在足少阴，二倍而躁。在手少阴。寸口三倍，病在足太阴，三倍而躁，病在手太阴。盛则胀满，寒中食不化，虚则热中，出糜，少气，溺色变，紧则痛痹，代则乍痛乍止。盛则泻之，虚则补之，紧则先刺而后灸之，代则取血络，而后调之，陷下则徒灸之，陷下者，脉血络于中，中有著血，血寒，故宜灸之，不盛不虚，以经取之。名曰经刺，寸口四倍者名曰内关，内关者，且大且数，死不治。必审察其本末之寒温，以验其脏腑之病。通其荥输，乃可传于大数。大数曰：盛则徒泻之。虚则徒补之，紧则灸刺，且饮药，陷下则徒灸之，不盛不虚，以经取之。所谓经治者，饮药，亦用灸刺。脉急则引，脉大以弱，则欲安静，用力无劳也。”

我们可以看出，文中调理“经脉”虚实的方法就是泻其血络，而“陷下则徒灸之，陷下者，脉血络于中，中有着血，血寒，故宜灸之。”这段文字更应引起我们高度关注，因为不懂得这里的“经脉”就是血脉，许多人误解这段文字，将“陷下则灸之”作为灸法治疗中气下陷的理论依据，这里的“陷下”指的是“脉”的陷下，也就是脉管陷下，其治疗显然也是灸这段陷下的“脉”。

《灵枢·卫气》中有“五脏者，所以藏精神魂魄者也；六腑者，所以受水谷而化行物者也。其气内干五脏，而外络肢节。其浮气之不循经者，为卫气；其精气之行于经者，为营气。阴阳相随，外内相贯，如环之无端，亭亭淳淳乎，孰能穷之。然其分别阴阳，皆有标本虚实所离之处。能别阴阳十二经者，知病之所生……足少阴之本，在内踝下上三寸中，标在背俞与舌下两脉也……气在腹者，止之背俞，与冲脉于脐左右之动脉者。气在胫者，止之于气街，与承山踝上以下。取此者，用毫针，必先按而在久，应于手，乃刺而予之。”

本篇明确提出了“行于经者为营气”“十二经”等概念，但这里的“经”指的依然是“脉”。这我们可以从《灵枢·营卫生会》中找到答案。

“黄帝问于岐伯曰：人焉受气？阴阳焉会？何气为营？何气为卫？营安从生？卫于焉会？老壮不同气，阴阳异位，愿闻其会。岐伯答曰：人受气于谷，谷入于胃，以传与肺，五脏六腑，皆以受气，其清者为营，浊者为卫，营在脉中，卫在脉外，营周不休，五十而复大会。阴阳相贯，如环无端。”

由此可见“其浮气之不循经者为卫气，其精气之行于经者为营气，阴阳相随，外内相贯，如环之无端，亭亭淳淳乎，孰能穷之。”是对“营在脉中，卫在脉外，营周不休，五十而复大会。阴阳相贯，如环无端。”的阐述。这里的“经”与“脉”无异，没有任何神秘色彩。值得注意的是，足少阴之标“在背俞与舌下两脉也”“气在腹者，止之背俞，与冲脉于脐左右之动脉者”“必先按而在久，应于手”等文字说明，文中所提到的“经”也好，“脉”也好，指的都是血脉。

《灵枢·天年》中有“五脏坚固，血脉和调，肌肉解利，皮肤致密，营卫之行，不失其常，呼吸微徐，气以度行，六腑化谷，津液布扬，各如其常，故能长久……四十岁，五脏六腑十二经脉，皆大盛以平定，腠理始疏，荣华颓落，发颇斑白，平盛不摇，故好坐……其不能终寿而死者，何如？岐伯曰：其五脏皆不坚，使道不长，空外以张，喘息暴疾；又卑基墙薄脉少血，其肉不石，数中风寒，血气虚，脉不通，真邪相攻，乱而相引，故中寿而尽也。”

我们可以看出，文中的“五脏六腑十二经脉，皆大盛以平定”指的就是“五脏坚固，血脉和调”，而“经脉”说的就是“血脉”，这也可以从后面的“薄脉少血”一语中得到佐证。

《灵枢·逆顺》中有“黄帝问于伯高曰：余闻气有逆顺，脉有盛衰，刺有大约，可得于闻乎？伯高曰：气之逆顺者，所以应天地阴阳四时五行也。脉之盛衰者，所以候血气之虚实有余不足也。刺之大约者，必明知病之可刺，与其未可刺，与其已不可刺也。黄帝曰：候之奈何？伯高曰：兵法曰：无迎逢逢之气，无击堂堂之阵。刺法曰：无刺熇熇之热，无刺漉漉之汗，无刺浑浑之脉，无刺病与脉相逆者。”

文中的“无刺浑浑之脉”王冰注解为“浑浑，言无端绪也”说的是浊乱之脉，可见“脉有盛衰”一语说的就是我们摸脉的脉。

《灵枢·水胀》中有“黄帝曰：肤胀鼓胀，可刺耶？岐伯曰：先泻其胀之血络，后调其经，刺去其血络也。”这里的经显然指的还是经脉，而络则直接用血络一词，因为治疗方法是放血。

《灵枢·贼风》中有“黄帝曰：夫子言贼风邪气之伤人也，令人病焉，今有其不离屏蔽，不出室穴之中，卒然病者，非必离贼风邪气，其故何也？岐伯曰：此皆尝有所伤，于湿气藏于血脉之中，分肉之间，久留而不去；若有所堕坠，恶血在内而不去。”这里直接就说湿气藏于血脉之中。可见“脉”就是“血脉”。

《灵枢·动输》中更明确地提及“黄帝曰：经脉十二，而手太阴、足少阴、阳明独动不休，何也？岐伯曰：足阳明胃脉也。胃为五脏六腑之海，其清气上注于肺，肺气从太阴而行之，其行也，以息往来，故人一呼脉再动，一吸脉亦再动，呼吸不已，故动而不止。黄帝曰：气之过于寸口也，上十焉息？下八焉伏？何道从还？不知其极。岐伯曰：气之离脏也，卒然如弓弩之发，如水之下岸，上于鱼以反衰，其余气衰散以逆上，故其行微。黄帝曰：足之阳明何因而动？岐伯曰：胃气上注于肺，其悍气上冲头者，循咽，上走空窍，循眼系，入络脑，出顑，下客主人，循牙车，合阳明，并下人迎，此胃气别走于阳明者也。故阴阳上下，其动也若一。故阳病而阳脉小者为逆，阴病而阴脉大者为逆。故阴阳俱静俱动若引绳，相倾者病。黄帝曰：足少阴何因而动？岐伯曰：冲脉者，十二经之海也。与少阴之大络，起于肾下，出于气街，循阴股内廉，邪入腘中，循胫骨内廉，并少阴之经，下入内踝之后，入足下，其别者，邪入踝，出属跗上，入大指之间，注诸络，以温足胫，此脉之常动者也。"

文中十分明确的指出：十二经脉中的"手太阴、足少阴、阳明独动不休"，其中的"动不休"说的是只要人有生命，这几个"脉"就一直在不停地跳动，其实这就是我们今天所说的动脉，其中最常见的就是"寸口脉"和"人迎脉"，西医也常用此处来了解心率情况以及判断心跳之有无，后面的"此脉之常动者也"也是指动脉而言。

《灵枢·阴阳二十五人》中论述"黄帝曰：刺其诸阴阳奈何？岐伯曰：按其寸口人迎，以调阴阳，切循其经络之凝涩，结而不通者，此于身皆为痛痹，甚则不行，故凝涩。凝涩者，致气以温之，血和乃止。其结络者，脉结血不和，决之乃行。故曰：气有余于上者，导而下之；气不足于上者，推而休之；其稽留不至者，因而迎之。必明于经隧，乃能持之。寒与热争者，导而行之；其宛陈血不结者，则而予之。"此篇中又出现了"经络"二字，我们从"按其寸口人迎"和后面的文字可以看出，其意仍旧是经脉和络脉的简称，而且其主要病症是经脉和络脉的瘀血，病位的主体是脉。

《灵枢·寒热》中有"黄帝问于岐伯曰：寒热瘰疬在于颈腋者，皆何气使生？岐伯曰：此皆鼠瘘寒热之毒气也，留于脉而不去者也。黄帝曰：去之奈何？岐伯曰：鼠瘘之本，皆在于脏，其末上出于颈腋之间，其浮于脉中，而未内著于肌肉，而外为脓血者，易去也。黄帝曰：去之奈何？岐伯曰：请从其本引其末，可使衰去而绝其寒热。审按其道以予之，徐往徐来以去之，其小如麦者，一刺知，三刺而已。黄帝曰：决其生死奈何？岐伯曰：反其目视之，其中有赤脉，上下贯瞳子，见一脉，一岁死；见一脉半，一岁半死；见二脉，二岁死；见二脉半，二岁半死；见三脉，三岁而死，见赤脉不下贯瞳子，可治也。"文中说毒气留于脉而不去，后文又说见赤脉不下贯瞳子，可见文中的脉指的就是血脉，也就是我们今天所说的血管。

《灵枢·论疾诊尺》中有"诊血脉者，多赤多热，多青多痛，多黑为久痹，多赤、多黑、多青皆见者，寒热。身痛而色微黄，齿垢黄，爪甲上黄，黄疸也。安卧小便黄赤，脉小而涩者不嗜食。人病，其寸口之脉，与人迎之脉小大等，及其浮沉等者，病难已也。女子手少阴脉动甚者妊子。婴儿病，其头毛皆逆上者必死。耳间青脉起者掣痛。大便青瓣飧泄，脉小者，手足寒，难已；飧泄，脉小，手足温，泄易已。"

由此可见，文中不仅将"诊血脉"与"寸口之脉与人迎之脉"相比较的诊脉方法相提并论，而且还将“女子手少阴脉动甚者妊子”这样的“手少阴脉”同时提出，可见在当时“脉”“血脉”与“手少阴脉”是相同的概念。

《灵枢·刺节真邪》中有“黄帝曰：刺节言振埃，夫子乃言刺外经，去阳病，余不知其所谓也，愿卒闻之。岐伯曰：振埃者，阳气大逆，上满于胸中，愤瞋肩息，大气逆上，喘喝坐伏，病恶埃烟，饲不得息，请言振埃，尚疾于振埃。黄帝曰：善。取之何如？岐伯曰：取之天容。黄帝曰：其咳上气，穷诎胸痛者，取之奈何？岐伯曰：取之廉泉。黄帝曰：取之有数乎？岐伯曰：取天容者，无过一里，取廉泉者，血变而止。帝曰：善哉。”在这里说的是“刺外经”，所取穴位是天容和廉泉，其中“取廉泉者，血变而止”说明用的是放血法，也就是刺血脉，可见这里的“经”指的还是血脉。

《灵枢·痈疽》中有“黄帝曰：余闻肠胃受谷，上焦出气，以温分肉，而养骨节，通腠理。中焦出气如露，上注谿谷，而渗孙脉，津液和调，变化而赤为血，血和则孙脉先满溢，乃注于络脉，络脉皆盈，乃注于经脉。阴阳已张，因息乃行，行有经纪，周有道理，与天合同，不得休止。切而调之，从虚去实，泻则不足，疾则气减，留则先后。从实去虚，补则有余。血气已调，形神乃持。余已知血气之平与不平，未知痈疽之所从生，成败之时，死生之期，有远近，何以度之，可得闻乎？岐伯曰：经脉留行不止，与天同度，与地合纪。故天宿失度，日月薄蚀，地经失纪，水道流溢，草萓不成，五谷不殖，径路不通，民不往来，巷聚邑居，则别离异处。血气犹然，请言其故。夫血脉营卫，周流不休，上应星宿，下应经数。寒邪客于经络之中则血泣，血泣则不通……黄帝曰：夫子言痈疽，何以别之？岐伯曰：营卫稽留于经脉之中，则血泣而不行，不行则卫气从之而不通，壅遏而不得行，故热。”

此篇详细论述了孙脉、络脉、经脉之间的关系，同时提到了“经络”一词：“寒邪客经络之中则血泣，血泣则不通，不通则卫气归之，不得复反，故痈肿寒气化为热。”但在其后语义基本相同的一段文字中却是这样写的：“营卫稽留于经脉之中，则血泣而不行，不行则卫气从之而不通，壅遏而不得行，故热。”由此可见，在这里经络和经脉是完全相同的概念。

《灵枢·九针论》有“三者人也，人之所以成生者血脉也。故为之治针，必大其身而员其末，令可以按脉勿陷，以致其气，令邪气独出。四者时也，时者四时八风之客于经络之中，为痼病者也。故为之治针，必筩其身而锋其末，令可以泻热出血，而痼病竭。五者音也，音者冬夏之分，分于子午，阴与阳别，寒与热争，两气相搏，合为痈脓者也。故为之治针，必令其末如剑锋，可以取大脓。六者律也，律者调阴阳四时而合十二经脉，虚邪客于经络而为暴痹者也。故为之治针，必令尖如氂，且员其锐，中身微大，以取暴气。七者星也，星者人之七窍，邪之所客于经，而为痛痹，合于经络者也。故为之治针，令尖如蚊虻喙，静以徐往，微以久留，正气因之，真邪俱往，出针而养者也。”

文中的“人之所以成生者，血脉也，故为之治针，必大其身而员其末，令可以按脉勿陷，以致其气”，说的治疗方法是按压“脉”也就是“血脉”，但不要使之出现凹陷，这显然就是按压脉管。“邪之所客于经，而为痛痹，舍于经络者也。”“四时八风之客于经络之中，为瘤病者也，故为之治针，必筩其身而锋其末，令可以泻热出血”。这句话中出现了“经络”一词，其治疗方法是放血，可见所谓的经络指的还是经脉和络脉，治疗方法还是刺血脉。值得注意的是这里出现了个“筩”字，筩字的本意是竹筒，也指筒状器,《说文解字》中解释道：“筩，断竹也。从竹，甬声。”在《韩非子·说疑》写道：“不能饮者以筩灌其口”，在《洛阳伽蓝记·闻义里》有这样的记载：“复有佛锡杖，长丈七，以木筩盛之，金箔其上。”可见“筩其身而锋其末”的锋针并不是我们目前临床所使用的三棱针，而是类似于注射针头的一种中空的针灸针具，其目的是便于放血，而以放血疗法著名的王本正先生就是用注射针头来放血的。

《素问·刺腰痛论》保留了许多早期经脉，如解脉、衡络之脉、飞阳之脉、昌阳之脉及散脉等，主要治疗方法是放血。兹引部分原文如下。

“足太阳脉令人腰痛，引项脊尻背如重状；刺其郄中，太阳正经出血，春无见血。少阳令人腰痛，如以针刺其皮中，循循然不可以俯仰，不可以顾，刺少阳成骨之端出血，成骨在膝外廉之骨独起者，夏无见血。”

从文中我们可以看出，治疗腰痛的常规方法就是刺血脉，只是有些情况下在某些季节不适合放血，所以要特别提出来。值得我们注意的是，在这里“脉”和“经”字是互用的：“足太阳脉令人腰痛，引项脊尻背如重状；刺其郄中，太阳正经出血”，可见“经”就是“脉”也就是“血脉”。另外，文中出现许多“痏”字，痏的本意是殴伤、瘢痕。《说文解字》：“痏，疻痏也。从疒，有声。”可见所用针具应当是粗针，主要治疗方法是放血。这也可以从《刺腰痛论》篇的相关论述得到证明：“刺直阳之脉上三痏，在跷上郄下五寸横居，视其盛者出血。”

综上所述，经络就是经脉和络脉的简称，这是毫无疑义的。而且在《黄帝内经》时代，经脉并不是一个神秘的概念，虽然一般看不见，但却是可以摸得着的，而“足太阴脾经”在内踝这段也是可以看得到的，络脉更是如此。当然了，经络并不是简单的指血脉，是以血脉为基础，结合了内功修炼等体验，并在每个时代流行的哲学思想指导下所构建的复杂理论系统，所以不同时代的经络理论之间有很大差别。

一、关于经络的研究

自从 1958 年开始用皮肤电阻经络测定仪后，在全国开展了普查经络活动。福建省的经络研究者提出经络是电通道系统假说，20世纪60年代胡翔龙先生提出经络是特殊结构基质相对独立系统假说，1965年张锡钧先生采用条件反射巴氏小胃方法，针刺胃经足三里后出现循经泛化，提出“经络－皮层－内脏相关假说”。

1972年美国总统尼克松等人访华，随行的黑格等官员参观了我国著名胸外科专家辛育龄教授所做的开胸手术，当时用的是针刺麻醉。我请教辛育龄教授之后得知，当时的针刺麻醉是由傅忠立先生完成的，傅先生后来曾担任中日友好医院针灸科的第一任科主任多年，也是我的老领导和针灸启蒙老师。因为患者是在清醒状态下接受开胸手术，参观者可与其谈话交流，使参观者感到很神奇，从此掀起了全球性的针灸热，并一直延续至今。辛院长说自己儿媳妇生孩子进行剖腹产手术用的就是针刺麻醉。我有幸参观过针刺麻醉开胸手术，但是目前针刺麻醉很少有人开展了，真是可惜，当年为了学习针刺麻醉，傅忠立主任曾在我的左侧支沟穴用粗针刺入并作捻转手法，顿时感到整个左侧上肢及左侧胸部麻木，还留有录像。

与此同时也出现了经络研究的高潮，有了各种经络假说，比如“低阻经络假说”“经络电子激发转移体系系统假说”“经络是某些类传导系统假说”“外周特殊结构波导系统假说”“古老应激系统假说”“特殊的胚胎表皮量子体系系统假说”“经络是人体信息与磁能量代谢的通路，也是人体磁控系统假说”等等，不一而足。

我所熟识的祝总骧先生，早在20世纪50年代在中医研究院针灸所工作时，见到针灸大家郑毓琳诊治病人针刺得气后，“按之在后，使气在前；按之在前，使气在后”，如到关节时气不过者，施左手叩击，使气至病所。由此他对针灸产生了浓厚的兴趣，1976年他受此启发发现隐性循经感传的物质基础。祝老因为专心搞经络研究而丢掉了自己原来工作单位的实验室，我认识的一位学者称当年就曾奉领导之命去祝老的实验室抢实验设备。多年来祝老一直在北池子附近的一个简陋房间里自筹资金进行研究，其勇于探索的精神，令人由衷地钦佩。他对自己十几年来的研究进行整理后，撰写成《针灸经络生物物理学——中国第一大发明的科学验证》一书，书中提出经络是多层次、多形态、多功能的立体结构假说。

季钟朴先生则提出“经络是躯体、内脏植物性神经联系系统假说”，他进一步阐述说古代所见的是血管、神经（血脉经脉），今人所见的也是神经、血管，没有见到别的特殊经络形态结构。

迄今为止，对于经络是什么已经提出30多种假说。但目前的经络研究却存在诸多问题，不是技术上的问题，而是研究方法上的问题。其主要原因在于许多研究者并没有搞清古人或者说《黄帝内经》中经络的本来含义，一些学者误将目前教科书中的人体体表经穴连线当成了经络，其结果可想而知。

针对这种现状，国家七五科技攻关经络研究全国专题组组长、国家攀登项目经络研究申请报告主要执笔人孟竞璧先生，在《吸收50年来“经络是什么”研究失败的教训，慎重启动973项目经络研究》一文中做了深入的总结与分析如下。

对国家攀登项目经络研究……几十年来不知经络是什么？任何经络上的检测和想象无科学意义。因此在计划书中提经络也少了，改成经脉了……对中医文献《灵枢·经脉》篇记载：“十二经脉者，伏行分肉之间，深而不见；诸脉浮而常见者，皆络脉也。”其中明确记载的解剖部位、生理功能和病证，为什么不去验证？你们这些经脉与中医经脉有何关系？能算作中医经脉吗？它是研究中医经脉吗……可见现代经络研究者一定要认真学习中医《经络学》，对《经络学》中具体的经络、经脉、络脉进行验证，必须改变经络研究思路，要在达成经络共识的基础上开展经脉、络脉特征的验证性研究。

一些学者因为不懂考据学，不首先研读《黄帝内经》有关经络理论的原文，而是先认定在神经、血管、淋巴管等组织以外存在着至今用电子显微镜都看不见的“经络”。然后再去《黄帝内经》里寻章摘句，断章取义地挑选个别词句为自己的观点寻找理论依据，如果在《黄帝内经》找不到就到先秦古籍中寻找。然后在没有搞清古人本意的情况下，曲解古人的语意，然后牵强附会地拼凑自己的经络理论。比如有的学者将《灵枢·九针十二原》中的“气至而有效”中的“气至”理解为针感，个别经络研究者甚至将原文篡改为“气至病所而有效”，再进一步将这种拼凑出的语句作为研究经络感传的理论根据，谬种流传。笔者以前因为没有潜心研读《黄帝内经》原文，人云亦云，结果被这种错误的理论蒙蔽好多年，走了许多弯路，自然临床疗效也不可能好到哪里去。

经穴图与经脉图

许多朋友误将针灸经络模型小人儿身上的线条当成经络，严格来讲这二十六条线应该叫作“经穴体表连线”，仅仅是将所有的经穴连接起来的线条而已，和经络没多大关系，内气也不可能在体表跑来跑去。我们目前见到的教科书中的针灸挂图只是经穴图而非经脉图，经穴图在古代叫作“明堂图”，是指挂在明堂（教学大厅）里寻找腧穴的挂图。历史上，典型的经脉图很少，比如六朝的《产经》一书中有十脉图（保留在日本医籍《医心方》中），宋代王唯一的《十二经脉气穴经络图》、杨介的《存真环中图》、朱肱的《经络图》以及金代阎明广的《子午流注针经》十二脉图等，但这些经脉图我们一般很难见到。此外，在《黄帝内经》中，只有肘膝以下的腧穴归经，其余的腧穴并没有归经。例如，在《灵枢·本输》中说道：“大肠上合手阳明，出于商阳，商阳，大指次指之端也，为井金；溜于本节之前二间，为荥；注于本节之后三间，为腧……入于曲池，在肘外辅骨陷者中，屈臂而得之，为合，手阳明也。”而像现在教科书上的肩髃、巨骨、天鼎、扶突等穴位就没有归到手阳明大肠经上。在六朝的《产经》中，则将背俞穴分别归入相应脏腑的经脉，而不是全部归入我们今天教科书中的膀胱经。

所以我们千万不要认为针灸挂图上的线条就是经络，经穴图相当于物理学中的电路图，电路图元件符号表示实际电路中的元件，但它的形状与实际的元件不一定相似，甚至完全不一样。比如电路图连线表示的是实际电路中的导线，在原理图中虽然是一根线，但在常用的印刷电路板中往往不是线而是各种形状的铜箔块，就像收音机原理图中的许多连线在印刷电路板图中并不一定都是线形的，也可以是一定形状的铜膜。建筑设计施工电路图也是一样，你不能像看地图一样将图纸放大再去建筑物上去安装或修理线路及灯具。电路图上导线的走向基本都是用直线及直角勾勒，但实际线路则完全不同，必须按照建筑物所留出的位置而布线。

见过网上的十二经脉、奇经八脉循环动画演示，制作得非常认真精致，但就是按照针灸挂图上的线条也就是经穴图走行，肺经下络大肠后再原路返回，连经穴的拐角都一样走行。

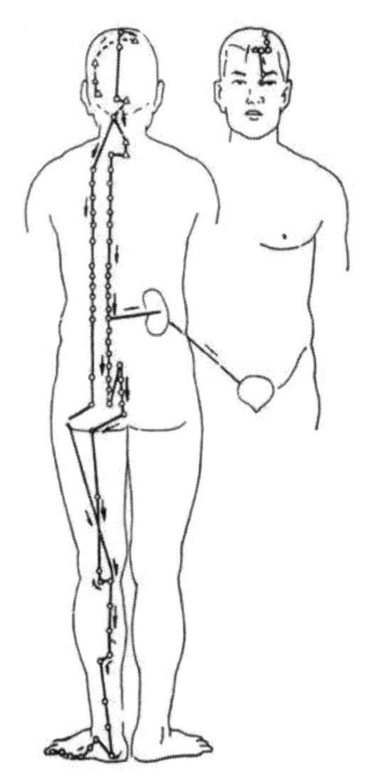

足太阳膀胱经经穴图

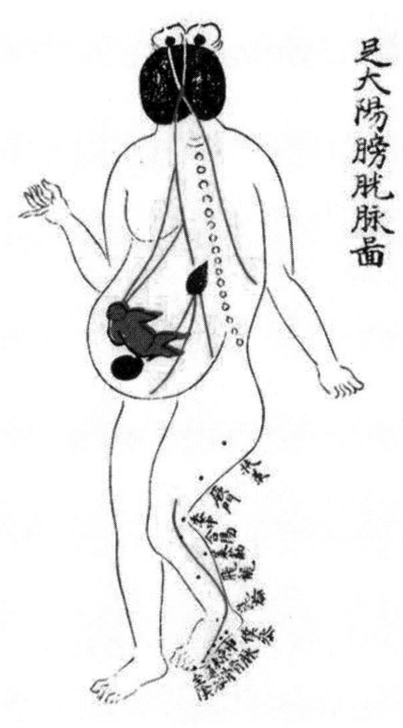

《产经》足太阳膀胱脉经脉图
（背俞穴没有归入膀胱经）

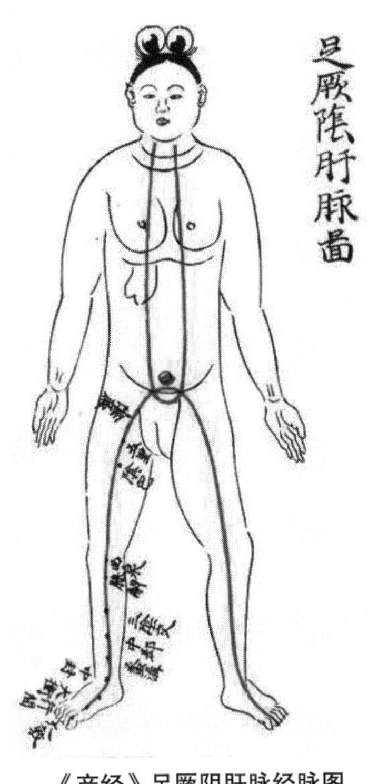

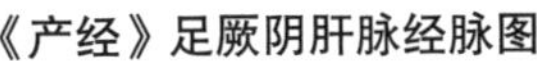

《产经》足厥阴肝脉经脉图

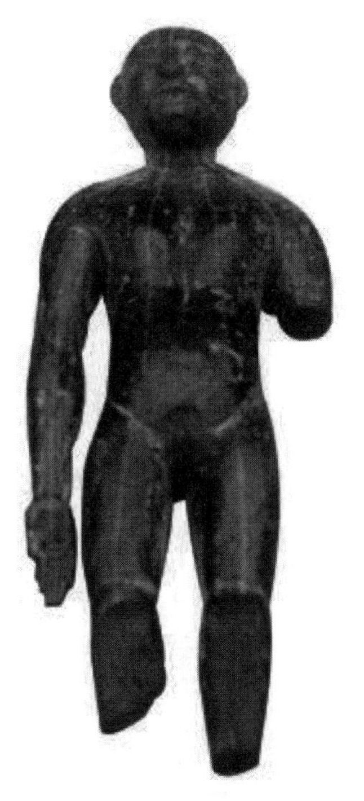

出土的西汉经脉漆雕木人

世界现存最早的标识了人体经脉的木质漆人——经脉漆雕彩绘漆人，出土于四川绵阳，模型的头、胸、背、手部用红漆描绘有人体经脉。

1993年春2月，四川省绵阳市永兴镇制砖取土时偶然发现了一座汉代古墓，被定名为永兴镇双包山2号汉墓。4月末的某日，绵阳博物馆副馆长何志国先生在浸泡于保护液中的若干漆俑中间忽然发现了一具周身髹有黑漆的木制人形，在黑色的人体表面上有用红色漆线描绘的遍布全身的路线。“这是一具人体经脉模型！”何副馆长如此做出了判断。中医研究院（现在的中国中医科学院）医史研究所马继兴先生闻讯后，于1994年10月专程去绵阳市博物馆考察。马先生说：“这是一具髹有黑色重漆的小型木质人形，其上镌记有红色漆线的针灸经脉循行径路，但无文字及经穴位置标记。这些遍布于全身的经脉循行径路，在黑漆肤色的烘托下，格外清晰分明，使人不难辨识。这是迄今为止，不仅在中国，也是在世界上所发现最古老的标有经脉流注的木质人体模型。”

据考证，此墓葬的下限应在汉武帝（公元前140年）之前，相当于汉文帝与景帝（公元前179—141年）的西汉中早期，即公元前2世纪左右。此经脉漆木人形被命名为“涪水经脉木人”。该模型全体涂以黑漆，其上刻有供针灸用的红色经脉路径，但无文字记录。与中医通行的十四经脉系统不同，该模型只有十脉，故可称为针灸木人的十脉系统。

木人经脉路线的命名与循行特点如下。

1. 所有阴脉均上行到头部。

2. 手少阴脉与手太阴脉上行到头部是通过足阳明脉（为使）而实现的。

3. 手厥阴脉的走行极为特殊，经颈部侧方上头面，过耳前直上巅顶，过三阳成五会，左右相会于督脉。

4. 足太阳脉在人体两侧的走行均是各有一条，呈现为单线路走行。

5. 脉行路线蜿蜒圆滑而挺直，没有成角度的折曲，更没有三次“之折”或“画圈”的现象。

6. 足太阳脉与足少阳脉的两脉之间有形成“带脉走行”的现象。

7. 各条脉之间有交叉与交会，但没有关于穴位的特殊标志，这种现象叫作“有俞无穴”。

8. 在头面颈部各脉的走行与“经络穴位线图”的杂乱如麻情况相较，有极大的差异。

在上述规律中，最为特殊之点则在于左右两侧的手厥阴脉直上头顶而在督脉上交会终止，其在侧头部与三条阳脉（手阳明及手阳明支、手少阳、足太阳）相切而形成了四个点交会，最后终止于督脉上的“通天”或“百会”而成为又一个交会，从而构成了“三阳五会”。由此或可破解《史记·扁鹊仓公列传》记载的扁鹊外取“三阳五会”之谜（许多书籍将原文中的“三阳五会”主观臆断地译作“百会”穴）。

由此可见十四经脉系统理论的形成应该晚于西汉，更为重要的是，十四经脉系统理论只是古代经脉理论多种学说中的一种，所以我们要想学好《黄帝内经》中的针灸理论，必须全面掌握那个时期的经脉理论和针法，而不能局限于目前的针灸教科书。

二、经脉与络脉的区别

关于经脉与络脉的区别，在《灵枢·经脉》篇中有清晰明确提及“经脉十二者，伏行分肉之间，深而不见。其常见者，足太阴过于内踝之上，无所隐故也。诸脉之浮而常见者，皆络脉也。六经络手阳明少阳之大络，起于五指间，上合肘中。饮酒者，卫气先行皮肤，先充络脉，络脉先盛，故卫气已平，营气乃满，而经脉大盛。脉之卒然动者，皆邪气居之，留于本末；不动则热，不坚则陷且空，不与众同，是以知其何脉之动也。雷公曰：何以知经脉之与络脉异也？黄帝曰：经脉者常不可见也，其虚实也，以气口知之，脉之见者，皆络脉也。雷公曰：细子无以明其然也。

黄帝曰：诸络脉皆不能经大节之间，必行绝道而出入，复合于皮中，其会皆见于外。故诸刺络脉者，必刺其结上，甚血者虽无结，急取之以泻其邪而出其血，留之发为痹也。凡诊络脉，脉色青则寒且痛，赤则有热。胃中寒，手鱼之络多青矣；胃中有热，鱼际络赤；其暴黑者，留久痹也；其有赤有黑有青者，寒热气也；其青短者，少气也。凡刺寒热者皆多血络，必间日而一取之，血尽而止，乃调其虚实。”

三、经脉摸得着，摸脉就是摸经脉

因此可以看出，在《黄帝内经》时代，经脉并不是一个神秘的概念，虽然“常不可见”，但“其虚实也以气口知之”。所以说经脉虽然一般看不见，但却是可以摸得着的。中医的“摸脉”摸的就是这个“气口”脉，也叫“寸口”脉，“寸”字的本意就是指从腕横纹到寸口脉这段距离，用作度量衡的“寸”是后来的引申义。我们摸脉的“脉”和经脉的“脉”是同一个“脉”。络脉就比较好理解了，“脉之见者皆络脉也”，因为络脉多数是看得见的，主要是些浅表的静脉。因为病因不同其颜色也有不同变化，其治疗方法主要是放血，故名“刺络”。实际上，也不是所有的经脉都看不见，比如“足太阴脾经”，有段就是可以看得到的：“足太阴过于内踝之上，无所隐故也。”

由此可见，绝大多数经脉之所以看不见，不是因为其无形，而是因为“伏行分肉之间”，看不见是因为经脉所在的位置一般比较深。比如在《灵枢·本输》记载：“肺出于少商，少商者，手大指端内侧也，为井木；溜于鱼际，鱼际者，手鱼也，为荥；注于太渊，太渊，鱼后一寸陷者中也，为腧；行于经渠，经渠，寸口中也，动而不居，为经；入于尺泽，尺泽，肘中之动脉也，为合。手太阴经也。”可见手太阴肺经并不是虚无缥缈看不见摸不着的“经络”，比如“经渠”也摸得到的，所谓“动而不居”指的就是动脉搏动；“尺泽”就更清楚了，直接告诉你，就是“肘中之动脉也”。“脉之卒然动者，皆邪气居之”，当有邪气侵犯之时，经脉是会有异常搏动的，可以根据脉的搏动情况来诊察疾病，也就是诊脉。而当时的诊脉不止于寸口。比如《灵枢·动输》篇有“黄帝曰：经脉十二，而手太阴、足少阴、阳明独动不休，何也？岐伯曰：足阳明胃脉也。胃为五脏六腑之海，其清气上注于肺，肺气从太阴而行之，其行也，以息往来，故人一呼脉再动，一吸脉亦再动，呼吸不已，故动而不止。黄帝曰：气之过于寸口也，上十焉息？下八焉伏？何道从还？不知其极。”由此可见，经脉不是虚无缥缈的概念，是摸得着的，中医的诊脉就是诊察经脉。

赵恩俭先生在《中医脉诊学》中论述道：“脉诊起源于经络和经络检查，由于后来不做经脉的检查而是为了诊病辨证，脉诊就由诊全身经脉逐步简化为独诊寸口之法了。但溯其来源，脉诊是出自经脉的检查。”“经脉检查是脉诊的起源。独取寸口则是脉诊在这一历史历程的完成阶段，至此，‘脉’的含义亦自经脉、血脉转化为指脉的跳动了。”

四、经络是经脉和络脉的简称

虽然我们都知道经络是经脉和络脉的简称，但是我们却常常只讲“经络”而忘记了其本来含义，到处去寻找虚无缥缈看不见摸不着所谓的“经络”。这好比文学界的“李杜”一词，大李杜是指李白、杜甫，小李杜是指李商隐、杜牧。但如果你不去找这四个人，整天到处去寻找所谓的“李杜”，当然不可能找到。“经络”的概念和“男女”也类似，男女本来是指男人和女人，《易·序卦》：“有天地然后有万物，有万物然后有男女，有男女然后有夫妇。”但如果去掉了“人”光讲“男女”的话那肯定会出现歧义，比如《礼记·礼运》有“饮食男女，人之大欲存焉”的论述。

古人如何诊脉

在《黄帝内经》时代及东汉以前，中医诊脉用的主要是遍诊法而不是后世的独取寸口脉法，所以张仲景在《伤寒论》原序中论述道：“相对斯须，便处汤药，按寸不及尺，握手不及足，人迎趺阳，三部不参。动数发息，不满五十，短期未知决诊，九候曾无仿佛，明堂阙庭，尽不见察，所谓窥管而已。夫欲视死别生，实为难矣。”其中的“三部”“九候”指的是《素问·三部九候论》篇论述的“三部九候”遍诊法。

《灵枢·经脉》最开始的这段文字被广泛引用：“经脉者，所以能决死生、处百病、调虚实，不可不通。”经常被当作所谓的经络功能挂在我们嘴边，成为寻找经络的理论依据，问题是许多人没有注意这段话在《黄帝内经》中本来的含义是什么。文中说得很清楚“脉为营”“脉道以通，血气乃行”，营的意思就像营房，脉就是血的营房，当然血要有力量来推动，这里的气有动力的含义。

这段文字在《素问·三部九候论》有明确的解释。而在六朝全元起本的《素问》中，篇名就叫作《决死生》，也是解释这段文字的，其文如下。

帝曰：愿闻天地之至数，合于人形血气，通决死生，为之奈何？岐伯曰：天地之至数，始于一，终于九焉。一者天，二者地，三者人，因而三之，三三者九，以应九野。故人有三部，部有三候，以决死生，以处百病，以调虚实，而除邪疾。

一、三部九候

我们目前一般常用的诊脉方法是独取寸口法，以桡骨小头处为关部，关前为寸，关后为尺。每部又有浮、中、沉三候，三部脉共九候，合称三部九候。因寸口属手太阴肺经，肺朝百脉，肺为气之主，肺经又起于中焦，乃气血发源之处，寸口又为脉之大会，故能反映全身脏腑经脉气血的变化，从而诊断五脏六腑的病变。

寸口脉为什么可以诊察全身疾病呢?《素问·经脉别论》中写道："脉气流经，经气归于肺，肺朝百脉……气口成寸，以决死生。"《难经·一难》论述道："十二经皆有动脉，独取寸口，以决五脏六腑死生吉凶之法，何谓也？……寸口者，脉之大会，手太阴之脉动也……寸口者，五脏六腑之所终始，故法取于寸口也。"

和独取寸口的诊脉法不同的是,《素问·三部九候论》篇论述的"三部九候"是遍诊法。后者诊脉方法十分烦琐费时，但却较独取寸口的诊脉法容易学习掌握，所以在《黄帝内经》中广泛采用的是"三部九候"遍诊法。

《灵枢·经脉》中所谓的"经脉者，所以能决死生，处百病，调虚实"，指的并不是所谓的经络功能，而是指脉诊，而脉诊中的脉指的是血脉（主要是动脉），而不是虚无缥缈的"经络"。所谓的"决死生"就是根据脉象来判断患者的病情及预后情况,"处百病，调虚实"则是指治疗原则及方法。"不可不通"说的是作为医者必须要掌握的这些知识和技能。为了防止断章取义之嫌，我们将《素问·三部九候论》这段原文引述如下。

"故人有三部，部有三候，以决死生，以处百病，以调虚实，而除邪疾。帝曰：何谓三部。岐伯曰：有下部，有中部，有上部，部各有三候，三候者，有天有地有人也，必指而导之，乃以为真。上部天，两额之动脉；上部地，两颊之动脉；上部人，耳前之动脉。中部天，手太阴也；中部地，手阳明也；中部人，手少阴也。下部天，足厥阴也；下部地，足少阴也；下部人，足太阴也。故下部之天以候肝，地以候肾，人以候脾胃之气。帝曰：中部之候奈何？岐伯曰：亦有天，亦有地，亦有人。天以候肺，地以候胸中之气，人以候心。帝曰：上部以何候之？岐伯曰：亦有天，亦有地，亦有人。天以候头角之气，地以候口齿之气，人以候耳目之气。三部者，各有天，各有地，各有人。三而成天，三而成地，三而成人。三而三之，合则为九,九分为九野，九野为九藏。故神藏五，形藏四，合为九藏。五脏已败，其色必夭，夭必死矣。帝曰：以候奈何？岐伯曰：必先度其形之肥瘦，以调其气之虚实，实则泻之，虚则补之。必先去其血脉而后调之，无问其病，以平为期。帝曰：决死生奈何？岐伯曰：形盛脉细，少气不足以息者危。形瘦脉大，胸中多气者死。形气相得者生。参伍不调者病。三部九候皆相失者死。上下左右之脉相应如参舂者病甚。上下左右相失不可数者死。中部之候虽独调，与众藏相失者死。中部之候相减者死。目内陷者死。帝曰：何以知病之所在？岐伯曰：察九候独小者病，独大者病，独疾者病，独迟者病，独热者病，独寒者病，独陷下者病。以左手足上去踝五寸按之，右手当踝而弹之，其应过五寸以上，蠕蠕然者不病；其应疾，中手浑浑然者病；中手徐徐然者病；其应上不能至五寸，弹之不应者死。是以脱肉身不去者死。中部乍疏乍数者死。其脉代而钩者，病在络脉。九候之相应也，上下若一，不得相失。一候后则病，二候后则病甚，三候后则病危。所谓后者，应不俱也。察其府藏，以知死生之期，必先知经脉，然后知病脉，真藏脉见胜者死。足太阳气绝者，其足不可屈伸，死必戴眼。帝曰：冬阴夏阳奈何？岐伯曰：九候之脉，皆沉细悬绝者为阴，主冬，故以夜半死。盛躁喘数者为阳，主夏，故以日中死。是故寒热病者，以平旦死。热中及热病者，以日中死。病风者，以日夕死。病水者，以夜半死。其脉乍疏乍数乍迟乍疾者，日乘四季死。形肉已脱，九候虽调，犹死。七诊虽见，九候皆从者不死。所言不死者，风气之病，及经月之病，似七诊之病而非也，故言不死。若有七诊之病，其脉候亦败者死矣，必发哕噫。必审问其所始病，与今之所方病，而后各切循其脉，视其经络浮沉，以上下逆从循之，其脉疾者病，其脉迟者病，脉不往来者死，皮肤著者死。帝曰：其可治者奈何？岐伯曰：经病者治其经，孙络病者治其孙络血，血病身有痛者治其经络。其病者在奇邪，奇邪之脉则缪刺之。留瘦不移，节而刺之。上实下虚，切而从之，索其结络脉，刺出其血，以见通之。瞳子高者，太阳不足，戴眼者太阳已绝，此决死生之要，不可不察也。手指及手外踝上五指留针。”

值得注意的是，篇中除了论述三部九候脉诊外，还论述了一种特殊的脉诊：“以左手足上，去踝五寸按之，右手当踝而弹之，其应过五寸以上，蠕蠕然者不病；其应疾，中手浑浑然者病。”

这种脉诊还见于1983—1984年湖北张家山西汉墓出土的医书竹简《脉书》中，“相脉之道。左手上去踝五寸而按之，右手直踝而弹之。他脉盈，此独虚则主病；他脉滑，此独涩则主病；他脉静，此独动则主病。”

在20世纪50年代敦煌出土的医药残卷中也保留了这种诊脉法，“以左手去足内踝上五寸，指微按之，以右手指当踝上微而弹之，其脉中气动应过五寸以上，蠕蠕然者，不病也。其气来疾，中手恽恽然者，病也；其气来徐徐，上不能至五寸，弹之不应手者，死也。”

其实在《灵枢·刺节真邪》中也提到这种诊脉方法，“用针者，必先察其经络之实虚，切而循之，按而弹之，视其应动者，乃后取之而下之。”可惜我们只是当成了一般的经络循按诊察方法。现在这种脉诊已经失传，殊为可惜，有志者应当用心研究并验之于临床。

我们目前研究《黄帝内经》中存在最大的问题就是很少验之己身，请您现在放下手中的书，盘腿而坐，或在椅子上将左腿搭在右膝之上。“以左手足上，去踝五寸按之，庶右手足当踝而弹之”。你左手会感觉到“蠕蠕然”的波动，如果真正“弹之不应手者”的话那就危险了！当然，要是手下没有“蠕蠕然”的感觉，一般说来是你的方法有问题。

《素问·三部九候论》文中恰好也出现了“经络”二字：“而后各切循其脉，视其经络浮沉，以上下逆从循之，其脉疾者病，其脉迟者病，脉不往来者死。”可见这里的“经络”指的就是经脉和络脉，也就是血脉，其主要治疗方法是“刺出其血，以见通之”。本篇的前面已经提出了治疗原则，其中关键一句话大家要注意：“必先去其血脉而后调之，无问其病，以平为期”。这句话的意思是说，不管什么病，首先要放血治疗，然后再做其他调理。这从另外一个角度也证明了所谓的经络、经脉、络脉，其本意指的都是血脉。

二、遍诊法脉法

这种以“三部九候”为代表的遍诊法在唐代以前是主要的诊脉方法，比如汉代名医仓公的医案，据《史记·扁鹊仓公列传》记载如下。

齐北宫司空命妇病于出，众医皆以为风入中，病主在肺，刺其足少阳脉。臣意诊其脉，曰：‘病气疝，客于膀胱，难于前后溲，而溺赤。病见寒气则遗溺，使人腹肿。’出于病得之欲溺不得，因以接内。所以知出於病者，切其脉大而实，其来难，是蹶阴之动也。脉来难者，疝气之客于膀胱也。腹之所以肿者，言蹶阴之络结小腹也。蹶阴有过则脉结动，动则腹肿。臣意即灸其足蹶阴之脉，左右各一所，即不遗溺而溲清，小腹痛止。即更为火齐汤以饮之，三日而疝气散，即愈。

其中的“蹶阴有过则脉结动”指的就是上文中的“下部天，足厥阴也”。“臣意未往诊时，齐太医先诊山跗病，灸其足少阳脉口，而饮之半夏丸，病者即泄注，腹中虚；又灸其少阴脉，是坏肝刚绝深，如是重损病者气，以故加寒热。”文中的“足少阳脉口”和后世“独取寸口”脉法中的寸口脉一样，都是古代诊脉遍诊法中的诊脉处。相当于《九针十二原》里面的“原穴”。在古代，诊脉处也是砭灸施术之处。“灸其少阴脉”中的“少阴脉”也是脉口，同样是诊脉处和砭灸施术处。

当然了，经脉也好络脉也好，远非解剖学所见的血脉这么简单，否则李时珍就不会说：“内景隧道，唯反观者能照察之”这样的话了。在《奇经八脉考》中原文如下。

“是故医而知乎八脉，则十二经、十五络之大旨得矣；仙而知乎八脉，则虎龙升降、玄牝幽微之窍妙得矣。”“张紫阳《八脉经》云：‘凡人有此八脉，具属阴神，闭而不开；惟神仙以阳气冲开，故能得道。’”“而紫阳《八脉经》所载经脉，稍与医家不同。然内景隧道，惟返观者能照察之，其言必不谬也！”由此可见，“内景隧道”在书中不仅是确指经脉而言，而且具体地说就是奇经八脉。作为医家的李时珍，在“紫阳《八脉经》所载经脉，稍与医家不同”的情况下，他宁可相信前者，而且说得十分肯定，没有丝毫商量的余地说：“其言必不谬也！”。原因何在？那是因为他认为如果没有深厚的内功修炼体验是难以体会经脉循行的。正如高式国先生在《针灸穴名解》一书中所言：“对经穴之认识，当由养生静坐体会经络动静之妙，有所心得，而志其位置，又复察其流注敛散，而知其性能。其中妙义，俱由自觉而知。”

目前我们教科书将“肺手太阴之脉”叫作“肺经”，“胃足阳明之脉”叫作“胃经”。这种叫法是不准确的，也是造成对经脉误解的主要原因。“肺手太阴之脉”应该简称“肺脉”，“胃足阳明之脉”应该简称“胃脉”。实际上唐代以前的历代文献基本上也是这样简称的，包括《黄帝内经》一书。我们仔细想想，任脉、督脉等奇经八脉为啥不叫“任经”“督经”，而是保留“脉”的原始称呼，这就好比动植物界的活化石。在《黄帝内经》中记载的并不止十二经脉和奇经八脉，比如《素问·刺腰痛论》篇里，还有我们并不熟悉的同阴之脉、衡络之脉、会阴之脉、飞阳之脉、昌阳之脉、肉里之脉、散脉、解脉等脉。因为我们教科书没有收录，所以大家对此不太了解。

综上所述，经络就是经脉和络脉的简称，而且在《黄帝内经》时代，经脉并不是一个神秘的概念，虽然“常不可见”，但“其虚实也以气口知之”。所以说经脉虽然一般看不见，但却是可以摸得着的。中医的“摸脉”摸的就是这个“气口”脉，“足太阴脾经”有段也是可以看得到的。

经络是以血脉为基础，结合了内功修炼等返观内照的体验，并在当时的哲学思想指导下所构建的复杂理论系统。比方说肺经开始的这段内行线路肯定不是解剖学层面的血脉：“肺手太阴之脉，起于中焦，下络大肠，还循胃口，上膈属肺，从肺系横出腋下。”而肺经这段上肢循行线路，也只是和血脉有些关联而已，并不完全是血脉的走行：“下循臑内，行少阴心主之前，下肘中，循臂内上骨下廉，入寸口，上鱼，循鱼际，出大指之端，其支者，从腕后直出次指内廉，出其端。”经络系统的构建应该和古人修炼大小周天等返观内照功法有关，绝非经穴体表连线这么简单，但又是以血脉为物质基础的，后面我们还将再讨论经络问题。

如果我们非得要在经脉络脉之外再找在电子显微镜下都看不见而且摸不着的“经络”，这和一些人相信宇航员在太空中可以看到长城没有什么区别。据传苏联和美国宇航员在太空之中，可以看到地球上的人工建筑只有中国的长城和埃及的苏伊士运河，这让我们一些缺乏逻辑思维的同胞兴奋无比。一些媒体也争相报道，甚至有媒体煞有介事地说："美国宇航员称，他们从月球上用肉眼能看到的人类最大的建筑物是长城。"实际上，我们正常人可以清楚地看到 100 米远左右的物体，距离再远的话就只能看到物体的大概轮廓了。第一批登月的两名宇航员之一奥尔德林在接受香港凤凰卫视采访时就强调那是人们的误解，是由于人们对事实不了解所造成的。我国太空第一人杨利伟在顺利返回地面后接受了媒体的采访，有记者好奇地问："你在太空上看到了万里长城了吗？"杨利伟不假思索地回答："没有。"其实根本用不着麻烦这些上过太空的人来证明，你在晴天抬头看一下飞机不就明白了吗。比如波音 747 飞机，翼展为 64.4 米，机长 70.7 米。一般短航线的飞机在 6000 ～ 9600 米的高度飞行，长航线的飞机一般在 8000 ～ 12 600 米的高度飞行。你可以从飞机起飞开始观察，用不了多久，你就看不见飞机了。从飞机上往下看也是一样。当然从万米高空看长城是没问题的，我在飞机上曾经从几千米的高度观察过地面的房屋，就像火柴盒一样大小，看十三陵水库感觉就像一个小水池，而航天器的平均轨道高度为 400 公里。说从月球上能看到远在 38.4 万公里外平均宽度不到十米的长城简直比痴人说梦还可笑。

对此，北京大学社会心理学家夏学銮教授说："在认识过程中，情绪化的主观意愿很大程度上导致人们获取信息不可避免地带有倾向性和选择性，这种主观意愿有时甚至超越了实事求是的客观态度。"其实人们对经络的态度也是一样，有时主观因素使我们很难客观理智地判断事物。而且这种现象不仅在针灸界存在，在其他领域也是一样。在中国读过书的人大概都知道唐代诗人张继的《枫桥夜泊》："月落乌啼霜满天，江枫渔火对愁眠。姑苏城外寒山寺，夜半钟声到客船。"不仅人教版、苏教版等小学语文教材均将这首诗收入其中，就连日本小学语文课本中也收录了这首诗，可见其流传之广。各种教材和教学辅导用书基本上都将其中的"江枫渔火"解释成：江边的枫树，渔船上的灯火。

枫树是槭树科槭属树种的一部分，为观赏树种，主要用于风景园林中，运河边一般不会栽培，如晋人潘岳在《秋兴赋》中有"庭树槭以洒落兮，劲风戾而吹帷"的描述。寒山寺位于苏州城西十里的枫桥镇，建于六朝时期的梁代天监年间，初名"妙利普明塔院"。当时铸有一口钟，据说声音异常洪亮，夜深人静时敲起来，连十几里外的苏州城内也能隐约听见，所以说"夜半钟声到客船"是可信的。

然而去过寒山寺的人都知道寺并不是建在山上，而是建在运河岸边的平缓之地。据《清一统志》载，相传唐代贞观年间由儒入禅的诗僧寒山曾在此驻锡当过住持，遂将寺改名为寒山寺。在 20 世纪六七十年代，追求个性自由、反抗社会羁索的美国学生运动，从寒山的言行中得到启发，把寒山奉为他们的精神偶像，可惜的是这样有名的诗僧却并不为许多中国人所知。有的小学教材插图居然把运河两岸画成连绵的群山，寒山寺也画在运河岸边的一座小山上，显然插图作者是将寒山当成了一座小山。

此外，关于月亮什么时候落下，这也是个问题。我小时候晚上常走夜路，许多时候靠的就是月光，有时早晨四五点钟起床上山砍柴，多数时候靠的也是月光。有的时候太阳已经升起了，月亮依然高悬天际，所以说月亮的落下并不像太阳那样有规律。乌鸦天黑以后就不会啼叫了，除非你去惊扰它，所以“月落乌啼”是违反自然规律的。

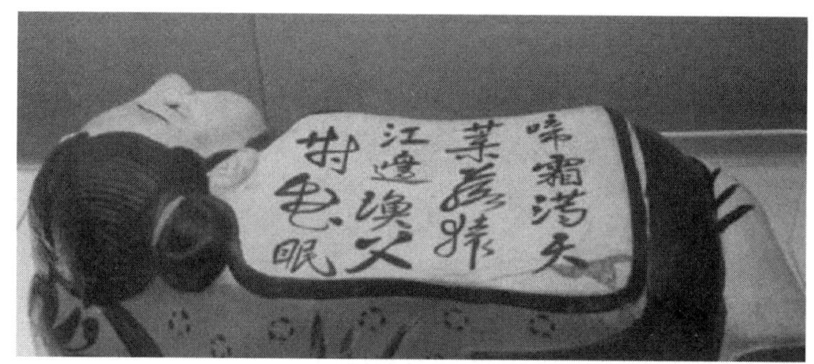

白地黑花题诗孩儿枕

有趣的是，在上海博物馆有一个金代扒村窑瓷枕，名称为“白地黑花题诗孩儿枕”。枕面上有两句诗：“叶落猿啼霜满天，江边渔父对愁眠”。早在 1991 年 6 月 2 日的天津《今晚报》上，就刊载过署名钟离有忌的短文《江边渔父对愁眠》，注意到了这是录自张继的《枫桥夜泊》。很显然，这两句话更为写实，应该是《枫桥夜泊》的原文。因为猿啼、猿啸在唐诗中常用作表悲伤的情感，如杜甫的《登高》：“风急天高猿啸哀，渚清沙白鸟飞回。”赵嘏的《忆山阳》：“可怜时节堪归去，花落猿啼又一年。”叶落写的也是秋天肃杀的景色，江边的渔父大概是因无鱼可打或是因年弱体衰对愁而眠，均与本诗的萧条悲凉意境相一致。

与此相似的是唐代王之涣的《凉州词》：“黄河远上白云间，一片孤城万仞山。羌笛何须怨杨柳，春风不度玉门关。”一千多年来，无数人吟唱着这首诗，赞叹诗人的神来之笔，但却从来没有人对诗中所描写的地理环境和客观事实发生过怀疑。因为李白就写过“君不见黄河之水天上来”，既然黄河之水可以从天上来，那么黄河远上白云间也就顺理成章了。但当气象学家竺可桢先生读到这首诗时就产生了疑虑，在古凉州能看到黄河吗？查查地图就可以发现，在凉州实际上是不可能看到黄河的，因为古凉州就在今天的甘肃武威，黄河则远在南边数百里之外。所以竺可桢先生指出这诗句应该是“黄沙远上白云间”的传抄之误，因为行草书写的“河”“沙”

二字容易混淆，不信您就写写看。他进一步分析“黄沙远上白云间”当是戈壁沙漠中类似龙卷的气旋把地面沙尘垂直卷吸到高空的奇特景观。为此竺可桢先生亲自到玉门关和古凉州实地考察，他发现那里的确黄沙遍野，大风吹来，果然是“黄沙远上白云间”。他还考据了各种历史资料及相关文物，终于在甘肃的博物馆内找到了最早刻有《凉州词》的一块出土石碑，上面所刻的《凉州词》第一句果然是“黄沙远上白云间”。“黄沙远上白云间”写的无非是凉州的强沙尘暴，与“一片孤城万仞山”共同构成极度荒凉可怖的景象，而且与后两句“羌笛何须怨杨柳，春风不度玉门关”相呼应。而在“黄河远上白云间”里诗意已经不是苍凉而是颇为壮观了，与王之涣原诗意趣大相径庭，而且与后三句诗意风马牛不相及。值得注意的是《集异记》和《唐才子传》所记王之涣诗，首句均作“黄沙远上白云间”。我们从王之涣同时代的诗人王昌龄的《从军行》诗中也可找到旁证：“青海长云暗雪山，孤城遥望玉门关，黄沙百战穿金甲，不破楼兰终不还。”这里也是把玉门关和黄沙联系起来。还有同时代的王维在《送别司直赴安西》中也写到类似的景象：“绝域阳关道，胡沙与塞尘，三春时有雁，万里少行人。”

当然也有人认为诗改得好，尤其是一些语文老师。正如马未都先生所分析：“诗歌经常是经过后人润色，我们见过很多版本。比如‘两岸猿声啼不住’，有的写‘两岸猿声啼不尽’。那么诗歌如果成为书的时候，润色一般都容易改得比较文学化，比较高深。你比如‘江边渔父对愁眠’和‘江枫渔火对愁眠’那显然后者更显得有点玄妙，诗歌就是有点玄妙，大家才觉得深，前者就比较形象了。”作为文学作品，无论怎么改都无伤大雅，反倒可以出现很多悬念，使读者想象力更加丰富，留下无穷无尽的想象空间。但是如果我们对《黄帝内经》出现了这样的误读误解问题就大了，因为我们至今中医大夫依然要根据《黄帝内经》理论去治病。比如如果不理解《灵枢·经脉》中的“灸则强食生肉”一语的话。就会像杨上善一样“肾有虚风冷病，故强令人生食豕肉。”

经络理论也和前面提到唐诗一样出现了版本问题，马王堆出土的医学帛书《足臂十一脉灸经》《阴阳十一脉灸经》就相当于金代扒村窑瓷枕的“叶落猿啼霜满天，江边渔父对愁眠”。《灵枢·经脉》篇则相当于“月落乌啼霜满天，江枫渔火对愁眠。”所谓的“经络”理论，也是和诗歌版本一样，有其发展演变的轨迹。有时为了理论上的自圆其说，一些学者常常改动早期的原始医学文献，结果造成了后世学者的迷茫，因为缺乏考据，有人一生陷入经络理论的迷雾而不可自拔。

我们之所以不厌其烦地讲了这么多经络内容的考据，主要是想说明经络的概念是非常复杂的，但又非像针灸教科书所描述的那样虚幻。如果没有深厚的考据功夫，很难理解《黄帝内经》经络的原本含义，在针灸临床治疗上就容易迷失方向。

《灵枢·经筋》治疗原则解析

在《灵枢·经筋》篇每一段经筋病的结尾部分，都有一段有关治疗原则的文字，内容几乎完全相同："治在燔针劫刺，以知为数，以痛为输。"

比如在论述足太阳经筋的循行、主病和治疗时写道。

足太阳之筋，起于足小指上，结于踝，邪上结于膝，其下循足外侧，结于踵，上循跟，结于腘；其别者，结于踹外，上腘中内廉，与腘中并上结于臀，上挟脊上项；其支者，别入结于舌本；其直者，结于枕骨，上头下颜，结于鼻；其支者，为目上网，下结于頄；其支者，从腋后外廉，结于肩髃；其支者，入腋下，上出缺盆，上结于完骨；其支者，出缺盆，邪上出于頄。其病小指支，跟肿痛，腘挛，脊反折，项筋急，肩不举，腋支，缺盆中纽痛，不可左右摇。治在燔针劫刺，以知为数，以痛为输，名曰仲春痹。

因为这段文字至关重要，决定了经筋病的治疗原则和具体治疗方法，所以逐句详细分析如后。

一、燔针劫刺

"燔针劫刺"一语的现代语译在针灸界没有太大的歧义，一般针灸书籍基本上均将其解释为火针速刺，这无疑是正确的。比如在《灵枢·官针》中记载到："九曰焠刺，焠刺者，刺燔针则取痹也。"但在具体词义的细微理解上，还是有深究的必要。也有针灸书籍将"燔针劫刺"解释为"温针灸"，肯定是错误的。

关于"燔"字，许慎在《说文解字》中解释说："燔，爇也。从火，番声。"其语意有三。

(1) 焚烧。《韩非子·和氏》："燔《诗》、《书》而明法令，塞私门之请，而遂公家之劳。"

(2) 烤，炙。《广韵·元韵》："燔，炙也。"《诗·小雅·瓠叶》："有兔斯首，炮之燔之。"毛传："毛曰炮，加火曰燔。"

(3) 通"膰"。古代祭祀用的烤肉。《左传·襄公二十二年》："公胜夏从寡君以朝于君，见于尝酎，与执燔焉。"

三个含义都与火烤有关，其中以"焚烧"与"燔针"中的"燔"含义最为接近。所以说，"燔针"的意思就是烧针使爇。在河北承德地区的方言里，仍将"天热"说成"天爇"。《灵枢·官针》亦云："焠刺者，刺燔针则取痹也。"《针灸大成》解释说："火针，一名燔针。"

《素问·调经论》云："病在筋，调之筋……燔针劫刺其下及与急者"，但吴崑却注释为："燔针者，内针之后，以火燔之煖耳"。《类经·疾病类·阴阳虚实寒热随而刺之》张介宾释燔针曰："燔针者，盖纳针之后，以火燔之使煖也。"将"燔针"解释为"以火燔之使煖也"不符合《黄帝内经》原意，实不可取。

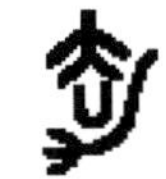

"劫"金文大篆

"劫"字的金文大篆，由（力，"劝"的省略，表示阻止）和（去，前往）构成，表示阻止前往。造字本义：用武力阻止对方行事。小篆将金文的上下结构调整为左右结构。《说文解字》："劫，人欲去，以力胁止曰劫。或曰以力止去曰劫。"和本文相关的语意主要有三。

(1) 威胁，威逼。《左传·庄公八年》："遇贼于门，劫而束之。"

(2) 强夺，抢夺。《论衡·答佞》："攻城袭邑，剽劫虏掠。"

(3) 强盗。《世说新语·政事》："陈仲弓为太丘长，有劫贼杀财主。"

其中以"强夺、抢夺"与"劫刺"中的"劫"含义最为接近。"劫刺"的意思就是指极快刺入并迅速出针，不要留针。这里的"劫"字和抢劫的"劫"字含义是一样的，所以说"劫刺"并不是普通意义上的"速刺速出"。这与内家拳术中的"遇敌犹如火烧身"的拳理有相通之处，要求术者反应要极其迅速敏捷，动作不可犹豫迟疑，拖泥带水。

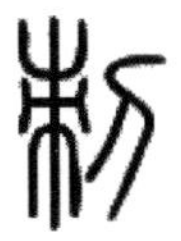

"刺"小篆

"朿"的甲骨文像树上的利刺，再加"刀"另造"刺"，造字本义：用于戳插的尖利刀锋。《说文解字》："刺，君杀大夫曰刺。刺，直伤也。从刀从朿，朿亦声。"

"治在燔针劫刺"，在这里"刺"无疑指的是针刺治疗。

二、以知为数

关于"以知为数"一语，一般针灸书籍多将"知"字解释为治病获效或病愈的意思，而将"数"解释为针刺次数的限度。如在河北医学院的《灵枢经校释》一书中注释道："知，治病获效或病愈的意思，数，指针刺次数的限度。"在原文的语译中，将此语解释为："针刺的次数以病愈为度"。

但是如此解释的话，这句话就变得毫无意义，因为在任何疾病的治疗中，"针刺的次数"几乎都是"以病愈为度"的，而此语却独见于此处，可见其必有所指，换言之，这是针对经筋病的一种特殊治疗法则。而且将"以知为数"解释为："针刺的次数以病愈为度"也与《灵枢·经筋》中语意有矛盾之处，比如在原文中有这样的论述："足少阴之筋……治在燔针劫刺，以知为数，以痛为输，在内者熨引饮药。此筋折纽，纽发数甚者，死不治。""手少阴之筋……其成伏梁唾血脓者，死不治。"笔者根据自身的针灸临床经验，并综合《黄帝内经》其他相关篇章，将"以知为数"一词的语义分析如下。

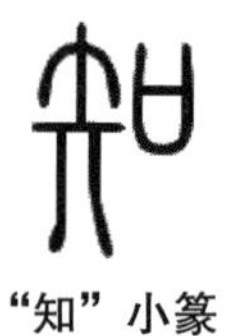

"知"小篆

关于"知"字，许慎在《说文解字》解释说："知，词也，从口从矢。陟离切"。小篆的"知"字是"矢"和"口"组成。意思是能够很快地知道事情实况，便像"矢"箭般快速。"知"字的基本含义指的是知觉，比如在《荀子·王制》中，对"知"字有着精辟的论述："水火有气而无生，草木有生而无知，禽兽有知而无义。人有气，有生，有知，亦且有义，故最为天下贵也。"

在《吕氏春秋·自知》中"知"字则指显露："文候不说，知于颜色。"

《淮南子·修务训》中"知"字指的是识别："孪子之相似者，唯其母能知之。"

"知"字在《黄帝内经》中除表示知觉外，还用于表示初步取得疗效。如在《素问·刺疟》写道："先其发时如食顷而刺之，一刺则衰，二刺则知，三刺则已。不已，刺舌下两脉出血；不已，刺郄中盛经出血，又刺项已下侠脊者，必已。"

在《灵枢·寒热》有云："鼠瘘……其小如麦者，一刺知，三刺而已。"

《素问·腹中论》有"黄帝问曰：有病心腹满，旦食则不能暮食，此为何病？岐伯对曰：名为鼓胀。帝曰：治之奈何？岐伯曰：治之以鸡矢醴，一剂知，二剂已。"

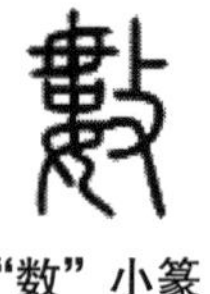

"数"小篆

“数”字从攴（pū），娄声。《说文解字》：“数，计也。从攴娄声。”其本意指的是计算。此外还可作法制讲，如《管子·任法》：“圣君任法而不任智，任数而不任说。”另外还可当作规律、法则讲，如《荀子·天论》：“所志于四时者，已其见数之可以事者矣。”

同样，“数”字在《黄帝内经》中，不仅做数量讲，也可做道理、法度、规律、标准讲。

如《素问·玉版论要》：“请言道之至数，五色脉变，揆度奇恒，道在于一。神转不回，回则不转，乃失其机。至数之要，迫近以微，著之玉版，命曰合玉机。”《类经》注曰：“天地虽大，万物虽多，莫有能出乎数者，数道大矣，故曰至数。”此处的“至数”是重要道理的意思，“数”作道理讲。

《灵枢·禁服》中：“必审察其本末之寒温，以验其藏府之病，通其营输，乃可传于大数。”《素问·汤液醪醴论》：“今良工皆得其法，守其数，亲戚兄弟远近音声日闻于耳，五色日见于目，而病不愈者，亦何暇不早乎？”《灵枢·血络论》：“血脉盛者，坚横以赤，上下无常处，小者如针，大者如筯，即而泻之万全也。故无失数矣，失数而反，各如其度。”此处的“数”作法度、原则讲。

《素问·血气形志》：“夫人之常数，太阳常多血少气，少阳常少血多气，阳明常多气多血，少阴常少血多气，厥阴常多血少气，太阴常多气少血，此天之常数。”此处的“数”做标准讲。

《素问·脉要精微论》：“察之有纪，从阴阳始，始之有经，从五行生，生之有度，四时为数，循数勿失，与天地如一，得一之情，以知死生。”《素问·宝命全形论》：“能存八动之变者，五胜更立；能达虚实之数者，独出独入。”此处的“数”均作规律讲。

将“以知为数”解释为“针刺的次数以病愈为度”，显然是受了“一刺则衰，二刺则知，三刺则已”等的影响。如果仅仅将“知”释为“治病获效或病愈的意思”，虽较勉强，但似乎也说得通，但如果将其解释为“针刺的次数以病愈为度”则是不妥的。因为在上文中，“衰”当作衰减、减轻讲；“已”当作停止讲，也可理解为症状消失或痊愈；如《广雅》释诂：“已，愈也。”“知”并不是指“病愈”，而是介于“衰”和“已”之间的状态，也就是症状明显减轻的意思。

如果将“知”释为“治病获效或病愈的意思”的话，“数”只能解释为道理、法度、规律、标准、原则。这样，“以知为数”就可解释为：“以症状明显减轻为针刺强度的标准”，也就是说，每次针刺的刺激量（深度和数量）以患者的症状明显减轻为标准，而不宜过强刺激。

“数”字除有以上几种含义外，还可作顺序讲。如《荀子·劝学》有云：“学恶乎始？恶乎终？曰：其数则始乎诵经，终乎读礼。”说的是学习的顺序是始于读经而终于读礼。此外，在《国语·晋语》也有云：“数之言纪也。”这里的“数”指的也是顺序。

众所周知，经筋病一般病位多比较广泛，所以在应用“燔针劫刺”之时，每次针刺的“痏数”是较多的。常用火针的人都知道，在决定用火针治疗以后，首先考虑的问题就是先从何处开始针刺。一般多是首先选取患者感觉最痛苦的症状所及部位针刺，然后再依次治疗它处，并主要将其痛处作为火针施治的腧穴。这种解释比较符合临床实际情况，这里将“知”字解释为患者对病痛的感知；而将“数”字释为顺序，也就是施针的先后顺序。

“知”字除了以上字义外，在《黄帝内经》中还有一个很重要的含义，那就是表示针感。对此，在《灵枢·行针》中有着详尽地论述。

黄帝问于岐伯曰：余闻九针于夫子，而行之于百姓，百姓之血气各不同形，或神动而气先针行；或气与针相逢；或针已出气独行；或数刺乃知；或发针而气逆；或数刺病益剧，凡此六者，各不同形，愿闻其方。岐伯曰：重阳之人，其神易动，其气易往也。黄帝曰：何谓重阳之人？岐伯曰：重阳之人，熇熇蒿蒿，言语善疾，举足善高，心肺之脏气有余，阳气滑盛而扬，故神动而气先行。黄帝曰：重阳之人而神不先行者，何也？岐伯曰：此人颇有阴者也。黄帝曰：何以知其颇有阴也？岐伯曰：多阳者多喜，多阴者多怒，数怒者易解，故曰颇有阴，其阴阳之离合难，故其神不能先行也。黄帝曰：其气与针相逢奈何？岐伯曰：阴阳和调而血气淖泽滑利，故针入而气出，疾而相逢也。黄帝曰：针已出而气独行者，何气使然？岐伯曰：其阴气多而阳气少，阴气沉而阳气浮，沉者内藏，故针已出，气乃随其后，故独行也。黄帝曰：数刺乃知，何气使然？岐伯曰：此人之多阴而少阳，其气沉而气往难，故数刺乃知也。黄帝曰：针入而气逆者，何气使然？岐伯曰：其气逆与其数刺病益甚者，非阴阳之气，浮沉之势也，此皆粗之所败，工之所失，其形气无过焉。

可以看出，文中的“知”字，指的就是患者的针感。针感也是知觉，当然这是一种特殊的知觉，与针刺时出现的痛感是完全不同的，否则也就不会有“气先针行”出现了，这一点是需要我们注意的。

在《灵枢·经筋》中的结尾部分，有一段十分关键的文字：“经筋之病，寒则筋急，热则筋弛纵不收，阴痿不用。阳急则反折，阴急则俯不伸。焠刺者，刺寒急也，热则筋弛纵不收，无用燔针。”由此可以看出，“燔针劫刺”并不适合治疗所有的“经筋之病”，从人体寒热的角度来讲，“焠刺”只是适合“刺寒急也”。众所周知，一般偏于“寒急”的患者与“多阴而少阳”者基本上属于阳虚阴盛体质，一般对针刺的反应会稍迟钝些，故其针感多是“数刺乃知也”。

“以知为数”的意思可以理解为以患者出现针感为针刺强度的标准，一旦针感出现了，就应该停止针刺治疗，而不应过强刺激。另外，需要注意的是，如果对于“热则筋弛纵不收”的“经筋之病”也“焠刺”的话，则会出现“针入而气逆”等的不良反应，严重者还会出现“数刺病益剧”的严重后果。

“以知为数”中的“知”字和“数”字有几种含义，因此“以知为数”可以做出几种不同的解释。比较而言，将“知”字解释为针感，将“数”字解释为道理、法度、规律、标准，也就是将“以知为数”释为“以知为度”，更为符合《灵枢·经筋》篇原文的本意。

三、以痛为输

关于文中的“以痛为输”一语，一般针灸书籍多将其与“阿是穴”的概念相混同。比如在河北医学院的《灵枢经校释》一书中注释道：“‘以痛为输’，在痛处取穴，即所谓天应穴、阿是穴。”

关于“以痛为输”一语，历代医家有清晰明确的解释。

如杨上善在《黄帝内经太素》云：“输谓孔穴也，言筋但以筋之所痛之处即为孔穴。不必要须以诸输也，以筋为阴阳气之所资，中无有空，不得通于阴阳之气上下往来，然邪入腠袭筋为病，不能移输，遂以病居痛处为腧。”

如张景岳在《类经》中写道：“以痛为腧即其痛处是也”。

张志聪等在《黄帝内经灵枢集注》云：“以痛为腧者，随其痛处而即为其所取之俞穴也”。

“痛”金文大篆

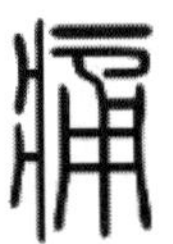
“痛”小篆

“甬”，既是声旁也是形旁，是“通”的省略，表示贯穿、相连。“痛”字，篆文[篆文字形]，由[篆文字形]（疒）和[篆文字形]（甬，即“通”，贯穿，相连）构成，表示疼感连到骨头。造字本义：极度疼感的，疼感连到骨头。隶书[隶书字形]将篆文的[篆文字形]写成[隶书字形]。“疼”是皮、肉、组织受损伤造成的难受状态；“痛”是连到骨头神经的极度疼感。

“疒”字，甲骨文[甲骨文字形]像一个盗汗[甲骨文字形]的病人[甲骨文字形]躺在床[甲骨文字形]上，或[甲骨文字形]像一个孕妇[甲骨文字形]躺在床[甲骨文字形]上。有的甲骨文[甲骨文字形]简化成一个人[甲骨文字形]躺在床[甲骨文字形]上。造字本义：病人或孕妇卧床休养。小篆[篆文字形]简化字形，在“床”[篆文字形]上加一横指事符号[符号]，表示躺在床上。“疒”后来只作偏旁。

阿是穴，是针灸及推拿医师经常选取使用的穴位。受教科书的误导，一般认为，阿是穴即是患病时，机体上出现的压痛点，按揉这些部位，可使局部的气血趋于畅通，对疾病有一定的治疗作用。最为常见的解释是，当医者按压到患者的痛处时，患者会大叫一声“啊！”，其实这是一种以讹传讹的说法。

在我们大学的针灸教科书《腧穴学》中，对“阿是穴”则解释如下。

就“阿”字而言,《汉书·东方朔传》颜师古注，是“痛”的意思，因其按压痛处，病人会“啊”的一声，故名“阿是”。阿是之称见于唐代《千金方》中：“有阿是之法，言有人病痛，即令捏（掐）其上，若里（果）当其处，不问孔穴，即得便快成（或）痛处，即云阿是，灸刺皆验，故曰‘阿是穴’也”。因其没有固定的部位，故《扁鹊神应针灸玉龙经》(简称《玉龙经》)称“不定穴”,《医学纲目》称“天应穴”。其名虽异，而其意皆同。溯本求源乃始自《内经》所言之“以痛为输”。这类腧穴既无具体名称，也无固定部位，而是以痛处为穴，直接进行针刺或艾灸，往往比有固定位置的腧穴效果还好。

很显然，该段释义认为阿是穴与“痛处取穴”密切相关，甚至引用了颜师古的注来证明阿是穴就是“压痛点”。实际上，在《汉书·东方朔传》(班固著，颜师古注)中，正文只有三个地方出现了“阿”字。

“明陛下正而不阿，因以止哀也。”

“乃使太中大夫吾丘寿王与待诏能用算者二人，举籍阿城以南。”

“夫殷作九市之宫而诸侯畔，灵王起章华之台而楚民散，秦兴阿房之殿而天下乱。”

在这三个“阿”字中，颜公仅对“阿城以南”之“阿”作注：“阿城本秦阿房宫也，以其墙壁崇广，故俗呼为阿城。”此注与“痛”毫无关联。引人注意的另有一处原文“上令倡监榜舍人，舍人不胜痛，呼謈。”颜公注曰：“謈，自冤痛之声也，舍人榜痛，乃呼去謈。今人痛甚，则称阿謈，音步高反。”

由此可见,《腧穴学》中“阿是”之义显然是从“阿謈”中转生而来，但此处表“痛”义的为“謈”字而非语助词“阿”，故而据此将“阿是”释为呼痛之声是完全错误的。

在韩国话中，还保留“阿謈（bó）”一词的发音，也是表示疼痛，意思和汉代汉语语义完全相同。

那么,“阿是”二字到底应如何理解呢？从《灸例》原文中可知阿是之法为当时吴蜀之地流行的灸法之一，故“阿是之法”命名者亦应为吴蜀之人。《辞海》中“阿”字注曰：“吴方言中作语助，表示询问，相当于北方话的‘可’。如：阿是？阿是？”

章太炎在《新方言·释词》中认为："苏州言阿是，通语言可是。"王力教授认为：吴语最突出的词序表现在疑问词"阿"的位置之上。"阿"字所表示的语气等于普通话的"吗"字，但是它所在的位置和"吗"字所在的位置正相反，"吗"字用在句尾，而"阿"字用于谓语的前面。我询问过多位江苏来的经筋班学员，都说目前"阿是？"一词在口语里依然很常用。

由此可见，"阿是穴"不同于"随其痛处而即为其所取之俞穴"的"以痛为输"取穴法，阿是穴是机体疾病状况下出现的包括经穴和奇穴在内的特殊反应点，以按之"即得便快"为主要特征，有时亦表现为"痛"处。而"以痛为输"则是以患者所述痛处作为取穴标准，这是两种完全不同的取穴方法，不应该混为一谈。

综上所述，《灵枢·经筋》中的治则"治在燔针劫刺，以知为数，以痛为输"可以做如下解释：其治疗方法是用火针以极快的速度刺入并旋即出针，针刺的强度以患者出现针感为标准，以患者所述疼痛之处作为针刺的腧穴。

因此，治疗经筋病，用毫针也好、芒针也好、长圆针也好，可以依据《灵枢·经筋》中的治则，速刺便可，不一定要留针，但针感应该适度加强。在患者病痛处也就是相应筋结处针刺施针便可，而不必取远端腧穴。

我和实习的李珩同学曾在核心期刊《中国针灸》2005 年 04 期发表过《阿是穴释义》一文，我晋升正高职称主要是因为这篇文章得到主考官的欣赏。早在《阿是穴释义》发表之前，我曾写过另外一篇《论"是穴"》的文章，但因为理论不够成熟，没有发表，只是在学生及一些同道之间传阅。2005 年，朋友送我一本《肌肉起止点疗法——反阿是穴》（张文兵，霍则军　著），发现此书很有新意，而且书后附有《大成拳论》部分内容。感觉后生可畏，侯志强告诉我，作者是他们同班同学，以前在北中医和我练过大成拳。但我感到"反阿是穴"这个提法有些问题，于是开始了对"阿是穴"的深入研究。侯志强、李理等几位同学本科在读时是由他们的辅导员田阳春介绍和我学习大成拳，因为他们本科是针灸推拿专业，经常一起探讨拳学及针灸学术理论与技法，对我在针灸学术上帮助很大。

从本质上讲，《黄帝内经》中的"以痛为输""在骨守骨，在筋守筋""盛则泻之，虚则补之，热则疾之，寒则留之，陷下则灸之，不盛不虚，以经取之"以及后来的"阿是穴"等诸多刺法，实质上讲的都是在病患的局部取穴，概括起来都可以叫作"是穴"。所以说，针灸取穴无非两类：也就是"是穴"和远端取穴。

被误解的医古文

一、正气存内，邪不可干

我们挂在口头上的“正气存内，邪不可干”这句话，其“正气”的本意并非目前中医理论中所指的正气，而是练功观想内容。其原文出自《素问·刺法论》。

黄帝曰：余闻五疫之至，皆相染易，无问大小，病状相似，不施救疗，如何可得不相移易者？岐伯曰：不相染者，正气存内，邪不可干，避其毒气，天牝从来，复得其往。气出于脑，即不邪干，气出于脑，即室先想心如日，欲将入于疫室，先想青气自肝而出，左行于东，化作林木，次想白气自肺而出……五气护身之毕，以想头上如北斗之煌煌，然后可入于疫室。

《论语》中说，“伯牛有疾，子问之，自牖执其手，曰：亡之，命矣夫！”估计孔子是担心被传染，所以才隔窗握手。关于传染病的论述，唐代王焘的《外台秘要》，还有孙思邈的《备急千金要方》《备急千金翼方》都有专篇论述。

唐代医家孙思邈，世称孙真人，后世尊之为药王，唐京兆华原孙家塬人，约生于隋文帝开皇元年(581)，卒于唐高宗永淳元年(682)，享年101岁。也有人根据《旧唐书》《新唐书》等分析，认为孙思邈大约生于公元542年，卒于公元682年，终年140岁左右。许多朋友不了解的是，这样一位长寿老人，曾为六百余例麻风病人进行隔离治疗，不顾个人安危在患者身边护理观察，而且治愈率达10%，这在1300年前来讲，已经是一个奇迹。孙思邈对麻风病的病理病机有详尽的论述：“疾风有四百四种，总而言之，不出五种，即是五风所摄，云何名五风，一曰黄风，二曰青风，三曰白风，四曰赤风，五曰黑风。”他认为，“病起之由，皆因冷热交通，流入五脏，通彻骨髓，用力过度，饮食相违，房室不节，虚动劳极，汗流遍体，因兹积热，风热彻五脏，饮食杂秽，虫生至多，食人五脏骨髓皮肉筋节，久久败散。”孙思邈治麻风病的方药初期用“阿魏雷丸散方”；中后期用“天真百畏丸”；外用的有大白膏方、大黑膏方；消毒可用雄黄、朱砂等消毒药品。

孙思邈之所以没有被传染，和他终生练功观想有直接关系。他的练功方法“想见空中太和元气，如紫云成盖，五色分明，下入毛际，渐渐入顶。”和《素问·刺法论》中的观想法有相同之处。他在《备急千金要方》中论述如下。

彭祖曰：道不在烦，唯能不思衣食，不思声色，不思胜负，不思曲直，不思得失，不思荣辱。心无烦，形勿极，而助之以导引，行气不已，亦可得长年，千岁不死。凡人不可无思，当以渐遣除之。彭祖曰：和神导气之道，当得密室，闭户安床暖席，枕高二寸半，正身偃卧，瞑目，闭气于胸膈中，以鸿毛着鼻上而不动，经三百息，耳无所闻，目无所见，心无所思，如此则寒暑不能侵，蜂虿不能毒，寿三百六十岁，此邻于真人也。每旦夕面向午，展两手于脚膝上，徐徐按捺肢节，口吐浊气，鼻引清气。良久，徐徐乃以手左托、右托、上托、下托、前托、后托，瞑目张口，叩齿摩眼，押头拔耳，挽发放腰，咳嗽，发阳振动也。双作只作，反手为之，然后掣足仰振，数八十九十而止。仰下徐徐定心，作禅观之法，闭目存思，想见空中太和元气，如紫云成盖，五色分明，下入毛际，渐渐入顶。如雨初晴，云入山。透皮入肉，至骨至脑，渐渐下入腹中，四肢五脏皆受其润，如水渗入地，若彻则觉腹中有声然，意专思存，不得外缘，斯须即觉元气达于气海，须臾则自达于涌泉，则觉身体振动，两脚蜷曲，亦令床坐有声拉拉然，则名一通。一通二通乃至日别得三通五通，则身体悦怿，面色光辉，鬓毛润泽，耳目精明，令人食美，气力强健，百病皆去。

二、中气穴则针游于巷

“中气穴则针游于巷”,《灵枢·邪气脏府病形》篇这句话，绝大多数针灸书籍都莫名其妙地解释成了针下得气及针感传导的描述，有为数不少的科研工作者将此作为研究针刺感传的理论依据去申请课题搞科研。许多针灸临床医师也错误地认为针刺治疗必须出现感传才会有效，于是就一味地加强刺激，甚至用电针等，因此而出现许多流弊。比如“面瘫”治疗用电针强刺激往往会留下面肌抽搐的后遗症，患者非常痛苦，治疗起来也很棘手。对于“中气穴则针游于巷”这句话，唐代医家杨上善解释“以下行针法也，中于肉，肉者不著分肉之间，中于节者，不针骨穴之内，皆不游巷也。巷，谓街巷，空穴之处也。”明确地说明了其与针感及传导无关，比较接近原文的本意。但“巷”字的本意到底是什么？我们下面将仔细讨论。

在《灵枢·邪气脏府病形》中有一段关于针刺手法的重要论述“黄帝曰：刺之有道乎？岐伯答曰：刺此者，必中气穴，无中肉节，中气穴则针游于巷，中肉节即皮肤痛。补泻反则病益笃，中筋则筋缓，邪气不出，与其真相搏，乱而不去，反还内著，用针不审，以顺为逆也。”

文中的关键语句“中气穴则针游于巷”，在河北医学院的《灵枢经校释》一书中是这样注释的：“形容针刺得当，刺中穴位后，针感即沿经脉循行路线出现。”目前的《灵枢》注本多宗之，有的教材及经络研究论著，还将其作为有关针感传导现象的最早记述而引用。

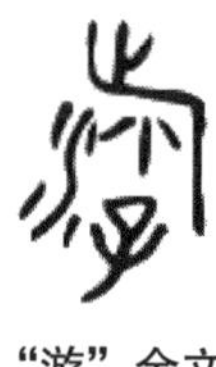
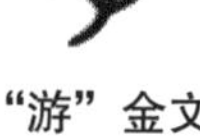
“游”金文

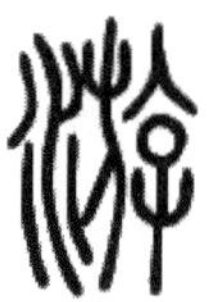
“游”小篆

关于“游”字,《说文解字》中写道:“游，旌旗之流也。从㫃，汓声。”

“斿”是“游”的本字。斿字的甲骨文 像飘扬的旗帜下面有学子。金文 承续甲骨文字形。当“斿”作为单纯字件后，再加 “水”（河）另造“游”字的小篆 ，表示打着旗帜过河。当“游”引申出“泅水”的稳定义项后，后人以“辵”代“水”另造“遊”，表示陆上的巡行。古人称横渡为“游”，称顺着河道长距离游行为“泳”。

“中气穴则针游于巷”中取水中浮行或潜泳之意，即中气穴后针下要有像物体在水中浮行的感觉。而非患者主观感知的针感传导。正如赵京生教授所指出的:“针游于巷”的原意与针感传导是无关的，而是衡量是否“中气穴”的标准。

关于“巷”字，我们先从 1997 年的高考语文题说起。当年有这样一道对错判断题:“这部精彩的电视剧播出时，几乎是万人空巷，人们在家里守着荧屏，街上显得静悄悄的。”估计不少考生都做出了肯定的判断，不知道全国会有多少考生因为这 3 分而丧失了进入大学的宝贵机会，其人生轨迹因此发生了逆转。

“万人空巷”出自苏轼《八月十七日复登望海楼》诗:“赖有明朝看潮在，万人空巷斗新妆。”考生丢分的原因就在于我们现在绝大多数的词典都将“万人空巷”中的“巷”字错误地解释成了街巷。也正是因为这种误导，使得我们在理解《黄帝内经》时出现了错误。

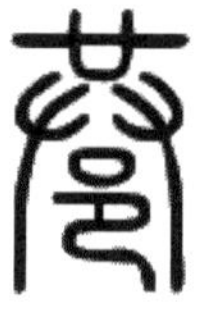
“巷”小篆

“巷”字在战国和汉代主要指住宅，比如《史记・陈丞相世家》记载道:“家乃负郭穷巷，以獘席为门”。这里的“负”是指背负，在这里引申为背靠着，“郭”是指城外加筑的一道城墙，“獘席”是很破的席子。陈平早年所住的“巷”是紧靠在城外加筑的城墙边上的一所简陋房屋，门是用很破的席子做的，类似于今天的违章建筑，门外很可能根本没有街巷。在《战国策・秦策一・苏秦始将连横》中这样写道:

"且夫苏秦，特穷巷掘门桑户棬枢之士耳。"文中的"特"是只不过的意思，穷巷等于说陋室；掘门是指抉墙为门；桑户是指以桑木作门扇；棬枢是以弯曲的木条作户枢。文中的门、户和枢指的都是房屋的构成部分，所以这里的"巷"字指的是房屋而不是街巷。可见苏秦当年的境况和陈平早年差不多，住的都是"穷巷"。

另外,《论语·雍也》也有这样的记载"子曰：贤哉，回也！一箪食，一瓢饮，在陋巷，人不堪其忧，回也不改其乐。"有人将文中的"陋巷"理解为简陋的街巷，并到处去寻找颜回居住过的所谓"陋巷"，大概是想开发成旅游景点。我们从《论语》原文中也可以看出，颜回"一箪食，一瓢饮"然后是"在陋巷"。也就是说,"陋巷"是他饮食的处所，而一个读书人是不可能天天在街巷里用餐的。事实上，颜回虽然比较清贫，但还是有田地的，只不过是他住的房子不够豪华而已,"陋巷"也就是"陋室"的意思。王引之《经义述闻·通说上》:"陋巷，谓隘狭之居，即《儒行》所云'一亩之宫，环堵之室'也……今之说《论语》者以陋巷为街巷之巷，非也。"

在《诗经·郑风·叔于田》里还有这样的描述"叔于田，巷无居人，岂无居人，不如叔也，洵美且仁。叔于狩，巷无饮酒，岂无饮酒，不如叔也，洵美且好。叔适野，巷无服马，岂无服马，不如叔也，洵美且武。"绝大多数书籍都将"巷"字解释成街巷，你见过几个受过教育的人在胡同里喝酒?

所以说"中气穴则针游于巷"不仅与针感传导无关，而且将其中的"巷"解释为"街巷"也是错误的。"巷"与"穴"的概念是相同的，其本意指的都是"气"居住的处所,"气穴"也就是"气"所居之处，也可称之为"气巷"。类似的论述还见于《素问·气穴论》:"三百六十五穴，针之所由行也……气穴之处，游针之居。"《灵枢·胀论》:"不中气穴则气内闭，针不陷肓则气不行。""肓"本意指的是膈下的空腔，这里泛指穴位所在的空间。所以说"中气穴则针游于巷"实质上也就是"中气穴则针游于穴"。不过从文学角度来看,"中气穴则针游于巷"的语感富于变化，读起来更有韵味，这在语法上叫作互文。

扁鹊六不治

在《史记·扁鹊仓公列传》中有如下记载。

扁鹊过齐，齐桓侯客之。入朝见，曰:"君有疾在腠理，不治将深。"桓侯曰:"寡人无疾。"扁鹊出，桓侯谓左右曰:"医之好利也，欲以不疾者为功。"后五日，扁鹊复见，曰:"君有疾在血脉，不治恐深。"桓侯曰:"寡人无疾。"扁鹊出，桓侯不悦。后五日，扁鹊复见，曰;"君有疾在肠胃间，不治将深。"桓侯不应。扁鹊出，桓侯不悦。后五日，扁鹊复见，望见桓侯而退走。桓侯使人问其故。扁鹊曰："疾之居腠理也，汤熨之所及也；在血脉，针石之所及也；其在肠胃，酒醪之所及也；其在骨髓，虽司命无柰之何。今在骨髓，臣是以无请也。"后五日，桓侯体病，使人召扁鹊，扁鹊已逃去。桓侯遂死。

使圣人预知微，能使良医得蚤从事，则疾可已，身可活也。人之所病，病疾多；而医之所病，病道少。故病有六不治：骄恣不论于理，一不治也；轻身重财，二不治也；衣食不能适，三不治也；阴阳并，藏气不定，四不治也；形羸不能服药，五不治也；信巫不信医，六不治也。有此一者，则重难治也。

文中描写扁鹊"扁鹊以其言饮药三十日，视见垣一方人。以此视病，尽见五脏症结，特以诊脉为名耳。"过去许多人不太理解，实际上经过内功修炼，看病时可以不用脉诊等常规诊疗手段，直接应用直觉思维。也就是《素问·八正神明论》所描述的："请言神，神乎神，耳不闻，目明心开而志先，慧然独悟，口弗能言，俱视独见，适若昏，昭然独明。"的境界。

关于文中扁鹊治疗虢太子的"尸蹶"，大家会觉得很神奇，因为目前急救都是西医的事儿，中医一般没有机会参加。十几年前一位亲戚因误服哥哥配制的药酒而进入昏迷状态，压眶反射微有皱眉，下肢毫无反应。送到某三甲医院急诊，大夫予以输液治疗，但不见明显好转。我用 0.35 × 75mm 的毫针透刺头部百会穴等腧穴，强刺激。一分钟后出现躁动，五分钟后仍精神恍惚。情急之中我将随身放在钥匙串上的犀角珠磨下很小一部分洒在酸奶上使其服下，十几分钟后老人即下地行走，一个小时后走出医院回家，次日早晨正常遛狗，至今无任何不适。犀角开窍作用之好令人匪夷所思，我想古人的"心有灵犀一点通"或许与其开窍作用有一定的关系。

关于上文中的"六不治"问题，网上争论得沸沸扬扬，有人借此攻击扁鹊乃至中医。说什么连"衣食不能适"都不给治，这叫什么医德？我们的某些中医学者因为不熟悉《史记》和《黄帝内经》语言体系，好像也自觉理屈词穷，只好推出《素问·五脏别论》中的"拘于鬼神者，不可与言至德，恶于针石者，不可与言至巧，病不许治者，病必不治，治之无功矣。"来搪塞，甚至认为这六种情况不给患者治疗是应该的。比如《中华医史杂志》1998 年 03 期就有学者撰文称："病有六不治是中国最早的医学伦理准则"，今录其论文摘要于此："本文通过考察医学团体的形成，提出了医生行为准则的出现是这一过程的结果，论证了扁鹊的'六不治'原则是中国最早的医学伦理准则，并认为它与古希腊希波克拉底誓词在本质上是一致的。"

这种似是而非的言论误导了很多人，难道一个"轻身重财""信巫不信医"或"阴阳并，脏气不定"的人患了疾病我们中医就不去救治吗？实际上，"不可与言至德"和"不可与言至巧"并没有说不给医治，只是说无法和这些人讨论医理而已。一些反对中医的人士更是以此为口实来作为攻击中医的武器。比如有人发表《扁鹊是什么鸟？——“六不治”》的奇文，摘录如下。

据《史记·扁鹊仓公列传》，扁鹊很拽，有六种情况是不给人治病的。以前在37度医学网有一位叫“九天飞鹰”的中医粉丝有“八不治”，和“六不治”一样，无非是一种个人“做派”。“六不治”被历代中医推崇研究，意外的上升为一种医学原则，在著名的笑话大全《本草纲目》里郑重收入，与“八要”“六失”地位相同。

“六不治”真有什么了不起的奥义吗？我们看看。

……总的看来，扁鹊的“六不治”私心重动机不纯，较之“希波克拉底誓言”的大爱风范，有云泥之别。

扁鹊似乎并不是什么好鸟。（《新语丝》2008-06-21发表）

该文作者缺乏一个正常成年人基本的判断，古汉语常识就更不用说了。

稍有古文常识的人都可以看出，原文到“扁鹊已逃去，桓侯遂死。”就已结束了对扁鹊行医故事的描述，后面的话则是司马迁的总结论述之语。

所谓的“六不治”是司马迁对世人的告诫之语，是对齐桓侯之类的统治者讲的。“使圣人预知微，能使良医得蚤从事，则疾可已，身可活也”，说的是假使我们自己预先觉察疾病发生的征兆，就能使良医及早诊治，那么疾病就都可以治好，身体就可以健康。“人之所病，病疾多；而医之所病，病道少”，是说一般人所担忧的是疾病太多，而医生所忧虑则的是医治疾病的方法太少。“六不治”可能出现其中的一种，也可能是一种以上，所以司马迁说“有一者，则重难治也”，有其中的一种情况出现就已经很难治了。

我们从齐桓侯的病例中也可以看出，他根本就不让扁鹊治疗，而不是扁鹊不给他治疗。小孩儿不让治疗可以强行治疗（也得家长同意），一个国君或诸侯王不愿意治疗，当然也就只能够“不治”了，即便如此，扁鹊还是三番五次地劝说齐桓侯接受治疗，真是仁至义尽，最后实在是不能治了，而且再不走就会有生命危险时才逃走。文中举三个病例，哪个是扁鹊不给治的？这只能说我们的古汉语水平滑落了，连基本的文意都搞不清楚了。我们再具体分析一下六不治。

1. 骄恣不论于理：有的人浑不讲理，比如齐桓侯，大夫怎么给他治。吃药拒绝，扎针不愿意，那怎么治疗。即便是勉强治疗，因为患者不配合，疗效也不会太好。

2. 轻身重财：自己都不把身体当回事，请大夫不愿花钱，吃药不愿花钱，当然不好治。

3. 衣食不能适的意思是：穿什么都不行，穿少了冷，穿多了热；吃也是一样，吃什么都不对劲儿，吃少了饿，吃多了胃胀。这类病人寒热错杂，肠胃不好，也不太好治。

4. 阴阳并，脏气不定：人体正常的阴阳关系应该是“阴平阳秘”。“阴阳并”是阴阳的关系混乱了，“脏气不定”就更危险了。

5. 形羸不能服药：比如《灵枢·终始》篇云：“少气者，脉口、人迎俱少，而不称尺寸也。如是者，则阴阳俱不足，补阳则阴竭，泻阴则阳脱。如是者，可将以甘药，不可饮以至剂。如此者弗灸。不已者因而泻之，则五脏气坏矣。”患者体质太虚的情况下，一般禁止针刺的，灸也不能用，体质虚的都“不能服药”了，当然无法治疗。类似的例子还可以见《素问·阴阳别论》：“二阳之病发心脾，有不得隐曲，女子不月，其传为风消，其传为息贲者，死不治。”又“所谓生阳死阴者，肝之心谓之生阳，心之肺谓之死阴，肺之肾谓之重阴，肾之脾谓之辟阴，死不治。”

6. 信巫不信医：这很好理解，他根本就不信你，你怎么治。别说中医了，就连西医也不信。这种情况几十年前在一些偏远地区仍然存在，如生孩子不许医务人员靠近，坚持自己生产。此外，还有一些民国精英比如傅斯年先生就讲过“我是宁死不请教中医的，因为我觉得若不如此便对不住我所受的教育。”这在本质上和“信巫不信医”没有什么区别。试想如果今天一些以批判中医为荣的一些人士，你怎么可能去给他治疗呢？只好“不治”。在民国时期，在某些小圈子里，攻击中医曾是一种时髦，比如当年有一个很有名的地质学家叫丁文江，他写了一幅对子，上联是：“爬山吃肉骂中医，人老心不老”，下联是：“写字喝酒说官话，知难行亦难”。当时是个人物坐在一起就得骂几句中医，它成了一种时尚，信西医就好比穿西服打领带，而信中医就好比穿长袍马褂一样土气。今天也不例外，在某些人看来，似乎相信中医是很土的，所以个别人会以骂中医来界定自己的身份，这和改革开放之初的街头小青年戴个进口蛤蟆眼镜不摘商标没有本质区别。

实际上，争论的双方都没有真正理解“六不治”的本意。首先，这段话是太史公的总结之语而非扁鹊所言。请注意“能使良医得蚤从事”一语，扁鹊会称自己是良医吗？这显然是司马迁的议论。其次，“不治”并非不给治疗，而是不好治或难治的意思。如果连“衣食不能适”都不给治的话，那扁鹊为何连虢太子几乎“暴蹶而死”的危证都主动要求治疗？甚至在中庶子挖苦嘲讽的情况下还苦口婆心地耐心解释，因为他不忍心看到虢太子死去。如果连“骄恣不论于理”都不给治的话，他为何多次要给“骄恣不论于理”的齐桓侯治疗，不仅在齐桓侯“有疾在腠理”情况下要给他治疗，就连“有疾在血脉”和“有疾在肠胃间”的情况下，扁鹊还是要坚持给他治疗，可谓仁至义尽。直到最后疾病到了“在骨髓”的情况下，在根本无法医治且有生命危险时才不得不离去。因为“病不许治者，病必不治，治之无功矣。”

在中医经典中，“治”或“不治”一类的词，出现的频率是很高的。仅《黄帝内经》中“不治”或“死不治”就有67处之多，但没有一处可以理解为“不给治”。比如

《素问·四气调神大论》“圣人不治已病治未病，不治已乱治未乱”这里的“治”是首先的意思，“不治”是其次的意思，当然“不治”也可理解为“难治”或“不好治”。就连《黄帝内经》中“死不治”的意思也不是不给治疗，而是不好治或无法治疗之意，比如《素问·玉机真脏论》指出“诸真脏脉见者，皆死不治也”。类似的描述也见于《史记·扁鹊仓公列传》。

齐章武里曹山跗病，臣意诊其脉，曰：“肺消瘅也，加以寒热。”即告其人曰：“死，不治。适其共养，此不当医治。”法曰“后三日而当狂，妄起行，欲走；后五日死。”即如期死。山跗病得之盛怒而以接内。所以知山跗之病者，臣意切其脉，肺气热也。脉法曰：“不平不鼓，形弊”。此五脏高之远数以经病也，故切之时不平而代。不平者，血不居其处；代者，时参击并至，乍躁乍大也。此两络脉绝，故死不治。

其实《史记·扁鹊仓公列传》原文说得十分明白：“有此一者，则重难治也”，重难治就是很难治的意思。这“六不治”的六种情况都属于“重难治”的范围，难道“重难治”和不给治疗是一回事吗？

《史记·扁鹊仓公列传》文中载有“简子赐扁鹊田四万亩”，可见扁鹊行医不是因为生活所迫，完全是自己的爱好或者说是为了患者着想，仅从这一点就可以看出他的医德之高。用私心重动机不纯去解释“六不治”也许只有心理阴暗的人才会想得出，所谓以己之心度人之腹。

另外，用史学家告诫世人的语言“六不治”和“希波克拉底誓言”相比，当然会有云泥之别，因为两者本身就没有可比性。能和希波克拉底誓言相比的是孙思邈的《大医精诚》，诸君自己看看就行，毋庸赘言。

因为没有画像留下来，所以后人难以见到名医扁鹊真实的面目。在民间的传说中，人们将扁鹊神话为一只长着人头，身子却是鸟身的怪鸟。在出土的东汉画像石中“人面鸟”正在为三位依次跪坐着的人看病。我的结论：扁鹊是个“好鸟”。

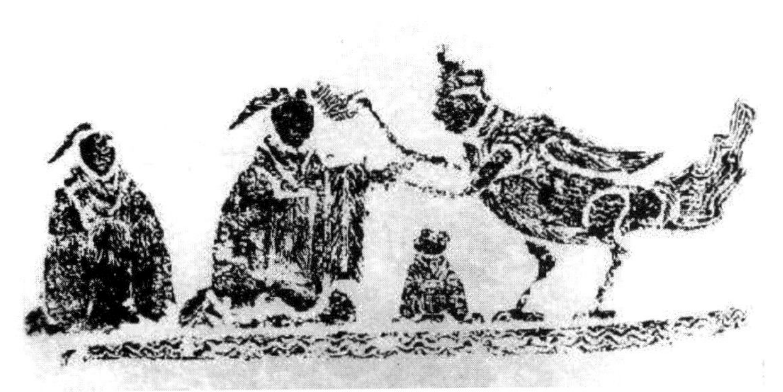

中 篇

《灵枢》详解

九针十二原第一

原文 1

黄帝问于岐伯曰：余子万民，养百姓，而收其租税。余哀其不给，而属有疾病。余欲勿使被毒药，无用砭石，欲以微针通其经脉，调其血气，营其逆顺出入之会。令可传于后世，必明为之法。令终而不灭，久而不绝，易用难忘，为之经纪。异其篇章，别其表里，为之终始。令各有形，先立针经。愿闻其情。

这段话的大概意思是，黄帝对岐伯说："我怜爱万民，亲养百姓，并向他们征收租税。我哀怜他们生活尚难自给，因而罹患各种疾病。"这里说的"万民"是指普通民众，"百姓"指的是百官。在古代，由于生产力水平低下，底层民众往往营养不良，因此会导致许多疾病。我小时候见到许多同学经常吃不饱，所以体质很差，常看见一些同学小腿等处长有疖肿，但无药医治，因为太穷了，这在现代社会是不可思议的。当然古代主要是由于统治阶级的贪腐，导致普通民众更加贫困。所以《道德经·第七十五章》说"民之饥，以其上食税之多，是以饥。民之难治，以其上之有为，是以难治。民之轻死，以其上求生之厚，是以轻死。夫唯无以生为者，是贤于贵生。"有鉴于此，所以黄帝继续说："我想不采用服药物和砭石的治法，而是用微针，以疏通经脉，调理气血，增强经脉气血的逆顺出入来治疗疾病。要想使这种疗法在后世能代代相传，必须明确提出针刺大法，要想它永不失传，便于运用而又不会被忘掉，就必须建立条理清晰的体系，分出不同的篇章，区别表里。以明确气血终而复始地循环于人身的规律。要把各种针具的形状及相应的用途加以说明，我认为应首先制定《针经》（也就是我们今天的《灵枢》经），我想听听你的看法。"

在《灵枢·寿夭刚柔》篇，有如下论述。

"黄帝曰：刺寒痹内热奈何？伯高答曰：刺布衣者，以火焠之。刺大人者，以药熨之。黄帝曰：药熨奈何？伯高答曰：用淳酒二十升，蜀椒一升，干姜一斤，桂心一斤，凡四种，皆㕮咀，渍酒中。用绵絮一斤，细白布四丈，并内酒中。置酒马矢煴中，盖封涂，勿使泄。五日五夜，出布绵絮，曝干之，干复渍，以尽其汁。每渍必晬其日，乃出干。干，并用滓与绵絮，复布为复巾，长六七尺，为六七巾。则用之生桑炭炙巾，以熨寒痹所刺之处，令热入至于病所，寒复炙巾以熨之，三十遍而止。汗出，以巾拭身，亦三十遍而止。起步内中，无见风。每刺必熨，如此病已矣。"

对于这段话，我们一般理解为：对一般体质比较好的劳动者病人，可用烧红的火针刺治，而对养尊处优体质较差的病人则多用药熨。但问题来了，劳动者病人体质就好吗？养尊处优者体质就差吗？实际情况往往正好相反。以当时的生产力水平，一般劳动者往往营养不良，体质很差，能够耐受疼痛倒是真的，也是没有办法。退一步讲，就算“大人”接受不了“火焠之”，但“布衣”接受“以药熨之”是没有任何问题的，只是没有条件享受罢了。用“淳酒二十升，蜀椒一升，干姜一斤，桂心一斤，绵絮一斤，细白布四丈”治病，对于当时的许多普通民众来说是不敢想象的。

（一）《灵枢》治疗的宗旨

正是因为普通民众极其贫困，无力购买药物治疗疾病，所以黄帝才“欲勿使被毒药”。此外，还有个主要原因就是，药物是有毒性的，而许多内科疾病用针灸是能够解决的。

“毒”字的小篆，由（生，成长）和（毋，否定、拒绝）构成，表示生命本能所拒绝的有害物质，比如野生食草动物自己会挑选草木食用而不会吃有毒的植物，即便是人工饲养的牛羊等自己在野外吃草也不会中毒。此时造字本义应是：阻止生命生长的物质。

其他篆文字形如：写成了形声字，以“副”为声旁，以“艸”代“生”，表示“有毒”的植物。其造字本义更偏向于：含有危害生命成分的野草。

《说文解字》：“毒，厚也。害人之艸，往往而生。从屮，从毒。”

“生”字的甲骨文是指事字，在草叶（屮）下面加一横表示地面的指事符号一，表示新芽破土而出。

还有的甲骨文，由（屮，新芽）和（土，地面）构成，明确草和土的关系。其造字本义为：草木破土萌发。“生”字的金文和篆文承续甲骨文字形。

《说文解字》：“生，进也。象艸木生出土上。凡生之属皆从生。”

生，发育进展。像草从泥土上长出。所有与生相关的字，都采用“生”作偏旁。

“毋”的金文字形与“母”相同。楚帛书中将“母”字中的两点指事符号（代表性敏感器官的乳房）连写成一横，表示不应该在女性的某些特殊时期对其施加性刺激，如经期和孕期。篆文承续金文字形。而隶书则失去“女”的形象。

《说文解字》：“毋，止之也。从女，有奸之者。凡毋之属皆从毋。”

“毋”字的意思是使之停止。字形采用“女”作偏旁，一横指事符号，造字本义是表示禁止和此女发生性行为。

《淮南子·修务训》记载“古者，民茹草饮水，采树木之实，食蠃蠬之肉。时多疾病毒伤之害，于是神农乃始教民播种五谷，相土地宜，燥湿肥墝高下，尝百草之滋味，水泉之甘苦，令民知所辟就。当此之时，一日而遇七十毒。”而真正要想治好某些顽固的疾病，必须使用有一定毒性的药物。又如《尚书·说命篇》“若药弗瞑眩，厥疾弗瘳。”这是说服药后如果患者不昏聩眩晕，那么疾病是不可能瘳愈的。我给自己开汤药调理身体，常用真武汤加味，附子的用量多，所以经常会有“瞑眩”的感受，那真是一种语言难以描述的体会，感觉周围都是幻影，轻度一般不影响工作。深度“瞑眩”和严重醉酒类似，感觉随时会昏迷，有时会头晕呕吐。如果你没有尝试过，则一切对“瞑眩”的理解都是猜想，而不是实证。

“葯”所含的“約”字，既是声旁也是形旁，表示束缚。“葯”字古文字形暂缺考证，马王堆帛书中“葯”字写作，由（艸，草本植物）和（約，束缚）构成，表示将特殊草木材系敷在伤口部位。造字本义：将有特殊疗效的草木药材敷系在伤口部位。

繁体“藥”字的金文，由（艸，草本植物）和（乐，舒服）构成，表示消除病患痛苦，带来健康快乐的草木。造字本义：消除病痛能使人快乐的草木材料。小篆承续金文字形。

《说文解字》：“药，治病艸。从艸乐声。”

注：因“葯”“藥”含义相近，《简化方案》以“药”合并“藥”和“葯”。

不论古时近世，服药都存在一定危险性。《论语·乡党》记载“康子馈药，拜而受之曰：‘丘未达，不敢尝’”。季康子是鲁国贵族，他给孔子送的药，孔子都不敢尝，说明古时药物是不能轻易服用的。即便是在现代社会因为服用药物甚至是食用野菜导致中毒的事件也屡见不鲜。

1973 年湖南长沙马王堆三号汉墓出土帛书《五十二病方》，约为秦汉之际或汉代初年作品。其中记载药方 284 个，药名 247 种。治疗病种大多数为外科病，其次为内科病，还有少量妇儿科疾病。书中除用内服法外，尚有灸、砭、熨、熏等多种外治法。马王堆三号汉墓还有一个重要的医学发现，那是一张绘有各种运动姿势的帛画，共有图像 40 余幅，这就是著名的《导引图》。“导引”在春秋就已经盛行，意为“导气令和，引体令柔”，是一种呼吸运动和躯体运动相结合的医疗体育方法。隋唐之后，由导引衍化派生出各种保健运动术如八段锦、易筋经、太极拳等，可以说导引是武术气功和内功的鼻祖。在马王堆汉墓出土的《导引图》中，明确标示出某些动作可治疗疾病，例如‘膝痛’的导引图便是一人做屈膝动作，而‘聋’则是一人站立，左右平伸两臂。马继兴先生认为，帛画《导引图》是我国古代医学资料的一个新发现，填补了我国医学史和体育史在秦汉时期的一段空白。说明在那个时代，药物应用很普遍，只是《黄帝内经》作者“欲勿使被毒药”而已。

《鹖冠子·卷下·世贤第十六》记载“煖曰：王独不闻魏文王之问扁鹊耶？曰：‘子昆弟三人其孰最善为医？’扁鹊曰：‘长兄最善，中兄次之，扁鹊最为下。’魏文侯曰：‘可得闻邪？’扁鹊曰：‘长兄于病视神，未有形而除之，故名不出于家。中兄治病，其在毫毛，故名不出于闾。若扁鹊者，镵血脉，投毒药，副肌肤，闲而名出闻于诸侯。’魏文侯曰：‘善。使管子行医术以扁鹊之道，曰桓公几能成其霸乎！’凡此者不病病，治之无名，使之无形，至功之成，其下谓之自然。故良医化之，拙医败之，虽幸不死，创伸股维。”可见扁鹊常用的治病方法是“镵血脉，投毒药，副肌肤”。

“无用砭石，欲以微针通其经脉，调其血气，营其逆顺出入之会。”因为砭石即使再精细也不可能作为针具使用，其作用只能是切割皮肤排脓及放血。到青铜器出现后，就可以制作精良微细的青铜针具治疗疾病，青铜针具的出现对于医疗来说无异于一场革命。因为只有微细精巧的金属针具才能施以各种针刺手法，最后达到“通其经脉，调其血气，营其逆顺出入之会”的目的。

《说文解字》：“砭，以石刺病也。从石，乏声。”

“砭”字的小篆𥐘，由𠂆（石，石针）和𣥂（乏，不正）构成。《左传·宣公十五年》：“故文反正为乏。”古代用金属针刺入穴位叫“针”，用砭石袪人之不正叫作“砭”。

由此可见，《黄帝内经》的宗旨就是以九针治病为主，很少论述药物，《灵枢》本来的名称是《针经》。除了针刺治疗外，还有灸法、熨法、熏法、祝由及导引、按跷等。

（二）《内经》载方几首

由于以“欲勿使被毒药，无用砭石，欲以微针通其经脉，调其血气，营其逆顺出入之会”作为指导思想，因此《黄帝内经》公认只有十三个方子，但洪文旭先生撰文则论述道：“《黄帝内经》中称方剂为汤液，言有十三方，似已成定论。近代医家张骥撰《内经方集释》认为，除醪醴、豕膏为单味药物外，加上《素问·刺法论》遗篇中“小金丹”，实际只有 11 方，其中《素问》7 方，《灵枢》4 方。”

我对洪文旭先生十一个方子中的“左角发酒”持有不同看法，所以《黄帝内经》实际上只有十个方子。

左角发酒（《素问·缪刺论》岐伯方）

组成：头发适量。

用法：取患者左头角之发 1 寸，烧灰存性，用美酒 1 杯送服。

主治：尸厥，古病名，厥证之一，为突然昏倒，不省人事，状如昏死之恶候。

方义：方中将头发烧灰存性，名血余炭，止血散瘀、利尿通淋，加白酒可温通经脉，对于尸厥危症有效果。

关于上文中的“左角发酒”，在《素问·缪刺论》篇是这样论述的：“邪客于手足少阴太阴足阳明之络，此五络皆会于耳中，上络左角，五络俱竭，令人身脉皆动，而形无知也，其状若尸，或曰尸厥。刺其足大指内侧爪甲上，去端如韭叶，后刺足心，后刺足中指爪甲上各一痏，后刺手大指内侧，去端如韭叶，后刺手心主，少阴锐骨之端，各一痏立已；不已，以竹管吹其两耳，鬄其左角之发，方一寸，燔治。饮以美酒一杯，不能饮者，灌之，立已。凡刺之数，先视其经脉，切而从之，审其虚实而调之。不调者，经刺之；有痛而经不病者，缪刺之。因视其皮部有血络者尽取之，此缪刺之数也。”

文中的“燔治”这段文字，一般解释为：“如仍不好，就用竹管吹病人两耳之中，并把病人左边头角上的头发剃下来，取一方寸左右，烧制为末，用好酒一杯冲服，如因失去知觉而不能饮服，就把药酒灌下去，很快就可恢复过来。”那么问题来了，为什么一定要“鬄其左角之发，方一寸”，其他地方的头发就不行吗，别人的头发不行吗？而且作为药物，应该是按照重量来计量，而不应该按照面积，每个人的头发长短不同，差别极大。这种解释很难令人信服。

之所以一定要“鬄其左角之发，方一寸”，原因在于：“邪客于手足少阴太阴足阳明之络，此五络皆会于耳中，上络左角，五络俱竭，令人身脉皆动，而形无知也。”在常规针刺无效的情况下，只好针刺“五络皆会于耳中，上络左角”，因为有头发不便针刺，所以要先“鬄其左角之发，方一寸”，这和目前西医手术术前备皮的道理是一样的。如果真是“把病人左边头角上的头发剃下来，取一方寸左右，烧制为末”的话，就应该这样描述：“鬄其左角之发，方一寸，燔之”，而不应该是“燔治”。“燔治”是用燔针治疗的缩语，也就是用烧红的针具针刺“鬄其左角之发，方一寸”处。如《灵枢·经筋》论述道：“治在燔针劫刺，以知为数，以痛为输。”

幸好“以竹管吹其两耳”这句话出现在“鬄其左角之发，方一寸，燔治”之前，否则我们今天非得将烧灰存性的头发吹到耳道里不可。头发烧灰存性名血余炭，有止血散瘀、利尿通淋的作用，但用来治疗“尸厥”就有些匪夷所思。白酒有温通经脉的作用，所以要饮以美酒一杯。之所以将“燔治”理解成药物疗法，是被“饮以美酒一杯”误导了。在原文里，“以竹管吹其两耳”“鬄其左角之发，方一寸，燔治”和“饮以美酒一杯”，这三种疗法是相提并论的。在《黄帝内经》时代，“饮以美酒一杯”是很常见的治疗方法。

比如《素问·汤液醪醴论》中“黄帝问曰：为五谷汤液及醪醴，奈何？岐伯对曰：必以稻米，炊之稻薪，稻米者完，稻薪者坚。帝曰：何以然？岐伯曰：此得天地之和，高下之宜，故能至完；伐取得时，故能至坚也。帝曰：上古圣人作汤液醪醴，为而不用，何也？岐伯曰：自古圣人之作汤液醪醴者，以为备耳，夫上古作汤液，故为而弗服也。中古之世，道德稍衰，邪气时至，服之万全。帝曰：今之世不必已，何也？岐伯曰：当今之世，必齐毒药攻其中，镵石、针艾治其外也。帝曰：形弊血尽而功不立者何？岐伯曰：神不使也。帝曰：何谓神不使？岐伯曰：针石，道也。精神不进，志意不治，故病不可愈。今精坏神去，荣卫不可复收。何者？嗜欲无穷，而忧患不止，精气驰坏，荣泣卫除，故神去之而病不愈也。帝曰：夫病之始生也，极微极精，必先入结于皮肤。今良工皆称曰病成，名曰逆，则针石不能治，良药不能及也。今良工皆得其法，守其数，亲戚兄弟远近，音声日闻于耳，五色日见于目，而病不愈者，亦何暇不早乎？岐伯曰：病为本，工为标，标本不得，邪气不服，此之谓也。帝曰：其有不从毫毛而生，五脏阳以竭也，津液充郭，其魄独居，精孤于内，气耗于外，形不可与衣相保，此四极急而动中，是气拒于内，而形施于外，治之奈何？岐伯曰：平治于权衡，去宛陈莝，微动四极，温衣，缪刺其处，以复其形。开鬼门，洁净府，精以时限，五阳已布，疏涤五脏。故精自生，形自盛，骨肉相保，巨气乃平。帝曰：善。”

《素问·汤液醪醴论》中提到的治疗方法恰恰有“缪刺”，可见当时针刺常常和“饮以美酒一杯”同时使用。

临床医师都很清楚，像这种“五络俱竭，令人身脉皆动，而形无知也，其状若尸”的“尸厥”，如果是轻度晕厥的话，当然可以“刺其足大指内侧爪甲上，去端如韭叶，后刺足心，后刺足中指爪甲上各一痏，后刺手大指内侧，去端如韭叶，后刺手心主，少阴锐骨之端，各一痏立已。”但如果严重的话，太轻的刺激是很难奏效的，所以还要“以竹管吹其两耳，鬄其左角之发，方一寸，燔治。饮以美酒一杯，不能饮者，灌之，立已。”如果，在这种情况下，“取患者左头角之发一寸，烧灰存性，用美酒一杯送服”则是无济于事的。

这可以从《史记·扁鹊仓公列传》治疗“尸厥”病例得到印证。

扁鹊曰：若太子病，所谓尸厥者也。夫以阳入阴中，动胃缠缘，中经维络，别下于三焦，膀胱，是以阳脉下遂，阴脉上争，会气闭而不通，阴上而阳内行，下内鼓而不起，上外绝而不为使，上有绝阳之络，下有破阴之纽，破阴绝阳，色废脉乱，故形静如死状。太子未死也。夫以阳入阴支阑藏者生，以阴入阳支阑藏者死。凡此数事，皆五脏蹷中之时暴作也。良公取之，拙者疑殆。扁鹊乃使弟子子阳厉针砥石，以取外三阳五会。有闲，太子苏。乃使子豹为五分之熨，以八减之齐和煮之，以更熨两胁下。太子起坐。更适阴阳，但服汤二旬而复故。故天下尽以扁鹊为能生死人。扁鹊曰：越人非能生死人也，此自当生者，越人能使之起耳。”

其中的“厉针砥石，以取外三阳五会”相当于“爜治”，而“八减之齐和煮之”肯定不是“取患者左头角之发一寸，烧灰存性，用美酒一杯送服。”

由此可见，《黄帝内经》只有十个方子，无论《素问》也好《灵枢》也好，重点论述的是针灸治疗而不是汤药。同时也说明，许多疾患是可以用针灸治疗的，并且可以取得理想的疗效。之所以效果不好，那是因为“未得其术也”（《灵枢·九针十二原》）。

《史记·扁鹊仓公列传》中的“三阳五会”，在《韩诗外传》描述“扁鹊入，砥针砺石，取三阳五输。”在《素问·缪刺论》篇记载为：“邪客于手足少阴太阴足阳明之络，此五络皆会于耳中，上络左角，五络俱竭，令人身脉皆动，而形无知也，其状若尸，或曰尸厥。”《史记·扁鹊仓公列传》和《素问·缪刺论》篇的描述更为接近，“五会”或许指的是“手足少阴太阴足阳明之络，此五络皆会于耳中”。

（三）本篇为什么叫作《九针十二原》

古人认为人与天地为一体，人是宇宙的一部分。在《黄帝内经》中，“天”字出现了三千一百九十九次，并有着许多不同的含义与意义。这里的“天”主要指的是自然界的天。“人”字共出现了三千六百五十五次，《黄帝内经》认为人的起源，是在宇宙中特定的环境下生成的，天地合气，天地两气结而生成人。《素问·宝命全形论》：“夫人生于地，悬命于天，天地合气，命之曰人。”人的生命既然来源于自然，所以人不仅依赖天地之气而生，人的生命活动与自然界当然也息息相关。不仅如此，人体也与天地相对应。

比如《灵枢·邪客》篇论述如下。

“黄帝问于伯高曰：愿闻人之肢节以应天地奈何？伯高答曰：天圆地方，人头圆足方以应之。天有日月，人有两目；地有九州，人有九窍；天有风雨，人有喜怒；天有雷电，人有音声；天有四时，人有四肢；天有五音，人有五脏；天有六律，人有六腑；天有冬夏，人有寒热；天有十日，人有手十指；辰有十二，人有足十指，茎垂以应之，女子不足二节，以抱人形；天有阴阳，人有夫妻；岁有三百六十五日，人有三百六十五节；地有高山，人有肩膝；地有深谷，人有腋腘；地有十二经水，人有十二经脉；地有泉脉，人有卫气；地有草蓂，人有毫毛；天有昼夜，人有卧起；天有列星，人有牙齿；地有小山，人有小节；地有山石，人有高骨；地有林木，人有募筋；地有聚邑，人有腘肉；岁有十二月，人有十二节；地有四时不生草，人有无子。此人与天地相应者也。”

《素问·离合真邪论》说："夫圣人之起度数，必应于天地，故天有宿度，地有经水，人有经脉。"

《黄帝内经》认为我们的人体与九野相应，所以《九针十二原》正好对应"九州十二宫天星分野"。"九"是表示极的意思，除了九针以外，还有"九气""九州""九藏"等概念。正如明代医家张介宾在《类经图翼·元会运世总数》中所述"上九州十二宫天星分野。内经止言九宫分数，未有九州详载。按殷周以下之制，皆以扬州隶丑，青州隶子，徐州隶戌，如前图之类，莫解所谓。且天星周于六合，而欲以中国尽配之，其义何居？及考奇门诸家，则合于禹贡，复有此九宫分野，与前十二宫者有所不同，抑又何也？此其中恐有误者，盖不在此则在彼矣。今并图于此，以便考正。"

《灵枢·九宫八风》论述："太一日游，以冬至之日，居叶蛰之宫，数所在日，从一处，至九日，复反于一，常如是无已，终而复始。"

《灵枢·九针论》有"黄帝曰：愿闻身形应九野，奈何？岐伯曰：请言身形之应九野也，左足应立春，其日戊寅己丑。左胁应春分，其日乙卯。左手应立夏，其日戊辰己巳。膺喉首头应夏至，其日丙午。右手应立秋，其中戊申己未。右胁应秋分，其日辛酉。右足应立冬，其日戊戌己亥。腰尻下窍应冬至，其日壬子。六腑及下三脏应中州，其大禁。大禁太一所在之日，及诸戊己。凡此九者，善候八正所在之处，所主左右上下。身体有痈肿者，欲治之，无以其所直之日溃治之，是谓天忌日也。"

由此可见，数字在中国古代不仅仅用于表示事物的数量，还被赋予了特定的含义，并与某些事物的"象"相联系。《黄帝内经》对数字的使用很普遍，特别是十二以内的数字，在绝大多数情况下已经与某些事物间形成了固定的联系模式。如徐月英在《〈黄帝内经〉象数思维模式》一文中论述如下。

单一数思维中道气合一模式，反映了一元论思想，即"一"在中国文化中是万物之本，万象之根，在《黄帝内经》中体现了万物的本原、原始、数之始，并包含在道、气、太一等概念中。二元对待模式体现了"二"与"两"相通，表示对偶、对立等。当表示对立时，代表的是自然界相互对立、相互区别的两类事物和现象，以及两个相反的概念，因此，"两"又是中国古代辩证思维形式的具体体现。在《黄帝内经》中使用的对立词数量达 170 余对之多，体现了《黄帝内经》注重事物对立对比的说理方法，也是《黄帝内经》的"二元对待"辩证思维模式的基本内涵。三才三部即"三元模式"是古人认识自然的独特思想，即将宇宙中的事物以三分论之，其中隐含着天地人之道和具体方位的划分。在《黄帝内经》中将其表述为"天地人""上中下""一二三"等。具体应用天地人表示人与自然界相互关联和相互影响的医学道理；同时用上中下将人体分为三部分；用一二三作为医生水平的等级划分，及其一般事物的罗列。……九宫九野，“九野”为九州之分野，或九宫之位，《黄帝内经》认为九野又与人身相应，“九”表示极之意，如“九气”“九州”“九针”“九藏”等，至九则终。

关于十二这个数字，在《黄帝内经》中出现得更频繁。十二在秦汉时期是个很流行的数字，比如《史记·太史公自序》中所写：“夫阴阳四时、八位、十二度、二十四节各有教令，顺之者昌，逆之者不死则亡，未必然也，故曰使人拘而多畏。夫春生夏长，秋收冬藏，此天道之大经也，弗顺则无以为天下纲纪，故曰四时之大顺，不可失也。”这种春生夏长，秋收冬藏的思想，也贯穿《黄帝内经》始终。

“经纪”是纲领的意思。那么指导针灸临床的总纲就是《九针十二原》“欲以微针通其经脉，调其血气，营其逆顺出入之会。令可传于后世，必明为之法。令终而不灭，久而不绝，易用难忘，为之经纪。”

“异其篇章，别其表里，为之终始。”这句话的意思是：“书中另外还有一个篇章，名字叫作‘终始’”。大家知道，在《灵枢》里就有一篇叫作《终始》，里面的内容就是解释《九针十二原》篇的。而对于“终始”二字我以前一直未能明了其义，直到某日随手翻阅《周易》时才把它的意思弄明白。《周易·归妹》有云“《彖》曰：归妹，天地之大义也。天地不交，而万物不兴。归妹，人之终始也。”文中的“终”指的是人生的全过程，“终始”指的是全过程的开始，在这里主要强调的是开始，也就是“终之始”的意思。《终始》篇名的意思就是：要学习针灸的话，首先就要从这里开始学起。《灵枢·终始》：“凡刺之道，毕于终始，明知终始，五脏为纪，阴阳定矣。”因为该篇所讲的都是针灸的最基本内容。比如，什么情况适宜用针，什么情况用灸，以及何种情况下用药等。“少气者，脉口、人迎俱少，而不称尺寸也。如是者，则阴阳俱不足，补阳则阴竭，泻阴则阳脱。如是者，可将以甘药，不可饮以至剂，如此者，弗灸。不已，因而泻之，则五脏气坏矣。”

“令各有形，先立针经”，《灵枢》一书，在唐代以前叫作《针经》，学习针灸应该从《针经》开始。唐代王冰在注释《素问》时，大量引用了《灵枢》的原文，这是有关《灵枢》一书的最早记录。晋代医家皇甫谧在撰写《针灸甲乙经》时，曾取材于《针经》，其中的许多文字与今天我们所见的《灵枢》基本相同。经考证，《灵枢》与《针经》为同书异名，这在医史界基本上已达成共识。

值得注意的是，与现在的教科书及很多针灸书籍不同，在《灵枢》一书中，首先谈的是九针针具针法与主要的腧穴，而不是所谓的经络，因为这些内容最重要。所以它的首篇叫作《九针十二原》，我们的探秘也从这里开始。

针灸之难学，上文有论述“小针之要，易陈而难入”，意思就是九针的要领陈述起来是比较容易的，但要做到，尤其是要达到精深的境界则是很难的，这和书法、射箭是一个道理。写字、射箭和驾驭马车的基本要领并不难掌握，但要成为书法家、好的射师及御者并不容易。《尚书·说命》中也讲过类似的道理：“非知之艰，行之惟艰。”明代学者方孝孺在为邵真斋所作的《医原》一文中“羿能教人射，而不能使人命中；王良能教人御，而不能使人无衔橜之虞。术之精微可以言语授，而非言语所能尽；可以度数推，而非度数所能穷。苟不默会于心，而欲持昔人一定之说，以应无涯之变，其不至于遗失者寡矣！况得其法而不知其说者乎？”

我们要了解《九针十二原》的本意，就必须了解那个时代的社会背景及生产力水平。比如《九针十二原》中的“其来不可逢”一语，要理解这句话，关键在于破解原文中的“上守机”，其中的“机”字破译了，其他文字的含义也就迎刃而解了，关于“上守机”一语在后面有详细的分析论述。

我们研究《九针十二原》中的“无用砭石，欲以微针通其经脉”这段文字，必须借鉴学术界公认的二重证据法：“吾辈生于今日，幸于纸上之材料外，更得地下之新材料。由此种材料，我辈固得据以补正纸上之材料，亦得证明古书之某部分全为实录，即百家不雅训之言亦不无表示一面之事实。此二重证据法惟在今日始得为之。”二重证据法是由王国维先生提出的，其意是运用“地下之新材料”与古文献记载相互印证，以考量古代历史文化。

中亚、西亚、北非和欧洲已确定有过铜石并用时代（约公元前3500年至前2000年），中国也有铜石并用时代。许多地区的铜石并用时代往往伴存有发达的彩陶，笔者在首都博物馆参观过古希腊彩陶，非常漂亮。人类的文明应该滥觞于铜石并用时代，比如古埃及、古巴比伦、古希腊及古代中国。一些古埃及著作认为：“埃及文明是奠基在铜石并用文化的生产力的基础上，在早王朝时代和古王国时代，手工业生产仍然离不开铜器和石器这些基本的生产资料和水平。”19世纪初，丹麦国家博物馆馆长汤姆森提出将人类物质文化的发展进程划分为石器时代、青铜器时代和铁器时代，并且把馆藏的古代工具、兵器等按照这三个时代分别整理陈列起来。而中国早在汉代《越绝书》中就提出过类似的观念。

商代的甲骨文、金文已是相当成熟的汉字，因而学者断定夏代应有文字。事实上，考古发现的夏代文字，已基本为学术界所普遍认可。在河南登封市王城岗遗址出土的一件龙山文化晚期的陶片上面刻有一个字，与商周甲骨文、金文的“共”字非常相似。在山东邹平县丁公遗址发现的另一件龙山文化晚期的刻字陶片，上面有11个字，考古学家和古文字学家认定是古彝文，内容是“招祖护佑，驱邪求吉”。这些刻字陶片的发现，足以证明到夏代中国已经有真正的文字了。

遗址考察

笔者曾专门开车到位于辽宁省建平县和凌源市交界处的牛河梁北山考察，并在“女神庙”下面的山冈搭帐篷住宿一夜，山冈上随处可以见到当时遗留下来的陶器残片。牛河梁遗址属于红山文化晚期遗存，是距今约5000多年的大型祭坛、女神庙和积石冢群址，其布局和性质与北京市的天坛、太庙和十三陵相似。遗址以“女神庙”为中心，周围分布“女神庙”泥塑女神头像积石冢群。“女神庙”背依的山丘，顶部有一处大型山台遗迹；积石冢间有一座石砌圆形三层阶祭坛。“女神庙”是由北、南两组建筑物构成的半地穴式木骨泥墙建筑，南北总长23米多，部分墙面有彩色图案壁画。庙内出土的人物塑像具女性特征，保存的部位有头、肩、手、腿、乳房等。其中一件彩塑“女神”头像为一全身人像的头部，高22.5厘米，面涂红彩，眼内嵌淡青色圆形玉片为睛，额上的箍状物可能是发饰或顶冠，塑工细腻生动。和女神头像同时出土的还有6个大小不同的残体泥塑女性裸体群像。已出土的女神上臂塑件空腔内带有肢骨，因遭火焚多成灰渣，专家推测有可能是人骨。中亚曾有在人头骨涂泥成像的崇拜形式，牛河梁女神像有可能是以现实中的人物为依据塑造出来的。女神头像可以作为研究古代中华人种学和民族史的典型标本，它使亿万中华子孙第一次看到用黄土模拟真人塑造的5000年前祖先的形象。笔者后来又曾到内蒙古自治区赤峰市郊的红山后遗址考察，在农民的耕地里偶尔可以见到一些石器残片，应该是五千年前的古人遗物。红山文化是中原仰韶文化和北方草原文化在西辽河流域相碰撞而产生的富有生机和创造力的优秀文化，内涵十分丰富，手工业达到了很高的水平，形成了极具特色的陶器装饰艺术和高度发展的制玉工艺。

早在仰韶文化、马家窑文化已有零星的铜器出现，其中还有个别的青铜器。到龙山文化及与之年代相当的若干文化，发现的铜器已多，材质有红铜、砷铜、黄铜、青铜，工艺有锻造、铸造，这属于铜石并用年代。龙山文化泛指中国黄河中、下游地区约当新石器时代晚期的一类文化遗存。因首次发现于山东历城龙山镇（今属章丘）而得名，距今4600～4000年。分布于黄河中下游的山东、河南、山西、陕西等省。贾湖文化是中国新石器时代早期的重要文化，属于裴李岗文化的一个分支，也是裴李岗文化的主要源头，年代范围为公元前7000—公元前5800年，主要分布在淮河上游的支流沙河和洪河流域，最北可达颍河、汝河流域，其七声音阶骨笛、9000年酿酒技术、成组随葬内装石子的龟甲及其契刻符号、动物驯化家养和具有原始形态的栽培粳稻尤为引人注意。贾湖骨笛一般长度为20多厘米，直径1厘米左右，形制固定，制作规范、精美，多为七孔，且分布均匀。也有五孔、六孔、八孔。2001年，还曾发掘出一到两孔笛，上面刻着蛇一样的花纹。个别笛子在主音旁有调节孔，有的尚留有制作时的设计刻痕。贾湖骨笛开始广为人知是源自1987年12月份，河南省文化厅召开了一个新闻发布会，中国艺术研究院音乐研究所专家黄翔鹏先生用一支完好的七孔骨笛吹奏了河北民歌《小白菜》，震惊四座，各大报纸纷纷转载。这是国内媒体开始关注骨笛的发端。

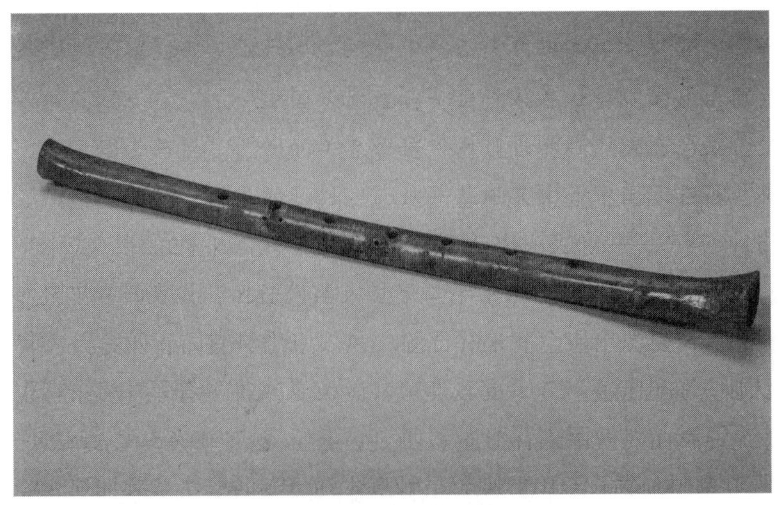

贾湖遗址出土的骨笛

贾湖遗址的重大发现主要表现在以下几个方面：①骨笛。经过7次大规模发掘出土骨笛共30余支，第2～6次发掘出土骨笛25支，完整或大体完整的有17支，残笛6支，未成品2支，第七次发现3支，另有几支古笛残片。这些骨笛大都出自墓中，并且随葬品较多，其中有一个墓葬随葬2支，骨笛专家推测墓主人应为当时部落首领。其中一个墓中随葬器物60件，表明当时墓主的身份相当显贵。在这些骨笛中，笛孔有2孔、5孔、6孔、7孔、8孔之分，大部分为7孔笛。这些骨笛长大约都在17.3～24.6cm，直径在0.9～1.72cm间，音孔直径0.3～0.5cm。经对其中一支七孔笛测试，知其已具备七声音阶，能吹奏现代乐曲旋律，其材料系用鹤的尺骨制作而成，制作规范，形制固定。其资料已被刊载在英国著名刊物《自然》和美国《国家科学院学报》上，是贾湖遗址重大的考古发现之一，是目前已知世界上最早的管乐器。②酿酒材料的发现。2004年，根据中国科技大学与美国宾夕法尼亚大学试验室联合研究的成果，经对贾湖出土的陶器内壁附着的残留物进行测验的结果表明，九千年前的贾湖先民已掌握了酿酒技术，其成分主要是稻米、山楂、蜂蜜等。这是目前世界上最早的有关酿酒的实物资料。③在遗址内出土的一批具有文字性质的契刻符号，是目前我国乃至世界发现最早与文字起源有关的实物资料。④在遗址内出土的一批炭化稻米，经鉴定为人工栽培稻，对研究淮河流域稻作农业起源以及这一时期原始先民生产方式具有重大的意义。⑤在贾湖遗址的墓葬中发现的成组葬龟，以及骨笛，杈形骨器的成组随葬，表明贾湖原始先民已有了原始崇拜的意识，对原始宗教与卜筮起源的研究也有十分重要的意义。⑥在遗址内发现，八千年前的贾湖人已将狗驯化家养了。国内专家已公认狗的家养始于贾湖，一些专家学者已确认猪的家养也始于贾湖，还有牛、羊及龟、鹤等动物，具有极高的研究价值。

据考古专家介绍，在贾湖遗址里面发现了特别的龟壳，在乌龟的腹甲上刻画有独体符号，比如有“曰”字、有“目”字，令人吃惊。跟商代的甲骨文造型特别像，如果不告诉大家这是哪个遗址出土的，很多人可能一看就认为是殷墟的。

仓颉造出最早象形字？李学勤：“仓颉造字”非史实

凤凰网特约撰稿人刘虎

“其实我们的（原始文字）材料还有很多，良渚文化的、大汶口文化的、龙山文化的，时代都很早，4000年到5000年之间，有的还超过5000年。”李学勤对凤凰网说，甚至有距今七八千年的贾湖龟甲刻画符号。“这些都需要研究。我们文字的起源是一个不断探索的科学过程。埃及的、伊拉克的文字起源，也都有不清楚之处，也还在研究。”

苏州大学艺术学院张朋川教授把这些值得深入研究的中国远古文化符号，归纳划分为黄河中上游、长江中游和东部沿海三大区系。

在黄河中上游，河南省舞阳县发现了贾湖遗址。它是一个经碳14测定为距今7500年—8500年之间的史前村落。考古人员在这个村落的墓葬里面发现了特别的龟壳——乌龟的腹甲上刻画有独体符号，比如有“曰”字、有“目”字，令人吃惊。“这跟商代的甲骨文造型特别像，如果不告诉大家这是哪个遗址出土的，很多人可能一看就认为是殷墟的。实际上这些是八千年前的。”王巍说。

王巍认为，贾湖遗址给了考古界一个提示：要到更早时期的遗存中去寻找关于文字的线索。

贾湖发现的龟甲、骨器、石器、陶器上契刻的符号共17个，分为三类：一类是从形状看都具有多笔组成的组合结构，承载着契刻者一定的意图，具有原始文字的性质；一类是戳记类，表示所有权或有标记的作用；第三类均包含横或竖的一道或两道直刻痕，具有记数的性质。

一些古文字学家通过结构分析发现，贾湖刻画符号和殷墟甲骨文以及现行文字同样是先横后竖，先左后右，先上后下，先里后外，其基本结构与现行汉字结构有着惊人的相似，而且它和殷墟甲骨文都是用来记载占卜内容的，都是事理符号。

虽然如此，贾湖遗址并没有发现与针灸相关的文物。但在距今八千年前的跨湖桥遗址则令人惊喜地发现一些骨器和木器，浙江大学地球科学系教授柳志青认为，其中一些骨锥、骨钉形器和木锥、木钉形器的造型与后来的针灸用针十分相似，并由此推断：八千年前的跨湖桥人已经懂得用针灸祛除疾病，今引用相关资料如后。原标题：跨湖桥先民已掌握原始针灸技术（2006年05月20日）【来源：杭州网－萧山日报】

本报讯　对于跨湖桥遗址出土的一些奇形怪状的骨器和木器，考古专家们至今还无法解释它们的用途。浙江大学地球科学系教授柳志青一直醉心于研究这些器物，最近，他发现其中一些骨锥、骨钉形器和木锥、木钉形器的造型与后来的针灸用针十分相似，并由此推断：八千年前的跨湖桥人已经懂得用针灸祛除疾病。……柳教授告诉记者，古代针灸针具品种有“九针”，其中，“锋针”针身呈三棱形，针尖三面有刃，现代多用于“放血疗法”，而跨湖桥文化遗址出土的一些骨锥呈三棱形，与锋针造型极为相似。“鍉针”通常用金属、硬木或骨制成，其尖部尖而不锐，一般不用力是刺不进皮肤的。在跨湖桥遗址出土的骨钉形器有的是由骨壁较厚的肢骨锯切、精磨而成，造型圆润、规整，器壁光亮，尖部较钝，因为长期被使用，骨钉形器表面还呈现出一种有如玉器被长期把玩后的包浆状。它的作用与鍉针类似，都是着重于用力刺压穴位皮肤，但不刺破，而同期出土的木钉形器也是同样构造。跨湖桥文化遗址出土的针灸针具比山东日照龙山文化遗址墓葬发掘的砭石早了4000年，而且从跨湖桥文化遗址的文化层分布来看，其“针灸针具”尖部还有一个形状演变过程，这说明古人的针灸技术也在不断探索完善。

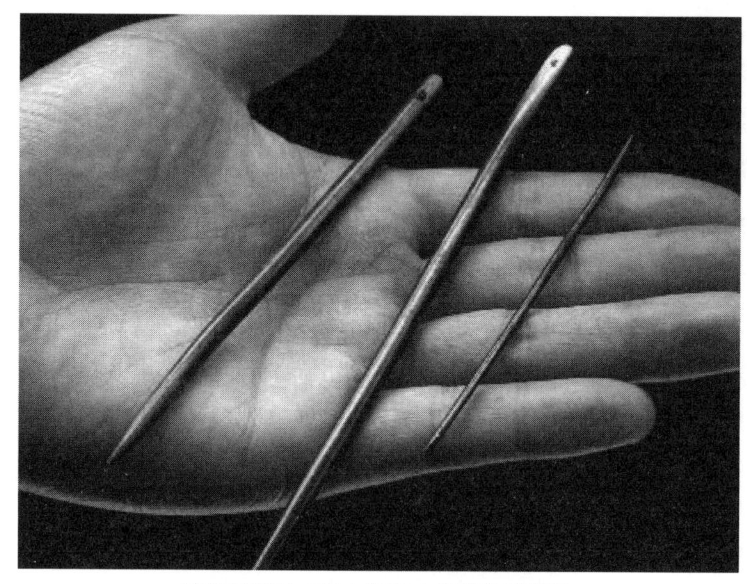

跨湖桥遗址 2001 年出土的精美的骨针

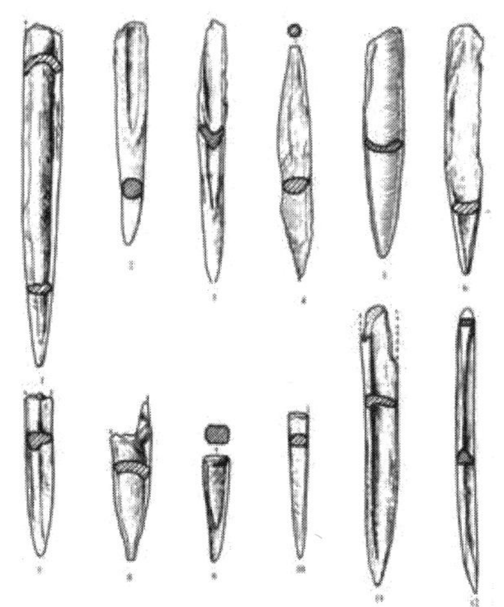

图为跨湖桥遗址 A 形骨锥，B 形骨锥

据西方报刊报道，最早的机床是距今 5000 年前的中东皮带车床，是用于加工木器的。证据是一段被车过的原木（间接证据），由于原木上的车痕不圆，因此考古学家推断车刀是手持的，但是始终未能发现车刀实物。此考古发现被西方学者推崇备至，顶礼膜拜为世界机床的最早起源。殊不知，有出土的直接证据证明我们的祖先早在 8000 年前就已经发明了原始机床，并用来加工原始针具。

资料:《机床起源于跨湖桥文化》

主讲人:柳志青　柳　翔

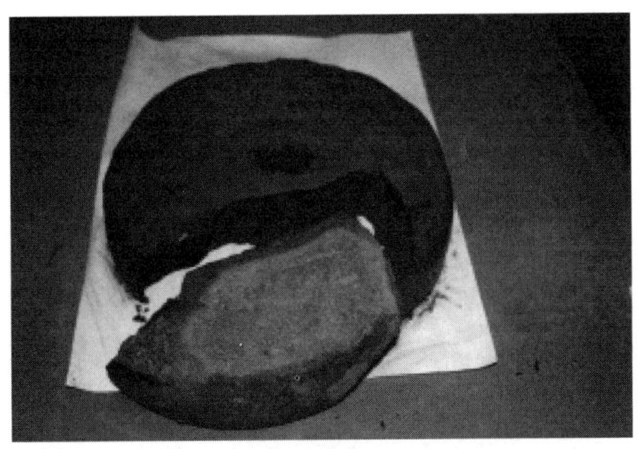

图 1　跨湖桥遗址出土的砂轮

如图 1 所示，跨湖桥文化遗址出土的砂轮是一残件。砂轮厚 6.6 ～ 7cm，二残圆面平整而粗糙，基本平行。轮面曲率半径约 13.25cm，轮面剖面略呈弧形，如轮胎，轮面因使用被打磨得十分光滑。对砂轮残件清洗鉴定，砂轮是由火山岩制成的。砂轮残件复原后，直径约 26.5cm，厚 6.6 ～ 7.0cm。

砂轮厚重是为了使它有很大的转动惯量，这对人工动力的砂轮磨床是十分必要的，说明跨湖桥文化先民已经懂得厚重的砂轮一旦转动后，除去动力仍会较长时间的继续转动。至今还没有发现砂轮磨床转动轴、轴承支架和曲柄，它们应该是木制的。

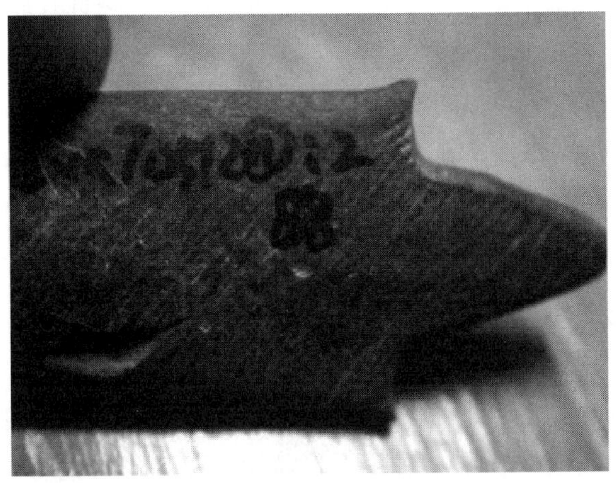

图 2　跨湖桥遗址出土的石箭镞

跨湖桥文化出土石器和骨器很多是用砂轮磨床打磨的。最典型的是石箭镞，如图2所示（浙江省文物考古研究所、萧山博物馆，跨湖桥，文物出版社2004年12月）。

跨湖桥遗址石箭镞，两面有明显的中脊。放大镜下观察到在箭镞上有一组平行磨痕，磨痕从中脊的一侧连续延伸到中脊的另一侧。将脊凸形象地称为桥，那么磨痕是过桥了。这种过桥的磨痕不可能是用手工打磨的，只能是用磨床砂轮打磨的。这也解释了为什么跨湖桥文化出现了大量超越时代的精密磨光石器。

浙江大学地球科学系教授柳志青推断：八千年前的跨湖桥人已经懂得用针灸祛除疾病，比山东日照龙山文化遗址墓葬发掘的砭石早了4000年。他说，中医界普遍认为，砭石治病来源于我国东部沿海以渔业为主的民族。《黄帝内经》曾记载说："其民食鱼而嗜咸，皆安其处，美其食。鱼使人热中。盐者胜血。故其民皆黑色疏理，其病皆为痈疡，其治宜砭石。故砭石者，亦从东方来。"也就是说，东部沿海的渔民很喜欢吃咸鱼，因为吃鱼容易让人体内产生热毒，致使长出一些脓疮，而砭石疗法刚好可以治这种热毒。从当时的古地理环境看，萧山跨湖桥文化遗址就在海边，具有发明早期针灸的环境和条件。目前的考古研究表明，当时的跨湖桥人不仅懂得制造世界上最早的独木舟和渔网，也掌握了世界上最早的制盐技术，那么凭他们的聪明才智也完全可以掌握早期针灸治疗技术。然而在跨湖桥文化遗址出土的文物中，专家们并没有发现砭石。对此，柳志青通过对大量出土骨器和木器的对比研究，终于在出土文物中发现了一些与砭石相同形状的器物，主要有骨锥、骨钉形器、木钉形器。柳教授告诉记者，古代针灸针具品种有"九针"，其中，"锋针"针身呈三棱形，针尖三面有刃，现代多用于"放血疗法"，而跨湖桥文化遗址出土的一些骨锥呈三棱形，与锋针造型极为相似。"鍉针"通常用金属、硬木或骨制成，其尖部尖而不锐，一般不用力是刺不进皮肤的。在跨湖桥遗址出土的骨钉形器有的是由骨壁较厚的肢骨锯切、精磨而成，造型圆润、规整，器壁光亮，尖部较钝，因为长期被使用，骨钉形器表面还呈现出一种有如玉器被长期把玩后的包浆状。它的作用与鍉针类似，都是着重于用力刺压穴位皮肤，但不刺破，而同期出土的木钉形器也是同样构造。跨湖桥文化遗址出土的针灸针具比山东日照龙山文化遗址墓葬发掘的砭石早了4000年，而且从跨湖桥文化遗址的文化层分布来看，其"针灸针具"尖部还有一个形状演变过程，这说明古人的针灸技术也在不断探索完善。

笔者认为，位于浙江省杭州市萧山区的跨湖桥遗址，无论在现代还是《黄帝内经》时代，无疑都属于南方。《素问·异法方宜论篇》明确论述“南方者，天地所长养，阳之所盛处也。其地下，水土弱，雾露之所聚也。其民嗜酸而食胕，故其民皆致理而赤色，其病挛痹，其治宜微针。故九针者，亦从南方来。”考古挖掘也证明了这一点。所谓“故东方之域，天地之所始生也。鱼盐之地，海滨傍水，其民食鱼而嗜咸，皆安其处，美其食。鱼者使人热中，盐者胜血，故其民皆黑色疏理。其病皆为痈疡，其治宜砭石。故砭石者，亦从东方来。”则指的是今天山东沿海一带。根据以上考古资料，我们可以得出这样的结论：针刺医疗技术萌芽于距今八千年前的跨湖桥遗址时代或者更早，这有待于新的考古发现。也证明了《灵枢·九针十二原》：“余欲勿使被毒药，无用砭石，欲以微针通其经脉，调其血气，营其逆顺出入之会。”所言不虚，《灵枢·九针十二原》中描述的很可能就是这个年代。

《九针十二原》开始就提到“余欲勿使被毒药，无用砭石，欲以微针通其经脉”。说明早在铜石并用时代以前，针灸就已经被我们的祖先发明了。而考古实践恰恰证明了这种推测。古人早就认识到了这一点，比如在《素问·宝命全形论》“四曰制砭石小大”句下，新校正云：按全元起云“砭石者，是古外治之法，有三名，一针石，二砭石，三镵石，其实一也。古来未能铸铁，故用石为针，故命之针石。言工必砥砺锋利，制其大小之形，与病相当。黄帝造九针以代镵石。”唐朝王冰注曰：“古者以砭石为针，故不举九针，但言砭石尔。”唐代颜师古注《汉书·艺文志》云：“医经者……用度箴石汤火所施。”又言：“石，谓砭石，即石箴也。古者攻病则有砭，今其术绝矣。”

而且《灵枢》一书的立意就是“勿使被毒药，无用砭石，欲以微针通其经脉。”因为原书作者或者说编纂者认为“微针”能够“通其经脉”，一般情况下不需要“砭石”这种创伤很大的器具，药物多有毒性，所以叫作“毒药”，也尽量少用。有些人用中药的毒副作用来攻击中医，不是出于无知就是别有用心。在《素问·脏气法时论》里面说得很清楚：“毒药攻邪，五谷为养，五果为助，五畜为益，五菜为充，气味合而服之，以补精益气。”意思是药物为治病攻邪之物，其性偏，五谷杂粮对保证人体的营养必不可缺，水果、肉类、蔬菜是必要的补充剂。

《说文解字》：“砭，以石刺病也。从石乏声。”砭是一种石制刃具，类似于石制的箭镞，是青铜针具的前身，主要用来切开痈肿，极精细尖锐的砭石也可以当作锋针作为放血使用，应该主要是点刺很浅表的部位放血，比如点刺井穴。

在古代战争中，弓弩无疑是很先进的兵器，在《孙膑兵法·势备篇》中有这样的记载：“羿作弓弩，以势象之。”在《易·系辞下》记载“弦木为弧，剡木为矢，弧矢之利，以威天下”，作者将弓箭的发明归功于黄帝、尧、舜及其臣子。早在1963年，考古人员在山西朔县峙峪村附近旧石器遗址中就发现一枚石质箭镞，经放射性碳素测定距今两万八千多年。

石质箭镞在我国史前考古中很常见，其材质方面主要以燧石、硅质岩、石髓、碧玉、水晶、页岩、黑曜石、玛瑙、石英石为主；制造方法主要以两面修整、局部修整、磨制为主；外形主要有三角形和柳叶形。我曾经用新石器时代的石质箭镞点刺少商穴放血，效果并不比现在的三棱针差多少。所以两万八千多年的古人完全有可能用锋利的石器切割脓肿治病。

资料：我国5000年前的开颅手术实例颅骨在山东展出（2007年06月11日16：58新华社）

近日，山东省博物馆首次向公众展出我国5000年以前的开颅手术实例颅骨。该颅骨于1995年在山东省广饶傅家大汶口文化遗址发掘出土，距今约5000多年。2001年，考古人员在整理人骨标本时，发现该颅骨右侧顶骨靠后部有一直径为31毫米×25毫米的近圆形颅骨缺损。经国内知名专家学者近年来的研究论证，认定该颅骨的近圆形缺损应系人工开颅手术所致，此缺损边缘的断面呈光滑均匀的圆弧状，应是手术后墓主长期存活，骨组织修复的结果。据了解，这是中国目前所见最早的开颅手术成功实例。

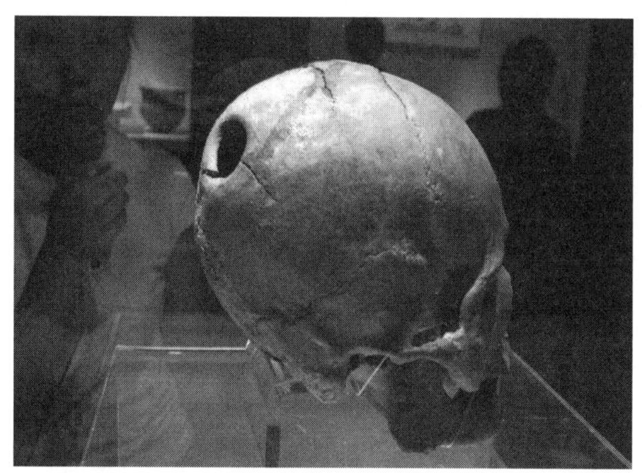

新华社记者徐速绘摄

古印度与古埃及、古巴比伦、中国并称为四大文明古国，早在公元前18世纪古巴比伦王国第6代国王汉穆拉比(约前1792—前1750在位)就颁布了世界上最早的法典。古印度的恒河文化曾经昌盛于公元前1800—前600年间，为印度著名的吠陀时代。这些文明大多淹没在历史的长河中。唯独中华文明包括中医针灸源远流长，生生不息。中医学之所以伟大，和她几千年一脉相承的悠久历史有必然联系。正如美国历史学家斯塔夫里阿诺斯在《全球通史》中论述如下。

与印度文明的不统一和间断相比，中国文明的特点是统一和连续。中国的发展情况与印度在雅利安人或穆斯林或英国人到来之后所发生的情况不同，没有明显的突然停顿。当然，曾有许多游牧部族侵入中国，甚至还取某些王朝而代之；但是，不是中国人被迫接受入侵者的语言、习俗或畜牧经济，相反，是入侵者自己总是被迅速、完全地中国化。其原因在于中国较与世隔绝，它仅仅受到西北游牧民的侵略。中国无须与侵入印度的一批批具有较复杂的文化，因而能在不同程度上保持其种族和文化特点的民族打交道。中国人一开始都是蒙古人种，他们在向东扩张至太平洋、向南扩张到越南的过程中，同化了那些游牧入侵者和较为原始的部落。因而，中国人在他们整个历史上享有同一种族和同一文化。在古典时期，这种同一性如我们所看到的，得到进一步加强，因为中国人统一了文字，它使操各种极为不同的方言的人能互相交往。……中国人的经典都强调人在社会中的生活，尤其是强调家庭成员之间、国王与臣属之间的关系。这种对现世的强烈偏好为政治组织和政治稳定提供了一个坚固的、根本的基础。而这一基础又由于中国人在这些世纪里实行一种独特的制度——在全国竞争性考试的基础上选任文官——而得到进一步加强。与这类似的情况在西方或其他任何地方过了二千年才出现。

以九针为代表的青铜针具出现以后，砭石并未完全退出历史舞台。比如在《素问·异法方宜论》中写道："其病皆为痈疡，其治宜砭石。"《新唐书·则天武皇后传》中记载："风上逆，砭头血可愈。"至今广西等地还有人用瓷片消毒后点刺放血。我们常说的"针砭时弊"中"针砭"的本意就是针刺和用砭石放血排脓。

相对于砭石而言，九针可以称作是"微针"，但九针之中的铍针和锋针并不微小，而且和砭石的作用类似。铍针模仿青铜兵器铍，主要用于外科切开或穿刺痈肿。锋针主要用来刺络放血，隋唐时代还曾当作火针使用。

原文 2

岐伯答曰：臣请推而次之，令有纲纪，始于一，终于九焉。请言其道。小针之要，易陈而难入，粗守形，上守神，神乎神，客在门，未睹其疾，恶知其原？刺之微，在速迟，粗守关，上守机，机之动，不离其空，空中之机，清静而微，其来不可逢，其往不可追。知机之道者，不可挂以发，不知机道，叩之不发，知其往来，要与之期，粗之闇乎，妙哉工独有之。往者为逆，来者为顺，明知逆顺，正行无问。逆而夺之，恶得无虚，追而济之，恶得无实，迎之随之，以意和之，针道毕矣。

笔者应徐文兵先生之邀，曾在厚朴中医学堂教授大成拳站桩三年多，后因患者太多，无暇前往而不得不停止教学。大约有两年多的时间，每周日早晨我和徐文兵、钟华（白云出岫）先生一起吃早餐时海阔天空地闲聊，受益匪浅。某日钟华老师说：学习《黄帝内经》最好用繁体字版本，比如《灵枢·九针十二原》中的“知机之道者，不可挂以发，不知机道，叩之不发”。许多人不知道这两个简体字“发”字，在繁体字版本中分别是“不可掛以髮”和“叩之不發”，结果出现许多错误的解释，有的学者还发表论文，其实看看繁体版就明白了。

文中“神乎神客在门”六字，历代诸家句读方法并不一致，令学者莫衷一是。一种是“神乎神，客在门”，另一种是“神乎，神客在门”。前者是传统标点法，如清代张景岳《类经》注、张志聪《灵枢集注》、马元台《灵枢注证发微》，以及今人的《灵枢经白话解》《灵枢经语释》等。后者最早见于日本丹波元简《灵枢识》，后又有《灵枢经》、中医学院试用教材《内经讲义》、刘衡如《灵枢经》校勘本。后者各注本标点的根据，一般皆引证《灵枢·小针解》，如丹波元简云：“《小针解》曰‘神客者，正邪共会也。神者，正气也。客者，邪气也。在门者，邪循正气之所出入也。’据此，则‘神乎’二字句。神客，谓神与客也。”

《灵枢》虽然是散文体著作，但其中有大量的韵文段落，这就是一段典型的韵文。我们带着节律读一读原文就能感觉出，按照韵文来朗读朗朗上口：“粗守形，上守神，神乎神，客在门”。但按照“神乎，神客在门”来读，不仅语义不通，而且显得非常拗口。

“神乎神，客在门”这六个字在《素问·八正神明论》有清晰明确的解释。“帝曰：妙乎哉论也，合人形于阴阳四时，虚实之应，冥冥之期，其非夫子孰能通之。然夫子数言形与神，何谓形，何谓神，愿卒闻之。岐伯曰：请言形，形乎形，目冥冥，问其所病，索之于经，慧然在前，按之不得，不知其情，故曰形。帝曰：何谓神？岐伯曰：请言神，神乎神，耳不闻，目明心开而志先，慧然独悟，口弗能言，俱视独见，适若昏，昭然独明，若风吹云，故曰神。三部九候为之原，九针之论，不必存也。”

这里所谓的神，就是望而知之。《难经·六十一难》：“望而知之谓之神，闻而知之谓之圣，问而知之谓之工，切脉而知之谓之巧。”上面《八正神明论》这段话的大概意思是：耳朵虽然没有听到病人的主诉，但通过望诊，眼中就观察到了患者的情况，亦已心中有数。这种心领神会的独悟，无法用言语来告诉别人。如大家都在看患者，高明的大夫能够观察到大家没有看到的信息。有如在黑暗之中，他能像白天看东西一样清晰。而治病就好像风吹云散一样效果好，所以叫作神。对于他来说，三部九候脉诊，以及九针的理论都不需要了。

对于这种“慧然独悟，口弗能言”的境界，《素问·八正神明论》还有更详细的论述。“法往古者，先知《针经》也，验于来今者，先知日之寒温，月之虚盛，以候气之浮沉，而调之于身，观其立有验也。观于冥冥者，言形气荣卫之不形于外，而工独知之。以日之寒温，月之虚盛，四时气之浮沉，参伍相合而调之，工常先见之。然而不形于外，故曰观于冥冥焉。通于无穷者，可以传于后世也，是故工之所以异也。”

这段话大概意思是说，要取法和运用前人的学术，先要懂得《针经》也就是《灵枢》。要想把古人的经验验证于现在，必先要知道日之寒温，月之盈亏，四时气候的浮沉，而将自己的身体先调理好，就可以看到这种方法是确实有效的。所谓观察其冥冥，就是说荣卫气血的变化虽不显露于外，而高明的医生却能知晓。从日之寒温，月之盈亏，四时之气候浮沉等，进行综合分析而先于他人知晓，即使疾病并未显露于外，所以说这是观察于冥冥。只有能够运用这种高明的方法，通达各种事理，他的经验才可以流传于后世，这是高明的大夫不同于普通医师的地方。

对于“慧然独悟”这句话，许多人可能不太理解，甚至会认为是故弄玄虚。因为大家会想，不检查患者怎么会知晓病情呢？举个简单的例子，你去火车站接家人，老远就能看见，而且也不用仔细分辨，哪怕都好几年没见面了，但换成别人去接就不行。原因何在？就是因为家人之间太熟悉，这和高明的大夫看病是一个道理。

“俱视独见”中“视”与“见”的意思不同，因为“看”这个动作与“看见了”这个结果是不同的。关于“俱视独见，适若昏，昭然独明”的例子在中医临床上更是屡见不鲜，比如林沛湘老中医在20世纪70年代于广西中医学院曾会诊一病例。患者是一位老干部，发烧40多天不退。用过各种抗生素及不少中药，但体温始终不降，于是请全院名医会诊。就在大家聚精会神讨论病情的时候，林老注意到病人从暖瓶中倒了一杯水马上就喝下去了，当时天气很热，林老悄悄用手摸了一下杯子，发现还在烫手。热天喝这样烫的水，说明体内大寒，林老力排众议，以少阴病阴寒内盛，格阳于外论治，处以四逆汤加味，药用附子、干姜、肉桂等，一剂而体温大降，几剂后体温恢复正常。

“慧然独悟”这句话用现在心理学的术语讲叫作“直觉思维”，也称非逻辑思维。它是一种没有完整的分析过程与逻辑程序，依靠灵感或顿悟迅速理解并作出判断和结论的思维。这是一种直接的领悟性的思维，也可以认为它是逻辑思维的凝聚。直觉思维与逻辑思维同等重要，偏离任何一方都会制约一个人思维能力的发展。现代社会需要创造性的人才，我们的教育过多地注重培养逻辑思维，培养的人才大多数习惯于按部就班、墨守成规，缺乏创造能力和开拓精神，中医药大学的教育尤其如此。直觉思维是基于研究对象整体上的把握，而这正是中医看病的优势所在。应该指出的是，这种“慧然独悟”的思维并不是中医所独有的，临床经验丰富的西医也有类似的能力。

这种直觉思维也不仅仅是中国人所独有的，当代美国科学家波拉尼就将知识分为可言明的和未可言明的两大类。前者可以相互转达，共同分享，是客观的，非个人化的，这种知识只是知识的表层。后者是个人化的，难以言传的，属于知识的深层，“慧然独悟”就属于后者。从事科学研究的人正是在个人的长期努力中逐渐感悟到一些进入个人意识中的思维技能和习惯。

17世纪法国著名哲学家笛卡儿认为通过直觉可以发现推理的起点。亚里士多德干脆说“直觉就是科学知识的创始性根源”。英国物理学家卢瑟福在其非凡的直觉帮助下，在原子物理学和原子核物理学方面做出了一系列重大的开创性贡献，他曾非常诚挚地表示，自己感到大惑不解的是为什么其他物理学家没有去研究原子核，他凭借直觉发现原子核的存在，提出了原子结构的行星模型。事实上，许多重大的发现都是基于直觉，比如欧几里得几何学的五个公式都是基于直觉，从而建立起欧几里得几何学这栋辉煌的大厦。阿基米德则在浴室洗澡时找到了辨别王冠真假的方法。

在自然界，动物尤其是野生动物的直觉要比人强得多，我们人类早期在森林里生活时也应该和动物一样有敏锐的直觉，只不过因为长期的文明生活，我们的直觉逐渐退化了。

比如2014年11月29日，辽宁省丹东市元宝区金山镇古城村二组村民贾老汉家的老黄牛得知将被卖掉吃肉，发疯顶死主人老两口。11月28日，一牛贩子来到贾家要买下黄牛。双方谈妥了价钱，因当天下着小雨，牛贩子表示后天过来拉牛。次日下午2点，贾老汉想到地还没有秋翻，便与老伴商量让黄牛最后再为家里出把力。老两口把黄牛牵到地里后，贾老汉正往牛身上套犁杖时，养了8年多重达700多公斤的黄牛突然发疯似的用角顶向贾老汉的老伴，老太太被顶得一个趔趄倒在地上。贾老汉拼命地拽住牛绳，没几下就被黄牛掩倒。不一会儿，120急救车和110警车相继赶到现场。医护人员现场检查，确认老两口已气绝身亡。

再比如2004年12月26日，印度尼西亚苏门答腊岛附近海域发生里氏9级地震并引发海啸，遇难者总人数超过29.2万人。可为什么当地的野生动物却幸免于难呢？对此现象，科学家们并不感到惊奇。他们早就发现，任何种类的动物总是能先于人类发现危险的迫近，并提早逃之夭夭。

斯里兰卡东南部有一个面积超过1000平方公里的大型野生动物园，海啸发生时，海水已经没过了离海岸3公里远的土地，造成两百多人死亡。而生活在这里的两百来头大象、豹子、水牛、野猪、鹿、猴子等却无一丧生。惊魂未定的该国自然保护机构代表确认了这一事实：“令人惊奇的是，大灾之后这里没有发现任何动物的尸体，无论是大象，还是小野兔。”灾后乘直升机在这个野生动物园上空巡游过的美联社摄影记者也证实了这一点。斯里兰卡还有一个小岛，那里是蝙蝠的天堂，这种小东西一般白天都处于睡眠状态，可是在海啸发生之前，它们奇迹般地纷纷飞出洞穴，躲过了这一劫。

其他地方的各种现象也证实了动物对海啸的预见性：火烈鸟离开了它们赖以繁殖

的栖息地，搬到了地势较高的地方，动物园里的动物们都离开自己的窝圈。在泰国受灾最重的旅游度假热点拷叻，大象还救了几个正在游览的日本游客和驯象人的命。驯象的小伙子通丹对法新社记者描述了那天的情景："海啸发生那天很早的时候，这群象就开始不停地叫唤，而且不听指挥，总是朝大海的方向张望。后来它们挣脱了绳索，开始向高处跑去。人们也纷纷跟着它们往山上跑。跑到半山腰的时候，我回头看了一眼，正看到第一个大浪席卷海滩，把那些毫无防备的人都卷进了大海。我当时惊呆了。"就是在那个时刻，驯象的小伙子明白了正是他的大象挽救了他们的生命。

在泰国的皮皮岛，得以逃生的人们应该感谢的，却是水中的鱼。在看到成千上万条鱼争先恐后地游向远离海岸的洋面时，一艘游艇的艇长警觉起来，急忙召集在岛上嬉戏的游客上船，并把船也驶向深海，从而避免了游艇的倾覆和游客的遇难。

动物具有比人类更早地感知危险的能力，并非在这次海啸中才被证实。早在公元2世纪，希腊著名军事著作家埃利亚努斯就讲过，公元前373年大地震的前5天，希来克的居民发现动物们有一些反常，老鼠、貂、蛇、千足虫、甲虫，还有其他类似的物种，全都沿着一条通向南方的道路匆匆逃离城市。当时没有人能理解这种奇怪的现象。再早几年，也就是公元前390年，罗马那个关于白鹅的著名的传说，也说明了动物对于某种不易察觉的信号有所反应。当时高卢人夜袭罗马，睡梦中的罗马人及时醒来。叫醒他们的不是狗，而是白鹅。

1999年12月26日的暴风雨袭击欧洲的时候，几乎没有动物因此而死亡。菲利普·韦利博士在他所著《动物的第六感》中写道："公园里有上千种动物，但没有一个动物受到伤害。一棵大树砸倒了wallabie（一种形似小袋鼠的动物）的窝，奇怪的是这些小动物当时都不在家里！法国里昂近郊建成于1974年的波格尔狩猎公园曾遇到一次严重的水灾，大水漫过了整个公园，就连熊舍的墙都被推倒了200米。不可思议的是，所有动物都提前找到了避难所，无一伤亡。"

对动物有此类观察的科学家们认为，动物并不存在"第六感"，它们所具有的其实和人类一样，就是对自然界的洞察力，只不过这种洞察力要比我们发达得多。然而，动物被封闭驯养或家养以后，这种能力会逐渐退化。近期日本科学家对海豚的研究结果证实了这一点：自然界中野生海豚的叫声要比驯化的海豚大10倍。

这个研究结果也使人们发出了新的疑问：人类对自然的洞察力是否也会逐渐丧失呢？在海啸发生之前，印尼的加洛瓦等土著民族的人纷纷离开海岸，转移到丛林深处，这一事实更加深了人们的疑惑。是不是这些还远离现代文明的土著居民也具有接收自然界信号的能力呢？或者他们仅仅是跟着受惊吓的动物们一起逃离了？有些科学家这样认为：人类高度社会化的生存环境，使得人的感觉器官因自小没有接受足够的训练，而没有得到完全开发，当然，专门分辨香水类别的那些专家的鼻子除外。某个人在某些方面的不足，自然会由社会分工不同的其他人或是用其他形式来弥补。然而为了生存，野生动物们却不得不在日常生活中“全天候”地、“全面”地发展和完善感觉器官的功能。

（一）上守神

从哲学角度来讲，形与神一直是先秦思想家经常讨论的话题。因为人类文明的起源，就是从区分形与神开始，分别产生出形与神的概念以后，进而考虑二者的关系，西方人则谓之灵与肉。所以中国古代的形神观不仅属于生理学范畴，还是哲学概念，并与自己的人生观密切相关。比如司马迁在《史记·太史公自序》中写“凡人所生者神也，所讬者形也。神大用则竭，形大劳则敝，形神离则死。死者不可复生，离者不可复反，故圣人重之。由是观之，神者生之本也，形者生之具也。”

《淮南子·原道训》则提出了形、气、神的概念“夫形者生之舍也，气者生之充也，神者生之制也。一失位则三者伤矣。是故圣人使人各处其位、守其职而不得相干也。故夫形者非其所安也而处之则废，气不当其所充而用之则泄，神非其所宜而行之则昧，此三者，不可不慎守也。”

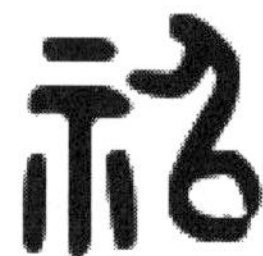
“神”金文大篆

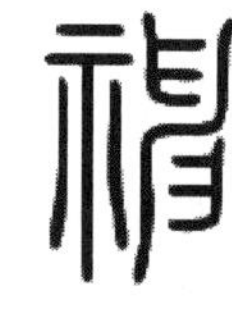
“神”小篆

《说文解字》：“神，天神，引出万物者也。从示申。”

“神”字的大篆和小篆，其中的“申”字偏旁是像闪电时云层间出现的曲折的电光，古人认为闪电是神的显现，所以常以‘申’来称呼‘神’。后加“示”旁为“神”，意为万物的主宰，如《周礼·大司乐》：“以祀天神”，后来引申为精神，神态等。

神，灵也。——《广韵》

谷神不死。——《老子》

圣而不可知之谓神。——《孟子》

百神尔主矣。——《诗·大雅·卷阿》

田祖有神。——《诗·小雅·大田》

百神受职焉。——《礼记·礼运》

阳之精气曰神。——《大戴礼记·曾子天圆》

山陵川谷丘陵能出云为风雨，皆曰神。——《礼记·祭法》

操蛇之神闻之，惧其不已也，告之于帝。——《列子·汤问》

小信未孚，神弗福也。——《左传·庄公十年》

神也者，妙万物而为言者也。——《易·说卦》

是故知鬼神之情状。——《易·系辞上》

“申”“电”“神”原本是同一个字，后来分化。申字，甲骨文像神秘的不同方向开裂的闪电，古人认为打雷闪电是至高无上的天神在发怒。当“申”的“闪电”和“天神”本义消失后，“神”字的金文由（示，祭祀）和（申，闪电）构成，表示祭拜发出闪电的天公。造字本义：古人祭拜的天公，万物的创造者和掌控者。

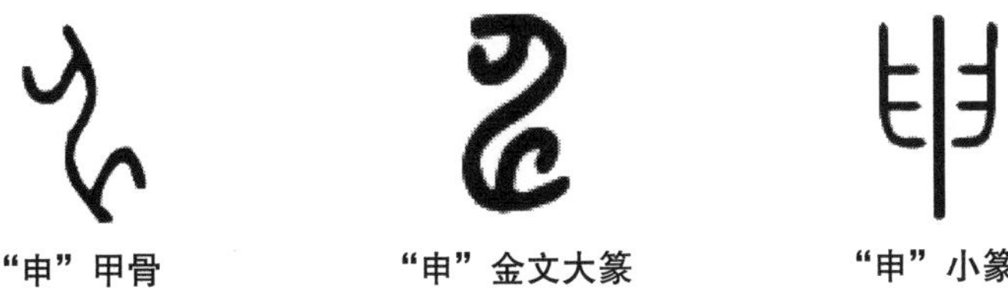

“申”甲骨　　“申”金文大篆　　“申”小篆

《说文解字》：“申，神也。七月，阴气成，体自申束。从臼，自持也。吏臣（段注“臣”作“以”）餔时听事，申旦政也。凡申之属皆从申。”

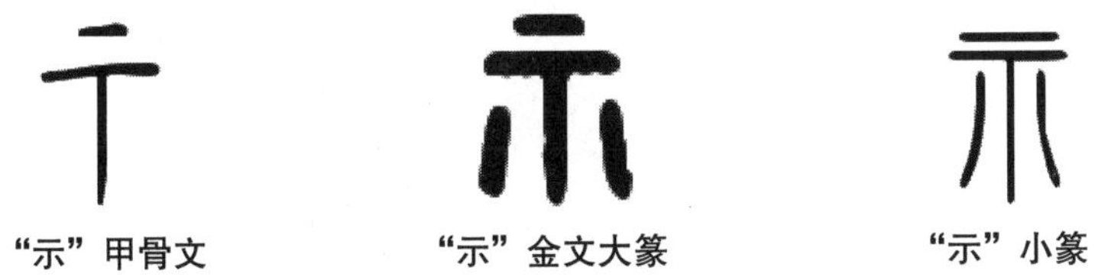

“示”甲骨文　　“示”金文大篆　　“示”小篆

《说文解字》：“示，天垂象，见吉凶，所以示人也。从二。三垂，日月星也。观乎天文，以察时变。示，神事也。凡示之属皆从示。古文示。神至切。”

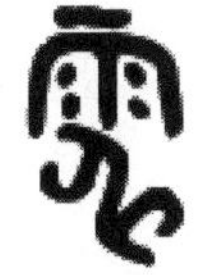

“电”金文大篆

“粗守形，上守神”不仅是针刺治疗的基本原则，而且是中医学诊断治疗中的根本大法。广而言之，也是中国传统文化中的基本法则。诸如中医、武术、传统戏剧、国画、书法、文学、文物鉴定等，无不以“粗守形，上守神”为基本法则，中国传统人文画不求形似，但求神似。比如散文写作讲究“形散而神不散”。“形”是材料，“神”是主旨。散文的材料虽散，但必须围绕作者的思想感情展开。阅读散文要从文章的整体入手，宏观把握作者在字里行间所流露出的思想，领会文章的主旨，这和我们学习《黄帝内经》的方法是完全一致的。

中国传统绘画也是一样，比如著名画家齐白石先生有言："学我者生，似我者死"。内家拳也讲究得意忘形，大成拳创始人王芗斋先生常说："但求神意足，不求形骸似"。有趣的是，齐白石先生和王芗斋先生曾是邻居也是朋友，齐老弟子李苦禅先生是芗老弟子。我询问程岩老师后得知，齐老曾和王芗斋先生学习大成拳站桩，而王芗斋先生也和齐老学习绘画。王芗斋先生曾在程岩老师家里居住三年，程岩老师从小就和芗老学习站桩，现在76岁，身体轻捷，双目有神。

王芗斋先生在《拳道中枢》中论述"今夫本拳之所重者，在精神，在意感，在自然力之修炼，统而言之，使人身与大气相应合；分而言之，以宇宙之原则、原理以为本，养成神圆力方，形曲意直，虚实无定，锻成触觉活力之本能。以言其体，则无力不具；以言其用，则有感即应。"

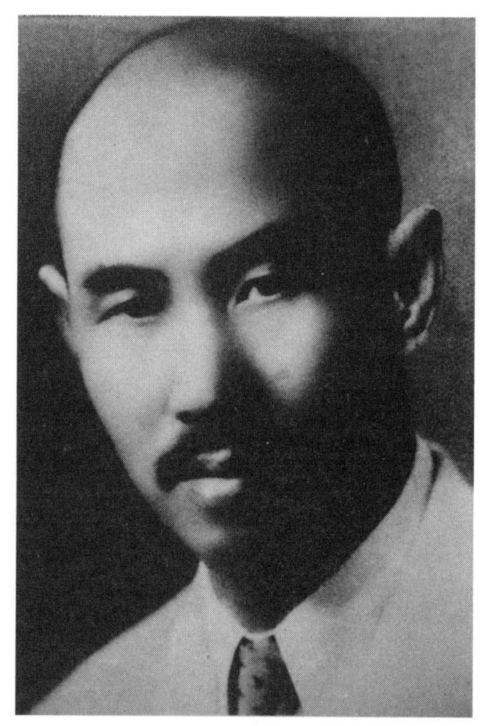

王芗斋先生壮年时的神态

"习时须假定三尺以外七尺以内，四围如有大刀阔斧之巨敌，与毒蛇猛兽蜿蜒而来，其共争生存之情景，须当以大无畏之精神而应付之，以求虚中之实也。如一旦大敌林立，在我若入无人之境以周旋之，则为实中求虚。要在平日操存体认，含蓄修养。总之都是从抽象中得来，所谓神意足，不求形骸似，更不许存有对象，而解脱一切者是也。"

《灵枢·九针十二原》强调“粗守形，上守神”,《灵枢·官能》说“用针之要，无忘其神”,《素问·针解》云：“必正其神者，欲瞻病人目，制其神，令气易行也。”《素问·宝命全形论》更明确地指出：“凡刺之真，必先治神”。

以上“守神”也好“治神”也好，说的都是针刺治疗的最高境界。一般人不经过严格的训练很难做到这一点，练习大成拳站桩、试力、推手等可以做到“守神”与“治神”。我们看看王芗斋先生照片就明白了“瞻”的含义。

为了便于理解，我们先从医学以外谈起。在《世说新语·容止》中记载“魏武将见匈奴使，自以形陋，不足雄远国，使崔季珪代，帝自捉刀立床头。既毕，令间谍问曰：魏王何如？匈奴使答曰：魏王雅望非常，然床头捉刀人，此乃英雄也。魏武闻之，追杀此使。”我们现在常用的“捉刀”二字就源于这段文字。这位匈奴使者在察言观色方面，就达到了“守神”的境界，他并不是根据人物的外表及其所在位置（也就是“形”)，来判断人物的能力，而是根据人物内在的精神气质（也就是“神”）来判断。这是比较难的，也是很高明的，这是优秀政治家及外交家的基本素质之一，他真正做到了“上守神”。

打个比方，比如说你出国数载，回国后在机场见到了前来接你的家人，难道你还用观察并思考一番，然后再做出判断吗？虽然他们的容貌已经有所变化，衣服肯定也异于以前，也就是“形”和以往大不相同，但其内在的“神”是变化不大的，所以你不会认错。但是与你同行的人哪怕是你的好朋友，虽然与你的家人也见过面，但未必会像你一样快地认出来，这也是所谓的“俱视独见”。还有在我们的周围，常有双胞胎的同学或亲友，同学处的时间长了，一般比较容易辨认，当然在父母的眼里更容易辨认，而在不熟悉的人眼里，几乎无法辨认。我一个亲戚和他的哥哥是双胞胎，有一次他去哥哥的单位向人打听他的办公室在哪里，问了好几个人都不告诉他，因为大家把他当成了他的哥哥，都以为是在开玩笑。他一再解释人家也不相信，直到见到了他的哥哥，才搞明白是怎么回事，但大家依然分不清他们俩。我读中学的时候就有一对双胞胎同学，弟弟比较调皮，经常捣蛋，开始大家分不清楚哥俩，他又不承认，老师和同学有时搞不清楚是谁干的，时间长了大家也就很容易分清楚了。其实道理很简单，主要是因为逐渐熟悉的缘故，因为虽然他们的外形长得差不多，但精神气质以及性格还是有很大的差别的，所以就连辨认双胞胎都要“守神”，光是“守形”肯定是要出错的。

一九八七年我在高干病房工作时恰逢著名的文物鉴定家徐邦达先生在那里住院检查身体，那种洒脱超凡的气质给我留下极为深刻的印象。徐先生人称“徐半尺”，意思是说一幅古画，只要打开半尺他就能够判明真假。当问及其中的奥秘时他回答道：鉴定也不是什么神秘的事，在掌握相关知识的基础之上，必须勤于实践，也就是熟能生巧。好比你家里人刚刚进院子，人虽然还没进屋，你就可以根据脚步声知道是谁回来了。另一位文物鉴定家史树青先生，也是单凭眼力来鉴定文物，他管这叫“眼学”，并且不主张用仪器等鉴定文物，他认为仪器不一定可靠。曾有一人花一百多万买了一幅据说是张大千先生的字画，上海的一位著名专家鉴定为真品，但徐邦达先生鉴定为赝品，许多鉴定家不敢表态。当找到史先生时，他看了一会儿后，十分肯定地告诉对方是赝品，并说是在台湾造的假，后经启功等十余位全国著名专家一致鉴定为赝品。

为了加深对直觉思维的深入理解，请大家先看看这篇西班牙人写的文章——《潜意识智力》。

当艺术品鉴赏家伯纳德·贝伦森站在法庭上，被问及为何他会如此肯定摆在眼前的这幅画是赝品时，他却拿不出任何科学的证据。他的理由跟作品的颜料、线条或所展示的内涵没有任何关系，他只告诉法官在看这幅作品时他觉得胃疼，耳朵里嗡嗡作响，并且在瞬间感到一股强大的压力困扰着他。实际上，这幅画作的确是赝品，只不过以假乱真到了专业技术无法辨别的程度。看来，艺术品鉴赏家的身体反应比X射线的检测结果还要有效。贝伦森只是利用了被一些人称之为直觉、另一些人称为潜意识或灵感的东西。这种东西到底叫什么并不重要。

“潜意识”一词的创建者、瑞士心理学家卡尔·G.荣格认为，“潜意识”的作用在于收集各种信息，以便为大脑感知可能到来的各种新闻留出自由空间，就好比阁楼的作用，但它却是个不可缺少的环节，如果没有潜意识，我们的大脑就会陷入混乱，失去作用。荣格在其《人及其象征》一书中指出：所有人都具备潜意识，但只有少数人像贝伦森这样的人学会了如何倾听潜意识的命令，并把它当成一种有效的工具使用。大多数人则是对它不加理会。更糟的是，有的人让潜意识中充满偏见，如果是这样，潜意识就会背叛你。因为阁楼的作用在于当你需要的时候可以随时从中得到你所需要的东西。贝伦森从潜意识中找到可信赖的信息，帮助他辨别出赝品，但是有些人只能从中获得具有倾向性的信息，那么又谈何运用潜意识加以判断呢？

本文原载西班牙《万象》月刊2007年5月号，作者弗朗西斯科·卡尼萨雷斯。《参考消息》副刊2007年05月23日全文转载。笔者以前订阅《参考消息》时留下这个版面，这是原文摘录。这种境界和《素问·八正神明论》对上工的描述何其相似，可见中西文化在高层次上是相通的。荣格本人是个汉学家，受道家思想影响很深。荣格说过，艺术创造以及艺术效果的秘密要在返回到参禅状态中找。荣格认为，西方文化所表现的更多是意识层面的对峙和紧张，邪恶与正义总是在激烈的斗争中，在一次次短暂的征服中寻求平衡，而对立永无止息，人格的离散隐忧始终不能去除。这样一种紧张气氛所造成的西方文化的失重感，根本的治疗必须要面对无意识，只有在原型中才能找回西方人格失落了的平衡。而东方的瑜伽、禅、内丹术等，早在一千多年以前就已透露出了这样的消息，并且在长期的探索之中积累了丰厚的经验，足可以供西方人学习和借鉴。

正如上文所说："所有人都具备潜意识，但只有少数人像贝伦森这样的人学会了如何倾听潜意识的命令，并把它当成一种有效的工具使用。大多数人则是对它不加理会。"

20 世纪 80 年代我刚工作不久，一位老乡找我帮忙看病。老乡走后，科里的护士大姐吕秀英对我说，刚才那人是肝硬化吧！因为肝硬化患者的面部及其他暴露部位的皮肤常常干枯、发黑、灰暗，部分患者还可出现色素沉着，尤其是眼眶周围的色素沉着更为明显，所以有经验的人老远一看就能大体做出判断。

我们不仅可以将潜意识应用到医疗实践中，在生活中同样可以运用。前几年我将大部分积蓄交给一位弟子帮助炒股，在股市最火的时候，我却隐隐感到不安，直觉告诉我，股市很危险，于是取出大部分资金，买了自己喜欢的一款车和其他物品。但与此同时，逻辑上感觉很亏，因为后来股市继续上涨，有时会感到后悔。现在看来，当时幸好听从了自己的直觉，因为在不到两个月后，股市暴跌，许多利用杠杆融资的散户在这轮下跌中被强行平仓了。去年再次炒股，从投入开始，股市一直下跌，几乎百分之六十的资金都亏损了，从此再也不涉足股市了。

"上守神"之所以不太好理解，因为我们用的是古人的概念，换成现在的概念，类似于心理学中的"直觉思维"。在中国传统哲学中，直觉思维区别于逻辑思维和形象思维而独具优势，因此居于十分重要的地位。同时，它也是中医学创造性思维的基本形式之一，在中医理论研究及临床实践中发挥着重要作用。比如中医的脉学就号称是"心中了了，指下难明"，而医书《三指禅》讲的就是脉学。禅宗的修行方法之一就是"参禅"，如果到达了"解悟"的境界，当然就可以"乾坤独步"了。明末的憨山德清禅师曾经说过："凡修行人，有先悟后修者，有先修后悟者。然悟有解证之不同。若依佛祖言教明心者，解悟也。多落知见于一切境缘，多不得力。以心境角立，不得混融，触途成滞，多作障碍，此名相似般若，非真参也。若证悟者，从自己心中朴实做将去，逼拶到山穷水尽处，忽然一念顿歇，彻了自心，如十字街头见亲爷一般，更无可疑，如人饮水，冷暖自知，亦不能吐露向人，此乃真参实悟。然后即以悟处融会心境，净除现业流识，妄想情虑，皆融成一味真心，此证悟也。"

学习中医和参禅在心法是一致的，必须真参实悟，从临床实践中理解体会《黄帝内经》原文的本意。

关于"治神"，在《素问·宝命全形论》中有精辟的论述。

"故针有悬布天下者五，黔首共余食，莫知之也。一曰治神，二曰知养身，三曰知毒药为真，四曰制砭石大小，五曰知府藏血气之诊。五法俱立，各有所先。今末世之刺也，虚者实之，满者泄之，此皆众工所共知也。若夫法天则地，随应而动，和之者若响，随之者若影，道无鬼神，独来独往。帝曰：愿闻其道。岐伯曰：凡刺之真，必先治神，五脏已定，九候已备，后乃存针，众脉不见，众凶弗闻，外内相得，无以形先，可玩往来，乃施于人。”

“治神”是针灸界广为引用的一个词语，如果大家在“中国知网”等系统检索一下的话，你会找到很多很多的文章，但能够理解古人真意的却很少，一般都简单解释成“精神专一”。比如山东中医学院、河北医学院曾组织有关专家共同校释过《黄帝内经》，写成《黄帝内经素问校释》，这本书很好，校注得非常认真而且精细，因为是20世纪80年代出的书，又是集体撰写，所以内容非常丰富，我经常阅读。就是这样一本好书，其中的许多注释我也不是完全赞同，比如对这一小段原文，书中解释道：“故用针刺方法治疗疾病，向天下宣布的有五个关键问题，而一般黎民只知取用余食，以维持生活，对于针刺的道理及其奥妙是不知道的。其五个关键问题是：第一是治神，医生必须精神专一，才能洞悉病情的变化；第二是懂得养生的道理；第三要熟悉药物的性味和功能主治；第四要懂得制取砭石的大小，随病所宜，以适其用；第五要懂得对脏腑血气的诊断”。对于“凡刺之真，必先治神”等则注释为：“针刺的重要道理，在于首先治神，医生要精神专一。对于五脏虚实的情况要胸有定见”，也流于一般的解释。文中的“三曰知毒药为真”，说的是要知道辨别药物的伪真，而不是要熟悉药物的性味和功能主治，这里的“为”通“伪”。“五脏已定”指的是术者的五脏已定，如果患者的“五脏已定”了，还扎针干什么？鄙人拙见，“众脉不见”中的“脉”似应读作“莫”，当是“脉脉含情”的“脉”，指的是众人的眼神。如东汉末年的《古诗十九首》中有“盈盈一水间，脉脉不得语。”唐·李德裕《二芳丛赋》：“一则含情脉脉，如有思而不得，类西施之容冶，服红罗之盛饰。”“众脉不见”说的是不要受围观之人目光的干扰，“众凶弗闻”说的则是不要受围观之人吵闹之声的干扰。“众脉不见”中的“脉”如果指的是经脉的脉，那脉又怎么能被看见呢？“众脉不见，众凶弗闻”，一是指眼看，一是指耳闻。

“黔首”这个词，最早见于《战国策·魏策二》，本来是战国及秦代时期对民众的一般称谓。《辞源》注释道：意为庶民、平民。一说因以黑巾裹头，故称。《礼·祭义》：“明命鬼神，以为黔首则。”注：“黔首，谓民也。”《黄帝内经》所讨论的是医学专业问题，在当时生产力水平及教育水平极其低下的时代，是不可能要求普通民众了解甚至掌握高深的针灸专业知识的，即便是在今天也一样，这种要求是不现实的，实际上也是没有必要的。所以此处的“黔首”，应该指的是医疗技术有待于提高的普通医生，即后文所称的“众工”。正是因为“众工”对于“针有悬布天下者五”，“莫知之也”，只知道“共余食”，其水平当然也就只能达到“虚者实之，满者泄之”

的层次。"黄帝"和"岐伯"已经感觉到当时的针灸已经发展到了"末世之刺"的境地，必须提高广大医生的针灸技术，以便使"众工"的针灸水平逐渐接近或达到"法天则地，随应而动，和之者若响，随之者若影，道无鬼神，独来独往"的"治神"境界。

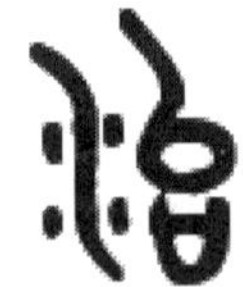

"治"金文大篆

《说文》："治，水。出东莱曲城阳丘山，南入海。从水台声。直之切〖注〗乿，古文。""治"的本义是河川名。源于东莱郡曲城县的阳丘山，向南流入大海。

"治"，金文借用"乱"或"司"，由表示（乱，相互辩驳）和（"司"的省略，主持、主管）组成，表示主持公道，拨乱反正。篆文则另造会义字，由（水，洪汛）和（台，通"臺"，土石堆筑的坝堤）组成，造字本义是：开凿水道，修筑堤坝，引水防洪。引申为治理、管理、修整、疏通。如治酒（置办酒食）、治步（修整仪容，举止合乎法度）、治行（整理行装）、治缮（修缮）、治葺（修缮）、治公（治理公务）、治戎（治军，用兵）、治具（治理国家的各项措施）治制（治理国家的法制及体制）、治道（治理国家的政策及措施等）、治乱（治理混乱的局面，使国家安定）、治掌（掌管）、治市（古代掌管市场贸易的官员）。例句：

其后治装行，东入海求其师云。——《史记·孝武本纪》

治国无法则乱。——《吕氏春秋·察今》

或劳心，或劳力；劳心者治人，劳力者治于人；治于人者食人，治人者食于人。——《孟子·滕文公上》

及至伯乐，曰：我善治马。——《庄子·马蹄》

成汤监于夏桀，故主其心而慎治之，是以能长用伊尹而身不失道，此其所以代夏王而受九有也。文王监于殷纣，故主其心而慎治之，是以能长用吕望而身不失道，此其所以代殷王而受九牧也。——《荀子·解蔽》

将"治神"简单地解释为"医生必须专一精神"是非常不妥的，因为解释这句话的人不练内功，当然不懂古人的语义，结果就把本属于医学教育的高深内容简单地说成了临证时的精神集中状态，其结果就是忽略了"治神"与"养身"的长期刻苦训练。"治神"应该像"治宗庙"、"治军旅"、"治水"、"治人"和"治心"一样，是一项长期复杂的身心修炼内容。刚才所说的《荀子》一书中的"治心"一词与《黄帝内经》中"治神"的含义就很接近，其中"治"字的语义和用法是完全相同的。所以"治神"是指具有高深修养的身心状态。赵京生教授曾经明确指出："此'治神'非仅一般的集中精神，而是要求达到一种较高水平的精神安定、心境平静状态，颇似气功之'入静'。"

"凡刺之真，必先治神"是呼应文中的"五法俱立，各有所先"，就是说在这五项治疗要点当中，"治神"是第一位的，所以要"必先治神"。如果不先"治神"的话，就不是"刺之真"而是"刺之假"了。为什么要强调"治神"？不仅是因为"治神"较其他四项内容重要，也是因为这项内容不易被众人理解，因为作者认为当时针灸水平已经到了"末世之刺"的境地。如何才能够做到"治神"呢，上面的文字已经做出了回答。其主要手段就是通过内家拳如形意拳、大成拳、太极拳、八卦掌等功法练习，达到"精神不散""积精全神"和"独立守神"的理想境界。只有长期刻苦的站桩、试力等练习，临症之时才能做到"凡刺之真，必先治神，五脏已定，九候已备，后乃存针，众脉不见，众凶弗闻，外内相得，无以形先，可玩往来，乃施于人。"

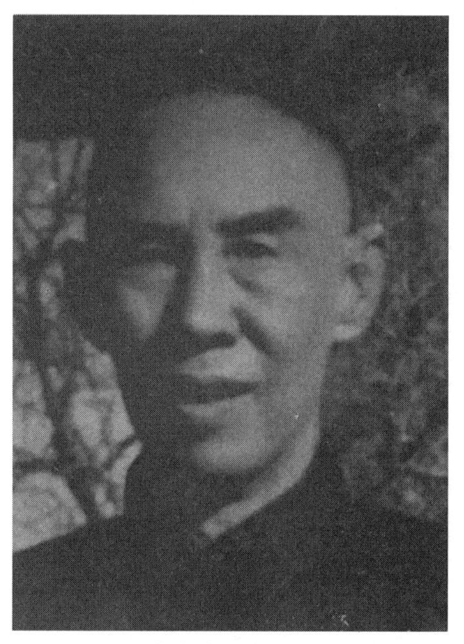

王芗斋先生晚年照片

正如王芗斋先生在《拳道中枢》中所言如下。

拳道之大，实为民族精神之需要，学术之国本，人生哲学之基础，社会教育之命脉。其使命要在修正人心，抒发情感，改造生理，发挥良能，使学者神明体健，利国利群，固不专重技击一端也。若能完成其使命，则可谓之拳，否则是异端耳。习异拳如饮鸩毒，其害不可胜言也。余素以己立立人为怀，触目痛心，不忍坐视，余本四十余年习拳经验，采其真义之所在，参以学理，证以体认，祛其弊，发其秘，舍短取长，去伪存真，融会贯通，以发扬而光大之，另成一种特殊拳学，而友人多试之甜蜜，习之愉快，因佥以“大成”二字名吾拳，欲却之而无从也，随听之而已。今夫本拳之所重者，在精神，在意感，在自然力之修炼，统而言之，使人身与大气相应合。分而言之，以宇宙之原则原理以为本，养成神圆力方，形屈意直，虚实无定，锻成触觉活力之本能。以言其体，则无力不具，以言其用，则有感即应。以视彼一般拳学家，尚形式、重方法、讲蛮力者，固不可相提并论也。诚以一般拳家，多因注重形式与方法，而演成各种繁冗、畸形怪状之拳套。更因讲求蛮力之增进，而操各项激烈运动，误传误受，自尚以为得意者，殊不知尽是戕生运动，其神经、肢体、器官、筋肉，已受其摧残而致颓废，安能望其完成拳道之使命乎。余虽不敢谓本拳为无上之学，若以现代及过去论，信他所略而我独有也。学术理应一代高一代，否则错误，当无存在之必要矣。余深信拳学适于神经肢体之锻炼，可因而益智，尤适于筋肉之温养，血液之滋荣，更使呼吸舒畅，肺量加大，而本能之力亦随之而渐长，实现一触即发之功能。至于致力之要，用工之法，统于篇内述之，兹不赘述。但此篇原为同仁习拳较易而设，非问世之文者比也。盖因余年已老，大家迫求，只得以留惊鸿爪影于雪泥中寻之。谨将平日所学，拉杂记载留作参考。将来人手一篇，领会较易。但余素以求知为职志，果有海内贤达，对本拳予以指正，或进而教之，则尤感焉。以一得之愚，得藉他山之攻，而益有进益。日后望从学诸生，虚心博访，一方面尽量问难，一方面尽力发挥。倘有心得，希随时共同究讨，以求博得精奥，而期福利人群，提高国民体育之水准，实为盼甚，否则毫无价值也。如此提高而不果，是吾辈之精神不笃，或智力未符故耳。夫学术本为人类所共有，余亦何人，而敢自秘。所以不揣简陋，努力而成是篇。余不文，对本拳之精微，不能阐发净尽，所写者，仅不过目录而已，实难形容其底蕴，以详吾胸中之事矣。一隅三反，是在学者，余因爱道之诚，情绪之热，虽不免言论偏激，失之狂放，知我罪我，笑骂由人。

总的说来，内家拳练习主要有三个方面的内容：调息、调神和调身。这在《素问·上古天真论》中有精辟的论述，这是我们大家都背诵过的一段文字，可惜有“证悟”体会的人还是少数。原文是这样说的：“余闻上古有真人者，提挈天地，把握阴阳，呼吸精气，独立守神，肌肉若一，故能寿敝天地，无有终时，此其道生。……其次有贤人者，法则天地，象似日月，辩列星辰，逆从阴阳，分别四时，将从上古合同于道，亦可使益寿而有极时。”这段文字真是很美，应该列入小学课本。但是如果没有练习过站桩，则很难理解这段话的真实语义。关于“独立守神，肌肉若一”，王芗斋先生晚年有《站桩漫谈》一文，对大成拳养生桩作了详细的论述如下。

养生桩是内在锻炼的一种基本功夫，是一种养生（健身）之术，同时，因为它的姿势动作都是和人身的生理组织相配合，一方面使高级中枢神经得到充分的休息与调整；一方面使机体得到适宜的锻炼，兼有防病和治病之效（这是经验已经证实了的），因而也可说是一种医疗学术，又可说是艺术的锻炼。这本小册，原为同学们人手一篇，领略较易，不同于问世之文，故不详解。大家都知道口传心授尚不能在很短时日领会到，因此，我绝不敢认为这是完整无缺的，就算对的，也还需要逐渐改进。

我幼时多病，医药无效，于是弃读投师，寻求养生之术，既长外游各地，访名师益友，凡有关健身养心的学术和技艺，无不用心钻研，采其精华，舍其糟粕，博采广收，以期于养生一道有所成就，平生师友最多，皆各有所长，在教益和切磋琢磨中，经过数十年的研究体会，并结合《内经·素问》的要义和拳学的基本功夫，参互为用，终于获得养生术的梗概，因此术的姿势，行走坐卧皆可用功，但以站桩为主，故名为养生桩（又称为混元桩）。

我年逾七十，身外无他物，仅对养生一道稍有心得，深愿供献给广大人民，作为健身治病的一种方法，但我国健身之学，没有系统的文字记载，除了片断点滴地散见于古人遗著外，仅凭口传心授流传下来，加之个人天性愚鲁，学识浅薄，用文字来详细而正确地说明健身桩的具体内容是不可能的，因此这段说明文字，不但失于简单，有挂一漏万之处，而且缺点错误也是不可避免的，深望海内同好多加指正，并盼同学们在学习中体会改进。

• 养生桩的来源和变迁

我国养生之术历史悠久，但没有书籍稽考，也乏文字记录，偶获片纸，也多残缺不全，根据先辈传述和多方的参考，个人认为，应是古代人类在大自然界同毒蛇猛兽竞争生存时，由斗争经验中，逐渐积累演变，不知经过多少千年多少万人的研究探讨中得来。二千余年前，即有《内经》一书，为中医宝库，对防病治病之法，记载甚多，其中《素问》一篇，就是专讲健身的，原文是："提挈天地，把握阴阳，呼吸精气，独立守神，肌肉若一"。文虽简单笼统，意义深厚，先哲把它列入《黄帝内经》，一方面视作防止疾病的养生术，另一方面，凡药石刀针不能奏效的多种症病，就根据这种道理，使患者锻炼休养，作为体育医疗，并和《灵枢》互相为佐，其主要内容是养静，就是"独立守神"。

东汉以前，很多文人武士都会静养，行住坐卧皆可用功，成为一种普通的健身术，后梁武帝时，达摩行教游汉土（此时达摩年六十七岁，是天竺国王第三子番王之子，见高僧传、东流小传、梁武帝、诏文、祭文）传来洗髓易筋经等法，唐代有临济、密宗两派，相继传出插条、柔杠、三折、四肢功、八段锦、金刚十二式、罗汉十八法——印度统名柔杠，后又有岔派，派别迭出，不可枚举，居士尤多，标新立异，花样繁多，方法极乱，异论杂出，遂使此术没有发展反而有分裂情况，早在五百年前，已形成抱残守缺。

宋代之后，多变为禅坐等法，也是门派迭出，互有异同，而且坐法多不够自然，也不够具体，舍精华而取糟粕，不仅达摩师传湮没已尽，而我历代先哲遗产也随之俱废。大好学术无形销毁，殊为可惜。日本相近此术者不少，每在用功之前首先凝神站立以定神思，并得到各方面的提倡支持，也确有深造独专精持的功夫，但亦系支离破碎，只鳞片爪。

我生平对祖国遗产——养生术，拳学特别爱好（这和幼年多病是有关系的）。由青年时代略识养生门径之后，就一方面求师访友，认真学习；一方面博览古书，细心体会，同时按照师友的指导和《内经·素问》篇所载的道理，朝夕不辍地练习，虽受个人智慧和其他条件限制，存在着不少缺点，但五十余年的经验证明，它不仅有健身防病之效，而且对很多医药无效的慢性病，确有不可想象的治疗作用。

• 养生桩的意义和作用

养生桩是一种学术，也是一种医疗体育运动，参加这种运动的人，不限年龄性别，不拘身体强弱，亦无任何局限，有病者治病，无病者防病。运动时不尽在姿势方面着想，也不在式之繁简上注意，更不在姿势的前后次序，主要使大脑得到充分休息，使肢体得到适当锻炼，即静中生动，动中求静。这种运动能调整神经系统的机能，促进血液循环，发挥体内燃烧，且能加强各种系统的新陈代谢作用，因而能调整、恢复和加强人体各个器官组织的机能，对保持健康，治疗疾病具有显著的特效，五十年来从无一人出流弊，且百分之九十几都有效果。

这种运动能加强人体的吸收和排泄作用。古人云“提炼精华，洗净糟粕”其意义就在于此。这是自力更生的运动，就是说，它对于人身及其部分机体，具有生生不已的效能，比如体弱的通过锻炼可使身强，人体某一系统和器官组织有毛病，通过锻炼可使毛病消除，恢复健康，健康者更健康，且容易体会到无穷的理趣。

这种运动和一般体育运动不同，它是把锻炼和休息统一起来的一种运动。是在锻炼中休息，又在休息中锻炼的运动方法，因此它具有调整中枢神经和末梢神经的功能作用，从而使人体各部分在高级中枢神经支配下密切协作。

• 养生桩应注意的问题

养生桩不仅是健身治病的运动，也是一种锻炼意志的功夫，所以学习养生桩的人必须注意这种锻炼。粗暴、浮躁、气愤、忧虑、悔惧、得失之念和侥幸思想等，都是缺乏意志和品质的表现，学者切要禁忌。

对于治病的人来说，凡是学养生桩治病的大半都是久病不愈，药石刀针不易奏效者，但须要气不自馁，应该积极地锻炼，认真地治疗，精神要焕发，蓄有弹力，时时作反攻斗争的准备，才能战胜病魔，恢复健康。如果悲观失望，生气着急、毫不振作、一曝十寒，时作时辍是不起作用的。医生常说病人的心情要愉快。学习养生桩的人，首要心情愉快，虚心体会站桩的意义，耐心地、持久地锻炼，使精神焕发，久而久之，自可功到病除。

练养生桩必须心神安详，摒除杂念，“神不外溢，力不出尖，意不露形，形不破体”。神态要轻松自如，蓄意要深憨雄浑，力量要稳准虚灵。“无动不机，无机不趣，虚灵守默，而应万物”，虽是平易近人的道理，但初学不易理解，主要是以神意为主，不求枝节片爪形式问题。意在整体与内部，不要使局部破坏整体的统一，不要使外部动作影响内部失调，要浑身轻松自如，心旷神怡，好像在大自然之内似的，要做到这样，在运动前就必须做到心安神定，摒除杂念。

还要注意四容五要。四容是头直、目正、神庄、声静，五要是恭、慎、意、切、和。对人对事都要恭敬谨慎，意思周密切实，任何事不说硬话，不作软事。这是学者内心和外貌应具备的练功条件。从个人意念来说，应具善意，最好是以子女的行为，父母的心肠对人，在练功方面来说，就是“只要神意足，不求形骸似”这样才是练功应有的要义。

养生桩是因病设式，因人而异的，病症不同，其有关的神经或肌肉系统自然就不相同，患者的生活条件、习惯、修行、性情以及其他各种特点，对于设式也有一定的关系，必须根据这些不同的情况，考虑适当的姿势和运动与休息时间的长短，以及身体负担的轻重等，教者对此自应充分了解情况，作适当的安排，学者应注意掌握，慎重锻炼，不可忽断忽续，任意活动。只有这样，才能收效快，并防止在锻炼中发生不正常的现象。

有的人，初学时多有怀疑、幻想，或任意活动或拘泥执着等现象，须细心体验，待实验充实之后才能解决。主要是师古不泥古，谨守师法未易有得，不要浮聪明，不要笨用功，精神要愉快，肌肉常劳动。离开己身，无物可求，但执着己身，都是错误。力量在身外去求取，意念在无心中来操持，若本着以上所谈切实用功，细心体会，自不难得到万变无穷，奇趣横生之妙。

•“独立守神，肌肉若一”的锻炼

关于《内经·素问》的“提挈天地”，“把握阴阳”，“呼吸精气”，大医师们早已说过。在此，我对于“独立守神、肌肉若一”的锻炼，稍加补充。“独立守神”，在用功之前，思想先准备一下，应首先着想游于物初，静会全机之意，视同植物外形不动，内里却有着根生、发展、顺逆、横生的变化，万不可走入招式断续的方法，那就是破坏无余了。局部运动纵然有益，长久也有害，慢性的戕生运动。

锻炼时要保持意力不断的虚灵挺拔、轻松均整以达到舒适得力为原则。锻炼时，要凝神定意，默对长空，内要清虚空洞，外要中正圆和，同时要脱换一个心目欢喜的状态，洗涤一切杂念，扫除一切情缘，寂静调息，内外温养，浑身毛孔放大，有如来回过堂风之感，使肌肉群不期然而然地成了一条空口袋挂在天空，上有绳吊系，下有木支撑，有如躺在天空地阔的草地上，又像立在悠悠荡荡的水中，如此肌肉不锻自炼，神经不养自养，这是锻炼的基本要义。

怎样才能凝神定意呢？要使意念如烘炉大冶，无物不在陶熔中，并尽量吸收一切杂念，来则熔之，不久杂念自可消除，倘若故意拒绝杂念，则一念未去，万念齐来，精神分散，神意外驰，就不能做到意定神凝。

锻炼时，还要有这样的意态，使肌体和大气相呼应，自然而然自在地发挥整体和本能的作用，不可有丝毫的矫揉造作；一有矫揉造作和局部方法，就破坏了整体和本能的作用，所谓这种运动是一种人体本能学术和“一法不立，无法不备”的意义，就在于此。

锻炼方法虽简实难，初步锻炼是大动不如小动，小动不如不动，由不动才能体认到四肢百骸的一动而无不动之动，如此神经始易稳定，热力才能保持，自然地增强新陈代谢，有了这个基础才能逐渐学动，才容易体会不动之动，动犹不动，一动一静，互相为根之动，然后才能体会大气的压迫，松紧力的作用，也就不难控制一切平衡中的不平衡，以及动荡枢纽之动，不动而动，动而不动，同时起着刚柔、虚实、松紧错综，表里为用之动（至于假借一切之动，言之太繁，姑不叙谈），全体就自然地发挥了上动下自随，下动上自领，上下动中间攻，中间攻上下合，内外相连，前后左右都相应之动，以上是试验各种力的功能作用，盖力由试而得知，由知而得其所以用。

锻炼是在无力中求有力，在微动中求迅速，一用力身心便紧，百骸失灵，并有注血阻塞之弊。这种力量是精神的，是意念的，有形就破体，无形能神聚。先由不动中去体会，再由微动中去认识，欲动又欲止。欲止又欲动，动中不得不止，止中不得不动之意，要注意从笨拙里求灵巧，平常中求非常，抽象中求具体。用功时浑身大小关节都是形曲力直，神松意紧，肌肉含力，骨中藏棱，神犹虎豹，气若腾蛟，而神意之放纵有如巨风卷树，拔地欲飞，其拧挣横摇之力，有撞之不开，冲之不散，湛然寂然，居其所而稳如山岳之势，外形笨拙，意力灵巧，大都平凡，反是非常，不由抽象中求根本，找不到具体，学理自通，自然明了。

“肌肉若一”是特别重要的一步功夫，这步功夫表面好像另是一种，其实是和以上所述是有密切关联的。没有这步功夫作基础，任何动作也没有耐劳抗久的能力，这虽是肌肉锻炼，但仍是以形为体，以意为用，因形取意，意注全身，以精神内敛为主。这种运动，加强运动也是减低疲劳，减低疲劳正是加强运动，锻炼和休息是一件事，要在调配适当，使患者在不觉中增强了耐劳持久的能力，并尽量减免大脑和心脏的负担，以达到舒适得力为止。

• 调配方法

1. 肢体调配：不外高低、左右、单重、双重，不论头手身肩肘足膝胯各处都有单双、松紧、虚实、轻重之别，凡体会得到的精微细小之处，也都如此，要使用骨骼支撑或力量的弥合，肌肉的联系等法。

2. 内脏支配：是神经支配，意念领导，心理影响生理，生理作用心理，互根为用。

3. 时间调配：是以学者性情浮沉、体质强弱为基础，总要不超过负担能力，不使思想上产生烦闷或厌倦。

• 养生站桩歌

养生桩，极容易，深追求，头万绪，用功时，莫着急，应选个适当场地，充足阳光，流通空气，有水有树更相宜。不论行走坐卧和站立，要内外放松，身躯挺拔，腰脊骨垂线成直，浑身大小关节，都含着似曲非直意。守空洞，保清虚，凝神也静气，臂半圆，腋半虚，体会无微不舒适。不思考，不费力，心脏无负担，大脑得休息，想天空虚阔，洗涤情缘和尘俗万虑。虚灵独存，悠扬相依，绵绵如醉也如迷，笑卧如在水中宿，返婴寻天籁，平凡无奇有天趣，师法当遵守，不可太拘泥，这里边包罗着无限深思和甜蜜，动转颇似水中鱼，自在自在真自在，先哲并无其他异。

再谈试验各种力，名称用途各不一，有形或无形，有意或无意，具体、局部、自动、被动及蓄力，有定位，无定位，应用和练习，大都是骨藏棱、筋伸力，沉托分闭提顿吞吐，筋络鼓荡弹簧似，毛发根根意如戟，一面要含蓄缠绵力旋绕，一面要斩铁截金，冷决脆快，刀剪斧齐，曲折路线存松紧，面积中分虚实，有忽高而低，高低随时任转移，精神犹怒虎，气质若灵犀，身动似山飞，力涨如海溢，这种学术并不太稀奇，都是以形取意，抽象中求具体的切实。

• 基本姿势

运动的特征，是在运动中体会身体内外的变化，如何使浑身大小关节，都成钝形三角，更好是不要平面积，尤不许有执着点，而是轻灵浑然，想浑身血液循环有如水钻沙子之意，按之如水中飘木之力，而全身又像湖水空舟，飘摆无定，惟风力是应，听其自然。

这种神意的表现是随着个人的风度、性格、独赋、特征以及年龄的老幼，体质的强弱和用功时间的长短，病情种类之不同，当然就不是几个姿势所能表现。

因此，说明这种运动必须根据一切不同的条件，深入体会，逐步加强，随时调配，都是根据具体情况运使变通，使局部跟着具体起作用，经过锻炼大都有效，如果某处有病就治某处，非但无效，且恐有损失，如果忽视这一点而精神力量一切就不够了。

（按：调配的方法，一有形、一无形，有形的是姿势、骨骼、肌肉，无形的可就无穷了——精神、意念、假想、力量，不是几个姿势所能范围的，但姿势也是需要的，按照轮廓来说明神意，所以姿势也是需要的，不过要把这种运动完整的用图表现出来，目前因客观条件和能力的限制，还不能做到。）

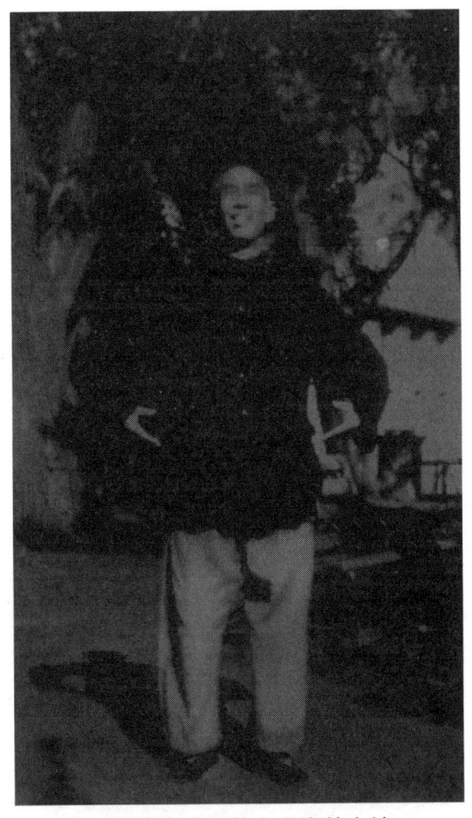

王芗斋先生示范大成拳基本桩

1. 站式

①休息式：两脚略呈八字形分开，宽度与肩齐，两脚着地，脚趾微微抓地，全身重量放在脚掌上，两膝微曲前不过脚尖，臀部似坐似靠，上身保持正直，两手反背贴腰，臂半圆，腋半虚，身躯挺拔、正直。

②扶按式：两臂稍抬起，手指微曲并自然分开，指向斜前方，掌心向下，如按水中浮木或浮球，其他同休息式。

③托抱式：两手近不贴身，远不过尺，手指相对，手心向上相隔约三拳左右，位于脐下，如托抱一大气球，其他同休息式。

④撑抱式：两手抬至胸前，距胸约一尺，手指自然分开微曲，两手相隔约三拳左右，手心向内如抱物状（为抱式），或手心向外如撑手状（为撑式），其他同休息式。

2. 坐式

①端坐椅上，上身正直，两膝弯成约 90°，两脚掌着地，相距约与肩齐，两手放于腿根部，手指自然分开并微曲，指向斜前方，臂半圆，腋半虚。

②两脚前伸，膝微曲，足尖回勾，足跟着地，双手如抱物状（见站中之撑抱式）。

3. 半伏式

一般对消化系统病有较好疗效，双手扶按在桌、椅背上等或两肘搭伏在桌面上亦可，两腿分开如站式，臀部后依如坐凳，腹部放松。

4. 卧式

身体仰卧，两腿微微分开，两足跟着床，两膝稍弯曲，肘部着床，两手放于腿窝或小腹部位，也可抬至胸前做抱物状。以上几种姿势，其头部可正直，有上顶感，也可向后仰或左右稍偏。两目可闭，亦可半闭，也可睁开看远方一点，或漫无目标地看远方，全身要放松。意念活动极为重要，请阅正文。

• 练习站桩的体会和常见的现象

随着各人身体强弱和病情不同，在练习过程中的体会感觉及表现各不同，一般的情况是，练习十日左右就能体会到站桩的好处，感到练功之后轻松愉快，而且这种感觉是随着练功的进程逐日增长的。有的练习几天之后，就发生肌肉震颤、疼、酸、麻、胀等现象，多半是肌肉运动障碍、气血欠通，或疲劳过度，或生理上有其他缺点所致，只要防止疲劳过度，注意舒适得力，力求放松，避免紧僵，渐渐地就会气血畅通，肌肉灵活，使以上现象逐渐消除。至于不觉疲劳的有规律地颤动，是经络和气血闭塞已经消除的好现象，只要顺其自然，不可故意地抑制，也不要有意识地扩大。另外还有流眼泪、打哈欠、饱嗝、虚恭、腹鸣、蚁走等现象，都是练功过程中的好现象，病愈之后自可消失。

• 站桩对各种疾病的疗效

站桩能够调节神经机能，调整呼吸，增强血液循环和新陈代谢的作用，因而对神经系统、肌肉系统等，以及新陈代谢各方面的病症，特别是急性转为慢性的病症，都有良好的疗效。

经过四五十年的经验，其效果虽因人因病而异，有大小快慢之别，但除去随学随止外，没有疗效是很少的，而且有很多人病愈之后继续锻炼，大多收到转弱为强，老当益壮之效。

真人是指修真得道之人，在《文子》一书中解释“真人体之以虚无、平易、清静、柔弱、纯粹素朴，不与物杂，至德天地之道，故谓之真人。”真人的境界是“独立守神”，至人的境界是“积精全神”，圣人是“精神不散”，贤人就没有提到神，只是说“将从上古合同于道”。以上说的是“治神”的几个不同境界和层次，其中真人的境界是最高的，所以历史上只有有限的几位医家被称为真人，如孙思邈、马丹阳等。

有的朋友会说了，他们是真人，那我们呢？如果从“治神”的层次来讨论的话，那我们大家几乎都是“假人”。《庄子》里讲：“古之真人，其寝不梦，其觉无忧，其食不甘，其息深深。真人之息以踵，众人之息以喉。屈服者，其嗌言若哇。其耆欲深者，其天机浅。”如果不修炼内功的话，一般人差不多都是“众人之息以喉”。就是说如果不进行修炼的话，大家都是“假人”，修炼以后能不能达到真人的境界，那不好说，但我们要朝那个方向努力。要想达到真人的境界固然不易，一般的人能够做到“调神”也就不错了，具体方法和原则在《素问·四气调神大论》中有着详细而具体的论述，我们在这里就不展开讨论了。

大成拳站桩不仅适合普通人练习以强身健体，有的老年痴呆患者通过站桩配合针刺治疗可以完全康复，这是以前没想到的。老年痴呆是由于神经退行性病变比如脑血管病、感染、外伤、肿瘤以及营养代谢障碍等多种原因导致的一组症候群。估计全球 65 岁以上老年痴呆发病率为 4% ～ 7%，患病率与年龄密切相关，年龄平均每增加 6.1 岁，患病率升高 1 倍，老年痴呆是造成老年人失去日常生活能力的最常见疾病。老年痴呆不仅给患者带来巨大的痛苦，也给家庭和社会带来沉重的精神压力和医疗、照料负担。因此，老年痴呆已经成为影响全球的公共健康和社会可持续发展的重大问题。对于痴呆前阶段的患者，宜饮食调整、体力锻炼和认知训练结合来延缓认知功能下降。

我的患者陈桂金，63 岁，严重痴呆，不认识亲戚，不认朋友，包括自己的女儿和外孙。通过练习大成拳站桩和针刺治疗，居然完全康复，有些不可思议。这是她自己亲笔写的体会，还保留真实姓名，我说要发在网上，是否需要删除姓名，她说不用，是真事儿，怕什么？这是她写的文章——《我喜欢上了站桩》。

通过站桩调理身体我是深有体会的。怎样站桩也是有个经历：一次巧合，在电视上看到了胥荣东大夫，我找胥大夫扎针，同时还参加了胥大夫主办的经筋班，在培训班上胥大夫亲自指导了我的站桩。

站桩解决了困扰我的两大疾病。一个是脑梗失忆症，据说这是脑梗中最轻的，不影响四肢，不影响吃喝。但对于我来说，更让我难受不已。不认识亲戚，不认朋友，不认识和自己一同唱歌、跳舞的姐妹，脑子里一片空白，我好害怕。外出必须有家人陪伴，只要一出自己的楼房门没人陪伴就害怕，面对自己这种情况，有时都想打自己一顿，为什么会这样？

还是站桩解决了问题。站桩前几日没觉得怎么样，应该从第 7 日开始吧，站桩几分钟后大脑中就开始出现小区内姐妹的照片，最初一人一人的，到三五人出现。站桩一结束相片就没了，奇怪怎么那三五人就又没了呢？总想找到这些，所以站桩时间也从 20 分钟站到了 40 分钟，就这样，每次站桩脑子里总会又多出了一些相片，大概站桩到一个月左右的时候，突然有一天早上站桩，人物像电影一样三五人，一群一群都在脑子里出现了。我笑了，好神奇呀，大脑再不是空白了，把失忆的东西全找回来了。

另一个就是我的腰椎。2010 年 11 月立冬以后，家里偶尔开会儿窗户换换气，我不知道家人将南北窗全打开了，而我坐在大厅北窗下，一会儿感觉有凉风，马上离开也没太在意。第 2 天早晨一起床，觉得腿不得劲了，接着我马上吃中药治疗，这时腿又肿又胀又沉，抬不起来，不听使唤，尤其夜里疼痛难忍，不能翻身，厉害的时候左腿不能迈步，又赶紧去看骨科。经照片子检查：腰椎管狭窄，把神经全部压死，接诊大夫告诉我，现在手术时机正好，如果时间再长，神经压死时间越长越不好恢复。听大夫一讲那就手术吧。术后真的与大夫之前说的一样，腿不疼了，也能抬起来了。为了能早日走动起来，我严格按照大夫要求训练，不管吃多少苦，终于熬出来可以走路自如了。好景不长，这腿坚持了 3 年，腰又开始反复，到医院复查，大夫（不是手术的大夫）说：这种手术复发的可能性很大。怎么办？不能再做手术了吧？吃药、打针、看医生，还是疼痛。最后还是站桩。

站 20 分钟的时候，腰就开始一拱一拱的难受，腿也像僵了一样，站桩一结束马上坐下来。当时不想外出，坐也不是，站也不是，怎么都难受。还是忍受着一切痛苦，慢慢地坚持站桩，每天腰和腿都会有不同的变化，就这样坚持着。到了今年年初发现自己走路腰舒服多了，记得和女儿去超市还和女儿讲过，腰感觉好多了，腿也随之有了好转。

今年 5 月 15 日到 5 月 29 日去欧洲旅游了半个月，这半个月每天坐车至少 4 小时，最多一日达 8 小时，除此之外还得走路，半个月游了 8 个国家，早出晚归，一直不落队。

站桩对我的身体起了很好的作用，帮我恢复了记忆，帮我恢复了腰腿的功能。胥荣东大夫真是我的救命恩人，他将调动自身能动性的方法交给了我，靠坚持站桩强壮自己的身体，真是一种好方法。我要坚持站桩，让我的身体更健康。

陈桂金（2017 年 6 月 5 日）

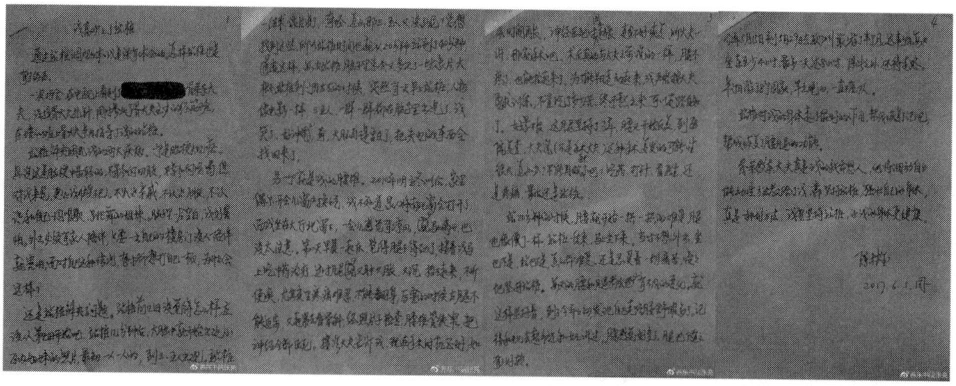

《灵枢·周痹》篇“痛则神归之”这句话在一位“手指干性坏死”要截肢的患儿身上也得到验证，弟子周玉珍的记录如下。

江西老家的一位小朋友手指被玩具划伤，去医院医生诊断截肢，感谢恩师胥荣东先生用火针治疗，保住了小朋友的手指，不用再截肢，从手指受伤至今，每天连续火针治疗，如今食指肿胀已经消下去，连续2周血常规检查已无感染，恢复良好。

小朋友生病背景：亲友的媳妇在家带两个孩子，先生在北京工作，今年9月26日她带孩子去乡下看望老人，小孩食指被玩具划伤，伤口在食指指尖，当时伤口出血，家里老人坚持用棉布缠绕包扎，没有找到绳子，就用的橡皮筋，老人还担心孩子自己把棉布扯了，居然又多缠了一条皮筋，嘱咐孩子妈妈回家后，拆开换创可贴。晚上回家后，孩子妈妈忘记处理伤口了。过了一晚上，孩子觉得疼、不舒服，拆开棉布后发现手指已经肿胀，指甲根有紫色瘀点。9月28日去地方人民医院，医生看了下手指，说没什么事情，开了盒氧氟沙星凝胶。孩子用药后，过了一夜9月29日食指开始发黑，再去地方多家医院，检查后均表示食指组织坏死了必须截肢治疗。10月2日晚上弟妹带着孩子来北京求医，挂的北京儿童医院急诊，当时只有急诊值班医生，医生拍了小朋友的食指照片，联系烧伤整形科专家诊断病情，专家表示：食指坏死，需要截肢。因为十一期间，专家都休假中不做手术，让国庆节后8号上班做手术，手术的方案是只能保留一节手指，靠近指尖的两节需要截肢。

10月3日早晨，我们抱着孩子去找师父胥荣东先生，师父当时正在进行讲授国庆经筋班课程，我等师父给学员调完桩，和师父说了小朋友的事情，师父说抱到诊室看看。师父用火针给小朋友治疗，火针持续针刺40多分钟，小朋友食指当时肿得特别厉害，笔直的无法弯曲，一个手指有2个手指的大小，扎火针的时候，指尖没反应，中节手指开始是不流血，扎了好一阵子，才有一点点瘀血出来，逐渐血液循环通畅，后来有鲜血流出来。诊室一般备的火针只有10多根，扎几针换一根火针，火针根本不够用，晓丽师姐站师父边上迅速磨火针，保证治疗顺利进行。当时是我按着小朋友的手指，小朋友一直拼命哭，哭到后来累了，嗓子都有点哑了。近节和中节手指流了很多鲜血，上午的火针治疗才结束。师父让我们别走，晚上再观察一下情况，下午经筋班课程结束，师父只有半小时休息就要开始出诊，师父晚上没吃饭就先看看小朋友的手怎么样了，晚上有50多个患者，小朋友第一个治疗，师父又扎了一次火针，并嘱咐我们晚上，要时刻关注孩子情况，如果有发烧，需要送急诊。

10月3日晚上，家里人轮流看着孩子，一直守着他看是否发烧，晚上小朋友的手指一直在流脓水，我们担心感染，一直用棉签擦脓，每隔1～2小时用碘伏消毒，并使用师父教的按摩手法，从肩膀一直到手指给小朋友按摩。10月4日经筋班最后一天，趁着学员站桩间隙，师父再次给小朋友扎火针治疗，师父问我们吃的什么消炎药，并询问孩子晚上是否发烧？我们回复：没有发烧。师父让我们去医院查血常规看看是否有感染。小朋友扎完火针，我们去的儿童医院挂急诊，值班医生一看手指就说治不了，让挂骨科或烧伤整形科专家号，因为是晚上儿童医院没有可挂的专家号……换了几个医院，均反馈看不了。我们去私立医院找的儿科专家，也反馈无法治疗，后来我突然反应过来，师父不是说让查感染么，又不是治疗手指，然后我们去了一家三甲医院，挂的儿科急诊，医生看见小朋友的手表示无法治疗的时候，我们就麻烦值班医生给查查血象，看看是否有感染，不是治疗。检查结果出来，还真的有感染，医生给小朋友开了头孢抗生素吊瓶和消炎药，连打三天抗生素消炎，然后医生给开了头孢口服的药剂。

10 月 5 日，师父不出诊，因为挂念小朋友的病情，师父让我抱着孩子到他家里进行火针治疗，一天没扎针，小朋友的手指就明显肿得厉害，都是紫色的。当时扎火针，小朋友的手指开始流出的也是瘀血，后来才流鲜血，但是食指指尖那块扎针一直没反应，也没有流血。扎针结束后，小朋友哭得特别厉害，师父和小朋友说：咱们俩握握手好不好？小朋友挂着眼泪和师父握手，回家后，他谁也不理，连他妈妈都不让碰，就他叔叔没陪着去扎针，允许叔叔看他受伤的手指。此后的每天，我们都找师父为小朋友扎火针治疗手指。

10 月 9 日我们去北京儿童医院创伤骨科挂专家号，专家表示只能等手指结痂自行脱落，截肢的话会有二次感染的风险。经过师父的火针治疗，小朋友的手指肿胀消下去不少，手指能弯曲了，专家检查手指后说骨头和肌腱没有损伤，控制好炎症即可。

10 月 11 日晚上，小朋友发高烧，检查是病毒性感冒，晚上去儿科急诊打抗生素消炎，当晚退烧后，又连续打了三天抗生素。此后我们每周查一次血象，再无感染。

火针扎指尖之前均是没反应，后来指尖开始萎缩，指甲自行脱落，手指看起来犹如烧焦的树枝一样，发黑发硬。趁着小朋友睡觉，我曾用采血针扎过他的手指，扎得很深，他都没反应，我当时心里感觉很绝望。师父为了减轻小朋友的痛苦，每次都是从指尖开始扎针，针刺指尖的时候小朋友没任何反应，师父说：扎这里哭就好了。10 月 30 日，火针针刺指甲根的地方流了瘀血出来，师父看见后非常开心。有一次在东文扎火针，一针下去，小朋友手指的血是喷出来的，师父迅速躲开了，师父这反应速度实在是太快了，要不然血就都喷到衣服上了，这一次师父也很开心，说：喷出来是好事，说明手指有压力了，能正常血液循环了。

师父说：痛则神归之。我发现小朋友火针治疗后，语言表达能力超强，之前刚来家里的时候还说话模糊不清的，现在很多话都能清晰地表达。他能像大人一样控制情绪，每次扎针结束后就不哭了，眼里挂着泪珠淡定地和师父还有跟诊的同门说再见。最近小朋友也越来越懂事了，动手能力也超强，两岁2个月的孩子可以自己用筷子吃饭，自己剥鸡蛋，吃完饭把碗送厨房，把自己弄脏的桌子擦干净，坐的小凳子摞起来摆放到客厅的角落，玩具都自己收拾到一个箱子里面。刚来我们家的时候，因为过敏所以没穿尿不湿，小朋友在沙发、床上、地上拉屎、拉尿的，搞得我直头疼，过了才不到两月，现在他自己学会了去卫生间上厕所，学我们扫地，我练针扎银行卡，他也要练针，每天扎火针他对于针居然没有恐惧之心。我在客厅切水果盘，他能挨个房间送水果给叔叔、爸妈吃，然后再自己吃，非常知书达礼。学习和理解能力，已经完全超出正常小朋友的水平了。

最近小朋友的手指肿胀已经消下去，黑色坏死的组织已经脱落，长出新肉，完全恢复指日可待了，非常感恩师父胥荣东先生的治疗，使用火针创造了奇迹，我去查专业文献还没有一例手指坏死不截肢的，使用火针治疗好手指坏死还尚属首例，小朋友真的是非常幸运。我家族里的一位晚辈，小时候顽皮，右中指被机器搅碎了，孩子就变得不爱说话，虽然考上了四川大学金融系，本科毕业后却在家待业，整日玩游戏，年夜饭一家二十几人团圆也不上桌吃饭……真的是感谢师父保住小朋友的手指，改变孩子一生。

我带教的几位北京中医药大学研究生见到过我给这位小朋友治疗经过，其中一位学生感慨地说，要是将火针治疗写进“手指干性坏死”的诊疗指南就好了，如果谁能完成这件事可谓功德无量，因为每天不知会有多少人因此而截肢。西医认为，手指发生了干性坏死，原因是手指血运中断供血消失导致的缺血性坏死，手指发生了干性坏死是需要截指手术治疗的。手指已经发生了干性坏死，保守治疗是没有用的，是不可能恢复的。只能通过手术截肢，避免局部发生感染、加重病情，除此之外没有其他办法治疗的。

附上小朋友手指从开始治疗到现在的几张照片。

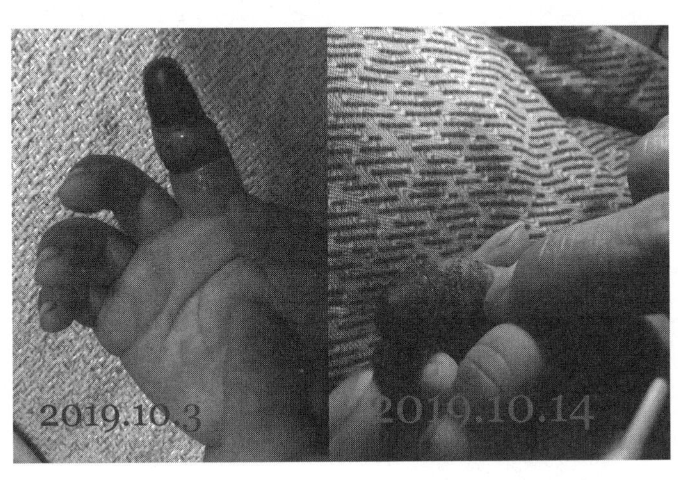

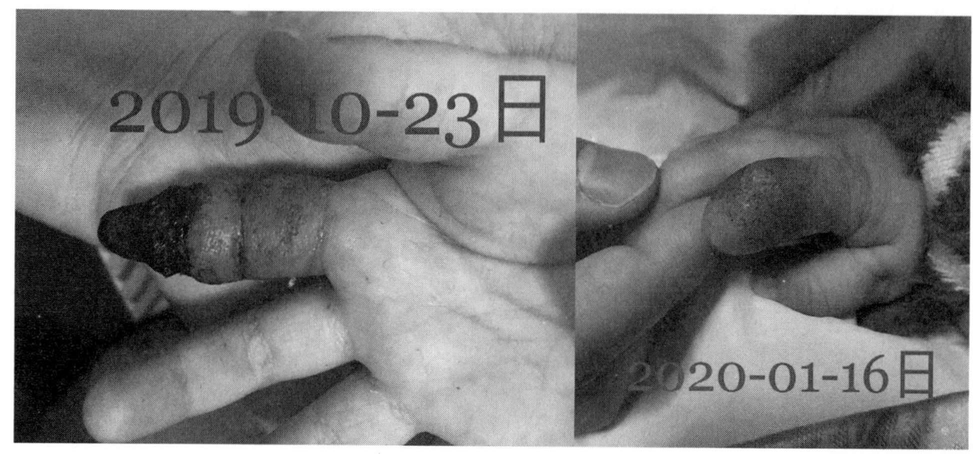

我用针刺治疗抑郁症，疗效不错，这是学生李亚勤记载的两则病例。

【病例一】在一次研讨会上，胥老师强调《灵枢·周痹》篇的“痛则神归之”。老师在治疗抑郁症患者时常通过强烈刺激令其回神。去年冬天，湖北远道赶来一位杨女士，来到老师的诊室就开始不住地落泪，其家属甚是苦恼。杨女士情志受到刺激，自责情绪泛滥，困在自我的围城之中无法自拔，严重地影响了正常的生活！老师调其背部经筋，另外用三寸长针强刺激其双足涌泉、太冲、太白、公孙，杨女士几次呼痛难忍，唯有此时，杨女士会停止哭泣，停止对自我的抱怨，这便是“回神”。

【病例二】从经筋理念来讲，“阳气不足”是抑郁症的基本病机，《素问·生气通天论》曰：“阳气者，若天与日，失其所则折寿而不彰，故天运当以日光明，是故阳因而上，卫外者也。”说明阳气在人生中何其重要，将阳气比作天与日，贯穿生命始终，人有阳则生，无阳则死。阳气不足，则人没有活力，精神萎靡，情绪低落。

自从开始关注“抑郁症”之后，身边的抑郁症人群突然多了起来。周末跟老师出诊的时候又遇到一位典型的患者。今天就着抑郁症这个话题再来谈一谈。抑郁症应该如何治疗？湖北陈女士，28岁，育有一子。诉说去年春节的时候，因为长辈的离去，甚为伤悲，不停地哭泣一周左右，结果情绪上一直过不来劲。慢慢地，记忆力越来越差，以致上司不再委以工作。情绪易于激动，读书看报，对“生老病死”的话题就会泪流满面，情不能抑。曾在医院打点滴，现在一直服用抗抑郁药，以至于月经无规律，有时狂躁，失眠……其丈夫陪同来京，一起走进诊室，夫妇俩完全相反的表情，其先生笑容满面，乐观派，陈女士则愁眉紧锁，目光无神，呆滞，声音凄恻地向老师“诉苦”，我看了心里一片荒凉。

陈女士一副要哭出来的表情，自诉颈、背部僵紧，每日在家“撞墙”。于是，老师就脊柱两侧的筋和相关穴位进行了针刺，之后，我真担心她会哭出来。没想到，手法治疗之后，她“变脸”似的大呼“轻松”。第一次在诊室里看到她笑，我们都很欣慰！老师对被迫诊断为“抑郁症”的患者特别同情，治疗更是用心。第二日又安排其就诊，这次陈女士的表情已经没有那么凝重了，时时会展露笑容，颇为难得。

老师就陈女士自身进行开导：身体筋紧了之后，就像扛东西一样，本身就是一种压力，就需要调节，释放。至于“撞墙”，没有针对性，对脑部和脊柱都是一种震荡，不见得是好事。你性格上有些固执，喜欢把事情绝对化，孔子讲：无可无不可。

关于抑郁症，胥老师讲道：“现在抑郁症诊断本身就是很有弹性的，抑郁症不可以随随便便地诊断，对人的一生都会有影响！谁都会遇到挫折，只是身体不好的人本身就容易受伤。所谓弱者易伤，女性在生理上以及社会上都是扮演着弱者的角色”。听罢，陈女士连连说：“早知道这样，我就不去医院打吊瓶了。”

阳气不足，则容易感受风寒，人体的经筋容易拘挛僵紧，从而使人没有活力。绝大多数抑郁症患者后背及颈腰部像铁板一样，从而导致大脑供血不足，出现各种相应症状，如失眠，健忘，反应迟钝，思路闭塞，自觉“脑子像生了锈的机器”“脑子像涂了一层糨糊一样”。

一位在经筋班结下姻缘的女学员，不仅带妈妈、婆婆来看病，近日又带好友来求诊。就诊的是位女性，有严重的抑郁症。推开门她径直走向胥老师，面色凝重、情绪低落，话语间还带着哭腔。

治疗时先以快针在其背部督脉背俞穴、夹脊穴针刺治疗，又以 0.8mm × 100mm 的大号粗针在腰部深刺，针入瞬间她疼得喊叫。治疗结束我转目向她，只见脸部不再紧绷、面色有了红润，眼里还多了生机，与治疗前判若两人。

胥老师说，这就是“痛则神归之”，抑郁症患者通常都是神不归位，通过强烈刺激令其回神。再观，此时语气不再急促，柔和了许多，谈及自己是因听了外道论说后惊吓得了该症。

老师不仅教我们怎么治疗，还让我们了解治疗的原理：“痛则神归之”。

胥老师在微博上讲过，热情，阳光，冷漠，阴沉这些词汇。现代人的冷漠，阴沉，多半是因为阳气不足，鼓励大家多站桩！阳主动，主生发，人身阳气充足，则精力四射，更谈不上什么抑郁了！治疗抑郁症，除了针灸，按摩，汤药等疗法外，最好坚持每天站桩。也应多参加体育锻炼和各种运动，通过运动助阳生热，如散步，打球，爬山等。尽量参加户外活动，接受日光浴，禀天地之阳气。

我针刺治疗过多位老年痴呆的患者，都有不同程度的改善，有几位搞科研的弟子，目前正在准备研究这个课题。针刺治疗老年痴呆的疗效是肯定的，如果用世界公认的科研方法得出结论，将针刺列为老年痴呆的常规治疗方法，将是很有意义的事情。其实针灸不光是能治疗“腰突”“股骨头坏死”等疾患，诸如各种顽固性疼痛、过敏性哮喘、过敏性鼻炎、失眠、抑郁症等西医很棘手的疾病，针灸都有很好的疗效，只是缺乏系统研究和宣传。比如弟子徐新芳在一篇跟诊日记《用火针治疗小儿哮喘，如此神奇》中写道：2017 年 10 月 8 日跟诊，秋雨不知不觉下起来，师父望着窗外说，还好是假期的最后一天下雨。九点多，张亮师弟出去叫号，我在换床单，师父拿起一份病历，说，等会你回访一下这个病人，她的孩子曾患哮喘，扎针效果很好，很多人都不知道哮喘可以这么治。等师父为这位女性患者诊疗完毕，表明回访的意图，她立刻说那可以写我治腰疼的病例吗，很神奇。师父说，你这太常见了。

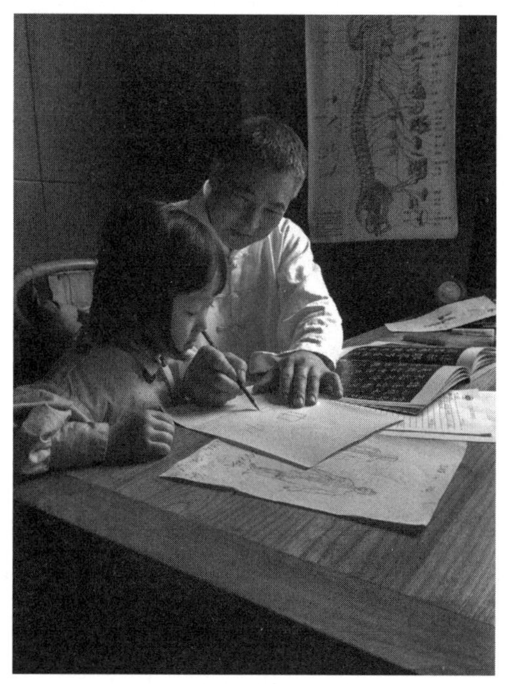

胥老师教陪同姥姥看病的小朋友认字

我和她到另一间诊室，因为听力不太好，她答非所问，上来还是说她治疗腰疼的始末。聊了几分钟，只得到一些简单的信息，综合张亮师弟的回访记录，大致如下：她家在新疆克拉玛依，她的孩子是 2001 年出生的，患喘息性支气管炎，平时不太严重，在即将来暖气和停暖气之时容易犯，喘起来脸涨得红红的，很吓人。在当地医院看，用辅舒酮（丙酸氟替卡松吸入气雾剂）、万托林（硫酸沙丁胺醇气雾剂）。2011 年暑假的一个周末，她带孩子来找师父，扎了两次，用火针针刺督脉、夹脊穴、背腧穴，然后就没再犯。随后两三年，都是趁暑假，乘飞机来扎两次，巩固效果。升初中和高中，需要军训，因为担心孩子再犯病，她每次都要写一张纸条给老师，说明情况。结果孩子并没有犯哮喘，现在孩子很壮实。聊到最后，她还不甘心，笑问：我这个咋不写啊，这么神奇，我跟谁说谁都不信，大老远，每次都是坐飞机来，最深刻的信任。关于信任，这天还有一幕动人的场景值得述说。一六十岁左右的太太从山西前来就诊，因怕冷，穿的衣服特别多，陪她前来的应是她的女儿和外孙女，她的女儿帮着脱外衣。没人管的小女孩就自己走到师父跟前，也不说话，就在那磨蹭，她妈妈让她喊爷爷，她也不叫。师父不在意，仍旧笑眯眯的。然后给太太扎针，扎了好多粗针，她的女儿和外孙女帮忙按着。扎完，师父回到座位上，翻开一本字帖看，小女孩又凑过去了，师父问她，认识哪个字，她读出“心”，又读出“多”，师父就在字帖中找笔画简单的“中”字给她认，又拿出纸笔，教她写字。等这一家人走出去，师父说，孩子见了你，亲近你，就好，别孩子见了你就哭，那就麻烦了。“武至极则文。”

（二）刺之微，在速迟

“刺之微，在速迟”的意思是说，针刺的精妙之处就在于针刺速度的快慢，当快则快，当慢则慢，其中的关键，就在于下针时机的把握，这与用弓弩射击猎物的道理是一样的。关于“微”字,《尚书·大传》解释得很明确,“机者几也，微也。”

“上守机”在唐代医家杨上善的《黄帝内经太素》中写为“工守机”。对于“工守机者，知守气也”，杨上善这样解释：“机，弩牙也，主射之者，守于机也。知司补泻者，守神气也。”

对“机之动，不离其空者，知气之虚实，用针之徐疾也”，杨上善解释：“以因于空，所以机动。由于孔穴，知神气虚实，得行徐疾补泻也。”这里的“空”应该读四声（kòng），是空隙的意思，是说弩机上悬刀的活动范围是很小的，它不会离开其所在的空间，在未扣动它之前，是很清静的，不能随便触碰它，如果扣动的话，这个动作也是很微小的，但发射出去的箭镞的力量却非常大，用此形容针刺的动微而功著。

“知机之道者”就是指《易经·系辞下》里说的“待时而动”。“上守神”也就是“上守机”。“其来不可逢，其往不可追”，是将患者体内的邪气比作猎物和敌人，它在弓弩的有效杀伤范围之内出现的时间是极其短暂的，必须尽快捕捉，否则稍纵即逝。如果弓弩手反应不是很快的话，是不太容易射中目标的。换句《黄帝内经》中的话说，也就是“至其当发，间不容瞚”“伏如横弩，起如发机”（《素问·宝命全形论》）。我们看奥运会射击项目的飞盘打靶比赛，可以体会到“其来不可逢，其往不可追”和“至其当发，间不容瞚”的状态。

打过猎的人，对此的体会应该更深。高明的猎手能够做到“知其往来，要与之期”，也就是说，你要知道猎物和目标何时将会出现，提前就做好了发射的准备，以便在目标出现的瞬间，及时准确地扣动扳机，将箭矢向目标发射出去，就是要“待时而动”。而技术低劣的射手自然是做不到这一点的，只有高级的射手才能做到，所以说“粗之闇乎，妙哉！工独有之”。

比如带状疱疹，一般分布在躯干四肢部位的带状疱疹，初起时很容易治疗。如果患者体质比较好的话，初起时只要在疱疹局部严格消毒用火针刺络放血很容易治愈。基本不会留后遗症，也不需要什么抗病毒药治疗，但迁延日久的话治疗起来就会比较麻烦。治疗带状疱疹，我们科的老主任傅忠立先生一般是在龙头龙尾针刺，后来我干脆在疱疹所在部位消毒后火针放血，必要时再加上拔罐。在四肢躯干部位的带状疱疹，一般初期不太严重的话几次就能痊愈，治疗后的病人到目前为止也没见留有后遗症的。但发生在头面部的带状疱疹一般比较凶险，要高度重视，因为所侵犯的神经不同，常常会引起角膜溃疡、面瘫甚至颅内感染，严重的话会有生命危险，应该中西医结合治疗。

2003年北京“非典”流行之前一个月左右，某日有三个带状疱疹患者找我看病，这种情况以前从来没有过，后来也没再出现，通常情况是一年中有几个带状疱疹患者找我看病。说明当时人群免疫力普遍低下，幸好都是在四肢躯干部位，火针放血后很快痊愈。没过几天跟诊的韩国留学生也得了带状疱疹，第一次我给他治疗，后来几次是一起实习的学生给他治疗，让他去皮肤科他也不去，让他去中医内科开些汤药他也不去。因为从第一天得病就及时治疗，前后三、四天也就好了，这说明了“上守机”的重要性。

（三）上守机

《灵枢・小针解》是专门注释《灵枢・九针十二原》的文章,《小针解》有“谓‘易陈’者，易言也。‘难入’者，难著于人也。‘粗守形’者，守刺法也。‘上守神’者，守人之血气有余不足，可补泻也……‘上守机’者，知守气也。‘机之动不离其空中’者，知气之虚实，用针之徐疾也。‘空中之机清净以微’者，针以得气，密意守气勿失也。‘其来不可逢’者，气盛不可补也。‘其往不可追’者，气虚不可泻也。”这里对“上守机”的解释是“上守机者，知守气也”。“守气”是对针灸医师的基本要求。所以这个解释语意比较含混，不得要领。

关，本字做關。《说文解字》“关，以木横持门户也。”关也就是门闩。农村的朋友和北京住过四合院的朋友对门闩都非常熟悉，门闩白天靠在门板后边，晚上作为关闭门户之用，但如果白天遇到坏人抢劫，当然也可以随时关上大门作为防御手段。但如果土匪翻墙而入，那就无能为力了。这时如果有弩的话，情况就不一样了。民国时期，北京有的大户人家会备有小型弩，遇有强盗抢劫，就会发射弓箭，虽然杀伤力不是很大，但也使强盗望而生畏。

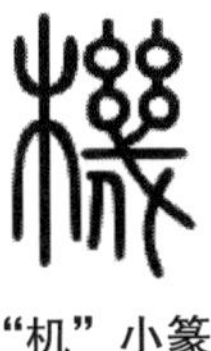

“机”小篆

“机”的繁体字写作“機”，许慎在《说文解字》中解释道：“主发谓之机。从木，几声。”其本意指的是“弩机”。

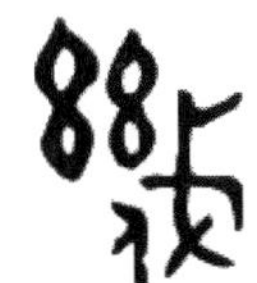

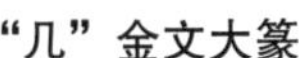

“几”金文大篆

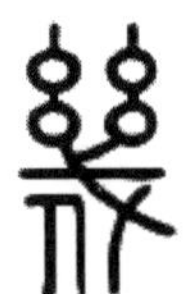

“几”小篆

“幾”（读作 jī）是“機”字的声旁，用来表示“機”字的读音。“幾”字在《说文解字》中的解释是：“微也，殆也，从𢆶从戍。戍兵守也。𢆶而兵守者危也。”也就是说“幾”字是由“𢆶”（读作 yōu）和“戍”组成的。因此，“幾”字既有“细微”的意思，又有“危险”的含义。是弩机上控制发射的扳机，“上守机”本意是以机弩为战斗武器，当敌人出现在有效射程时，要及时扣动弩机。引申为治病要抓住最有利的治疗时机。我们祖先发明的弩是当时世界上最先进的兵器，不仅射程远力量大而且精度高。战国时期，韩国的弩弓非常有名，可以射到 600 多米，近年在秦始皇陵出土的秦弩射得更远，可以射到 900 米的惊人距离，超过了现在的普通步枪。宋代的床子弩射程更远，约为 1500 米左右。楚国的机弩甚至可以连发，虽然射程较短，但很适合丛林作战。

“粗守关，上守机”的意思是，如果把邪气比喻为敌人和强盗，把医生治疗疾病比喻为对敌作战的话，那么粗工在战斗中所采取的策略就是关上大门、插上门栓进行防御，而上工则是使用威力强大的机弩进行还击，其差别可想而知。

《灵枢·九针十二原》讲的主要是九针，而九针中的“鍉针”与弓弩所用的箭镞的形状几乎完全相同，这不仅仅是一种巧合。在《黄帝内经》中，用弓弩来比喻针刺的文字并不少见，比如《素问·脉要精微论》：“病进而危；弊弊绵绵其去如弦绝者死。”《素问·刺腰痛》中有：“厥阴之脉，令人腰痛，腰中如张弓弩弦”的论述。在“张弓弩弦”这个词里面，连续用了四个带弓字旁的字。《黄帝内经》中出现的“弦”

多指弓弦，但是因为后世弓弦不太容易摸到，也就只好“如按琴弦”了。《素问·宝命全形论》还有“伏如横弩，起如发机”的论述，这与《孙子兵法》中用弩来形容兵势的含义是类似的：“善战者，其势险，其节短，势如扩弩，节如发机”。

用弩机来比喻政事及学术观点的做法，由来已久。在《尚书·太甲》中这样写道：“若虞机张，往省括于度，则释。”“若虞机张”，就好像虞人用弩射箭一样，虞人指的是掌管山泽林苑及田猎的政府官员。“往省括于度”，“省”是察看，“括”是指箭的末端扣弦的地方，意思是首先要将弓弦拉开，并将它放在弩的“机牙”上，再看一下箭镞末端摆放的位置是否合适。“则释”的意思是然后才能放箭，“释”的意思就是“放”，现在我们也说将犯人刑满释放了，就是这个意思。

“机”字后来还用来指机械发明，也可以指各种灵巧和关键的机械装置。比如《战国策·宋卫》中有“公输般为楚设机，将以攻宋。墨子闻之，百舍重茧，往见公输般，谓之曰：吾自宋闻子。吾欲藉子杀王。公输般曰：吾义固不杀王。墨子曰：闻公为云梯，将以攻宋。”这里的“机”指的就是云梯。

《史记·樗里子甘茂列传》“其母投杼下机，逾墙而走。”这里的“机”指织布机。

触发式的捕兽器，就是夹野兽用的夹子，古代也叫作“机”。凡是设有机件而且能够制动的器械都可以称为机关，所谓的“机所以发，关所以闭”。“国家机关”中的“机关”一词也是从这里引申过来的。

“机”的含义由此而引申开来，出现了更具抽象的词义，如《韩非子》的《十过》篇中有“此存亡之机也”，这里指事物的枢要、关键所在。《庄子》中的“万物皆出于机，皆入于机”，则指的是事物变化之所由。“机”还可以指事物变化之迹象、征兆等等，如机缘、机遇、危机等词汇，《黄帝内经》里还有著名的“病机十九条”。

从“机”字的本来含义去体会理解以上这些词语的话，就更容易明了原词的确切语义和微妙之处。比如我们平时常说要抓住机会，都是从“机”字的本义衍变来的。如果大家能够体会用弩射击野兽，你的食指贴在扳机上，而野兽出现在你的有效射程范围内的时间又极短，所以你必须抓住“机会”，所谓的“稍纵即逝”说的就是这个意思。许多朋友之所以不成功，其中的部分原因就是没有体会到抓住“机会”的真正含义，没有体会到“稍纵即逝”的真正含义，没有体会到其中的紧迫性。比如在二战的战场上，苏联红军与德国纳粹军队的狙击手对射，谁能够首先发现目标并能够及时准确地击中目标，那谁就是胜利者，对方就是胜利者的靶子、牺牲品，你说抓住机会有多重要，所以说不“守机”的话，连命都会丢掉的。如果是大夫不“守机”的话，那患者的命也可能会丢掉的。所以“上守机”指的是要把握时机，这一点无论是对针灸、中医内科、还是西医，尤其是外科，都是非常重要的。

不仅在临床治疗中要做到“上守机”，在其他事情上也是一样。1987 年 11 月世界针灸学会联合会在北京召开了第一届世界针灸学术大会，我想参加会议，到科教处去申请，被告知因为经费紧张除科主任等高年资人员外都不同意参加。我带着论文直接去找陈绍武院长，他当时兼任世界针灸学会联合会主席，当时他正在院长办公室和许多人一起整理字画，估计是送外宾的，我也一起帮助整理，过一会儿他说你有啥事儿？我说想参加会议，他啥话没说就签了字，其实以前陈院长根本不认识我。

在《执业医师法》出台前一年左右，一个偶然机会和当时卫生部一位负责制定《执业医师法》的副部级领导交谈，我说如果让我去参加执业医师考试的话，肯定会影响临床工作，因为长期不在病房工作，许多化验正常值都忘记了。而且全国那么多老中医肯定会有许多人无法通过考试，这些人看病怎么办？这位官员说，您的意见值得考虑。

（四）弩机的结构

弩是古代利用机械力量发射箭矢的一种强弓，“机”是“弩机”简称，是装置在弩的木臂后部的机械发射部分，它是一种转轴连动式的精巧装置。弩机由几部分组成，一个是钩住弓弦的部分，叫作“牙”，就好像我们用牙咬住东西一样；一个是在弩机四周起加固作用的部分叫作“郭”，“郭”在古代是指城的外围；“郭”的上面有个瞄准装置叫“望山”，相当于现在步枪上的准星，这个名字的意思大概是通过它可以望见对面的山峰；郭的下面有“悬刀”，它的形状像一个悬挂着的刀子，相当于步枪上的扳机；最后用“键”，也就是轴销，将上面这几部分合成一个整体，轴销就是平时所说的“销子”，然后再将整个“机”固定于弩臂后端的空槽里面。

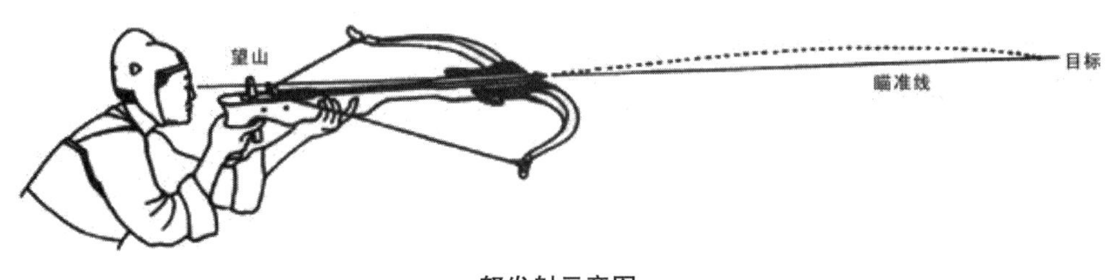

弩发射示意图

中国弩在问世以后的一千多年里，一直是世界上最领先的兵器，曾经令侵略者闻风丧胆。除了我们的复合弓技术先进之外，还有一个重要的原因，就是当时的能工巧匠们发明了一套复杂而精妙的弩机。当年秦始皇就是用弩机战胜了骁勇善战的北方游牧民族匈奴，在匈奴军队的弓箭射程之外，秦军的弩机就将箭矢像下雨一样发射出去了，从陕西人张艺谋先生的影片《英雄》里面，我们可以看到古代秦军的威猛，尤其是弩机的威力，而且训练有素的秦军都是很善于“守机”的。

（五）弩机的使用

弩在使用时的程序是这样的：首先要张弦装箭，手拉望山，使牙上升，这样钩心就被带起，而它的下齿卡住了悬刀刻口，这就可以用牙扣住弓弦，即使弦的张力非常大，也不会滑脱。然后把箭矢放在弩臂上的矢道里面，使箭尾抵在两牙之间的弦上。发现目标后，通过望山瞄准目标，端稳弩机，往后扳动悬刀，钩心脱离悬刀刻口，牙下缩，箭即随弦的回弹而射出。需要注意的是，在扳动悬刀时，一定要端稳弩机，这点和步枪射击的原理是一样的。现在有人将弩装上瞄准镜，既有弩射击声音小的优点，又容易瞄准，这是现代科技与古代科技完美的结合。

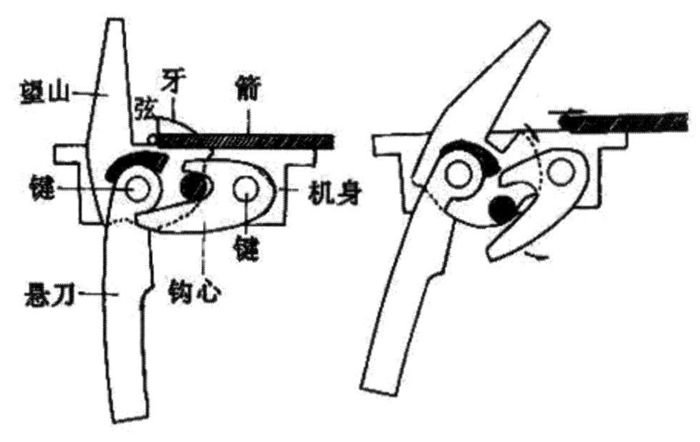

弩机结构示意图

弩机的发展历史

据有关专家考证，弩机最早见于战国，盛行于汉、晋。弩是我们的祖先为了猎取食物和对敌作战而发明的最早、最先进的一种“机械枪”。从目前考古发掘看，弩最早出现在春秋晚期的楚国地区，另外在河北、河南及四川等地的战国墓中也都有出土。弩在当时是最先进的作战武器，与普通的弓边拉弓边瞄准的最大区别是，它把拉弓和瞄准分为两个步骤，有的望山上还增加了刻度，这和现在步枪上的标尺差不多，增加了射击的准确性和杀伤力，并且射程远远超出了普通的弓。弩机的强度很大，又可以静静地瞄准，当猎物出现在有效射程之内时，只要轻轻扣动弩机的悬刀，就可以将箭镞在瞬间准确地射向目标。

早期的弩机没有“郭”，只有“牙”“望山”和“悬刀”，直到两汉、三国和魏晋后期，弩机才有“郭”出现。到了汉代，除原有的“擘张弩”，就是纯用臂力开弓的弩之外，还出现了“蹶张弩”，这是一种以膝或脚辅助开弓的弩，此外还有“腰引弩”，顾名思义，它是一种以腰力辅助开弓的弩。

弩的强度单位为石，1 石约等于 30 斤，即引满 1 石的弩，相当于提起 30 斤重物所需要的力量。汉弩从 1 石到 10 石，分为很多种，如 3 石弩射程约 200 米，4 石弩射程约 250 米，10 石弩又名“大黄弩”，射程在 600 米以上，如《史记 · 李将军列传》中记载：“（李）广以郎中令将四千骑出右北平，博望侯张骞将万骑与广俱，异道……广乃令士持满毋发，而广身自以大黄（弩）射其裨将，杀数人，胡虏益解。”大黄弩指的是黄色的大弩，不仅可以远射，还可以连发。

战国时期，韩国的弩弓非常有名，可以射到 600 多步，近年在秦始皇陵出土的秦弩射得更远，可以射到 900 米的惊人距离，超过了现在的普通步枪和一些轻机枪。比如美军制式的约翰逊 M41 步枪，有效射程为 400 米；台湾联勤总部最近推出了新型 XT91 式 5.56 毫米战斗步枪，有效射程约 600 米；德军制式轻机枪，有效射程 600 米；捷克斯洛伐克制轻机枪，有效射程 600 米；德军狙击手专用枪，有效射程比较远，为 1500 米；英军常用的勃朗宁轻机枪，有效射程也为 1500 米。

据《宋史 · 魏丕传》记载：“旧床子弩射止七百步，令丕增造至千步。”宋代的一步大约合 1.536 米，一千步相当于 1563 米左右，其武器之先进、射程之远，远远超出了我们的想象，其射程和德军狙击手专用枪及英军的勃朗宁轻机枪差不多。这样先进的武器，在战争中无疑会发挥极大的作用。在景德元年的一场战役中，辽军前来攻城，在城头守弩的宋军士兵在慌乱之中赶忙击牙发弩，只见箭矢雷动而出，不意正好击中辽军主将萧挞览，萧将军当场毙命，辽军竟因此而与北宋议和。弩的威力之大，由此可见一斑。当年楚汉相争时，“项王伏弩射中汉王，汉王伤，走入成皋。”刘邦受伤后还不敢马上走掉，怕队伍慌乱，要是队伍慌乱的话，项王就会带领大军掩杀过来，他只得强忍伤痛检阅部队，险些因此军心大乱，要是项羽再射得准一点的话，以后的历史恐怕就要全部改写了。

据钟少异先生考证，欧洲各国用弩的历史，可以追溯到公元前 1 世纪，约从公元 10 世纪开始，弩在欧洲才逐渐流行起来。许多西方学者认为，欧洲用弩是受到了中国的影响，而且中国弩的西传可能有两个独立的过程：第一次发生在古典时代的晚期，没能在西方世界中得到推广，所以仅留下了一些模糊的印迹；第二次发生于公元 9—10 世纪，导致 10 世纪后弩在欧洲的流行。

中国弩的第二次西传，很可能是经过了阿拉伯人的中介。爱好写作的拜占庭公主安娜·科穆宁娜（1083—1148年）对弩曾有这样的描写："脚张弦弓是野蛮人之弓，希腊人至今很不了解。它不是那种左手握持右手张弦的弓，它必须靠托架（指弩臂）张紧弦，射者俯身用双脚踩住弓，同时用两臂的全部力量提拉弓弦。在（弩臂）中央，有一半圆形的槽，长度与一支箭相当。发射物短而粗，搁于槽中，依靠弓弦的释放而被推送出去。它们能够洞穿最坚固的金属铠甲，有时击中石墙或其他类似障碍，便整个嵌入。总之，脚张弦弓是邪恶而凶狠的器械，它将人击倒于地，以致他们甚至不知道被什么东西所击中。"

西方人对弩的这种畏惧心理，持续了很长一段时间。在1139年的第二次拉特兰公会上，教皇英诺森二世甚至宣布弩为该诅咒之物，禁止在基督徒之间的战争中使用它。然而，弩仍然不可阻挡地在欧洲流行起来，不仅十字军用它来对付异教徒，而且欧洲人内部的战争中也越来越多地使用弩。当然，欧洲人很快也发现了这种武器在狩猎中的妙用，以致火器发展起来后，他们仍经常用弩打猎。

我国中原民族对弩的贡献，不仅在于创造了精妙的青铜弩机，大大改进了手持弩，而且从手持弩发展成了弩炮。这是一种安装在架子上发射的大型强弩，能够发射状似标枪的巨箭，而且往往能一次发射很多枝巨箭，因为弩弓极为强劲，常常需要很多人或者用牛来拉，转动绞车（即辘轳），引绳张弓。

弩炮大概出现在战国晚期。《墨子·备高临》讲到守城可用"连弩之车"。它有"两轴三轮"，可能以车为架，以辘轳引弦；箭矢长"十尺"，矢端连系绳索，如同弋射，可用辘轳卷收。《六韬·军用》又记有"绞车连弩"，应该是同性质的武器。所谓"连弩"，连是连属，指箭矢上系有绳，可以回收。这是中国早期弩炮的一个特点。《史记·秦始皇本纪》记载，秦始皇受方士蛊惑，误以为数次派人入海求仙不遇乃因海中大鲛鱼阻挡，于是亲至莱州之罘，用"连弩"射海中巨鱼。这种连弩，就是箭矢上系有回收绳索的弩炮，用它射猎巨鱼，与今天的捕鲸船靠发射筒发射带索标来捕杀鲸鱼的方式非常相似。

汉魏南北朝时期，弩炮的使用渐多。王充《论衡·儒增》中称弩炮为"车张"之弩。《后汉书·陈球传》记，陈球守零陵，"弦大木为弓，羽矛为矢，引机发之，远射千余步，多所杀伤"，这显然是大型的弩炮。《宋书·武帝纪》记载，南北朝时有一种"神弩"（或称"万钧神弩"），能够摧毁船舰，应该也是弩炮。《北史·源贺传》记载，北魏成文帝时，源贺“都督三道诸军屯漠南……城置万人，给强弩十二床……弩一床给牛六头”，这里第一次把弩与“床”字联系起来，清楚说明它是安装在架子上发射的。一架弩需要六头牛来拉动绞车以张弦，可见其强劲的程度。1960 年，江苏南京秦淮河中出土一件南朝铜弩机，构造与汉代弩机无异，形体硕大，通长 39 厘米，宽 9.2 厘米，高 30 厘米。安装这个大弩机的弩臂，长度当在两米左右，这就是弩炮。

弩在战争中作用是如此之大，远远超出了我们平时的想象，而其关键就在于及时准确地扣发弩机，也就是所谓的“上守机”。“上守机”能够挽救一个部队乃至一个国家的命运，所以在针灸治疗中，能够做到“上守机”的话，挽救一个患者的命运也就不足为奇了。

《黄帝内经》多用弓弩之弦来形容脉象，我们经常使用的“弦”（音 xián）字，在《黄帝内经》中很多篇章都有出现，许多中医爱好者甚至大夫常将其误读作“玄”。弦脉在教科书中一般解释为：就如按到琴弦一样，绷得较紧，端直而长，直起直落。这种比喻是不恰当的，因为弦脉可以是生理现象：“春胃微弦曰平”。弦脉到了如按到琴弦一样的程度，在《内经》形容为“如按琴瑟弦”，是危重症候时才出现的脉象。

《黄帝内经》中的弦脉多用弓弩之弦来形容，偶尔也有“如按琴瑟弦”的情况出现，那是极为特殊的危重症候脉象。比如在《素问·平人气象论》中论述“春胃微弦曰平，弦多胃少曰肝病，但弦无胃曰死……平肝脉来，耎弱招招，如揭长竿末梢，曰肝平，春以胃气为本。病肝脉来，盈实而滑，如循长竿，曰肝病。死肝脉来，急益劲，如新张弓弦，曰肝死。”说明一般情况下的弦脉指的是触摸普通弓弩之弦的感觉，其手感和缓而较粗，没有“新张弓弦”那样急劲。后世尚武之风已渐趋式微，自然弓弦不容易随手触摸到，也就只好“如按琴弦”了。比如唐代医家杨上善在《黄帝内经太素·五脏脉诊》中，注释“平肝脉来，濡弱招招，如揭长竿，曰肝平，春以胃气为本。”时写道：“肝之弦脉，独如琴瑟调和之弦，不缓不急，犹如人高举行杆之梢。”但实际上，如果大家触按一下琴弦后就会发觉，即便是琴瑟调和之弦，也是很紧的，“不缓不急”是从音色的效果角度来讲的，所以调音师是从声音上来判断琴弦是否“不缓不急”，而不是从琴弦的松紧上来判断。因为琴弦极细，所以像“如按琴弦”的脉象是极少见的。假如弦脉到了“如按琴瑟弦”的状态，那是很危险的，说明病人已经无可救药了。比如在《素问·玉机真藏论》中论述“真肝脉至，中外急，如循刀刃责责然，如按琴瑟弦，色青白不泽，毛折，乃死。”可见琴弦与弓弩之弦的区别是很大的。

“弦”小篆

《说文解字》：“弦，弓弦也。从弓，象丝轸之形。凡弦之属皆从弦。”

“弦”字中的“玄”，既是声旁也是形旁，“弦”字由弓（弓）和幺（幺，丝线）构成，造字本义：紧绷在弓的两端、以其弹力射箭的牛筋。

琴弦的弦实际上应该用“絃”字，本义是指古琴等乐器上绷紧的丝线。但古人也常“絃”“弦”混用。《韩非子·难三》：“且中期之所官，琴瑟也。絃不调，弄不明，中期之任也。”《战国策·秦策一》：“未绝一弦，未折一矢，诸侯相亲，贤于兄弟。”

古人以琴瑟比喻夫妇，故称丧妻为“断弦”，再娶为“续弦”。

因为弓弦比较粗，虽然拉弓的力量很大，但也可以用手指直接去拉紧弓弦，当然更为专业的方法是用扳指带在大拇指上去扣弦，这样在发箭时矢的稳定性会比较好。一般情况下，弓在保存的时候，如果是在南方的话，因为湿度比较大，平常不用时会将弦从弓上取下来，以防弓发生变形，这种状态叫作“弛”，这也是弛字的本来意义。在北方因为气候比较干燥，弓不容易变形，所以平时弦可以放在弓上，将弦安在弓上的状态叫作“张”，也就是我们平时所说的紧张。随着时间的流逝，弓的强度还会逐渐发生变化，所以“新张弓弦”的强度会明显地高于旧弓之弦。

旧弓在使用前常需要校正，这叫作“校弓”，也叫作“角弓”。比如西汉的贾谊在上呈给汉文帝的《治安策》中写道：“陛下之与诸公，非亲角材而臣之也，又非身封王之也，自高皇帝不能以是一岁为安，故臣知陛下之不能也。”《汉书·贾谊传》中也引用道：“非亲角材而臣之”。颜师古注：“角，校也。”一般在天气干燥时弓的强度比较大，其射程自然也就会比较远。比如曹丕的文章中就有这样的句子：“勾芒司节，和风扇物，弓燥手柔，草浅兽肥。”说明“弓燥”之时比较好用，也就是弓的张力比较大。

在临床上，中西医都使用“角弓反张”一词，但对于“角弓反张”的本意，却很少有人探究。“角弓反张”中“角弓”的本义指的是“校弓”，因为在“角弓”之前，必先卸下弓弦，也就是弛，弓在“弛”的状态下，其弯曲方向与弦安在弓上“张”

时的弯曲方向正好相反。我在沈阳故宫博物院就曾见过乾隆皇帝用过的弓箭，其中的弓就呈“弛”的状态存放。

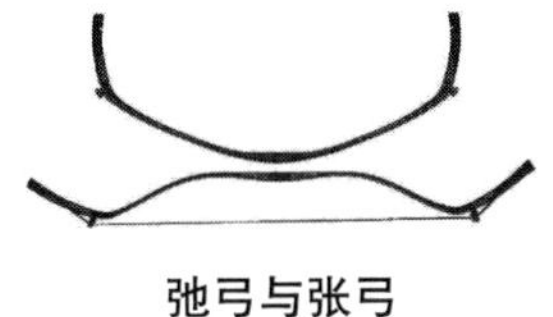

弛弓与张弓

在《诗·小雅·角弓》有这样的词句：“骍骍角弓，翩其反矣，兄弟昏姻，无胥远矣。”骍骍：应指红色，朱熹解释为弓调貌。翩：反貌。反：弓之为物，张之则内来，弛之则外反。胥：相。“骍骍角弓，翩其反矣”的意思是说，在校弓的时候，要将弓反张过来，但这只是短暂的事，将弓校好之后，就要恢复其常态。在这里用校弓后的协调状态来比喻兄弟之间要搞好关系，不要疏远。《诗·鲁颂·泮水》：“角弓其觩，束矢其搜，戎车孔博，徒御无斁。”觩：弯曲貌，此作弛貌，一说弓紧张貌。搜,《辞源》注曰：象声词，疾速之声，并举“角弓其觩，束矢其搜”为例。“角弓”与“束矢”都是射箭之前的准备工作，“角弓”指的是校弓，“束矢”是将矢捆扎成束，正是因为准备工作做得好，弓矢用起来得心应手，所以在射箭时才能够听到箭矢的“嗖嗖”声。朱熹解释为弓调貌比较接近原诗本意，但他解释“角弓，以角饰弓也”是不妥的。

在《礼记·曲礼》中论述：“凡遗人弓者，张弓尚筋，弛弓尚角，右手执箫，左手承弣，尊卑垂帨。若主人拜，则客还辟辟拜。主人自受，由客之左，接下承弣，乡与客并，然后受。进剑者左首，进戈者前其鐏，后其刃，进矛戟者前其镦，进几杖者拂之。”古人在送东西方面是有说法的，下给上曰“献”，上给下曰“赐”，平等之间曰“遗”。遗人弓，平等相送。对于这段话，目前一般的解释是：“弓是挂了弦的，就以弦向着对方，没有挂弦就以弓角向着对方。右手执末梢处，左手托中间把手处。身份地位相等，则稍作俯躬状就行了。受者若拜，客就要避开。送杖或几者，必拂其尘。”这种解释是值得商榷的。

角是制作弓的六种材料之一，比如《考工记·弓人》记载：“弓人为弓，取六材必以其时。六材既聚，巧者和之。干也者，以为远也；角也者，以为疾也；筋也者，以为深也；胶也者，以为和也；丝也者，以为固也；漆也者，以为受霜露也。”可见制作弓的主要结构是“干”，也就是木材而不是牛角。《考工记》是中国战国时期记述官营手工业各工种规范和制造工艺的文献，相当于国家标准，在科技史、工艺美术史和文化史上都占有重要地位。

“角”字，除指兽角外，古代也指量谷物的一种用具（大概最早是用兽角做成的，明清时期还流行用犀角做成的酒杯），引申为校正。比如《管子·七法》“尺寸也，绳墨也，规矩也，衡石也，斗斛也，角量也，谓之法。”尹知章注：“角亦器量之名。”在《礼记·月令》中记载：“天子亲往，后妃率九嫔御，乃礼天子所御，带以弓韣，授以弓矢……日夜分，则同度量，钧衡石，角斗桶，正权概。”郑玄注：“同、角、正，皆谓平之也。”箫，指的是弓的末端。弣，指的是弓把中部。其实，这里的“角”指的还是“角弓”，也就是校弓。“张弓尚筋”说的是如果你要是送朋友一张弓的话，一定要送筋力强劲的弓（这只有在上弦之后，也就是在“张”的状态下才看得出来），在送人之前一定要将弓校好（必先卸下弓弦，也就是“弛”的状态才能角弓），所以说“弛弓尚角”。这种语意我们从“进几杖者拂之”这句话中也可找到旁证，那就是在将东西送人之前要将其收拾好，这是人之常情，对于手杖来讲，一般不会有什么质量问题，所以将其拂拭干净就可以了，所以说“进几杖者拂之”。对于弓来说情况就不同了，如果你将没有校好的弓送人的话，不仅是很失礼的事，而且在某些情况下还会对朋友造成伤害。比如他拿着这张弓去参加射箭比赛，会影响他的成绩，甚至有可能会因此失掉爵位。如果去狩猎的话，假如射不准猎物的话，有可能会因此受到野兽的伤害甚至丧命。后果如此严重，所以在送人之前一定要校好弓，至于是否要拂拭干净，对于弓来说不是最重要的。另外，如果将“弛弓尚角”解释为“没有挂弦就以弓角向着对方”的话，也于情理不通，试想谁会将一张不上弦的弓送人？另外，如果没有挂弦的弓可以弓角向着对方的话，那么挂弦的弓为何就不能以弓角向着对方？大家如果亲自操作一下就会发现，如果将弓弦向着对方，并且还要右手执末梢处，左手托中间把手处的话，这种姿势是很别扭的。如果一定要将弓弦向着对方的话，不如索性双手握在弓背处比较顺手。

在《素问·刺腰痛》里有这样的描述：“厥阴之脉，令人腰痛，腰中如张弓弩弦。”在“张弓弩弦”这个词里面，连续用了四个带弓字旁的字，十分形象。

用弓来形容疾病最为形象的比喻是“角弓反张”一词，如在隋代巢元方等编撰的《诸病源候论·风角弓反张候》中写道：“风邪伤人，令腰背反折，不能俛仰，似角弓者，由邪入诸阳经故也。”文中的“角弓反张”指的是背肌的强直性痉挛，使头和下肢后弯而躯干向前成弓形的状态。人体在正常状态下，躯体应该是向前弯曲的，比如太极拳谱中要求习练太极拳者要“一身备五弓”，指的就是人体的四肢与躯干要像弓一样有曲度，而不要完全伸直。

（六）以意和之，针道毕矣

《灵枢·九针十二原》“迎之随之，以意和之，针道毕矣。”一般解释为：“迎而夺之的泻法，或是随而济之的补法，都应当在用心体察气机变化后，再灵活运用才能调和虚实。掌握了这个关键，针法的主要道理，就尽在其中了。”这种解释当然没有错，但还有深入探讨的必要性。

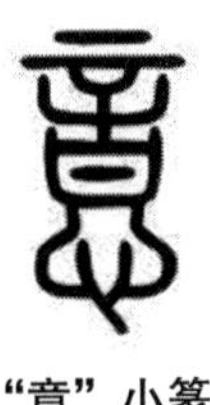

“意”小篆

《说文解字》：“意，志也。从心察言而知意也。从心，从音。”“意”中的“音”既是声旁也是形旁，表示人的发声器官发出的声响。

“意”字的小篆由音（音，声）和心（心，情感）组成，表示言语包含的情感。“意”的造字本义：心声，心念。“意”为心念，即兴而多变，所以三心二意乃人之常情。

正如《灵枢·本神》所论述“故生之来谓之精，两精相搏谓之神，随神往来者谓之魂，并精而出入者谓之魄，所以任物者谓之心，心有所忆谓之意，意之所存谓之志，因志而存变谓之思，因思而远慕谓之虑，因虑而处物谓之智。”“志”为理性化的心念，具有稳定性、长期性，故曰“有志者事竟成”。“意”则指个人的心思、想法，强调的是个体性和主观性。

在《后汉书·方术列传》中记载有“医之为言意也”的语句。

“玉仁爱不矜，虽贫贱厮养，必尽其心力，而医疗贵人，时或不愈。帝乃令贵人羸服变处，一针即差。召玉诘问其状。对曰：‘医之为言意也。腠理至微，随气用巧，针石之间，毫芒即乖。神存于心手之际，可得解而不可得言也。夫贵者处尊高以临臣，臣怀怖慑以承之。其为疗也，有四难焉：自用意而不任臣，一难也；将身不谨，二难也；骨节不强，不能使药，三难也；好逸恶劳，四难也。针有分寸，时有破漏，重以恐惧之心，加以裁慎之志，臣意且犹不尽，何有于病哉！此其所为不愈也。’帝善其对，年老卒官。”

郭玉年少时拜程高为师，“学方诊六征之技，阴阳不测之术。”在汉和帝时（公元 89—105 年）为太医丞，治病多有效应，皇帝感到奇异，为了试验郭玉诊脉技术，曾使一手腕肌肤似女人的男子，与女子杂处帷帐中，令郭玉各诊一手，问郭玉此人所患何病，郭玉诊脉与望形色相兼，诊出其中有故，说：“左阴右阳，脉有男女，状若异人，臣疑其故。”皇帝对他的医术赞叹不已，郭玉医术高明，医德高尚。为人诊病时不分贵贱，一视同仁。但在为贵人治病时，往往疗效不很满意。皇帝派一个贵人患者，换上贫寒人的衣服，并变换居处，请郭玉诊疗，郭玉一针而愈。皇帝诏问郭玉，郭玉回答说："医之为言意也，腠理至微，随气用巧，针石之间，毫芒即乖，神存乎心手之际，可得解而不可得言也"。这里的"医之为言意也"和《灵枢·九针十二原》中的"以意和之"是类似的概念。这种境界，只有深厚的内功和丰富的临床经验才能体会其中的深意，难于形诸语言文字。所以说"神存乎心手之际，可得解而不可得言也""小针之要，易陈而难入"。

唐代名医孙思邈在《千金翼方》序中继承了郭玉观点："若夫医道之为言，实惟意也。固以神存心手之际，意析毫芒之里。当其情之所得，口不能言；数之所在，言不能谕。然则三部九候，乃经络之枢机。气少神余，亦针刺之钧轴。况乎良医则贵察声色，神工则深究萌芽。心考锱铢，安假悬衡之验，敏同机骇，曾无挂发之淹。非天下之至精，其孰能与于此。"一般来说，给普通人看病做到"守神"并不是什么难事，但给权贵治病时若怀着惶恐惧悚的心理，治疗起来顾虑重重，则很难做到"守神"，疗效肯定要打折扣。这就要求针灸医师，苦练基本功，尤其是要刻苦修炼内功，增强自己的定力，尽量少受外界条件变化的干扰。

"医者意也"一词为中医界所常用，但许多人不解其意。这句话最早出现在《旧唐书》中有"或谓曰：'公医术若神，何不著书以贻将来？'胤宗曰：'医者意也，在人思虑。又脉候幽微，苦其难别，意之所解，口莫能宣。'"许胤宗强调行医治病，贵在思考，而语言文字的表达力是有限的。但后世某些人把"医者意也"理解为医生治病可以不循法度，只凭臆测臆断随心所欲而用药。宋代文学家苏东坡就曾对江湖庸医以"医者意也"为借口，视看病为儿戏，极尽鞭挞和揶揄。如清代毛对山在《对山医话》中提及"昔有人乘舟遇风而患心疾，医者取多年船柁，于手汗所积处剐末饮之而愈。医以意用初视儿戏，往往巧发奇中，有未易致诘者。卢陵尝举此语坡公，坡公笑曰：'然则以才人之笔烧灰饮学者，当疗昏惰推之；饮伯夷之盥水，即可救贪；食比干之饭余，即可已佞；舐樊哙之质亦可治怯；臭西子之珥亦可愈恶疾乎？'庐陵亦大笑。余谓是固不可太泥，古人用药，每取形质相类，性气相从，以达病所。亦有纯以意运，如弩牙速产，杵糠下噎，月季调经，扇能止汗，蛇性上窜而引药，蝉膜外脱而退翳，所谓医者意也，殆即此类，本不当以常理格，亦未可以必愈期，如或执而不通，适为坡老所笑耳。"

原文 3

凡用针者，虚则实之，满则泄之，宛陈则除之，邪胜则虚之，《大要》曰：徐而疾则实，疾而徐则虚。言实与虚，若有若无，察后与先，若存若亡，为虚与实，若得若失。虚实之要，九针最妙，补泻之时，以针为之。泻曰，必持内之，放而出之，排阳得针，邪气得泄。按而引针，是谓内温，血不得散，气不得出也。补曰随之，随之意，若妄之，若行若按，如蚊虻止，如留如还，去如弦绝，令左属右，其气故止，外门已闭，中气乃实，必无留血，急取诛之。持针之道，坚者为宝，正指直刺，无针左右，神在秋毫，属意病者，审视血脉，刺之无殆。方刺之时，必在悬阳，及与两衡，神属勿去，知病存亡。血脉者，在腧横居，视之独澄，切之独坚。

“凡用针者，虚则实之，满则泄之，宛陈则除之，邪胜则虚之”，现在针灸书籍一般解释为“一般针法的运用原则是：属于虚证的，当用补法，使正气充实；属于满实证候的，当用泻法，以疏泄病邪；对于因血郁积日久而引起症状的，应当采用泻血法，以排除壅滞的病邪；对于病邪亢进，邪胜于正的，也应当采用泻法，以使邪气外泄，由实而虚。”其实《灵枢·小针解》对这几句话的解释是正确的，这里的虚实指的是脉象而不是我们今天所谓体质的虚实：“所谓虚则实之者，气口虚而当补之也。满则泄之者，气口盛而当泻之也。宛陈则除之者，去血脉也。邪胜则虚之者，言诸经有盛者，皆泻其邪也。”

（一）徐而疾则实，疾而徐则虚

在《灵枢·小针解》和《素问·针解》里都把“徐而疾则实，疾而徐则虚”解释为针刺手法，但意思却完全相反。而后世多宗之，很少有人对此提出疑义，一直延续到今天。而据鄙人考证，这两句话的本义指的并不是针刺手法，而是脉象。前面讲完“凡用针者，虚则实之。”然后引用古代医书《大要》里如何判断脉象的虚实的文字。

在《黄帝内经》一书的其他篇章中，对《灵枢·九针十二原》篇的原文理解经常出现很大的分歧。在《灵枢·小针解》中将“徐而疾则实者”解释成“言徐内而疾出”，但是在《素问·针解》中则将其解释成“徐出针而疾按之”，一个说的是“徐内”，一个说的是“徐出”，解释恰好相反。我们前面讲过的，对于“其来不可逢”一语，《灵枢·小针解》与《素问·离合真邪论》的解释也有不同。由此可见，在《黄帝内经》时代，就已经不能够正确地理解《灵枢·九针十二原》原文的本义了，所以对成书年代更早的、应为简帛医书的《大要》出现理解上的错误并不值得惊讶。

那“徐而疾则实，疾而徐则虚”到底讲的是什么意思呢？下面我们来分析一下。

我们注意到，在《灵枢·九针十二原》中明确地强调：“针各有所宜，各不同形，各任其所为”，意思是说，治疗各种疾病所使用的针具都是从九针之中选取的，这从篇名上也可以看出，而且在文中也反复强调这个观点。另外，在《灵枢·官针》《灵枢·九针论》《素问·针解》等章节中，对此也都有详细具体的论述。

我们知道，在《灵枢·九针十二原》的成文时代，并不是像后世医家一样单独使用毫针治疗疾病。所有疾患的针刺治疗，除特殊说明外，一般都是从九针之中选取与疾病相适应的针具来完成针刺补泻的，其中当然也包括毫针。而《灵枢·小针解》和《素问·针解》的作者，则可能较多使用毫针等较为细长、能够深刺而且可以做提插捻转手法的针具，目的是通过各种针刺手法来完成补泻。相对说来，他们可能比较少应用九针中其他的一些针具，比如镵针、员针、鍉针等。所以在思维上习惯用毫针针法去解释《黄帝内经》早期篇章中出现的针刺补泻理论，结果便造成了对《灵枢·九针十二原》等经典著作理解上的偏差，因而错误地将本来描述脉象的文字解释成针刺手法。

在《黄帝内经》中，如果使用毫针的话，都会在文中加以说明。如果未加说明的话，则使用的可能是九针中的任何一种针具而不一定是毫针。比如在《素问·缪刺论》中论述“邪客于足少阳之络，令人留于枢中痛，髀不可举，刺枢中以毫针，寒则久留针，以月死生为数，立已”。《灵枢·逆顺肥瘦》“婴儿者，其肉脆，血少气弱，刺此者，以毫针，浅刺而疾发针，日再可也。”所谓“毫针”即毫针针刺。所以对《九针十二原》中的针刺方法及手法，应该从九针针法的角度去理解，思维不要仅仅局限在毫针针法上。更何况在《大要》的成书年代还没有出现九针，所以根本谈不上什么“言徐内而疾出”“徐出针而疾按之”。

关于《大要》的成书年代，唐代医家王冰注释说：“上古经法也。”在《大要》成书的“上古经法”时代，治疗疾病的方法，只有“被毒药”“用砭石”等，还没有出现“微针”也就是九针，自然也就谈不上所谓的“疾徐补泻”的毫针针刺手法了。这个想法也得到了出土文献的佐证，比如张家山汉墓出土的竹简《脉书》，还有马王堆汉墓出土的帛书《足臂十一脉灸经》中，有关疾病治疗的内容非常丰富，但基本上都是“被毒药”“用砭石”和“灸疗”等，没有发现有关针刺疗法的记载。张家山汉墓的墓葬年代为西汉初吕后至文帝初年，马王堆汉墓则为汉文帝初元十二年，而《灵枢·九针十二原》的成书时代应该是在此之后。正如赵京生教授所指出的“大量的医学和非医学文献记载，砭法普遍应用于针刺之前，简帛医书中，只有用砭而无用针的记载，似表明当时尚无针刺方法。”退一步讲，就算在《大要》的成书年代有了“微针”，但在《灵枢·九针十二原》中也明确地强调“虚实之要，九针最妙”，而“九针”中的一些针具如镵针、员针、鍉针、锋针及铍针等，不可能完成只有毫针等细长针具才能实施的疾徐补泻手法。

《灵枢·终始》是对《灵枢·九针十二原》的解释与说明，关于“徐而疾则实，疾而徐则虚”这句话，在《灵枢·终始》篇中解释：“三脉动于足大趾之间，必审其实虚，虚而泻之，是谓重虚，重虚病益甚。凡刺此者，以指按之，脉动而实且疾者疾泻之，虚而徐者则补之。反此者，病益甚。其动也，阳明在上，厥阴在中，少阴在下。”我们可以看出，文中明确地指出了“脉动”之“实且疾者”为实证，“虚而徐者”为虚证。简言之，“脉动”之“疾者”属于“实证”，所以应当“疾泻之”；而“脉动”之“徐者”则属于“虚证”，所以应当“补之”。这是对于“徐而疾则实，疾而徐则虚”这句话最直接的诠释。

在《灵枢·邪客》中还论述“脉之屈折，出入之处，焉至而出，焉至而止，焉至而徐，焉至而疾，焉至而入？……其余脉出入屈折，其行之徐疾，皆如手太阴心主之脉行也。故本腧者，皆因其气之虚实疾徐以取之，是谓因冲而泻，因衰而补，如是者，邪气得去，真气坚固，是谓因天之序。”我们可以看出，文中将脉之“徐”“疾”与“出”“止”“入”并列提出，后文又重复将“徐疾”与“脉出入屈折”并列提出，说明“徐疾”是最基本的脉象，可以反映“其气之虚实”，并可据此而决定针刺的补泻，这与《灵枢·九针十二原》中“徐而疾则实，疾而徐则虚”的意思是完全一致的。

在20世纪50年代，敦煌曾经出土过一些医药残卷，其中有如下记载。

“其脉中气动应过五寸以上，蠕蠕然者不病也，(蠕蠕者，来有力)；其气来疾，中手浑浑然者病也（浑浑者，来无力也）；其气来徐徐，上不能至五寸，弹之不应手者死也（徐徐者，似有似无也)。”括号内文字是原残卷本身的注文。大家可以看出，在这里对于正常脉象用的是“蠕蠕然”，而对于异常脉象文中用的恰恰是“疾”与“徐”，而且所注之文对于其中脉象的解释“来无力也”“似有似无”，与《灵枢·九针十二原》中相关论述也极其相似：“言实与虚，若有若无，察后与先，若存若亡，为虚与实，若得若失。”

（二）正指直刺，无针左右

对《灵枢·九针十二原》中“正指直刺，无针左右”的含义，今人大多认为是要避开血脉而刺。在由多所院校校释审定的《灵枢经校释》一书中，将“正指直刺，无针左右，神在秋毫，属意病者，审视血脉，刺之无殆”解释为“避开穴位上的血脉下针，这样就不会发生危险。”对“血脉者，在腧横居，视之独澄，切之独坚”这句话，自然也就解释成“如果血脉横布在腧穴周围，看起来显得很清楚，用手去按摩也会感到触手坚实，下针时就可避开血脉刺进腧穴”。现在的诸多针灸书籍和文献，基本上都遵从这种说法。

我们来看看《灵枢·本输》是如何描述腧穴的。“肺出于少商，少商者，手大指端内侧也，为井木；溜于鱼际，鱼际者，手鱼也，为荥；注于太渊，太渊，鱼后一寸陷者中也，为腧；行于经渠，经渠，寸口中也，动而不居，为经；入于尺泽，尺泽，肘中之动脉也，为合。手太阴经也。”我们可以看出其中的“经渠，寸口中也，动而不居，为经；入于尺泽，尺泽，肘中之动脉也。”

“动而不居”指的就是桡动脉的搏动，而“尺泽，肘中之动脉也”，更是明白无误地说明如果针刺尺泽穴的话就是针刺动脉。所以原文的本意就是要直刺血脉，而不是避开血脉刺进腧穴。

笔者和弟子张军伟在探讨这段文字时，找到《黄帝内经》中大量的刺血脉论述，从而证明原文的本意就是要直刺血脉，而不是避开血脉刺进腧穴。

血脉指的就是经脉，腧指的是腧穴，既然血脉横居于腧穴，直刺之就可以了，又何必避之？从上下文来看没有任何“避之”的理由。若真是要避之，直书“血脉者，避刺之！”就可以了，又何必这样暧昧，这样兜圈子？如果是要避刺之，“视之独澄”就足够了，又何必“切之独坚”？之所以一定要坚持“切之独坚”，那是因为要为“刺之”做准备。

《灵枢》成书的时代，造纸术尚未发明，更没有印刷术，古人是用毛笔在竹简、木简、木牍或帛书上写字的，所以惜墨如金，本来一句话能说清楚的事，为何非要多费笔墨解释半天呢？还有，为什么不在其他地方提“正指直刺，无针左右”，而单在此处强调呢？这显然是因为此处要刺的是在腧横居的血脉，若针左右的话就刺到血脉以外了。为什么这样强调“持针之道，坚者为宝”呢？稍有刺血临床经验的人都知道，刺血脉尤其是细小的血脉并非易事，若持针不坚的话是很难刺准的。

另外，针刺为现代用语，古代“刺”多指火针与刺血等，与“诛”有类似含义，如“荆轲刺秦王”。

从原文中可以看出，后面的文字是对“凡用针者，虚则实之，满则泄之，宛陈则除之，邪胜则虚之”这几项治疗原则的具体解释，“宛陈则除之”的适应证及具体针刺方法就是“必无留血，急取诛之。持针之道，坚者为宝，正指直刺，无针左右，神在秋毫，属意病者，审视血脉，刺之无殆。方刺之时，必在悬阳，及与两衡，神属勿去，知病存亡。血脉者，在腧横居，视之独澄，切之独坚。”古人用词是很讲究的，描述毫针手法的用词是“泻曰，必持内之”“补曰随之”，有轻巧悠闲之感；而在描写刺血时的用词则较为迅猛，“急取诛之”“而去之也”“刺之无殆”，动作显得迅速而刚劲。张志聪曰：“故有血络横在于经腧者，当视之独澄，切之独确，而去之也。”张景岳在《类经·十九卷》中写“必无留血，急取诛之：凡取血络者，不可使有留血，宜急去之也。”

这段话，杨上善在《黄帝内经太素》注释如下。

必无留血，急取诛之（注：补者，留其气也，不可留于客邪血也。邪血留者，可刺去之，故曰急诛之也）。持针之道，坚者为实（注：持针不坚，则气散不从针）。正指直刺，针无左右（注：刺者欲中其病，若针入左右，不当于穴，其病不愈也），神在秋毫（注：秋毫，谓秋时兔新生毫毛，其端锐微也。谓怡神在针端调气，故曰神在秋毫也），属意病者（注：念其针下病无邪也）。审视血脉，刺之无殆（注：审视十二经脉及诸络虚实，刺之无殆也。殆，危也）。方刺之时，必在悬阳，及与两衡。神属勿去，知病存亡（注：以所言方刺之时，先观气色者也。悬阳，鼻也，悬于衡下也。鼻为明堂，五脏六腑气色皆见明堂及与眉上两衡之中，故将针者，先观气色，知死生之候，然后刺也）。血所在输，横居，视之独满，切之独坚（注：血脉，络脉也。有脉横居输穴之中，视之满实，切之独坚者，是横居络脉也）。

可见古人对于这段文字的理解基本上没有歧义，都是解释为刺血疗法。

如果我们注意看《针灸甲乙经》一书中的话，原文在“血脉者”三字之前原本有“取”字，而“澄”字在《针灸甲乙经》及《太素》中则是“满”字，所以原文应该是这样的：“取血脉者，在腧横居，视之独满，切之独坚”。这样原文的意思就更清楚了，联系上下文我们不难看出，此时的血脉是处于非生理状态的，换句话说，是处于非常充盈的状态，而这正是刺血疗法的适应证。这也就是《灵枢·九针十二原》所讲的“宛陈则除之”。所以说，“视之独澄”也好，“视之独满”也好，在此处指的显然是浅静脉。

在《黄帝内经》中，连小动脉都可以针刺，那么浅静脉又有什么不可针刺的呢？为什么说小动脉可以针刺呢，因为在《素问·刺疟》中，“跗上动脉”是可以刺血的，原文是这样写的：“疟发身方热，刺跗上动脉，开其空，出其血。”这里所谓的“动脉”指的是能够摸到搏动的经脉，也就是我们今天所说的“动脉”，当然是小动脉。一般说来，大动脉是不能够针刺的，也没有必要。因为古代消毒条件和止血条件都不行，而且古代针具也比较粗。

（三）《黄帝内经》其他篇章的“刺血脉”

《灵枢·血络论》“血脉盛者，坚横以赤，上下无常处，小者如针，大者如筋，即而泻之万全也。”与“血脉者，在腧横居，视之独澄，切之独坚”的含义完全相同，指的都是刺血适应证。

《素问·缪刺论》中的“视其脉，出其血”“视其手背脉血者去之”“先视其经脉，切而从之”“因视其皮部有血络者尽取之”，与“视之独澄，切之独坚”的含义完全相同，而其后的“出其血”“去之”也与张志聪所注“当视之独澄，切之独确，而去之也”相吻合。

《素问·刺腰痛》中有如下的具体描述：“会阴之脉令人腰痛……刺直阳之脉上三痏，在跷上郄下五寸横居，视其盛者出血”。请注意，其中的“在跷上郄下五寸横居”与“在腧横居”没有任何区别，只不过是表明了“腧”的具体部位而已。《素问·刺腰痛》基本上是以刺血脉来治疗腰痛的。从全篇看当时刺血脉是治疗腰痛的基本方法，只不过是要注意刺血的时机和出血量的多少而已。据笔者的临床经验来看，只有在“视之独满，切之独坚”的情况下，才有可能“刺之血射以黑，见赤血而已”。

《素问·针解论》对此早有明确的注解“宛陈则除之者，出恶血也。邪盛则虚之者，出针勿按……虚实之要，九针最妙者，为其各有所宜也”。其中“九针”显然指的是除毫针之外，还有锋针等其他八种针具使用。其中锋针的作用就是“宛陈则除之者，出恶血也”。

在《素问·刺疟》中有大量刺血脉的论述，从该篇可以看出治疟的基本原则是：如果血脉可见，尤其是“在腧横居，视之独满，切之独坚”的情况下，则应首先刺其血脉，只有当“脉不见”时，才选择它处刺血，如“刺十指间出血”。其实“取血脉者，在腧横居，视之独满，切之独坚”与“脉满大急”的含义是相同的，而且“取血脉者，在腧横居，视之独满，切之独坚”是对该篇“盛经”的最好注释。

《灵枢·寿夭刚柔》有“久痹不去身者，视其血络，尽去其血”的记载。

《素问·缪刺论》里面的主要治疗方法也是放血。“人有所堕坠，恶血留内，腹中满胀，不得前后。先饮利药，此上伤厥阴之脉，下伤少阴之络。刺足内踝之下，然骨之前血脉出血，刺足跗上动脉。不已，刺三毛上各一痏，见血立已。”

《素问·刺腰痛》的治疗方法基本上都是放血。“解脉令人腰痛如引带，常如折腰状，善恐，刺解脉在郄中结络如黍米，刺之血射以黑，见赤血而已。”

在《黄帝内经》全书162篇中，其中有46篇，包括《素问》20篇、《灵枢》26篇，都论述了刺血疗法。诸多篇章对刺血疗法的论述，是对《灵枢·九针十二原》“持针之道，坚者为宝，正指直刺，无针左右”的最好诠释。

（四）古今的刺血疗法

刺血疗法在古今临床上有非常广泛的运用，历代医家也非常重视对该法的运用。《新唐书·则天武皇后传》记载“帝头眩不能视，侍医张文仲、秦鸣鹤曰：风上逆，砭头血可愈。后内幸帝殆，得自专，怒曰：是可斩，帝体宁刺血处耶？医顿首请命。帝曰：医之议疾，乌可罪？且吾眩不可堪，听为之！医一再刺，帝曰：吾目明矣！”

金元四大家之一的张子和主张以攻邪作为治疗疾病的首要方式，擅用汗、吐、下三法，而将放血疗法作为汗法之一。他十分崇尚针刺放血疗法，提出了该法的适应证和禁忌证，在临床中形成了自己独特的学术风格，在《儒门事亲》中记载约三十则针灸医案几乎全是针刺放血取效，其中治一目疾“出血如泉约二升许”，三日平复如故。

据《松江府志》记载，明代医家陈时荣，用针刺委中穴出血救一气绝女子，起死回生。

刺络出血疗法在许多针灸医家论著中都有零散记载，而且在民间也有广泛的应用，详细记载可参考刘少林先生所著的《中国民间刺血术》一书。现代老中医王秀珍对刺血疗法也有独特的临床经验，董景昌先生的《董氏奇穴疗法》对刺血疗法也有专门的论述。针刺放血疗法不仅在国内针灸界有一定影响，在国外也受重视，世界各国都有不少针刺放血治病的文字记载，比如在古希腊的西洋医学鼻祖希波克拉底的全集和古医书中。另外日本及朝鲜也有大量记载，而我国医学对其有着非常深远的影响。

（五）刺血脉并非针刺禁忌

针刺禁忌在《内经》中有详细的记载，如“脏有要害，不可不察”“五夺不可泻”，病人情绪不稳定，生活不正常，如大醉、大怒、大劳、大饥、大渴、大惊等。

《素问·刺禁论》此篇专门讨论针刺禁忌，但并没有说不许刺血脉，只是列举了由于刺血脉方法不当而导致的大量不良反应。由此反倒可以看出：当时刺血脉的应用是极为普遍的。当然针刺血脉毕竟有一定的危险性，有其禁忌证，故刺时宜慎，当小心为之。

正是因为一些疾病使用放血疗法疗效迅捷，所以在西方放血也曾被认为是一种很重要的治疗方法。放血的历史可以追溯到公元 2 世纪，有证据显示埃及人有放血的历史，而希腊人更是热衷于此，他们甚至形成了一整套系统。法国也曾经是一个非常热衷于放血治疗疾病的国家，无论是平民百姓还是贵族、皇帝，在疾病发作的时候都会使用这种治疗方法。法国皇帝路易十四和路易十五都曾经用放血方法来治疗天花病，路易十五最终死于天花，但在临终前，医生们几乎将他身上的血液全部放干了。

美国的首任总统乔治·华盛顿也是放血疗法的受害者。1799 年的年末，华盛顿骑马回来后觉得喉咙有些不适，当时的医生们做出了一个相同的决定——放血。那时，医生们总能通过这种手段来制止疾病发作或者病人疼痛时的颤抖和喊叫，放血会一直持续到病人昏死过去。在他们看来，如果病人能安静地昏昏欲睡，就是恢复健康的表现。即使在病人很虚弱的时候，他们也同样这样处理。经过 3 次放血以后，华盛顿总统的整个病情并没有控制住，到了下午，医生们继续放血。晚上 11 时 30 分左右，饱受折磨的华盛顿在被放掉 2300 毫升血液后离开了人世，这几乎相当于他全身血液的一半。从中医的观点来看，这很荒唐。《黄帝内经》中放血不仅要严格选择适应证，而且放血量也是严格限制的，比如《素问·刺腰痛》云："刺之血射以黑，见赤血而已"，这和西方人毫无理性的放血完全不同。所以西方的放血疗法必然导致大量医疗事故，持续了2500年的放血疗法到19世纪末期终于被完全放弃。

原文4

九针之名，各不同形：一曰镵针，长一寸六分；二曰员针，长一寸六分；三曰鍉针，长三寸半；四曰锋针，长一寸六分；五曰铍针，长四寸，广二分半；六曰员利针，长一寸六分；七曰毫针，长三寸六分；八曰长针，长七寸；九曰大针，长四寸。镵针者，头大末锐，主泻阳气；员针者，针如卵形，揩摩分间，不得伤肌肉，以泻分气；鍉针者，锋如黍粟之锐，主按脉勿陷，以致其气；锋针者，刃三隅，以发痼疾；铍针者，末如剑锋，以取大脓；员利针者，尖如氂，且员且锐，中身微大，以取暴气；毫针者，尖如蚊虻喙，静以徐往，微以久留，正气因之，真邪俱往，出针而养，以取痛痹；长针者，锋利身薄，可以取远痹；大针者，尖如梃，其锋微员，以泻机关之水也。九针毕矣。

《灵枢》中讨论九针的共有三篇，也就是《灵枢·九针十二原》《灵枢·官针》和《灵枢·九针论》。

"九针之名，各不同形"，《灵枢·官针》篇载"凡刺之要，官针最妙。九针之宜，各有所为，长短大小，各有所施。不得其用，病弗能移。"工欲善其事，必先利其器。针刺时选择符合病情需要的针具是取得良好疗效的前提。对不同的病情，要选用不同形状、不同规格的针具。

比如前几年学生李亚勤记录一个病例：一位年龄60岁左右的女性患者，因咳喘一个多月多处求医，服用中药及常规针刺无效。后来经人介绍找到我，患者咳喘不止被搀扶进入诊室，平卧后咳喘加剧。我对随诊的弟子讲，这病经几位高手治疗过，咱们再用原来的方法也不一定有效。常规消毒后在其肺俞、肾俞及定喘穴附近用火针点刺，咳喘遂止。而且从火针第一针点刺开始患者咳喘就再也没有发作，后患者自己担心咳喘再次发作又去复诊三次，半年随访咳喘未再发作。

几年前在某个学术交流会上这个病例成为经典病例，在讨论解答中大家问为什么火针比毫针效果好。我回答说：比如步枪、冲锋枪在近距离作战比较好用，远程就应该用大口径狙击步枪或重机枪。如果攻击山丘等障碍物后面的目标就应该用迫击炮。但对付坦克迫击炮又不好用了，就要用反坦克炮。如果攻击600公里以内的目标应该使用战术导弹，3000公里以上目标必须使用战略导弹。毫针好比步枪，所有的病都用毫针的话就好比所有的目标都用步枪一样。在古代也是一样，随身带把宝剑防身很方便，但到战场上就应该用带长柄的铍。所以《灵枢·官针》篇讲："九针之宜，各有所为，长短大小，各有所施。不得其用，病弗能移。”

在《灵枢·玉版》篇中就有针之与五兵关系的论述，当然原文是强调针灸的重要性“岐伯曰：何物大于天乎？夫大于针者，惟五兵者焉，五兵者，死之备也，非生之具。且夫人者，天地之镇也，其不可不参乎？夫治民者，亦唯针焉。夫针之与五兵，其孰小乎？”

下面我们具体讨论一下九针。

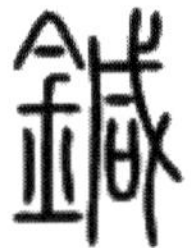

“针”小篆

“针”，繁体字作“鍼”（从金从咸）。古文也作“箴”。

“咸”字的甲骨文，由（戌，大戈）和（口，聚邑）构成，造字本义是全民皆兵。“咸”字的金文，篆文承续甲骨文字形。古人称军队守城为“或”，称全民皆兵为“咸”。

《说文解字》：“咸，皆也，悉也，从口从戌。戌，悉也。”

据此推测“鍼”最早应该是一种细小的兵器，后来借指针刺用具。再后来又借指缝纫用具。最初用的竹针，所以写作“箴”。“鍼”“箴”都从“咸”。

《周礼·夏官·射鸟氏》：“则以并夹取之”郑玄注引汉·郑司农曰：“并夹，针箭具。”

《说文解字》：“鍼，职深切。所以缝也。从金咸声。”

清代段玉裁《说文解字注》：所缝也。缝者、以针紩衣也。竹部箴下曰。缀衣箴也。以竹为之、仅可联缀衣。以金为之、乃可缝衣。从金。咸声。职深切。七部。今俗作针。

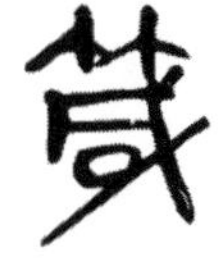

“箴”秦国文字

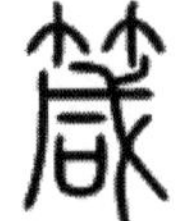

“箴”说文·竹部

《说文解字》解释道：“箴，缀衣箴也。从竹，咸声。”

字由（竹）和（咸）构成。

《礼记·内则》：“右佩箴管线纩。”

《管子·轻重乙》：“一女必有一刀一锥一箴一鉥，然后成为女。”

《汉书·艺文志》:“医经者，原人血脉经络骨髓阴阳表里，以起百病之本，死生之分，而用度箴石汤火所施，调百药齐和之所宜。”

颜师古注:“箴，所以刺病也。”

“鹹”小篆

“鹹”字始见于篆文，从卤、咸声。从「卤」，表示与盐有关;「咸」表示音读。隶书鹹与楷书形体从篆文鹹演变而来。

《书·洪范》:“土爰稼穑，润下作鹹。”

《说文解字》:“鹹，衔也，北方味也。从卤咸声。”

意思是说“鹹”表示可以衔在嘴里品尝，代表北方的口味，说明早在汉代北方人口味就比较重。“咸”和“鹹”字相关联，也表示味道，古代做菜用的都是粗盐，所以味道复杂。而我们现在的盐都是精制盐只有咸味，很难体会古人品尝原始粗盐复杂酸涩的味道。所以“咸”字在古代还表示“酸涩的感觉”，这是针刺入人体穴位后产生的特有感觉。现在我们称为“针感”，现在人形容为酸、麻、胀、重。“酸”多写作“痠”，陕西、山西、河南人管这种感觉叫作“困”，北方人普遍叫作“痠困”。有意思的是，针刺出现“痠困”的感觉后，多数人也犯“困”，常有“痠困无力”的感觉。所以《灵枢·终始篇》指出:“新劳勿刺，已刺勿劳”。“痠困”是中国人对疲劳及针感独特的描述。比如针刺治疗时问日本人或欧洲人啥叫“痠”，他们就不明白。

针刺用针与缝纫用针形制相似，制造方法也基本相同。比如《灵枢·九针论》说:“二曰员针，取法于絮针。”絮针是缝棉被的针，可见当时针刺用针和缝纫用针形状外观大体相同。

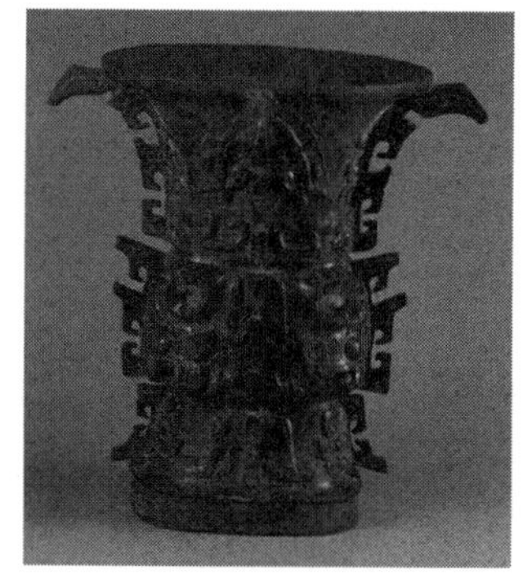

国宝“何尊”

这件青铜器“何尊”是1965年以30元的价格从废品收购站回收的，险些被炼成铜水。周成王五年四月，一位叫“何”的周王室重臣，在刚建成的洛邑受到王的训诰和赏赐。他用得到赏赐的青铜原料铸成这件铜尊，其中有一句“余其宅兹中或”，这里的“或”就是“國”的意思。这是“中国”二字作为词组首次在器物上出现。

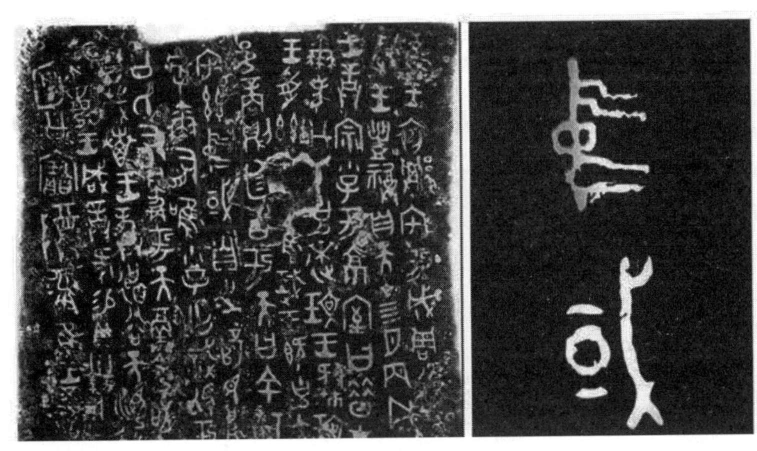

“鍼”和“國”有一定关系。如《国语·晋语八》说“文子曰：医及国家乎？对曰：上医医国，其次疾人，固医官也。”

（一）镵针

《灵枢·九针十二原》曰：“一曰镵针，长一寸六分”，“镵针者，头大末锐，去泻阳气。”《灵枢·官针》曰：“病在皮肤无常处者，取以镵针于病所，肤白勿取。”《灵枢·九针论》曰：“皮者，肺之合也，人之阳也。故为之治针，必以大其头而锐其末，令无得深入而阳气出”，“一曰镵针者，取法于巾针，去末半寸，卒锐之，长一寸六分，主热在头身也。”

可见镵针是一种头大末锐，用来浅刺皮肤，治疗邪在皮肤的病症的针具，现在发展为“皮肤针”。从“泻阳气”一语可以看出，镵针的作用是泻法。笔者在临床上治疗斑秃时，会将五、六根规格为0.25mm×25mm的一次性毫针捏在一起，当作梅花针用，其使用的是镵针针法，快速点刺斑秃局部，使皮肤局部微微出血，疗效不错。

镵石是新石器时代的医疗工具，镵针应该源于镵石。如《史记·扁鹊仓公列传》记载到：“上古之时，医有俞跗，治病不以汤液醴洒，镵石撟引，案扤毒熨，一拨见病之应，因五脏之输，乃割皮解肌，诀脉结筋，搦髓脑，揲荒爪幕，湔浣肠胃，漱涤五脏，练精易形。”上古之时应该是新石器时代。《鹖冠子·卷下·世贤第十六》：“若扁鹊者，镵血脉，投毒药，副肌肤，闲而名出闻于诸侯。”

在九针发明应用之后，镵石并没有完全退出历史舞台。如《素问·汤液醪醴论》论述道："镵石、针、艾治其外也。"

（二）员针

《灵枢·九针十二原》曰："二曰员针，长一寸六分"，"员针者，针如卵形，揩摩分间，不得伤肌肉，以泻分气。"《灵枢·官针》曰："病在分肉间，取以员针于病所。"《灵枢·九针论》曰："故为之治针，必筩其身而员其末，令无伤肉分，伤则气竭"，"二曰员针，取法于絮针，筩其身而卵其锋，长一寸六分，主治分间气。"《一切经音义》引《三苍》郭注："筩，竹管也。""筩其身"是指针身圆而直，中空如竹管。"员其末"指针尖为卵圆状。《类经·十九卷》曰："针如卵形，以利导于分肉间，盖恐过伤肌肉，以竭脾气，故用不在锐，而主治分间之邪气也。"絮针也就是农村过去缝棉被所用的针，比普通的缝衣针要粗要长许多。

在《黄帝内经》中没有见到员针具体应用的实例，在日本人丹波康赖撰著的《医心方》中记载："疔瘭，唯须以圆针针之。"但此"圆针"是否是《灵枢·九针十二原》中的"员针"，则不得而知。从"泻分气"一语得知，员针的作用是泻法。

（三）鍉针

《灵枢·九针十二原》曰："三曰鍉针，长三寸半"，"鍉针者，锋如黍粟之锐，主按脉勿陷，以致其气"。《灵枢·九针论》曰："故为之治针，必大其身而员其末，令可以按脉勿陷，以致其气，令邪气独出。""三曰鍉针，取法于黍粟之锐，长三寸半，主按脉取气，令邪出。"正如丹波元简所云："鍉，音时，又音低，镝也，箭簇也。"鍉的正确发音应该是"笛"。《广韵》："鍉，都奚切。"《玉篇·金部》："鍉，锋也。"《集韵·锡韵》："镝，《说文》'矢鏠也'，通作鍉。"《过秦论》："销锋鍉，铸以为金人十二。"李善注"如淳曰：'鍉，箭足也。'邓展曰：'鍉是杆头铁也。'"《汉书·项籍传》："销锋鍉。"颜师古注："鍉与镝同，即箭镞也。"

鍉针外形应该类似于箭镞，针身大而针尖圆钝。据《灵枢·官针》记载："病在脉，气少当补之者，取以鍉针于井荥分输。"可见鍉针的作用是补法。

鍉也是歃血器，类似汤匙。《广韵·齐韵》记载到："鍉，歃血器。"《后汉书·隗嚣传》："牵马操刀，奉盘错鍉。遂割牲而盟。"李贤注："今亦奉盘错鍉而歃也。"宋·杨侃《两汉博闻·隗嚣传·槃鍉》："鍉即匙字……其盟云：'鍉不濡血，歃不入口，是欺神明也。'"

鍉还指钥匙，如《六书故·地理一》："鍉，所以启籥者也。"《正字通·金部》："籥以闭户，鍉以启籥，锁腹有须，鍉入内，钩和其须则钥开。"我小时候在农村见到过这种钥匙和锁，不过这种锁很容易用铁丝捅开。《六书故》是一部用六书理论来分析汉字的字书，为南宋文字学家戴侗作。

（四）锋针

《灵枢·九针十二原》曰："四曰锋针，长一寸六分"，"锋针者，刃三隅，以发痼疾"。《灵枢·官针》曰："病在经络痼痹者，取以锋针。"《灵枢·九针论》曰："故为之治针，必筩其身而锋其末，令可以泻热出血，而痼病竭。""四曰锋针，取法于絮针，筩其身，锋其末，长一寸六分，主痈热出血。""筩其身"指针身如竹管。锋针指针身为圆柱形，针尖呈三棱状，类似于现代医学的穿刺针及输液针，主要用来刺络脉出血的针具，现在发展为三棱针。隋唐时代常将"锋针"当作火针使用，金元以后又作为放血针具使用。从"泻热出血"中得知，锋针的作用是泻法。

（五）铍针

《灵枢·九针十二原》曰："五曰铍针，长四寸，广二分半"，"铍针者，末如剑锋，以取大脓。"《灵枢·官针》曰："病为大脓者，取以铍针。"《灵枢·九针论》曰："故为之治针，必令其末如剑锋，可以取大脓""五曰铍针，取法于剑锋，广二分半，长四寸，主大痈脓，两热争者也。"可知铍针是形如宝剑，两面有刃的针具。多用于外科，以刺破痈疽，排出脓血，后来发展为外科的手术刀。既然铍针用于"取大脓"，其作用自然是泻法。

丹波元简云："铍，音皮"。东汉许慎的《说文解字》解释说："铍者，剑刀装也"，"铍，大针也。"秦国铍的外形极似短剑，铍之锋和短剑相同，平脊两刃，铍身断面为六边形。长 30 ～ 35 厘米，后端为扁形或矩形的茎，用以装柄，一般在茎的近端处开有圆孔，以便穿钉固定在长柄上。后装长 3 ～ 3.5 米的积竹柄或木柄，是一种极其锐利的刺杀兵器。铍针应该和战国青铜兵器铍的外形类似而不应该是目前仿制九针的宝剑形状。

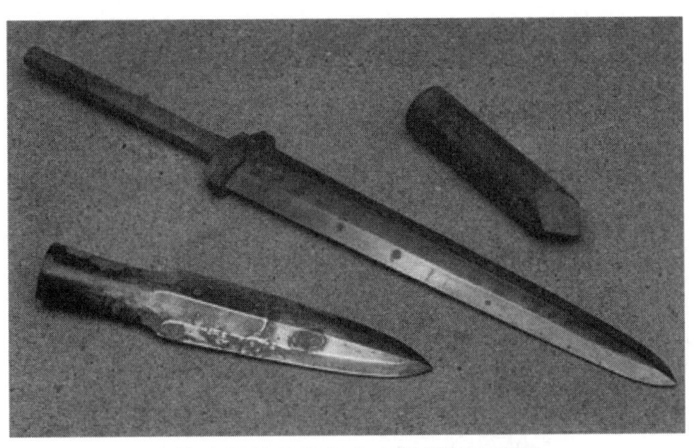

照片中间的兵器为出土的战国青铜铍

（六）员利针

《灵枢·九针十二原》曰："六曰员利针，长一寸六分""员利针者，大如氂，且员且锐，中身微大，以取暴气。"《灵枢·官针》曰："病痹气暴发者，取以员利针。"《灵枢·九针论》曰："故为之治针，必令尖如氂，且员且锐，中身微大，以取暴气。""六曰员利针，取法于氂针，微大其末，反小其身，令可深内也，长一寸六分，主取痈痹者也。"《类经·十九卷》云："暴气，痹气之暴发也。"郭霭春云："'气'应作'痹'，当据《太素·九针所主》杨注改。"关于"氂"这个字，丹波元简云：前《王莽传》师古注："毛之强曲者曰氂。"《后汉·岑彭传》注："氂，长毛也。"《广韵》："氂，莫袍切。"《说文》："氂，牦牛尾也。"《类经·十九卷》曰："毛之强者曰氂。取法于氂者，用其细健而可稍深也。"这里是形容针细而有韧性。既然员利针用于"取暴气"及"主取痈痹者"，则其作用应该是泻法。

（七）毫针

《灵枢·九针十二原》曰："七曰毫针，长三寸六分""毫针者，尖如蚊虻喙，静以徐往，微以久留，正气因之，真邪俱往，出针而养，以取痛痹。"《灵枢·官针》曰："病痹气痛而不去者，取以毫针。"《灵枢·九针论》曰："故为之治针，令尖如蚊虻喙，静以徐往，微以久留，正气因之，真邪俱往，出针而养者也。""七曰毫针，取法于毫毛，长一寸六分，主寒痛痹在络者也。"可见毫针的针身纤细如毫毛，现在发展为临床最常用的针具。古人亦用其轻刺皮络，扶养正气，治疗邪气在络的寒痛痹证。从"静以徐往，微以久留，正气因之，真邪俱往，出针而养者也"来看，毫针针法应该属于补法，但从"主寒痛痹在络者也"一语来看又应该属于泻法。实际上毫针可补可泻，这也是后世医家重视毫针补泻手法的主要原因。

（八）长针

《灵枢·九针十二原》曰："八曰长针，长七寸""长针者，锋利身薄，可以取远痹"。《灵枢·官针》曰："病在中者，取以长针。"《灵枢·九针论》曰："故为之治针，必长其身，锋其末，可以取深邪远痹。""八曰长针，取法于綦针，长七寸，主取深邪远痹者也。"可见长针的形状是针身长，针尖锐利。后世发展成为"芒针"。从"取深邪远痹"一语来看长针针法应该属于泻法。汉时一尺合 21.35 ～ 23.75cm，"长七寸"，大概 16cm 长。

（九）大针

《灵枢·九针十二原》曰："九曰大针，长四寸""大针者，尖如梃，其锋微员，以泻机关之水也。"《灵枢·官针》曰："病水肿不能通关节者，取以大针。"《灵枢·九针论》曰："故为之治针，令尖如挺，其锋微员，以取大气之不能过于关节者也。""九曰大针，取法于锋针，其锋微员，长四寸，主取大气不出关节者也。"

因为"大"和"火"字外形较接近，于是后世一些学者就猜测大针即火针。比如《针灸聚英》云："火针以火烧之可用，即九针中之大针是也。"其实在《灵枢》时代火针并非是一种针具而是针法，那时还没有"火针"这个词。《灵枢·经筋》中有关治疗原则的文字"治在燔针劫刺，以知为数，以痛为输"。燔针劫刺就是用火烧红针具迅速刺入体内。《灵枢·官针》有："焠刺者，刺燔针则取痹也。"隋唐时代常将"锋针"当作火针使用，如孙思邈《备急千金要方·卷二十九·针灸上》记载："火针亦用锋针，以油火烧之，务在猛热，不热即有损于人也。"文中火针用的是锋针而非大针。"泻机关之水"一语说得很清楚，大针的作用是泻法。

"九针毕矣"，张志聪云："九针者，有九者之名，有九者之形，各随其所宜而用之，九针之论毕矣。"

在《黄帝内经》时代，针刺的补泻主要是通过选择九针中不同的针具来完成的。《灵枢·官针》明确论述道："凡刺之要，官针最妙。九针之宜，各有所为，长短大小，各有所施也，不得其用，病弗能移。疾浅针深，内伤良肉，皮肤为痈；病深针浅，病气不泻，反为大脓。病小针大，气泻太甚，疾必为害；病大针小，气不泄泻，亦复为败。失针之宜，大者大泻，小者不移，已言其过，请言其所施。病在皮肤无常处者，取以镵针于病所，肤白勿取。病在分肉间，取以员针于病所。病在经络痼痹者，取以锋针。病在脉，气少当补之者，取以鍉针于井荥分输。病为大脓者，取以铍针。病痹气暴发者，取以员利针。病痹气痛而不去者，取以毫针。病在中者，取以长针。病水肿不能通关节者，取以大针。病在五脏固居者，取以锋针，泻于井荥分输，取以四时。"

如果使用毫针，则会在文中加以说明，如《灵枢·卫气》："请言气街，胸气有街，腹气有街，头气有街，胫气有街。故气在头者，止之于脑；气在胸者，止之膺与背腧；气在腹者，止之背腧与冲脉于脐左右之动脉者；气在胫者，止之于气街与承山、踝上以下。取此者用毫针，必先按而在久，应于手，乃刺而予之。"

《灵枢·逆顺肥瘦》也论述道："婴儿者，其肉脆血少气弱，刺此者，以毫针"，后世医家包括我们现在的针灸教科书动辄用毫针手法解释《黄帝内经》中的补泻手法，结果错误地理解了《黄帝内经》原文语义，因而忽视了九针中其他针具的作用。正如明代医家汪机在《针灸问对》中所说："今之针士，决痈用锋针铍针。其他诸病，无分皮肤肌肉血脉筋骨，皆用毫针，余者置而不用，甚有背于经旨矣。"所以读经典一定要以古人之心为心，而不要犯以今律古的错误。

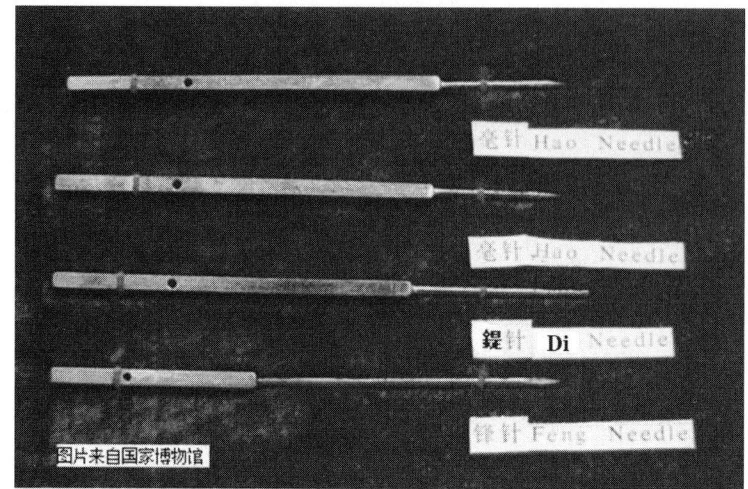

满城汉墓金针（西汉）
1968年河北满城汉墓出土
锋针长6.6厘米，柄部呈方形，锋部呈三棱形；
毫针长6.8厘米，柄部呈方形，长4.8厘米，锋部逐渐收尖；
鍉针长6.9厘米，柄部方形

1968 年 6 月，军队在河北满城西陵山施工时发现了西汉中山靖王刘胜和他的妻子窦绾的墓室，墓内出土大量珍贵文物，尤以金缕玉衣、错金博山炉闻名海内外，同时还发现了 4 枚金针、5 枚银针，这些针具制作精良，是两千多年前的针灸针。金针保存完好，银针已残损。针长在 6.5 ～ 6.9cm，直径 0.12 ～ 0.18cm，均比现在常用的医针粗。针柄略呈方形，约在其上中 1/3 交界处有一圆形孔，针体细长呈圆形，以针尖的形制来判断，可分为 3 种：三棱形的为锋针，可以放血用；尖锐的为毫针，可以用作针刺；圆钝的为鍉针，可以用作点按腧穴及筋结。银针残缺无法辨认。这批金银针与《灵枢 · 九针十二原》所述形制相似，现藏于中国国家博物馆。除了金针银针，刘胜墓中还出土了其他一些医疗器具，如刻有“医工”字样的铜盆、铜滤药器、银灌药器、煮药用的双耳铜镬、铜药匙等。

原文 5

夫气之在脉也，邪气在上，浊气在中，清气在下。故针陷脉则邪气出，针中脉则浊气出，针太深则邪气反沉，病益。故曰：皮肉筋脉，各有所处，病各有所宜，各不同形，各以任其所宜，无实实，无虚虚，损不足而益有余，是谓甚病，病益甚。取五脉者死，取三脉者恇；夺阴者死，夺阳者狂，针害毕矣。刺之而气不至，无问其数；刺之而气至，乃去之，勿复针。针各有所宜，各不同形，各任其所为。刺之要，气至而有效，效之信，若风之吹云，明乎若见苍天，刺之道毕矣。

（一）“陷脉”与“中脉”

“夫气之在脉也，邪气在上，浊气在中，清气在下。故针陷脉则邪气出，针中脉则浊气出，针太深则邪气反沉，病益。”这句话在《灵枢·小针解》中是这样解释的：“夫气之在脉也，邪气在上者，言邪气之中人也高，故邪气在上也；浊气在中者，言水谷皆入于胃，其精气上注于肺，浊溜于肠胃，言寒温不适，饮食不节，而病生于肠胃，故命曰浊气在中也；清气在下者，言清湿地气之中人也，必从足始，故曰清气在下也。针陷脉则邪气出者，取之上；针中脉则浊气出者，取之阳明合也；针太深则邪气反沉者，言浅浮之病，不欲深刺也，深则邪气从之入，故曰反沉也。”

《灵枢·九针十二原》中已经明确指出“邪气”“浊气”和“清气”分别位于“脉”的“上”“中”和“下”。而《灵枢·小针解》的作者却错误地将其理解成在人全身部位的高低。

清代著名语言学家王引之曾经指出：“经文数句平列，上下不当歧异”。他在《经义述闻》中论述道：“经文数句平列，义多相类，如其类以解之，则较若化一，否则上下参差，而失其本指矣。”因为缺乏相应的语法知识，《灵枢·小针解》的作者出现以上不恰当的解释并不值得惊讶。在注释古代医经时，不可以单独解释某字某词，而要照顾到全文乃至全书的语义，同时还要结合临床实践去理解分析。因为一词多义是汉语中普遍存在的现象，所以必须根据上下文乃至于全书相关篇章的语义来确定一个字或词在某一句子中的确切含义。

《灵枢·九针十二原》中的“夫气之在脉也”，当语译为“在脉之气也”。“邪气在上，浊气在中，清气在下”则分明指的邪气、浊气和清气在以“脉”为基准的情况下，在人体内的深浅位置，就是从体表开始到组织深层，分别为邪气、浊气和清气，与之相应的是针刺深度的不同，也就是，“针陷脉”、“针中脉”和“针太深”。根据上下文意，“陷脉”、“中脉”中的“陷”和“中”字在这里是作为动词使用的，指的是用针使“脉”陷下，和用针来刺中“脉”。

将“陷”和“中”字（“中”，此处念 zhòng）作为动词使用，在《黄帝内经》中是很常见的，比如《灵枢·九针十二原》中的“鍉针者，锋如黍粟之锐，主按脉勿陷，以致其气。”《素问·刺禁论》中的“刺阴股，中大脉，血出不止死；刺客主人，内陷，中脉，为内漏，为聋。”而且，也只有这样解释才符合“经文数句平列，义多相类”的书写体例。《灵枢·小针解》中将本来作为动词用的“中”字理解成了名词，因而将刺中经脉之意的“中脉”解释成了位于人体中部的经脉。

具体来讲就是用较轻较浅的刺法，也就是“针陷脉”以令“邪气出”；用刺中血脉的针法，也就是“针中脉”以使“浊气出”。意思是随着病位的加深，针刺的深度也应该相应的加深，但同时又告诫我们“针太深则邪气反沉，病益。”有的朋友也许该问了，扎深一点不是更好吗？其实不然，这是因为邪气在“皮肉筋脉各有所处”，因而九针也“各不同形”，其目的就是为了适应治疗各种疾病的需要，所以在临床上不能够只选取某种单一的针具去治疗各种各样的疾患，而是应该从九针之中选取与病情相适应的针具来治病，也就是文中所说的“各以任其所宜”。

《灵枢・九针十二原》是针灸经典中的总纲，其结构严谨，纲纪有序。本篇前半部分，首先论述了针刺的基本原则，然后叙述九针各自名称及长度，继而叙述其形状及作用层次，再依次说明“邪气”、“浊气”及“清气”从体表开始直至深层，分别在人体中的浅深位置，紧接其后是论述不同针法所起的各自作用。

具体的针刺方法则见于《灵枢・终始》：“脉实者，深刺之，以泄其气；脉虚者，浅刺之，使精气无得出，以养其脉，独出其邪气。”《灵枢・九针十二原》原文在论述针刺深度时却没有提到“清气”，估计是原书有脱简，正如河北医学院《灵枢经校释》所指出的：“此于针‘浊气’后，未及‘清气’之义，疑有脱文。”

关于“针陷脉”和“针中脉”的具体针刺方法和针具，在《灵枢・九针论》中论述道：“三曰鍉针，取法于黍粟之锐，长三寸半，主按脉取气，令邪出”，“三者，人也。人之所以成生者，血脉也。故为之治针，必大其身而员其末，令可以按脉勿陷，以致其气，令邪气独出”。这正好符合《灵枢・九针十二原》原文中“故针陷脉则邪气出”的语义。在《灵枢・官针》也论述道：“豹文刺者，左右前后针之，中脉为故，以取经络之血者。”这是对《灵枢・九针十二原》原文中“针中脉则浊气出”治疗法则的举例与说明。

因为“气”在“皮肉筋脉各有所处，病各有所宜”，也就是“邪气在上，浊气在中，清气在下”。所以相应的治疗就应该像《素问・调经论》所论述的那样：“有余泻之，不足补之……其病所居，随而调之。病在脉，调之血；病在血，调之络；病在气，调之卫；病在肉，调之分肉；病在筋，调之筋；病在骨，调之骨”。具体刺法在《灵枢・终始》也有详细的论述：“故一刺则阳邪出，再刺则阴邪出，三刺则谷气至，谷气至而止”。该篇中的诸多内容恰好是对《灵枢・九针十二原》的解释与说明。文中的“三刺则谷气至，谷气至而止”正好呼应“针太深则邪气反沉，病益”。

《灵枢・官针》的主要内容是对九针针具针法的论述，也可以看作是对《灵枢・九针十二原》的补充与说明，其中提到的《灵枢・刺法》与《灵枢・九针十二原》的内容都出自较《灵枢・官针》年代更久远的古代医经，其内容可以互相注释。其中论述的“始刺浅之，以逐邪气，而来血气；后刺深之，以致阴气之邪；最后刺极深之，以下谷气。此之谓也”与《灵枢・九针十二原》中的“邪气在上，浊气在中，清气在下”也正好相对应，也是对“故针陷脉则邪气出，针中脉则浊气出，针太深则邪气反沉，病益”的最好诠释。

病有深浅，故治疗亦有深浅。治疗中，针刺的力度和深度是比较难掌握的，与医者的“治神”状态密切相关。

（二）“气至”的含义

我们都知道，针刺也好点穴也好，“气至”是取得疗效的前提。比如《灵枢·九针十二原》论述道：“刺之而气不至，无问其数。刺之而气至，乃去之，勿复针。针各有所宜，各不同形，各任其所为。刺之要，气至而有效，效之信，若风之吹云，明乎若见苍天，刺之道毕矣。”可见“气至”是针刺获得疗效的关键，“气至”与否也就成为针灸医者判断针刺疗效好坏与疾病预后的重要依据，同时也成为衡量针灸医师针刺水平的重要指标，因此对“气至”一词含义的正确理解对针灸临床及理论研究有着极其重要的意义。在《黄帝内经》一书中，有多处出现“气至”一词，其前后语义完全一致，但无一处是指针下感觉。

目前针灸教科书及大多数针灸书籍中多将其解释为针感，结果导致在目前的针灸临床上片面追求“针下得气”及“针刺感传”，也就是所谓的“气至”或者叫作“得气”。不仅使得患者备感不适，致使接受针灸治疗的人群逐渐缩小，而且严重者还会出现晕针等不良反应。然而目前临床上广泛应用的腕踝针与腹针等针法，均不要求出现针感，但疗效却很好，由此也证明了“针下得气”及“针刺感传”并不是针刺取得疗效的前提条件。因此，以提倡“无创痛穴疗学”著称的魏稼教授，对目前针灸界认为是颠扑不破的真理“气至而有效”理论提出了质疑。实际上，在《黄帝内经》一书的原文中对“气至”一词有清晰明确的解释，其本意指的是针刺前后脉象的改善，而不是我们目前所谓的“针下得气”。根据程门雪和裘沛然先生的治学经验，学习经典著作要专读白文，取原书的条文前后印证，结合综合理解分析，方可避免断章取义、但见树木不见森林之弊。

现代针灸书籍及教材多将《黄帝内经》中的“气至”一词解释为“针下得气”或“针感”，又称之为“得气”。其含义有二：一是指施术者针刺时手下的徐和或沉紧感也就是“如鱼吞钩饵之浮沉”的感觉，二是指受针者的主观感觉（即针感），如局部酸、麻、胀、重、触电、温热、凉爽、烧灼、虫行蚁走等感觉以及经气传导感。如河北医学院的《灵枢经校释》将《灵枢·九针十二原》这段文字解释为：“针刺时要等候经气的到来，气未至时要耐心等待，若针下得气就不要继续用针……针下气至即为有效。”在奚永江主编的《针法灸法学》中这样写道：“进针后施行一定的行针手法使针刺部位产生经气的感应，这种针下的感应叫作‘得气’，现代称为‘针感’。”

邱茂良等主编的《针灸学》说："得气亦称针感，是指将针刺入腧穴后所产生的经气感应，这种经气感应产生时医者会感到针下有徐和或沉紧的感觉，同时患者也会有针下出现相应的酸麻胀重等，甚或沿着一定部位向一定方向扩散的感觉。"

1. 气至是指针刺后脉象的改善

然而《黄帝内经》中所说的"气至"与我们今天教科书中所称"气至"的含义是完全不同的。目前教科书中所称的"气至"含义来源于元代窦汉卿的《标幽赋》："气之至也，如鱼吞钩饵之浮沉，气未至也，如闲处幽堂之深邃，气速至而速效，气迟至而不治。"以至于后世针家多被其误导，一直影响至今。

在《灵枢·终始》篇对"气至而有效"一语中的"气至"一词有清晰明确的解释："所谓气至而有效者，泻则益虚，虚者脉大如其故而不坚也，坚如其故者，适虽言快，病未去也。补则益实，实者脉大如其故而益坚也，夫如其故而不坚者，适虽言快，病未去也。故补则实，泻则虚，痛虽不随针减，病必衰去。"文中对"气至"一词解释得十分清楚，没有丝毫含混之处，那就是通过针刺前后脉象的变化作为判断"气至"与否的唯一标准。针刺的疗效是通过补虚泻实来实现的，如果通过泻法，脉象虽然与原来同样大小，但变得不像原来那样坚实了，这就是"气至而有效"的标志；如果通过补法，脉象虽然也与原来同样大小，但变得比原来坚实有力了，这也是"气至而有效"的标志。也就是说，判断针刺疗效的好坏及其疾病的预后，不是根据针刺当时症状的缓解与否，而是根据针刺前后脉象的变化来判断的，如果脉象没有改善，只是症状有所减轻，实际上疾病并没有祛除。反之，如果针刺后脉象有了改善，虽然症状暂时没有缓解，但实际上病痛也会逐渐衰减的。在这里没有一句话提到"针下得气"之类的概念，所以说"气至而有效"一语中的"气至"一词指的不可能是"针感"。"气至"并不是施术者针下或患者的针刺局部感觉及循经感传，而是从针刺前后脉象的改善所做出的判断。正如黄龙祥先生所指出："这里的'气至'显然不是我们今天所理解的医者针下'沉紧'感，或病者的针刺局部的酸麻胀重感，而是对于针效的判断，其判断的指标是针刺前后脉象的变化。"

2. 气至乃去之

对于"刺之而气至，乃去之"一语，在《灵枢·小针解》也有明确的解释："气至而去之者，言补泻气调而去之也。调气在于终始一者，持心也。节之交三百六十五会者，络脉之渗灌诸节者也。所谓五脏之气已绝于内者，脉口气内绝不至，反取其外之病处与阳经之合，有留针以致阳气，阳气至则内重竭，重竭则死矣，其死也无气以动，故静。所谓五脏之气已绝于外者，脉口气外绝不至，反取其四末之输，有留针以致其阴气，阴气至则阳气反入。入则逆，逆则死矣。"即"气至"是指通过针刺补泻而使人体达到的"气调"的良好状态。"补泻"即"已补而实，已泻而虚。”故“气至”也是“气调”的同义语，而不是指今人所谓的“针下得气”。与“气至”相反的机体状态就是“气不至”，具体地说也就是“脉口气内绝不至”和“脉口气外绝不至”，也就是通过脉诊来判断五脏之气的盛衰，然后决定针灸的治疗法则。由此可以证明，这里的“气至”与否，也是通过诊脉来判断的。

《灵枢·九针十二原》论述道：“夫气之在脉也，邪气在上，浊气在中，清气在下。故针陷脉则邪气出，针中脉则浊气出，针太深则邪气反沉，病益……刺之而气不至，无问其数；刺之而气至，乃去之，勿复针……刺之要，气至而有效，效之信，若风之吹云，明乎若见苍天，刺之道毕矣……睹其色，察其目，知其散复；一其形，听其动静，知其邪正。右主推之，左持而御之，气至而去之。凡将用针，必先诊脉，视气之剧易，乃可以治也。”该文在“气至而去之”紧接其后，又马上强调指出“凡将用针，必先诊脉。”唯恐术者忘记诊脉而盲目施针。

3. 气至是指谷气至

在《灵枢·终始》对“气至”一词有着详尽的解释，文中不厌其烦地多次强调脉诊在针刺前后的重要作用：“谨奉天道，请言终始，终始者，经脉为纪，持其脉口人迎，以知阴阳有余不足，平与不平，天道毕矣……人迎一盛，泻足少阳而补足厥阴……脉口一盛，泻足厥阴而补足少阳……凡刺之道，气调而止，补阴泻阳，音气益彰，耳目聪明，反此者血气不行。所谓气至而有效者，泻则益虚……所谓谷气至者，已补而实，已泻而虚，故以知谷气至也。邪气独去者，阴与阳未能调，而病知愈也。故曰补则实，泻则虚，痛虽不随针减，病必衰去矣……三脉动于足大指之间，必审其实虚，虚而泻之，是谓重虚，重虚病益甚。凡刺此者，以指按之，脉动而实且疾者疾泻之，虚而徐者则补之，反此者病益甚……邪气来也紧而疾，谷气来也徐而和。脉实者，深刺之，以泄其气；脉虚者，浅刺之，使精气无得出，以养其脉，独出其邪气。刺诸痛者，其脉皆实……凡刺之法，必察其形气，形肉未脱，少气而脉又躁，躁厥者，必为缪刺之，散气可收，聚气可布。深居静处，占神往来，闭户塞牖，魂魄不散，专意一神；精气不分，毋闻人声，以收其精，必一其神，令志在针，浅而留之，微而浮之，以移其神，气至乃休。”

从文中可以看出，所谓“气至”与否，其判断标准主要是针刺前后脉象的变化，这与前文的“凡将用针，必先诊脉”的治疗原则是完全一致的。其中的“邪气来也紧而疾，谷气来也徐而和”一般针灸书籍多解释为针刺者手下的感觉，其实这里所描述的还是脉象，这是对其前面的文字“以指按之，脉动而实且疾者疾泻之，虚而徐者则补之”的解释与说明，“紧而疾”是指“脉动而实且疾者”，其为“邪气来也”，故当“疾泻之”；“徐而和”是指“虚而徐者”其为“谷气来也”，故当“补之”。而其后的“脉实者，深刺之，以泄其气；脉虚者，浅刺之，使精气无得出，以养其脉，独出其邪气。”则是论述具体的针刺方法与治病机理，其语意是前后连贯的，若解释成针刺者手下之感则与原文前后语意不符。而且“邪气来也紧而疾”中的“紧”字，在《黄帝内经太素》中作“坚”字，显然指的是脉象而非针刺时手下的感觉。

另外，针感的产生除了患者的敏感程度及提插捻转的强度外，针刺深度也是关键的因素之一，而文中的“针太深则邪气反沉，病益”《灵枢·小针解篇》解释道：“针太深则邪气反沉者，言浅浮之病，不欲深刺也，深则邪气从之入，故曰反沉也。”显然是不主张深刺的。而“浅而留之，微而浮之”的针刺方法，也显然不易出现“针下得气”的针感。如果此处的“气至”是指“针下得气”的话，如果要达到“气至乃休”的要求是很难的。因为此处用的是“缪刺”之法，“缪刺”所治之病为络脉之病，当然“浅而留之，微而浮之”即可，不需要太强的刺激，当然也就不容易出现“针下得气”的感觉，所以此处的“气至”指的也不是针感。

4. 气至的标准

文中的“谷气至”又是指什么呢？让我们再看看原文。“所谓气至而有效者，泻则益虚……所谓谷气至者，已补而实，已泻而虚，故以知谷气至。”而紧接“谷气至”其后的这段文字，与“所谓气至而有效者”之后的那段文字竟然几乎一样：“补则实，泻则虚，痛虽不随针减，病必衰去矣。”由此可见“气至”实际上也就是“谷气至”的缩语。

那么又如何得知人体的虚实呢？在《灵枢·小针解》对此有明确的解释：“所谓虚则实之者，气口虚而当补之也。满则泄之者，气口盛而当泻之也。”关于此处“气口”含义，王冰注曰：“气口则寸口也，以寸口可候气之盛衰，故云气口。”所以，从另外一个角度也证明，“谷气至”并不是施术者针下或患者的针刺局部感觉及循经感传，而是从针刺前后脉象的变化而做出的判断。文中后面出现“邪气来也紧而疾，谷气来也徐而和”的脉象也正好与此相互印证，说明只有“徐而和”的脉象才是“谷气至”，也就是“气至”。

在《素问·离合真邪论》写道：“经之动脉，其至也亦时陇起，其行于脉中循循然，其至寸口中手也，时大时小……呼尽内针，静以久留，以气至为故，如待所贵，不知日暮，其气以至，适而自护。”从文中可以看出，这里是从寸口脉来判断经脉状态的，这里所描述的是针刺之前的“邪气来也紧而疾”的病理状态。

从事针灸临床的人都有这样的体会，一般刚刺入时针感会比较强，随着时间的流逝，针感就逐渐减弱；但脉象的改善正好相反，随着留针时间的增加，脉象也会逐渐改善。所以这里的“静以久留，以气至为故，如待所贵，不知日暮，其气以至，适而自护。”显然指的是脉象的变化而不是针下的感觉，另外，既然要求“静以久留”而且要“不知日暮”，中间就不可能时常去通过针刺手法体会针感，但诊脉还是可以的。故针刺后“气至”与否亦当从寸口脉来判断。“凡将用针，必先诊脉”是《黄帝内经》一书中针刺的基本原则之一，这是因为“切脉动静而视精明，察五色，观五脏有余不足，六腑强弱，形之盛衰，以此参伍，决死生之分。(《素问·脉要精微论》)”

既然《黄帝内经》中所说的“气至”与我们今天所称的“气至”的含义并不相同，那么古人对我们今天所谓的“针下得气”，也就是教科书中所谓的“气至”是如何描述的呢？在《素问·针解》篇这样写道：“黄帝问曰：愿闻九针之解，虚实之道。岐伯对曰：刺虚则实之者，针下热也，气实乃热也。满而泄之者，针下寒也，气虚乃寒也。”在《灵枢·行针篇》写道：“百姓之血气各不同形，或神动而气先针行，或气与针相逢，或针已出气独行，或数刺乃知，或发针而气逆，或数刺病益剧。”说明古人对针下感觉的描述是很清楚的，为了避免误解，特意详细地注明“针下寒”“针下热”及“气先针行”“气与针相逢”等字样，这也从另外一个角度证明“气至”描写的不是针感。

原文 6

黄帝曰：愿闻五脏六腑所出之处。岐伯曰：五脏五腧，五五二十五腧；六腑六腧，六六三十六腧。经脉十二，络脉十五，凡二十七气以上下，所出为井，所溜为荥，所注为腧，所行为经，所入为合，二十七气所行，皆在五腧也。节之交，三百六十五会，知其要者，一言而终，不知其要，流散无穷，所言节者，神气之所游行出入也，非皮肉筋骨也。睹其色，察其目，知其散复。一其形，听其动静，知其邪正。右主推之，左持而御之，气至而去之。

凡将用针，必先诊脉，视气之剧易，乃可以治也。五脏之气已绝于内，而用针者反实其外，是谓重竭。重竭必死，其死也静。治之者，辄反其气，取腋与膺。五脏之气已绝于外，而用针者反实其内，是谓逆厥。逆厥则必死，其死也躁。治之者，反取四末。刺之害中而不去，则精泄；害中而去，则致气。精泄则病益甚而恇，致气则生为痈疡。

五脏有六腑，六腑有十二原，十二原出于四关，四关主治五脏。五脏有疾，当取之十二原。十二原者，五脏之所以禀三百六十五节气味也。五脏有疾也，应出十二原。而原各有所出。明知其原，睹其应，而知五脏之害矣。阳中之少阴，肺也，其原出于太渊，太渊二。阳中之太阳，心也，其原出于大陵，大陵二。阴中之少阳，肝也，其原出于太冲，太冲二。阴中之至阴，脾也，其原出于太白，太白二。阴中之太阴，肾也，其原出于太溪，太溪二。膏（注：“膏”《黄帝内经太素》为“鬲”）之原，出于鸠尾，鸠尾一。肓之原，出于脖胦，脖胦一。凡此十二原者，主治五脏六腑之有疾者也。

胀取三阳，飧泄取三阴。

今夫五脏之有疾也，譬犹刺也，犹污也，犹结也，犹闭也。刺虽久，犹可拔也；污虽久，犹可雪也；结虽久，犹可解也；闭虽久，犹可决也。或言久疾之不可取者，非其说也。夫善用针者，取其疾也，犹拔刺也，犹雪污也，犹解结也，犹决闭也。疾虽久，犹可毕也。言不可治者，未得其术也。

刺诸热者，如以手探汤；刺寒清者，如人不欲行。阴有阳疾者，取之下陵三里，正往无殆，气下乃止，不下复始也。疾高而内者，取之阴之陵泉；疾高而外者，取之阳之陵泉也。

（一）井荥输经合

五输穴是指十二经脉分布在肘膝关节以下的井、荥、输、经、合穴，简称“五输”。古人把经气在人体四肢运行的过程比作自然界的水流由小到大，由浅入深，结合标本根结理论，将“井、荥、输、经、合”五个特定穴的顺序从四肢向肘膝方向排列。“井穴”分布在指、趾末端，四肢末端第一个腧穴都是井穴，为经气所出，像水的源头；“荥穴”分布在掌指或跖趾关节之前，四肢末端第二个腧穴都是荥穴，像刚出的泉水微流；“输穴”分布于掌指或跖趾关节之后，四肢末端第三个腧穴都是输穴（地五会穴除外，因为地五会穴是五输穴制定以后出现的腧穴），喻作水流由小到大，由浅入深，经气渐盛；“经穴”多位于前臂、胫部，如水流变大畅通无阻，经气盛行；下肢的“合穴”多位于膝关节附近，上肢的“合穴”都位于肘关节周围，基本在肘横纹水平，如江河水流汇入湖海，经气充盛合于脏腑。

“所出为井”，马莳曰：“其始所出之穴，名为井穴，如水之所出，从山下之井始也，如肺经少商之类。”张介宾《类经》曰：“脉气由此而出，如井泉之发，其气正深也。”丹波元简曰：“《六十三难》杨注云：凡藏府皆以井为始。井者，谓谷井尔，非为掘作之井。山谷之中，泉水初出之处，名之曰井。井者，主出之义也。”《广雅》：“井，深也。”

“所溜为荥”，溜，《难经》以“流”代之。史嵩曰：“溜，谨按《难经》当作流。”马莳曰：“溜、流同。”《集韵》：“溜，力求切，音留。义同。”《一切经音义》引《仓颉篇》：“溜，谓水下垂也。”《素问·阴阳别论》：“阴阳相过曰溜。”

荥：史嵩曰：“荥，音营，绝小水也。”马莳曰：“水从井而流，则为荥穴，荥者《释文》为小水也，如肺经鱼际之类。”张介宾《类经》曰：“急流曰溜，小水曰荥，脉出于井而溜于荥，其气尚微也。”丹波元简曰：“急流曰溜，未见所据。”《说文》：“荥，绝小水也。”

“所注为输”，马莳曰：“输者，注此而输运之也，如肺经太渊之类。”张介宾《类经》曰：“注，灌注也。输，输运也。脉注于此而输于彼，其气渐盛也。”《说文》：“注，灌也。”

“所行为经”，马莳曰：“经，从此而经过之，则为经穴，如肺经经渠之类。”张介宾《类经》曰：“脉气大行，经营于此，其正盛也。”丹波元简曰“《六十三难》杨注云：经者，经也，亦经营之义也。”

“所入为合”，马莳曰：“水有所会，则为合穴，如肺经尺泽之类。”张介宾《类经》曰：“脉气至此，渐为收藏，而入合于内也。”丹波元简曰“《六十三难》杨注云：经行既达，合会于海，故名之曰合，合者会也。”《说文》：“合，合口也。”

因此可以看出，《灵枢·本输》中井、荥、输、经、合穴是向心循行，五输穴的部位及主治非常有规律，也很好记忆。但后世的《灵枢·经脉》中十二经脉则为循环走向，完全破坏了五输穴原有的规律，原因何在？后面我们将详细分析。

临床上井穴可用于治疗神志昏迷；荥穴可用于治疗热病；输穴可用于治疗关节痛；经穴可用于治疗喘咳；合穴可用于治疗六腑病证等，《难经·六十八难》论述道：“井主心下满，荥主身热，输主体重节痛，经主喘咳寒热，合主逆气而泄。”另外，《灵枢·顺气一日分为四时》还论述道：“病在藏者取之井；病变于色者取之荥；病时间时甚者取之输；病变于音者取之经；经满而血者，病在胃，及以饮食不节得病者，取之于合。”还有根据季节因时而刺的记载，如《难经·七十四难》指出：“春刺井，夏刺荥，季夏刺输，秋刺经，冬刺合。”

和《灵枢·本输》一样，马王堆帛书《足臂十一脉灸经》《阴阳十一脉灸经》及张家山简书《脉书》所记载的经脉数都为十一条，《黄帝内经》中也有一些其他篇章所述经脉为十一脉，即五条阴脉和六条阳脉。这种阳六、阴五的十一脉学说的建构是根据“天六地五”这种阴奇阳偶的数术观念来规定的。

“天六地五”的概念早在春秋时期就已经出现，《国语·周语下》论述道：“天六地五，数之常也。”《汉书·律历志》进一步论述道：“天六地五，数之常也。天有六气，降生五味。夫五六者，天地之中合，而民所受以生也。故日有六甲，辰有五日，十一而天地之道毕，言终而复始也。”而据《左传·昭公元年》记载，公元前541年，晋侯求医于秦，秦伯派名医医和去给晋侯诊病，医和分析其病因时指出：“天有六气，降生五味，发为五色，征为五声。”

我们至今常用的五脏六腑概念也源于阳六、阴五的十一脉学说，也是为了与“天六地五”的数字相符合。比如《难经集注》论述道：“其言五脏六腑者，谓五脏应地之五行，其六腑应天之六气，其天之六气，谓三焦为相火，属手少阳，故言腑独有六也。”《灵枢·经别》则论述“人之合于天道也，内有五脏，以应五音、五色、五时、五味、五位也；外有六腑，以应六律，六律建阴阳诸经而合之十二月、十二辰、十二节、十二经水、十二时、十二经脉者，此五脏六腑之所以应天道。”

“天六地五”的概念也可能从天干地支而来，与当时的历法内容有关。天干有十，地支有十二。早在殷商时期已用于纪日，后又用于纪月、纪年，干支相配六十为一循环周期，其中天干只能循环六次，地支只能循环五次，而形成“天六地五”之数。

比如我们上面论述的《灵枢·本输》篇五输穴的数目，也是为了与“天六地五”的数字相符合。所以阴经各有井、荥、输、经、合五穴，而阳经于五输之外，另置一“原”穴以便凑成六穴。因此《灵枢·九针十二原》说：“五脏五腧，五五二十五腧；六腑六腧，六六三十六腧。”

原穴是指脏腑原气输注、经过和留止于十二经脉四肢部的腧穴，又称“十二原”。“原”含本原、原气之意，是人体生命活动的原动力，为十二经脉维持正常生理功能之根本。十二原穴多分布于腕踝关节附近。阴经之原穴与五输穴中的输穴为同一个穴，所以我们常说“阴经以输出为原”或“阴经之输并于原”。这只不过是为了与“天六地五”的数字相符合，没啥道理好讲。

我们教科书十二经的五输穴按井、荥、输、经、合的规律分别排列如下表所示。

表1　阴经五输穴表

六阴经	井	荥	输	经	合
手太阴肺经	少商	鱼际	太渊	经渠	尺泽
手少阴心经	少冲	少府	神门	灵道	少海
手厥阴心包经	中冲	劳宫	大陵	间使	曲泽
足太阴脾经	隐白	大都	太白	商丘	阴陵泉
足厥阴肝经	大敦	行间	太冲	中封	曲泉
足少阴肾经	涌泉	然谷	太溪	复溜	阴谷

表2　阳经五输穴表

六阳经	井	荥	输	经	合
手阳明大肠经	商阳	二间	三间	阳溪	曲池
手太阳小肠经	少泽	前谷	后溪	阳谷	小海
手少阳三焦经	关冲	液门	中渚	支沟	天井
足阳明胃经	厉兑	内庭	陷谷	解溪	足三里
足少阳胆经	足窍阴	侠溪	足临泣	阳辅	阳陵泉
足太阳膀胱经	至阴	通谷	束骨	昆仑	委中

但是《灵枢·九针十二原》说了：“五脏五腧，五五二十五腧；六腑六腧，

六六三十六腧。”因为《灵枢·本输》虽然详细地阐明了各经井、荥、输、经、合各穴的名称和具体位置，唯独没有后世的手少阴心经，到《针灸甲乙经》才补充完备。

所以《灵枢·邪客》篇论述“黄帝曰：手少阴之脉，独无腧，何也？岐伯曰：少阴，心脉也。心者，五脏六腑之大主也，精神之所舍也，其脏坚固，邪弗能容也。容之则伤心，心伤则神去，神去则死矣。故诸邪之在于心者，皆在于心之包络。包络者，心主之脉也，故独无腧焉。黄帝曰：少阴独无腧者，不病乎？岐伯曰：其外经病而脏不病，故独取其经于掌后锐骨之端。”

实际上在《灵枢·本输》篇中，手少阴之脉并不是独无腧，现在手厥阴心包经的位置就是原来的手少阴之脉。“心出于中冲，中冲，手中指之端也，为井木；溜于劳宫，劳宫，掌中中指本节之内间也，为荥；注于大陵，大陵，掌后两骨之间方下者也，为腧；行于间使，间使之道，两筋之间，三寸之中也，有过则至，无过则止，为经；入于曲泽，曲泽，肘内廉下陷者之中也，屈而得之，为合。手少阴也。”为啥治疗心脏疾患大家喜欢用内关穴而不是神门穴，原因就在于此，因为这里本来就是心手少阴之脉的循行部位。

《灵枢·九针十二原》中的“阳中之太阳，心也，其原出于大陵，大陵二。”更是说明心手少阴之脉原来就在手厥阴心包经的位置。

到了秦汉之际，“天六地五”的概念逐渐被人们淡忘了，十二这个数字逐渐成为流行的观念。所以《灵枢·经脉》篇中，在《灵枢·本输》十一经脉基础上再加一条经脉，变成了十二经脉系统。

其实这种过渡从《灵枢·九针十二原》篇就已经开始了。“十二原”本身就是例子，本来五脏只有五个原穴，双侧一共十个，但为了凑成十二个原穴，只好加上“膏之原，出于鸠尾，鸠尾一。肓之原，出于脖胦，脖胦一。凡此十二原者，主治五脏六腑之有疾者也。”

既然“五脏有疾，当取之十二原”，那么六腑有疾同样应该取六腑的原穴；“五脏有疾也，应出十二原。”那么六腑有疾也应该出原穴。问题是五脏六腑加起来是十一而不是十二，所以只好换成以上办法补救。“十二原者，五脏之所以禀三百六十五节气味也。”三百六十五节也是为了和一年三百六十五日相符。由于没啥道理好讲，所以“五脏有六腑，六腑有十二原”这句话就显有些莫名其妙，不知所云。

最初的原穴多为脉动处，也是诊脉处，可见通过原穴可以诊察脉气，同时也是针灸施治处。所以说：“五脏有疾也，应出十二原。而原各有所出。明知其原，睹其应，而知五脏之害矣。”“凡此十二原者，主治五脏六腑之有疾者也。”

到了《难经》成书年代，因为十一经脉已经变成了十二经脉，于是在十二经脉上相应位置各取一个原穴。于是变成了十二经脉在四肢部各有一原穴，双侧则为24个原穴，其中阴经的原穴与五腧穴中的“输”穴相同。

近代对经络的研究，也常以原穴作为本经的代表穴。

关于十二这个数字，张政烺先生在《“十又二公”及其相关问题》一文中论述如下。

《周礼·春官·宗伯》

冯相氏，掌十有二岁、十有二月、十有二辰、十日、二十有八星之位，辩其叙事，以会天位。

岁、月、辰是三种东西，运行的方法也不一样，但其为十二之数则同，凑在一起，数量的增多，使十二为天之大数这一观念更加确立。儒家经典中常可看到“制礼上物”采用十二之数是取法乎天的议论。

《礼记·郊特牲》

祭之日，王被衮以象天，戴冕璪十有二旒，则天数也（郑玄注：天之大数不过十二）。乘素车，贵其质也。旂十有二旒，龙章而设日月，以象天也。天垂象，圣人则之，郊所以明天道也。

《礼记·深衣》

古者深衣盖有制度……制十有二幅以应十有二月。

从天子祭天之服，贵族闲居之服，到庶人的礼服，都要在十二这个数目字上做文章，这便是法天之数。

《礼记·礼运》

五行之动，迭相竭也。五行、四时、十二月，还相为本也。五声、六律、十二管，还相为宫也。五味、六和、十二食，还相为质也。五色、六章、十二衣，还相为质也。

《礼运》托言孔子，实汉代人著作。这一段是在宣传五行学说，播五行于四时而生十二月，播五声于六律而生十二管，播五味于六和而生十二食，播五色于六章而生十二衣，观其根本的东西，月、管、食、衣，皆以十二为纪，这把十二之数提到理论高度，把它看作自然规律。

可见《灵枢·经脉》中十二经脉和秦汉时期流行的“十二之数”有直接关系。而“五行、四时、十二月”等概念在《黄帝内经》一书中更是司空见惯。

《灵枢·经脉》中十二经脉变为循环走向，完全破坏了五输穴原有的主治规律，原因即在于此。

我们的教科书继承了《灵枢·经脉》的理论，认为十二经脉是气血运行的主要通道，十二经脉分布于人体之内，经脉中的气血运行是循环贯注的。经脉所运行之气血，系由中焦水谷精气所化，经脉在中焦受气后，上布于肺，自手太阴肺经开始，逐经依次相传至足厥阴肝经，再复注于手太阴肺经，首尾相贯，如环无端，形成十二经的循环如下表所示。

起于中焦，从手太阴肺→手阳明大肠→足阳明胃→足太阴脾→手少阴心→手太阳小肠→足太阳膀胱→足少阴肾→手厥阴心包→手少阳三焦→足少阳胆→足厥阴肝→手太阴肺。以上流注次序就是气血运行在十二经脉中的次序，如此循环往复，周流不息，以营养全身各处。

表 3　十二经脉气血循环模式

三阳（表）		三阴（里）	
上肢阳明	大肠 ←	肺	上肢太阴
下肢阳明	↓ 胃 →	脾	下肢太阴
上肢太阳	小肠 ←	↓ 心	上肢少阴
下肢太阳	↓ 膀胱 →	肾	下肢少阴
上肢少阳	三焦 ←	↓ 心包	上肢厥阴
下肢少阳	↓ 胆 →	肝（→ 肺）	下肢厥阴

应当指出，上述十二经脉的流注次序是仅就一般而言，并非是说气血仅有此一种循行方式。实际上经气在体内是通过多条路径，多种循行方式运行的。如营气行于脉中，按十二经脉的走向，按时循经而运行；卫气行于脉外，昼行于阳，夜行于阴，环周运行；经别着重于表里经内部的循行；络脉则着重于体表的弥漫扩散；奇经八脉则以溢蓄调节方式而使经气运行。可以看出，它们之间既有体系的区别，又有密切的联系，从而共同组成了一个以十二经脉为主体的完整的经气循环流注系统。

王玉川教授以《黄帝内经》的有关记载为依据，把古代的经脉气血循环理论，分为三个发展阶段、四种学说，并分析论证了各种学说的渊源、特点和成就，提出了不少别开生面的见解。搞清经脉气血循环理论的发展演变过程，对于学习、研究和整理中医古籍，促进中医理论发展，具有十分重要的意义。他认为十二经首尾顺次衔接的大循环理论，是综合了多种经脉学说加工改造而成，是《黄帝内经》时代经脉气血循环理论的集大成之作。但是，尽管创立这一理论的学者力求综合各家学说之长，却终究不能包罗无遗，因此后来编纂《黄帝内经》时，仍将各种不同的循环学说的原始文献收载其中，以致在同一篇中会出现两种观点和方法截然不同的理论。

黄龙祥先生指出，除了上述的十二经脉（左右二十四脉）循环流注外，在《灵枢》一书中还有一种二十八脉流注的气血循环模式。原文见于《脉度》《五十营》等篇，其实这是比附二十八宿的结果。

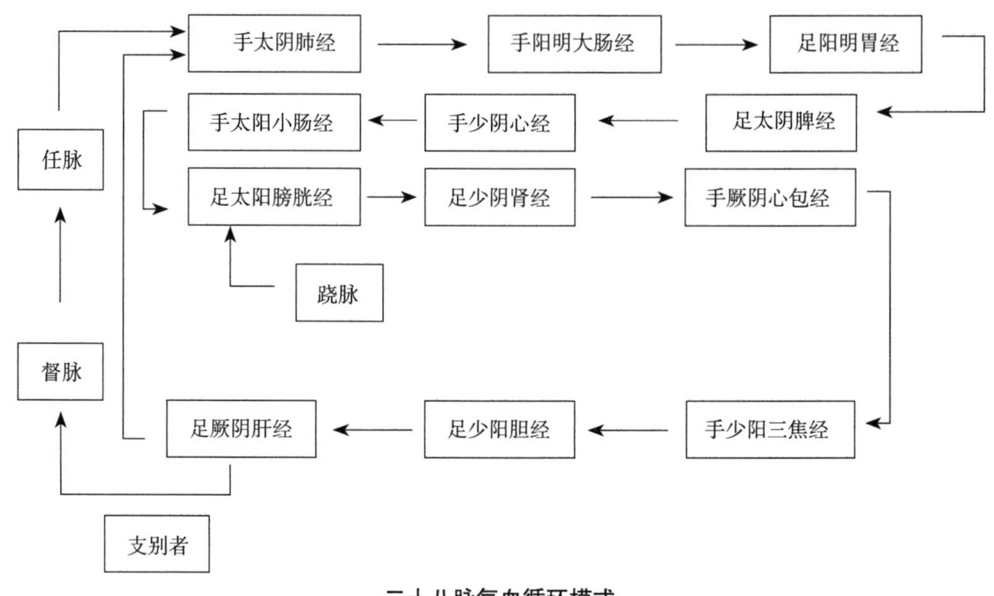

二十八脉气血循环模式

二十八条经脉是指左右十二正经共计二十四条经脉，再加上督脉一条、任脉一条、男子阳跷脉左右各一条或女子阴跷脉左右各一条，共计二十八条。二十八经脉，是人体以应二十八星宿思辨推演而来，也就是“天有二十八宿，地有漏水下百刻，人必应之”的结果。而男子是以阳跷为经脉、阴跷为络脉，女子以阴跷为经脉、阳跷为络脉，也是为了凑足二十八这个数字，没啥道理好讲。所以《灵枢·脉度》说“黄帝曰：跷脉有阴阳，何脉当其数？岐伯答曰：男子数其阳，女子数其阴，当数者为经，其不当数者为络也。”

实际上，十二经脉循环理论貌似很完美，但实在是经不起推敲。我们知道，十二经脉双侧是二十四条，请问气血是单侧循环还是双侧循环？如果是单侧循环，那左右经脉之间如何联系？如果是双侧循环，从哪侧开始？左右经脉之间如何连接？十二经脉和任脉督脉如何连接？任脉、督脉的循环也有问题。“一源而三歧”之说见于唐代王冰《素问·骨空论》注语：“然任脉、冲脉、督脉者，一源而三歧也。”督、任、冲脉皆起于胞中，同出会阴，称为“一源三岐”，其中督脉行于腰背正中，上至头面；任脉行于腹腔正中，上抵颏部；冲脉与足少阴肾经相并上行，环绕口唇。请问任脉、督脉之间如何循环？

（二）凡将用针，必先诊脉

“凡将用针，必先诊脉”的重要性，在《黄帝内经》中有诸多文字进行了详尽的论述，兹举例如下。《灵枢·逆顺》写道：“气之逆顺者，所以应天地、阴阳、四时、五行也。脉之盛衰者，所以候血气之虚实有余不足也。刺之大约者，必明知病之可刺，与其未可刺，与其已不可刺也。……无刺浑浑之脉，无刺病与脉相逆者。”故诊脉是用来判断气血的虚实盛衰及针刺与否的重要而不可缺少的手段，是针刺的基本原则。在《素问·离合真邪论》篇中，更反复强调诊察“三部九候”之脉盛虚对针刺的重要性：“不知三部者，阴阳不别，天地不分。……故曰刺不知三部九候病脉之处，虽有大过且至，工不能禁也。……不知三部九候，故不能久长。”除此之外，该篇还强调了要在针刺之前抓住邪气来临的时机循按经脉，以判断邪气是否到来，必须“待邪之至时而发针泻矣，若先若后者，血气已尽，其病不可下。”这是因为如果“候邪不审，大气已过，泻之则真气脱，脱则不复，邪气复至，而病益蓄。”何以知邪气至否？必通过诊察“三部九候”经脉而得知：“卒风暴起，则经水波涌而陇起。夫邪之入于脉也，寒则血凝泣，暑则气淖泽。……从而察之，三部九候，卒然逢之，早遏其路。”该篇还强调了在针刺行补法之前除“必先诊脉”外，还应“必先扪而循之，切而散之，推而按之，弹而怒之，抓而下之，通而取之，外引其门，以闭其神。”然后再行针刺，“呼尽内针，静以久留，以气至为故，如待所贵，不知日暮，其气以至，适而自护。”只有如是去做，才能取得理想的疗效。《灵枢·禁服》用大量篇幅论述“寸口”“人迎”脉间的虚实关系及其临床表现和治疗方法。强调“寸口”“人迎”脉诊的重要性，说明诊脉在判断经脉“气盛有余”还是“气虚”的过程中起着关键作用，是针刺前后的常规诊断方法，由诊脉可判断“刺之而气不至”还是“刺之而气至”，因而决定是针刺手法的“无问其数”还是“乃去之”。而在《灵枢·经脉》十二条经脉的每一经脉之后，都有类似的脉诊论述：“肺手太阴之脉……盛者寸口大三倍于人迎，虚者则寸口反小于人迎也。大肠手阳明之脉……气有余则当脉所过者热肿，虚则寒栗不复。为此诸病，盛则泻之，虚则补之，热则疾之，寒则留之，陷下则灸之，不盛不虚，以经取之。盛者人迎大三倍于寸口，虚者人迎反小于寸口也。”由此可见在针刺治疗中对脉诊的重视程度。历代医家都强调“凡将用针，必先诊脉”，如孙思邈认为：“凡欲针灸，必先看脉”“每针常须看脉，脉好乃下针，脉恶勿乱下针也。”在他的著作中就记载了许多根据脉诊症状而施治的内容，这种以诊脉指导针灸的思想，值得我们重视。

和“凡将用针，必先诊脉”不同的是，在《素问·长刺节论》有“刺家不诊，听病者言”的说法，其实这是指“上工”水平的医家而言，并非普通医师针刺的常规方法。如《史记·扁鹊仓公列传》："越人之为方也，不待切脉、望色、听声、写形，言病之所在。闻病之阳，论得其阴，闻病之阴，论得其阳。"说明扁鹊不需要一般医师常规诊疗所采用的望闻问切，单凭直觉思维就能判断患者的病情。如明代医家张景岳论述道："善刺者不必待诊，但听病者之言，则发无不中，此以得针之神者为言，非谓刺家概不必诊也。今后世之士，针既不精，又不能诊，则虚实补泻，焉得无误。故《九针十二原》又曰：凡将用针，必先诊脉，视气之剧易，乃可以治也。"针刺手法及内功修炼到了一定境界，也就是达到了张景岳所说的"得针之神者"，可以不必摸脉及触诊，知道患者的症状主诉就可以直接针刺治疗解除其痛苦，因为在针刺的过程中可以用毫针直接体察患者的病灶，并用针具松解筋结，疏通经脉，治疗经筋病如此，内科病也是如此。正如唐代医家孙思邈在《备急千金要方·卷一·诊候》中所论述："夫诊候之法，常以平旦，阴气未动，阳气未散，饮食未进，经脉未盛，络脉调均，气血未乱，精取其脉，知其逆顺，非其时不用也。深察三部九候而明告之，古之善为医者，上医医国，中医医人，下医医病。又曰上医听声，中医察色，下医诊脉。又曰上医医未病之病，中医医欲病之病，下医医已病之病。若不加心用意，于事混淆，即病者难以救矣。"以前笔者境界不到，通过文字考据，在故纸堆里作功夫，曾认为"刺家不诊，听病者言"中的"不"字当作语助词或"尚未"解比较恰当。故误认为其含义是："刺家诊，先听病者言。"可见做学问之难，《黄帝内经》之难懂，境界不同，对同样经典语言的理解会完全相反。

（三）"以经取之"释义

在《灵枢·经脉》篇论述十二经脉时，尽管每条经脉的循行走向及所出现的病症各异，但其治疗原则却完全相同："为此诸病，盛则泻之，虚则补之，热则疾之，寒则留之，陷下则灸之，不盛不虚，以经取之。"对此，《难经·六十九难》解释道："经言虚者补之，实者泻之，不实不虚，以经取之，何谓也？然，虚者补其母，实者泻其子；当先补之，然后泻之。不实不虚，以经取之者，是正经自生病，不中他邪也，当自取其经，故言以经取之。"其中的"以经取之"一语，后世多遵从《难经》而将其解释为"从本经取治"。如河北医学院校释的《灵枢经校释》一书中就将其解释为："不虚不实的从本经取治"。但实际上，这种解释是不符合原文语意的。

1."经""取"的本义及引申义

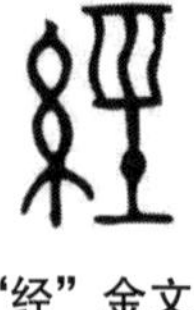
"经"金文

"经"小篆

经,《说文》注曰:“经,织也。从糸,巠声。”其本义是指织物的纵线,与纬相对。织布前必须首先在织布机上固定好经线,经线挂好后,就可以开始织布,一旦开始织布则经线就再也不能有所增减,而纬线的多少在相当大的范围内是可以随意调整的。

所以“经”又引申为正常、常规讲。比如女性每月来的例假被称作经水、月经,就是每月应当常规来潮的意思。《本草纲目》云:“女人之经,一月一行,其常也。”成语“天经地义”中的“经”也是正常、常态的意思,其出处是《左传·昭公二十五年》:“夫礼,天之经也,地之义也。”《辞源》将“经”字释之为:常道,指常行的义理、法制、原则等。在成书于战国时代的《韩非子》一书中,有《六反》及《八经》等篇,其中《六反》是指六种反常现象,而《八经》则是指八条常规,也就是八条带有永久性的政治原则,是韩非政治思想的一个纲领。

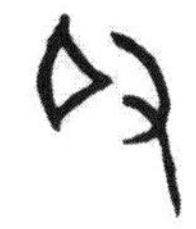

“取”甲骨文

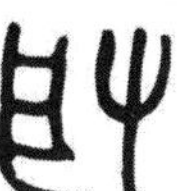

“取”金文

“取”字,《说文》注曰:“取,捕取也,从又,从耳。”其本义是捕获到野兽或战俘时割下其左耳,在这里引申为选择。

2.“经”字在《内经》中的几种语意

“经”字在《黄帝内经》中有多种语意,需要根据上下文语意来分析它的具体所指。

《素问·离合真邪论》:“经言气之盛衰……天有宿度,地有经水,人有经脉。”第一个“经”是指经典医籍,第二个“经”是指河流,第三个“经”是指经脉。

《素问·六元正纪大论》:“用凉远凉,用热远热,用寒远寒,用温远温,食宜同法。有假者反之,此其道也。反是者,乱天地之经,扰阴阳之纪也。”《素问·阴阳应象大论》曰:“黄帝曰:阴阳者,天地之道也,万物之纲纪……气穴所发,各有处名;溪谷属骨,皆有所起;分部逆从,各有条理;四时阴阳,尽有经纪;外内之应,皆有表里,其信然乎?”《素问·皮部论》:“余闻皮有分部,脉有经纪,筋有结络,骨有度量,其所生病各异,别其分部,左右上下,阴阳所在,病之始终,愿闻其道。”《素问·脉要精微论》:“察之有纪,从阴阳始;始之有经,从五行生;生之有度,四时为数,循数勿失,与天地如一,得一之情,以知死生。”以上的“经”与“纪”字同义,可解释为规律、原则。

《素问·三部九候论》:“察其腑脏,以知死生之期,必先知经脉,然后知病脉。”这里“经脉”是与“病脉”相对而言,是指正常的经脉,也就是“常脉”,所以文中的“经”是“正常”的意思。

《素问·阴阳别论》“黄帝问曰：人有四经，十二从，何谓？岐伯对曰：四经应四时，十二从应十二月，十二月应十二脉。”这里的四经指的是肝、心、肺、肾四脏分别应于四季，正如张景岳在《类经》中注曰：“四经应四时，肝木应春，心火应夏，肺金应秋，肾水应冬。”说的是四脏的生理状态，所以这里的“经”也是正常的意思。

《素问·示从容论》：“夫圣人之治病，循法守度，援物比类，化之冥冥，循上及下，何必守经。”《灵枢·卫气失常》：“必先别其三形，血之多少，气之清浊，而后调之，治无失常经。”这里的“经”指的也都是“常规”的意思。

《素问·宝命全形论》：“天有阴阳，人有十二节；天有寒暑，人有虚实。能经天地阴阳之化者，不失四时；知十二节之理者，圣智不能欺也。”王冰注曰：“经，常也。言能长应天地阴阳之道而修养者，则合四时生长之宜。”

3. 从语法角度分析“以经取之”

在《灵枢》中与“以经取之”相同的句子结构，还见于《灵枢·癫狂》篇：“狂而新发，未应如此者，先取曲泉左右动脉，及盛者见血，有顷已；不已，以法取之，灸骶骨二十壮。”其中的“以法取之”与“以经取之”句子结构完全相同。对于“不已，以法取之”，张景岳在《类经》中注曰：“如不已，则当照前五节求法以取之”。

“以经取之”和“以法取之”的“以”字都作依据、根据讲，所以其中的“经”字和“法”字也应该是性质相同的一类词汇。也就是说这里的“经”不可能是“经脉”的“经”。

在《灵枢·经脉》篇中紧接经脉的论述之后，每一条络脉的结尾部分，也都有一段有关治则的文字出现：“实则……虚则……取之所别也”或“实则……虚则……取之去腕一寸半”，“实则……虚则……取之腕后一寸”，“实则……虚则……取之两筋间也”，“实则……虚则……取之脾之大络脉也”。根据这个规律，“不盛不虚，以经取之”中的“经”字如果是指经脉的话，也应该表述为：“不盛不虚，取之经也”，而不会是“不盛不虚，以经取之”。

从原文的书写体例上来讲，“为此诸病，盛则泻之，虚则补之，热则疾之，寒则留之，陷下则灸之，不盛不虚，以经取之。”前面谈的都是对虚、热、寒、陷等症的治疗原则及方法：补之、疾之、留之、灸之，怎么到了“不盛不虚”时，就突然变成“经脉”了呢？这在逻辑上也是讲不通的。所以这里也应当是补、泻、灸法一类的治疗方法或法则。正如黄龙祥先生所指出：“这里是指不补不泻，以常法治之。”

4. “以经取之”的本来含义

与《灵枢·经脉》篇“盛则泻之，虚则补之，热则疾之，寒则留之，陷下则灸之，不盛不虚，以经取之”类似的文字，曾多次出现在《灵枢》及《素问》中，其语意前后是一致的。“以经取之”是一条治疗原则，其内容包括饮药、针灸及导引等具体治疗方法，这是因为《黄帝内经》时代疾病的治疗，并不仅仅限于针刺和灸疗，正如《素问·异法方宜论》所指出：“故圣人杂合以治，各得其所宜。”

《灵枢·禁服》有“黄帝曰：夫约方者，犹约囊也，囊满而弗约，则输泄，方成弗约，则神与弗俱。……盛则泻之，虚则补之，紧痛则取之分肉，代则取血络且饮药，陷下则灸之，不盛不虚，以经取之，名曰经刺……盛则泻之，虚则补之，紧则先刺而后灸之，代则取血络而后调之，陷下则徒灸之，陷下者，脉血结于中，中有著血，血寒，故宜灸之，不盛不虚，以经取之……大数曰：盛则徒泻之，虚则徒补之，紧则灸刺且饮药，陷下则徒灸之，不盛不虚，以经取之，所谓经治者，饮药，亦用灸刺。脉急则引，脉大以弱，则欲安静，用力无劳也。”其中“约方”的含义就是将医道中的许多诊断和治疗方法提纲挈领地归纳起来，并在临床上加以综合运用，是对文中所论述的“以经取之”等治疗法则的高度概括。如文中所述，“以经取之”又称之为“经刺”，而“经治”则是“以经取之”一语的简称。何谓“经治”？“经治者，饮药，亦用灸刺。脉急则引，脉大以弱，则欲安静，用力无劳也。”很显然“经治”是以“饮药”治疗为主，同时辅以“灸刺”；如果“脉急”的话，就应当用“导引”来治疗；如果“脉大以弱”的话，就应当安静休息，同时注意不要用力过度。所以这里“经治”中的“经”指的不可能是经脉，而只能是“常规”，“经治”就是常规治疗的意思。

从原文可以看出，经脉“不盛不虚”的状态都不是以针灸治疗为主，而是以“饮药”治疗为主，同时辅以“灸刺”，所以经脉“虚则补之”的虚衰状态就更不适合用针灸治疗了。如在《灵枢·脉度》就有如下论述：“经脉为里，支而横者为络，络之别者为孙络，孙络之盛而血者疾诛之，盛者泻之，虚者饮药以补之。”《灵枢·邪气藏府病形》有：“诸小者，阴阳形气俱不足，勿取以针，而调以甘药也。”具体应用可见于《灵枢·邪客》：“补其不足，泻其有余，调其虚实，以通其道而去其邪，饮以半夏汤一剂，阴阳已通，其卧立至。”可见用药物补虚的效果较针灸更为理想。

在《黄帝内经》中，作为疾病的治疗方法，除特殊指明外，既可以是针刺和灸疗，也可以是饮药和导引等。“盛则泻之，虚则补之，热则疾之，寒则留之，陷下则灸之，不盛不虚，以经取之。”只是作为治疗法则提出，并没有说一定要用针灸治疗。其中的“陷下则灸之”写明要用灸法；“虚则补之”指的是用药物治疗，并且不主张针刺；“不盛不虚”的治疗，则是以“饮药”为主，同时辅以“灸刺”等，“以经取之”指的是按照常规方法治疗的意思。

5.“经刺”的几种含义

如前文所述，在《灵枢·禁服》中出现的“经刺”是“以经取之”的简称，其意是“以常法取之”。有人将这里的“经刺”与《灵枢·官针》的“经刺”概念混同，实际上《灵枢·官针》的“经刺”并不是在经脉上取穴施治，而是一种刺络针法：“三曰经刺，经刺者，刺大经之结络经分也。”正如张志聪所注：“大经者，五脏六腑之大络也，邪客于皮毛，入客于孙络，留而不去，闭结不通，则留溢于大经之分而生奇病，故刺大经之结络以通之。”

不过，在《素问·缪刺论》中出现的“经刺”倒是符合“从本经取治”的概念：“治诸经刺之，所过者不病，则缪刺之，凡刺之数，先视其经脉，切而从之，审其虚实而调之，不调者，经刺之；有痛而经不病者，缪刺之，因视其皮部有血络者尽取之，此缪刺之数也。”文中第一句出现的“经刺”并非一个独立的单词，它的句读应该是：“治诸经，刺之”，与“经刺”一词无关。后一个“经刺”与“缪刺”相对，指的是“从本经取治”，其适应证不是“以经取之”的“不盛不虚”，而是“审其虚实而调之”，也就是“盛则泻之，虚则补之。”与《素问·缪刺论》中所说的“治其经焉”概念相同：“夫邪之客于形也，必先舍于皮毛，留而不去，入舍于孙脉，留而不去，入舍于络脉，留而不去，入舍于经脉，内连五脏，散于肠胃，阴阳俱感，五脏乃伤，此邪之从皮毛而入，极于五脏之次也，如此则治其经焉。”

本输第二

从《本输》篇开始，要把针灸落到实处，讲具体的技术了。

黄帝问于岐伯曰：凡刺之道，必通十二经络之所终始，络脉之所别处。五输之所留，六腑之所与合，四时之所出入。

此处，“十二经络”在《太素》版中写作“十二经脉”。“十二经络”是“经脉”和“络脉”的简称，络脉应该与经脉相对，所以用《太素》版的“十二经脉”更合适。

这里也提到了时间，《内经》中一再强调，春夏浅刺，秋冬深刺。春、夏，人体的气血比较活跃，古时没有空调，寒邪不易入里，扎针也不需要深刺。秋、冬，人体的腠理更紧密，气血相对凝涩，针要深刺。

去年夏天一位从东北来的中年女性，找我治疗腰背痛。当时针刺的刺激量稍大了些，结果她之后的十天都浑身乏力。但等到秋天，我还是一样的刺激量，她却说，太轻了，不管用。我又加强了刺激量，她也未出现之前浑身乏力的反应。

五脏之所溜处，阔数之度，浅深之状，高下所至。愿闻其解。

我一再强调，经脉不是抽象的，这里也说了，经脉有浅深、高下，肯定是有形的。《脉度》篇中还记载了所有脉的长度，古人都量出长度了，现代人还说经络无形，就可笑了。

甚至，“解剖”这个词都是来自《经水》篇“外可度量切循而得之，其死可解剖而视之。”

岐伯曰：请言其次也。肺出于少商，少商者，手大指端内侧也，为井木；溜于鱼际，鱼际者，手鱼也，为荥；注于太渊，太渊，鱼后一寸陷者中也，为腧；行于经渠，经渠，寸口中也，动而不居，为经；入于尺泽，尺泽，肘中之动脉也，为合。手太阴经也。

五输穴前面已经讲过了，这里把“出、溜、注、行、入”的概念，具体到每个穴位。少商穴在大指内侧，鱼际穴在“手鱼”，“手鱼”就是整个大鱼际。《本输》篇并没有给出鱼际的具体位置，实际上，穴位的范围很大，不要把穴位的位置定死了。“陷者中”是《本输》基本的取穴特点，后面还会见到“陷者之中”，都是相同的意思。“陷者中”或者“陷者之中”是一个空间概念，没说是凹陷处的中点，而是这个范围中，需要医者再去细找，人体各有差异，无法统一精确的定位。

“太渊，鱼后一寸陷者中也”要注意！《内经》中太渊的定位不同于教材。

“经渠，寸口中也”寸口又叫气口、脉口，是诊脉的位置。

“寸”的金文，更能体现它的本意，即手掌下一寸，也就是诊脉的位置。所以，诊脉的行为应该早于文字，至少早于商代。

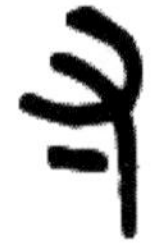

“寸”的金文

“动而不居”指经渠所在的部位跳动不停，指桡动脉。所以，经渠是脉诊的位置。

“尺泽，肘中之动脉也”尺泽在手肘的动脉中，不要避开脉管下针。但刺脉不一定是放血，还有一种把针留在脉管中的针法，类似静脉输液的针头。这种针法，现在没人用了，以后可以再研究。

一定要记住！太渊、经渠都在脉中。经脉的“脉”和脉诊的“脉”是一回事。脉之外不存在看不见、摸不着的“经络”，经络就是经脉和络脉的简称。《经脉》篇里就说“肺手太阴之脉”，没有用“经”字。到宋代以后，叫成“肺经”，曲解了原意，腧穴也错了，全都乱了。

肺脉到这里讲完，《本输》篇没提到的穴位，相对不那么重要。

心出于中冲，中冲，手中指之端也，为井木；溜于劳宫，劳宫，掌中中指本节之内间也，为荥；注于大陵，大陵，掌后两骨之间方下者也，为腧；行于间使，间使之道，两筋之间，三寸之中也，有过则至，无过则止，为经；入于曲泽，曲泽，肘内廉下陷者之中也，屈而得之，为合。手少阴经也。

“心出于中冲……为井木。”现在教材中“出于中冲”的是心包经，与《内经》有出入。要注意！那个时代还没有心包的概念。“井木”说的是阴经井穴五行属木，是衍化出来的概念，没有意义。

“劳宫，掌中中指本节之内间也……大陵，掌后两骨之间方下者也”劳宫、大陵的位置说得很含混，当时认为，定位不需要特别精确。

“行于间使，间使之道，两筋之间，三寸之中也。”有人说“间使之道”这句话的体例有别于前文，是传抄致误，应该写作“间使者，两筋之间”，其实不是，苗医诊脉就取间使。“道”解释成“道路”，是诊脉的位置，当然，也可以解释成泛化的“大道”。

“有过则至，无过则止，为经。”这句话不好理解，得一步步考据它的含义。

先看“止”是停止、平静。相对的，“至”就是不停止，相当于跳动的血脉。《经脉》篇说“脉之卒然动者，皆邪气居之。”有邪气盘踞的时候，脉会突然跳动。所以，“过”是指邪气。这句话解释成，有邪气则在间使能摸到跳动，没病的时候是静止的。

“入于曲泽”手少阴心脉到此归于“大泽”。

其余没提到的穴位都不重要。我常说，临床用《本输》篇的穴位和背腧穴就足够了。

肝出于大敦，大敦者，足大趾之端，及三毛之中也，为井木；溜于行间，行间，足大趾间也，为荥；注于太冲，太冲，行间上二寸陷者之中也，为腧；行于中封，中封，内踝之前一寸半，陷者之中，使逆则宛，使和则通，摇足而得之，为经；入于曲泉，曲泉，辅骨之下，大筋之上也，屈膝而得之，为合。足厥阴经也。

“肝出于大敦”大敦在大脚趾上，人起跳的时候靠大脚趾着力，需要非常强的承受能力。“敦”就是一个很有力量的字，组成的词都是敦重、敦实、敦厚等，所以叫“大敦”。

“三毛”是大脚趾上长毛的位置，大敦在“三毛”之中，定位也很含混。

“溜于行间，行间，足大趾间也”行间在大脚趾之间。行间的定位就不准确，以行间为基准的太冲穴就更不可能准确了。太冲与合谷是相应的穴位，一起被称为“四关”，“开四关”就指取双侧的太冲、合谷。

这些穴位里，中封比较特殊，需要改变体位取穴。

剩下的内容没有解释的必要，我讲《内经》不是注解每句话的含义，而是想告诉大家读《内经》的方法。如果你看到教材或者某位教授对《内经》的注解，千万不要顺着别人的杆子往上爬。谁的注解都不可信，一定要自己结合临床去领悟原文。我们读《内经》目的就是为了治病，而后世为《内经》加上各种解释，把很多真的东西埋没了，要学习从当中找到有用的东西。

脾出于隐白，隐白者，足大趾之端内侧也，为井木；溜于大都，大都，本节之后下陷者之中也，为荥；注于太白，太白，核骨之下也，为腧；行于商丘，商丘，内踝之下，陷者之中也，为经；入于阴之陵泉，阴之陵泉，辅骨之下，陷者之中也，伸而得之，为合。足太阴经也。

“隐白者，足大趾之端内侧也”,《内经》描述同一穴位的位置，有时在“次趾”或“内侧”，有时在某指（或趾）之端。这就导致，现代使用的井穴位置跟《本输》篇不太一样。

下文还是不厌其烦地告诉后人，穴位是“陷者之中”，不是一个点。

肾出于湧泉，湧泉者，足心也，为井木；溜于然谷，然谷，然骨之下者也，为荥；注于太谿，太谿，内踝之后，跟骨之上，陷者中也，为腧；行于复溜，复溜，上内踝二寸，动而不休，为经；入于阴谷，阴谷，辅骨之后，大筋之下，小筋之上也，按之应手，屈膝而得之，为合。足少阴经也。

“肾出于湧泉，湧泉者，足心也，为井木”，涌泉这个穴位很有意思。因为下面的气要往上运行，所以足心有两个穴位叫“涌泉”；上面的气要往下沉，所以肩膀上有两个穴位叫“肩井”。

肾脉的井穴叫涌泉，实际上，所有的井穴都有“涌泉”的含义，因为前面说过，“井”指水流的源头。

“太谿，内踝之后，跟骨之上，陷者中也”《内经》里太谿的定位与教材中不同。

被称为“张太谿”的张士杰医生认为太谿的定位是活的，取太谿穴时，还分有上太谿和下太谿。按照教材取穴，是胶柱鼓瑟，先把调音的柱粘住，再去鼓瑟，就把自己给栓上了。

“复溜，上内踝二寸，动而不休”这里说到“动而不休”，讲的也是脉。

膀胱出于至阴，至阴者，足小指之端也，为井金；溜于通谷，通谷，本节之前外侧也，为荥；注于束骨，束骨，本节之后陷者中也，为腧；过于京骨，京骨，足外侧大骨之下，为原；行于昆仑，昆仑，在外踝之后，跟骨之上，为经；入于委中，委中，腘中央，为合。委而取之，足太阳经也。

“膀胱出于至阴”，膀胱脉与肾脉相连，由此推测，至阴应该是与涌泉相接。我认为，“膀胱出于至阴”这句话是解释不通的，“肾出于至阴”才更为准确。

“至阴者，足小指之端也”，现代常规定位，至阴在足小趾的外侧。但是，此处没有明确内侧还是外侧。结合前文中冲穴在“手中指之端”，至阴应该也在足小趾的中间。至于什么时候把至阴穴的定位改成外侧？这是一个可以研究的问题。

“昆仑，在外踝之后，跟骨之上”，昆仑与太谿相对，也是在一个范围里找具体的位置。不同的人，不同的季节，穴位的位置会有变化。就像河流遇上临汛期、枯水期，会改道一样。

“入于委中……委而取之。”委中要“委而取之”，又在腘窝的中间，所以叫“委中”。

胆出于窍阴，窍阴者，足小指次指之端也，为井金；溜于侠溪，侠溪，足小指次指之间也，为荥；注于临泣，临泣，上行一寸半陷者中也，为腧；过于丘墟，丘墟，外踝之前下，陷者中也，为原；行于阳辅，阳辅，外踝之上，辅骨之前，及绝骨之端也，为经；入于阳之陵泉，阳之陵泉在膝外陷者中也，为合，伸而得之。足少阳经也。

“窍阴者，足小指次指之端也”，窍阴的定位在“足小指次指之端”，与至阴的描述相同，都在指端，所以，至阴的具体位置很值得研究。

要注意！这里没有地五会这个穴位，按照《本输》篇里五输穴的排序，每条经脉的前三个穴位就对应着井、荥、输。地五会就是个临时工，至于它是什么时候加进去的，需要考据。

“过于丘墟，丘墟，外踝之前下，陷者中也，为原。”我常用丘墟透照海，除了关节比较紧或是病人害怕的少数情况，一般都能把针透过去。这个关节里面有两个拐弯，需要医生手上的功夫。

虽然，咱们常说“粗守形”“上守神”。技术虽然是“形”，但也很重要。“守形”是初步，而且技术一定要比常人好得多，才能再谈“上守神”。就像优秀的油画家，素描功夫一定得过关，再超越这个境界，画出来的油画才会越看越有神采。

“阳之陵泉在膝外陷者中也。”阳陵泉的定位在膝盖外侧的凹陷，不一定在教材中所说的腓骨小头下。但是，在哪个位置扎针更有治疗意义，这需要临床来验证。

咱们要有一个思考，不能直接把这个问题放过去。质疑并不是挑毛病，能够发现问题，再把这些问题都处理清楚，临床的疗效自然就好了。

“为合，伸而得之”按照五输穴的规律，每条经脉的前三个穴位对应着井、荥、输，而经穴的位置不规律，合穴的位置基本上都在肘膝关节周围。

“伸而得之”阳陵泉一定是在伸腿会出现凹陷的地方。

胃出于厉兑，厉兑者，足大指内次指之端也，为井金；溜于内庭，内庭，次指外间也，为荥；注于陷谷，陷谷者，上中指内间，上行二寸陷者中也，为腧；过于冲阳，冲阳，足跗上五寸陷者中也，为原，摇足而得之；行于解溪，解溪，上冲阳一寸半陷者中也，为经；入于下陵，下陵，膝下三寸，胻骨外三里也，为合；复下三里三寸为巨虚上廉，复下上廉三寸，为巨虚下廉也；大肠属上，小肠属下，足阳明胃脉也，大肠小肠皆属于胃，是足阳明经也。

厉兑的位置在“足大指内次指之端”。可见,《本输》篇里在内侧或者外侧的穴位，都会写明白。至阴没特别说明，我认为它的位置不同于现在的定位，应该在与中冲一样，在小趾末端的中间。

“溜于内庭”我们说庭院深深，用“庭”字命名，也说明是一个范围。要去体会用字不同的微妙差异。

“过于冲阳……摇足而得之。”取冲阳时，要“摇足而得”。

“复下三里三寸，为巨虚上廉，复下上廉三寸，为巨虚下廉也。”我们现在用的名字是上巨虚和下巨虚，古时候不这么说。

“足阳明胃脉也”古人用“胃脉”，而不是现在常说的“胃经”。

“大肠小肠皆属于胃，是足阳明经也。”大肠和小肠都归属于胃，这与后世的理论不一样。现在，胃、大肠、小肠都是并列的同级关系，不存在归属。

三焦者，上合手少阳，出于关冲，关冲者，手小指次指之端也，为井金；溜于液门，液门，小指次指之间也，为荥；注于中渚，中渚，本节之后陷者中也，为腧；过于阳池，阳池，在腕上陷者之中也，为原；行于支沟，支沟，上腕三寸两骨之间陷者中也，为经；入于天井，天井，在肘外大骨之上陷者中也，为合，屈肘乃得之；三焦下腧，在于足大指之前，少阳之后，出于腘中外廉，名曰委阳，是太阳络也。手少阳经也。三焦者，足少阳太阴（一本作阳）之所将，太阳之别也，上踝五寸，别入贯腨肠，出于委阳，并太阳之正，入络膀胱，约下焦，实则闭癃，虚则遗溺，遗溺则补之，闭癃则泻之。

“三焦者，上合手少阳”这一段开头与前文中其他脉的格式不同，多了一句“上合手少阳”。这句话包含了另一层意思——三焦不是手少阳。就像下文中“肺合大肠”，肺与大肠不是一回事，才会存在“合”这层关系。三焦和手少阳之间应该是存在着某种合作关系。

有句话“手三阳经亦在足”，说的是大肠、小肠、三焦的经脉虽然在手，但这三腑都在下焦，与下肢更接近。因此,《邪气藏府病形》篇里才出现“下合穴”的概念。六腑都有下合穴，但胃、膀胱、胆的下合穴就是它们的合穴，再多个“下合穴”的概念显得多余。说明,“下合穴”的概念是为与手三阳经脉合作的大肠、小肠、三焦所创造的。

“注于中渚”“渚”指水中的小岛。包括后面还有阳池、支沟、天井，都是以水流、地形命名。

这里涉及了一个很重要的问题，从古至今，没有多少人解释得清楚“三焦”。这段的末尾说“约下焦”，“三焦”大约在下焦？逻辑不通。所以，我认为这里的“三焦”与上、中、下的“三焦”不是一个概念，只是名字相同，但没有关系。

这里说“三焦”如果出现了问题“实则闭癃，虚则遗溺”。更像男性的前列腺，但女性没有前列腺，所以不是前列腺。文中有“入络膀胱”，所以也不是膀胱。“实则闭癃，虚则遗溺”实质上主要指的是膀胱括约肌的功能。

我猜测，“三焦”的“焦”可能是一个错字。《内经》里“肺腧在三焦之间”，“焦”就是错字，应该写作“椎”，说明存在这种可能。有可能是版本传抄有误。

还有，三焦为“孤府”的问题。那时还没有心包，五脏六腑中只有三焦配不上对，所以它是孤独之府。就按字面意思理解，无须再衍生其他含义。

针灸的理论其实很有意思。伤寒的理论是一个系统，温病的理论也是一个系统。整个内科体系当中有矛盾，但大体上是一个自洽的理论系统。但针灸的理论往往是孤立的，就像“四总穴歌”“根结标本”“四海”，这些理论之间找不到联系，要说有联系也很牵强。因为这些理论都是不同门派的医家临床实践出来的成果。

还有，《本输》篇里肺脉的走向就是按照井、荥、输、经、合的顺序，跟《经脉》篇里的顺序是相反的。这都是不同时期、不同流派各不相同的理论。只是那个时期整理文献的古人很忠厚，各种理论都保留下来了。如果是喜欢《经脉》篇的宋代医官来整理，可能就把《本输》篇直接给删除了。

《内经》最大的好处也在这里，保留了大量的原始医学文献。

小肠者，上合于太阳，出于少泽，少泽，小指之端也，为井金；溜于前谷，前谷，在手外廉本节前陷者中也，为荥；注于后溪，后溪者，在手外侧本节之后也，为腧；过于腕骨，腕骨，在手外侧腕骨之前，为原；行于阳谷，阳谷，在锐骨之下陷者中也，为经；入于小海，小海，在肘内大骨之外，去端半寸陷者中也，伸臂而得之，为合，手太阳经也。

“小肠者，上合于太阳”小肠跟三焦一样，也是“上合”，还是说明，手太阳脉只是小肠“借宿”的地方。

“少泽，小指之端也”教材中少泽穴在小指外侧，此处则在“小指之端”，跟至阴是一个问题。

论述少泽和至阴的取穴位置，包括“之端”该怎么解释，很有研究价值。

“注于后溪”跟太谿是同一个“谿”字，山谷的意思。

“入于小海”，“小海”是相对于“大海”的概念，北方人过去把小的湖泊也叫作“海”。比如北京市的海淀区，就是因为有湖泊而得名。在元代初年的古籍中，曾被称作“海店”，在未开发之前，这里本是一片水域，来自玉泉山和万泉庄一带的泉水，顺地势流下，汇聚到这里，形成了南北两个湖泊，分别叫作“南海淀”和“北海淀”。这和“入于小海”是一样的道理。

大肠上合手阳明，出于商阳，商阳，大指次指之端也，为井金；溜于本节之前二间，为荥；注于本节之后三间，为腧；过于合谷，合谷在大指岐骨之间，为原；行于阳溪，阳溪，在两筋间陷者中也，为经；入于曲池，在肘外辅骨陷者中，屈臂而得之，为合，手阳明经也。

“大肠上合手阳明”，又出现“上合”，三焦、小肠、大肠可能都来自同一个“上合组织”。像前文“肾出于涌泉”“心出于中冲”都写得很直接，如果大肠就是手阳明的话，肯定不会用“上合”。

“出于商阳”有人说“商”是古人居住的地穴。

商朝战败后，商人被剥夺了土地，没有社会地位，普遍被人看不起，只能靠买卖物品为生，“商人”这个词就是这么来的，可以看出中国人自古轻视商人。但是“商阳”这个词还解释不清楚。后面有“二间”“三间”，北京有个地方叫“三间房”，所以，商阳有可能指房子。

“合谷在大指歧骨之间”合谷在骨头之间，位置跟其他穴位一样也不精确。

“入于曲池，在肘外辅骨陷者中，屈臂而得之。”《太素》里“屈臂”写作“屈肘”，都是说要屈肘取穴。

不同版本的《内经》内容会有出入，我有时发现《太素》解释得更好。可惜的是，《太素》在中国本土已经亡轶，仅存的一本是19世纪的日本医家整理家中古籍的时候发现的，之后被日本仁和寺收藏，奉为了国宝，日本收藏了中国很多古书。说到日本，这两个字其实是武则天命名的，站在中国的土地上看日本，那是太阳初升的地方，因此叫作“日本”。所以，“中国”与“日本”这两个词义是相对的，包括“高丽”是山高水丽，“朝鲜”是美好的早晨。这些国家的汉语名称都是以中国为基准命名的。

是谓五脏六腑之腧，五五二十五腧，六六三十六腧也。六腑皆出足之三阳，上合于手者也。

这段说六腑都出于足三阳，正好跟前面所说“上合”“下合穴”的问题联系上了。

缺盆之中，任脉也，名曰天突。一次任脉侧之动脉，足阳明也，名曰人迎；二次脉手阳明也，名曰扶突；三次脉手太阳也，名曰天窗；四次脉足少阳也，名曰天容；五次脉手少阳也，名曰天牖；六次脉足太阳也，名曰天柱；七次脉，颈中央之脉督脉也，名曰风府。腋内动脉，手太阴也，名曰天府。腋下三寸，手心主也，名曰天池。

“缺盆之中，任脉也”古时，“任”和“妊”是一个字，没有区分。大家仔细观察，女人怀孕时，腹部正中会出现一条颜色很深的竖线，就是任脉。所以，“任脉”的概念始于女性。

甲骨文里的“母”字，是“女”字加上两个点，女性生育小孩后，乳晕开始变深，就成了母亲。可见古人有通过观察肉眼可见的生理变化来造字的观念。所以不要把经脉神秘化，任脉就是来自于女性妊娠。

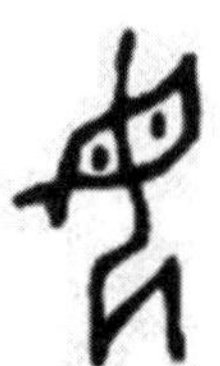

“母”甲骨文

包括“也”字，《说文解字》解释成“女阴”，后来演变成语气词，加在“任脉”后面做一个强调。

“任脉侧之动脉，足阳明也，名曰人迎”，足阳明是任脉旁的动脉，叫作人迎。

“二次脉……名曰风府。”再往下“扶突”“天窗”“天容”“天牖”“天柱”“天府”，都是脖子周围的穴位，跟前文没有关系，疑是错简。

“腋内动脉，手太阴也”，古时“动脉”就是跳动的脉。马王堆出土的文献里把“手太阴”写作“臂太阴”，使用“臂太阴”的文献肯定早于使用“手太阴”的文献。

这句话还能倒着说“手太阴，腋内动脉也”，手太阴之脉就是腋内动脉，不要再去找看不见、摸不着的“肺经”了。

“名曰天府”，早期的脉与穴位是同一个名字，当时的手太阴脉就叫天府。所以腋内动脉、手太阴、天府这三个词都是一个含义。很多人绕不过来，天府穴、肺经、动脉怎么会放在平级。这是那个时期的文献，不见得非得用现在的思维找出解释。

这一段的内容跟前文衔接不上，从任脉讲到脖子，又讲到最原始的手太阴这些动脉，估计是从别处挪来的。当成一段文字来读就好。

刺上关者，呿不能欠。刺下关者，欠不能呿。刺犊鼻者，屈不能伸。刺两关者，伸不能屈。

这一段开始讲刺法，也很突兀，估计是几段连在一起的错简。

足阳明，挟喉之动脉也，其俞在膺中；手阳明，次在其腧外，不至曲颊一寸。手太阳当曲颊。足少阳在耳下曲颊之后；手少阳出耳后，上加完骨之上，足太阳挟项大筋之中发际。

阴尺动脉在五里，五腧之禁也。

"足阳明，挟喉之动脉也，其腧在膺中",《太素》里没有这句话。《太素》大概是宋代传到日本，每一卷都保存得很好。现在把"卷"都读成第四声了，其实，应该是第三声，唐代的书都像卷轴画一样。

这一整段跟前文还是没有什么关系，"阴尺动脉在五里，五腧之禁也"这句就更莫名其妙了，像是在讲刺禁。疑是错简。

肺合大肠，大肠者，传道之腑。心合小肠，小肠者，受盛之腑。肝合胆，胆者，中精之腑。脾合胃，胃者，五谷之府；肾合膀胱，膀胱者，津液之腑也。少阳属肾，肾上连肺，故将两藏。三焦者，中渎之腑也，水道出焉，属膀胱，是孤之腑也，是六腑之所与合者。

"肺合大肠"这里应该是"下合"，跟前文的"上合"呼应。

"三焦者，中渎之腑也，水道出焉，属膀胱"，三焦是"中渎之腑"，根据"上焦如雾，中焦如沤，下焦如渎"，"三焦"可能是一个位置偏下的器官，并不是整个上、中、下为三焦。

"是孤之府也"，这个问题前文解释过了，不再赘述。现代人为此做了很多解释，就脱离了"素问"的本质，"素"是没有染色的丝。现代人非得把《内经》染得五彩缤纷，无限地演绎，只能离原文越来越远。

读《内经》最好读原文，可以借助《汉语大词典》作为工具书，读不懂再去查甲骨文，找不到甲骨文再去找金文，还可以再看看《说文解字》。再后期的注释就别看了，分辨不清很可能走上误途。

春取络脉诸荥大经分肉之间，甚者深取之，间者浅取之。夏取诸腧孙络肌肉皮肤之上；秋取诸合，余如春法。

"分肉"的位置参照荥穴，应该不会太深。"甚"与"间"应该是相对的，"间"就可以解释成"不甚"，不严重的病浅刺就行。

"腧"虽然与"输"不是一个字，但联系上下文中"荥""井"，我认为还是应该解释为输穴。

冬取诸井诸腧之分，欲深而留之。此四时之序，气之所处，病之所舍，脏之所宜。

这段有点矛盾，井穴怎么"深而留之"？过去都是特别粗的青铜针，用来扎手指，那是特务拷问江姐时干的事情。冬天治病不一定得深刺井穴，这部分内容可能偏理论化，不符合临床操作。

转筋者，立而取之，可令遂已。痿厥者，张而刺之，可令立快也。

经筋病大致可以分成两类，一类肌张力高、肌肉紧张，比较好治；另一类"痿厥"，肌肉松弛，相对就难治很多。

这段大家可以多讨论，解释不清楚就先存疑。总之，知道不同季节取穴、刺法都不同就行了，具体变化还需要在临床中摸索，积累经验。

小针解第三

这篇难讲，也好讲。因为，现代研究《内经》的学者几乎不认为《内经》会有错，如果《小针解》与《内经》里其他内容出现了矛盾，就会认为两者都对，就像日本的丹波元简先生说“文若相反，各有深意”。不怀疑经典，不怀疑老师，是我们的习惯。可是，恰恰《小针解》就错了。

另外，大家读《内经》都缺乏整体的把握，往往把一个很虚泛的东西，落得太实。就像《九针十二原》里“其来不可逢，其往不可追”，是借用狩猎来比喻治病的时机。一旦落到实处，用气血去解释，就会出错。中医里包含了很多暗示、隐喻，所以，学习中医要有大格局的思维。

所谓“易陈”者，易言也。“难入”者，难著于人也。

“陈”是陈述，这就是所谓的知易行难。王芗斋老先生在《大成拳论》中一直在讨论“行知”。很多人对待武术和中医的态度都一样，只是热爱这种文化，就像叶公看到真龙，反倒被吓丢了魂魄。

“粗守形”者，守刺法也。“上守神”者，守人之血气有余不足，可补泻也。“神客”者，正邪共会也。“神”者，正气也。“客”者，邪气也。“在门”者，邪循正气之所出入也。“未睹其疾”者，先知邪正何经之疾也。“恶知其原”者，先知何经之病所取之处也。

与“形”相对的才是“神”，这是两个极端的概念，不要把“神”解释成正气。《小针解》在这里就解释错了。

“客”解释成邪气倒也不算错，就像你去别人家中做客是正常的行为，但是赖着不走，招人硌硬就成了邪气。《邪气藏府病形》篇里有讲，气在各个脏腑之中会先“客”于某一处，等这里气盛了，它又会走开。所以“客”也不一定是指邪气，只是一种现象。

“刺之微在数迟”者，徐疾之意也。

《太素》里“数”作“速”。我认为，“数迟”是一个偏义复词，中心是“数”，不是“迟”。

《史记》里也有这样的用法，淳于意说“生子不生男，缓急无可使者。”这里“缓”是“急”的陪衬，重点突出“急”。

“徐疾之意”说的是脉象。

“粗守关”者，守四肢而不知血气正邪之往来也。“上守机”者，知守气也。

就像“粗守形”不如“上守神”，“粗守关”也不如“上守机”。“关”和“机”是相对的。“关”是个比喻，解释成四肢或者其他都可以。“机”是弩机的悬刀，如同现代步枪的扳机，守住扳机，才能把弩箭发射出去。

另外要注意，《太素》里是“工守机”，“工”与“粗”才是相对的，“上”是个错字。这说明《小针解》的作者在看到《九针十二原》的时候，这个字就刻成了“上”。从《九针十二原》到《小针解》之间可能间隔了很长一段时间，我估计有上百年，这个版本可能很早期的时候就出现了问题。

这里说“守机”是守气，那“守血”为什么不行？我认为也行。所以“‘上守机’者，知守气也”这句话落得就太实，不足以容纳更多的信息。

“机之动不离其空中”者，知气之虚实，用针之徐疾也。“空中之机清静以微”者，针以得气，密意守气勿失也。“其来不可逢”者，气盛不可补也。“其往不可追”者，气虚不可泻也。“不可挂以发”者，言气易失也。“扣之不发”者，言不知补泻之意也，血气已尽而气不下也。“知其往来”者，知气之逆顺盛虚也。“要与之期”者，知气之可取之时也。

大部分的解释在前文已经说过，不再赘述。这段中把气、血都说得都太具体了，我认为这么具体的解释就不足够准确。这就像兵法一样，说的是大原则，没必要具体到细节。

《管子·小称》中“是以长者断之，短者续之，满者洫之，虚者实之。”这句话乍一看很像《内经》的经文，说明《内经》中的文字并不完全是医学的用语，也可能谈到治理国家，古人也用“关”“机”来比喻。

“粗之暗”者，冥冥不知气之微密也。“妙哉工独有之”者，尽知针意也。“往者为逆”者，言气之虚而小，小者逆也。“来者为顺”者，言形气之平，平者顺也。“明知逆顺，正行无问”者，言知所取之处也。“迎而夺之”者，泻也。“追而济之”者，补也。

“暗”和“粗”均是不清楚，“工”是“妙哉”“尽知针意”，所以，“粗”和“工”一定是相对的。

再往下的内容都落得太实了，《小针解》基本都是这个问题。

所谓“虚则实之”者，气口虚而当补之也。“满则泄之”者，气口盛而当泻之也。“宛陈则除之”者，去血脉也。“邪胜则虚之”者，言诸经有盛者，皆泻其邪也。

“气口”即“寸口”，在说脉的虚实，这就注得特别好。这里也没提到三部九候，说明《内经》时代可能也流行“独取寸口”。“宛陈则除之”有瘀就放血，说的还是脉。

“徐而疾则实”者，言徐内而疾出也。“疾而徐则虚”者，言疾内而徐出也。“言实与虚，若有若无”者，言实者有气，虚者无气也。“察后与先，若亡若存”者，言气之虚实，补泻之先后也，察其气之已下与尚存也。“为虚与实，若得若失”者，言补者佖然若有得也，泻则怳然若有失也。

这段《小针解》里解释成针法，但我认为是在说脉象。不一定要认可我或者《小针解》的注解，但至少可以多一个思路。读《内经》必须要有质疑的勇气，古人也会有古人的限制。

“夫气之在脉也，邪气在上”者，言邪气之中人也高，故邪气在上也。“浊气在中”者，言水谷皆入于胃，其精气上注于肺，浊溜于肠胃，言寒温不适，饮食不节，而病生于肠胃，故命曰浊气在中也。“清气在下”者，言清湿地气之中人也，必从足始，故曰清气在下也。“针陷脉则邪气出”者，取之上。“针中脉则浊气出”者，取之阳明合也。“针太深则邪气反沉”者，言浅浮之病，不欲深刺也，深则邪气从之入，故曰反沉也。“皮肉筋脉各有所处”者，言经络各有所主也。

我对这一段批判得比较多，就不解释了。

“取五脉者死”，言病在中，气不足，但用针尽大泻其诸阴之脉也。“取三脉者恇”，言尽泻三阳之气，令病人恇然不复也。“夺阴者死”，言取尺之五里，五往者也。“夺阳者狂”，正言也。“睹其色，察其目，知其散复，一其形，听其动静”者，言上工知相五色于目，有知调尺寸小大缓急滑涩，以言所病也。“知其邪正”者，知论虚邪与正邪之风也。

这一段怎么理解？咱们就学孔子，要有自知之明，不懂就先存疑。有些内容，缺乏同时期的文献，可能永远都理解不了。

“右主推之，左持而御之”者，言持针而出入也。“气至而去之”者，言补泻气调而去之也。“调气在于终始一”者，持心也。“节之交三百六十五会”者，络脉之渗灌诸节者也。

在讲《九针十二原》的时候，这段我已经讲过，不再赘述。

所谓“五脏之气，已绝于内”者，脉口气内绝不至，反取其外之病处与阳经之合，有留针以致阳气，阳气至则内重竭，重竭则死矣，其死也，无气以动，故静。所谓“五脏之气已绝于外”者，脉口气外绝不至，反取其四末之输，有留针以致其阴气，阴气至则阳气反入，入则逆，逆则死矣。其死也，阴气有余，故躁。

所以察其目者，五脏使五色循明。循明则声章。声章者，则言声与平生异也。

这篇《小针解》大家就当作参考吧，翻译文章的人总得把每段话都翻译出来，但是不懂也要翻译，咱们就略过吧。

邪气藏府病形第四

这篇既讲治病，又讲养生。人体的层次、邪气入侵的途径、患病的机制，这些内容都有讲述。治病的思路都可以参考这一篇的内容。

黄帝问于岐伯曰：邪气之中人也奈何？岐伯答曰：邪气之中人高也。

“曰”字的象形就是一张嘴，中间有条舌头在说话。

《太素》中“高也”作“也高”，这就是一个语气，“也高”更贴切。

黄帝曰：高下有度乎？岐伯曰：身半已上者，邪中之也。身半已下者，湿中之也。故曰：邪之中人也，无有常，中于阴则溜于腑，中于阳则溜于经。

前半段说邪中于上半身，湿中于下半身，“邪”与“湿”是相对的。可是呢，到“邪之中人也，无有常”这句又说，邪中于人体没有规律。这句话的逻辑是乱的，这里呢，就不要挑毛病了，有些内容单挑看都有毛病，要结合整体去理解，后面都会再解释。

黄帝曰：阴之与阳也，异名同类，上下相会，经络之相贯，如环无端。

咱们习惯把阴阳对立，区分得特别清楚，这里说阴阳是名字不同的“同类”。

邪之中人，或中于阴，或中于阳，上下左右，无有恒常，其故何也？

这句话与“身半已上者，邪之中也”矛盾了，一个中上半身，另一个上下左右都可以，逻辑也有问题，但是我们就不要去跟古人较劲，他们就这么说。

岐伯曰：诸阳之会，皆在于面。中人也方乘虚时。

要注意，体虚时，容易中邪。这句话很关键，太虚的时候，特别容易出问题，有条件最好去睡觉。我特别熟的一位小大夫，刚工作，还没结婚，一个夜班连着收了好几个病人住院，没能休息，结果七窍流血就去世了。很多人就是太虚、太疲劳，不注意休息，命就没了。

及新用力，若饮食汗出腠理开，而中于邪。

吃饭、喝汤都容易出汗，现代医学也有理论去解释，叫“食物热效应”。

“腠理开”和“中于邪”之间有因果关系。现在一版又一版的教材都说“太阳为开”，一开不就“中邪”了嘛，所以太阳应该为“关”才对，才能把“虚邪贼风”挡在外面。唐代，“关”字流行的写法与“开”的字形（開）很接近，就搞混了。《太素》中一直都写作“関”。

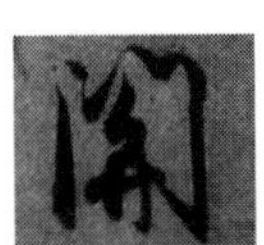

唐·杜牧《张好好诗卷》中“关”字

中于面则下阳明。

“中于面”就指面瘫，足阳明、手阳明都循行过面，联系密切。面瘫一定与劳累过度、情绪不佳有关，而且这样的病人都虚，扎针的针感也常常不理想。

中于项则下太阳。中于颊则下少阳。其中于膺背两胁亦中其经。

这里中邪气的部位基本与经脉循行一致，总之，邪气中于哪，哪里就出问题。

黄帝曰：其中于阴奈何？岐伯答曰：中于阴者，常从臂胻始。夫臂与胻，其阴皮薄，其肉淖泽，故俱受于风，独伤其阴。

胻，héng为声，指小腿。

“胻”与“珩”的词义应该有联系，《说文解字》：“佩上玉也。所以节行止也。从玉行声。户庚切。”“珩”是一组玉器中挂在最上面的玉器，用来节制佩玉者行步，户庚切，音héng。女孩子取名用“珩”字的寓意就很好，地位高，还不用干活。

黄帝曰：此故伤其藏乎？岐伯答曰：身之中于风也，不必动藏。故邪入于阴经，则其藏气实，邪气入而不能客，故还之于府。

“藏气实，邪气入而不能客”前面讲的刚好为这句铺垫。邪气进来“坐”一会也不是什么事，但如果待着不走，身体就会“报警”，出现各种不适。“藏气实”是邪气在你身体不能久留的前提，我过去认识一些练内家拳的工人，他们形容练了功夫后“内脏会抱得实啊，脏小啊。”我那时还觉得这些工人没文化，可笑，练武还能把内脏练小了？结果，我看到《内经》中“心小则安”，才明白这是一种感觉，“小”就是“实”。

这里要注意，邪气可以“入”，但“不能客”，赖着不走就麻烦了。邪气本来由浅入深，从腑入脏，但是“藏气实”，邪气会“还之于府”。就像打仗一样，打不过又逃回去了。

故中阳则溜于经，中阴则溜于府。

邪气只要没有进脏，就算生了病也好治。

黄帝曰：邪之中人藏奈何？岐伯曰：愁忧恐惧则伤心。形寒寒饮则伤肺，以其两寒相感。

我一直强调张仲景的书为什么叫《伤寒杂病论》，疾病里除了“伤寒”，就是“杂病”，没有那么多伤热的。常在临床就知道，“上火”一般都是因为受凉，“中暑”也不单是热。

当初在济南的时候，李可老先生推荐给我一本书——吴鞠通写的《医医病书》。书中说：“虚劳一证，今人概用补阴，惑于阳常有余、阴常不足之论。自丹溪作俑，牢不可破，为害无穷，杀人无算，可胜叹哉！盖阳刚一错，立刻见祸；阴柔虽错，可至月余，甚至二三月之久，仍然拖延岁月。”

这本书很薄，是吴鞠通作为一名温病学家，在晚年对自己的反思。话说得很不客气，但都是有用的话，值得一读。

中外皆伤，故气逆而上行。有所堕坠，恶血留内。若有所大怒，气上而不下，积于胁下，则伤肝。

要注意，气下行为顺。外伤后体内会产生瘀血。有些人生气时，脸红脖子粗，这都是“气上”。实际上，咱们扎针的目的，就在于调气。

“胁”与“肋”两个字有微妙的差别，“肋”是肋骨，“胁”是腋下到肋骨尽处的范围。

咱们常说“肝主筋”，骨骼肌就属于“筋”。生气的时候，会造成骨骼肌紧张，反过来说，骨骼肌紧张也会造成肝气不舒。

有一个小伙子，左侧的面部痉挛很严重，左眼眨得也很频繁，讲话结巴，看着挺吓人的。我就用 0.8mm × 100mm 的粗针，在他后背扎针。治疗一次基本就正常了，后来又扎了两次，到现在都没复发。这属于怪病，就是紧张引起的。这个小伙子之前在部队当基层领导，对任何事情都很尽职尽责，什么事都想做得好，但是客观情况又不允许，就容易焦虑、紧张。还有更严重的病人，紧张得脸皱成一团，眼睛睁不开，路都看不清。

有所击仆，若醉入房，汗出当风，则伤脾。有所用力举重，若入房过度，汗出浴水，则伤肾。

这段都容易理解，就是“用力举重”的情况，现在不多见，不像我小时，都要上山里去扛木头。“汗出浴水”，我认为如果是热水也没事，就怕凉水。过去还常说，冬天不坐石头，夏天不坐木头。下过雨后，木头往往都是湿的。

黄帝曰：五脏之中风奈何？岐伯曰：阴阳俱感，邪乃得往。黄帝曰：善哉。

现在说的都是狭义的“中风”，《内经》里五脏都可以中风。

黄帝问于岐伯曰：首面与身形也，属骨连筋，同血合气耳。天寒则裂地凌冰，其卒寒，或手足懈惰，然而其面不衣，何也？

天冷的时候，手脚怕冻，变得麻木不灵活，但面部不怕，也不太需要遮挡。

岐伯答曰：十二经脉，三百六十五络。

我一再强调是十二经脉，不是经络。这里的“络”跟“穴”“节”的概念应该是类似的。

其血气皆上于面而走空窍，其精阳气上走于目而为睛。

鼻子、嘴、耳朵都是空窍。“精”与“睛”的发音、字形都很相似，原因可能就在于古人认为“睛”是“精阳气”所成。

其别气走于耳而为听，其宗气上出于鼻而为臭。

气走到哪个器官，哪个器官就能正常发挥功能。

臭（xiù），拆成“自”和“犬”。“自”指鼻子，有人指自己的时候，习惯指着自己的鼻子，而狗的鼻子十分灵敏，“臭”字由此被造了出来。“嗅”是借用“臭”字而成，就像先秦以前，“要”基本上指的就是人体的腰。

其浊气出于胃，走唇舌而为味。

胃气上逆，气味都不好闻，口臭一般都是胃有问题。

其气之津液皆上熏于面，而皮又厚，其肉坚，故天气甚寒不能胜之也。

这里说人脸皮厚，是在为面部不怕冷找原因。主要是手、足阳明经都在面部，阳明经“多气多血”，面部的血液循环比较好。

“多气”是指血管跳动有力，如果内家拳练好了，就能感受到什么叫“肾间动气”，“动气”就是像脉搏跳动一样的感觉，身体里面像有个小火炉一样，练过功夫的人最能理解什么是命门火。血管丰富就是“多血”，面部扎针确实也容易出血。

黄帝曰：邪之中人，其病形何如？岐伯曰：虚邪之中身也，洒淅动形。

如果突然被风吹到，身体会下意识地缩紧，“洒淅动形”描述的就是这种“打冷战”的状态。要注意，这个时候身体已经有问题了。

邪气进入身体，可以“溜于经”，也可以“溜于腑”。脏气实，邪气待一会儿就走了；脏气虚，邪气入里，《伤寒论》里说的各种情况就出现了。

正邪之中人也微，先见于色，不知于身，若有若无，若亡若存，有形无形，莫知其情。黄帝曰：善哉。

这一段话其实是在注解“虚邪贼风，避之有时，恬淡虚无，真气从之，精神内守，病安从来。”

这里提到了“精神”的问题，《生气通天论》说：“清静则肉腠闭拒，虽有大风苛毒，弗之能害。”病理的情况下，腠理是打开的。但是，在“清静”的状态下，就算有“大风苛毒”这些很厉害的邪气，也“弗之能害”，这就是“精神”内守。

黄帝问于岐伯曰：余闻之，见其色，知其病，命曰明。按其脉，知其病，命曰神。问其病，知其处，命曰工。余愿闻见而知之，按而得之，问而极之，为之奈何？

《难经》中，“望、闻、问、切”常与“神、圣、工、巧”相对，如“望而知之谓之神”。但是，这一段强调切脉知病为神。这应该是来自不同流派的理论。

岐伯答曰：夫色脉与尺之相应也。

《甲乙经》里这句话写作“夫色脉与尺之皮肤相应也”，说的应该是诊“尺肤”。《内经》中有大量的内容在讨论“尺肤”的，包括张仲景说：“按寸不及尺”，也是说医生不诊“尺肤”。所以这个“尺”，不是“寸关尺”的“尺”。

如桴鼓影响之相应也，不得相失也。

现在，常说“效如桴鼓”，这个词偏于文学化。实际上，槌落鼓响的瞬间，病就被治好的境界，太难达到了。“影响”就是“如影随形，响之应声”。

此亦本末根叶之出候也，故根死则叶枯矣。

《内经》中常有“本末根叶”这一类的比喻，古人经常通过观察自然，来对应人体。

色脉形肉不得相失也。

人体的各个部分都应该是相应的，形体小但脉特别大，形体大但脉特别弱，都肯定有问题。

故知一则为工，知二则为神，知三则神且明矣。

“工”和“上”字，在《内经》里常常混着用，“上守神”或者“工守神”，都是在说一个高层次的境界。这里的“工”“神”“明”跟前文都能对应上，说明是出自同一个自洽的体系。前面的“粗守形，上守神”与“粗守关，上守机”也一样是出自同一个体系。

要注意，别把“神”解释成正气，这是基本的原则。

黄帝曰：愿卒闻之。岐伯答曰：色青者，其脉弦也；赤者，其脉钩也；黄者，其脉代也；白者，其脉毛；黑者，其脉石。见其色而不得其脉，反得其相胜之脉，则死矣；得其相生之脉，则病已矣。

“卒”应该跟“卒中”的“卒”一样，就是快的意思，想尽快听到。

现代人没见过“带钩”，古人“束带立于朝”，腰带的钩就叫“带钩”。这里涉及五色、五行，所以，这篇肯定是比较晚期的文献。因为，五行与五脏相对应的学说是在东汉晚期才出现的，早期没有这个联系。

“黄帝问于岐伯曰：五脏之所生……而病变定矣。”

“五脏之所生”，“生”可能是个错字。篆书中，“生”和“主”形近，五脏之所主更恰当。

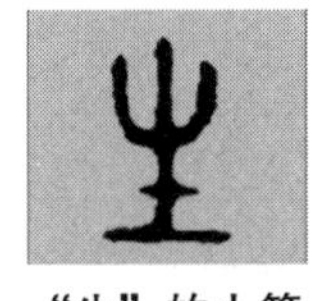

“生”的小篆

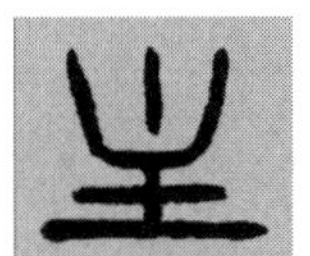

“主”的小篆

黄帝曰：调之奈何？岐伯答曰：脉急者，尺之皮肤亦急；脉缓者，尺之皮肤亦缓；脉小者，尺之皮肤亦减而少气；脉大者，尺之皮肤亦贲而起；脉滑者，尺之皮肤亦滑；脉涩者，尺之皮肤亦涩。凡此变者，有微有甚。故善调尺者，不待于寸；

善调脉者，不待于色。能参合而行之者，可以为上工，上工十全九；行二者，为中工，中工十全七；行一者，为下工，下工十全六。

这就是张仲景讲的“按寸不及尺”的那个“尺”。《内经》里很强调诊尺肤。说实话，我临床中，没有实践过诊“尺肤”，说到这里只是为了引起大家的重视，以后可以深入去研究。

这段里要注意一句话“善调脉者，不待于色”还是在强调脉诊比望诊重要。由此能发现《内经》中有不同的流派，编纂者也基本保留了它们的原貌。

黄帝曰：请问脉之缓、急、小、大、滑、涩之病形何如？

岐伯曰：臣请言五脏之病变也。心脉急甚者为瘛疭；微急为心痛引背，食不下。缓甚为狂笑；微缓为伏梁，在心下，上下行，时唾血。大甚为喉吤；微大为心痹引背，善泪出。小甚为善哕，微小为消瘅。滑甚为善渴；微滑为心疝引脐，小腹鸣。涩甚为瘖；微涩为血溢，维厥，耳鸣，颠疾。

肺脉急甚为癫疾；微急为肺寒热，怠惰，咳唾血，引腰背胸，若鼻息肉不通。缓甚为多汗；微缓为痿瘘，偏风，头以下汗出不可止。大甚为胫肿；微大为肺痹引胸背，起恶日光。小甚为泄，微小为消瘅。滑甚为息贲上气，微滑为上下出血。涩甚为呕血；微涩为鼠瘘，在颈支腋之间，下不胜其上，其应善痠矣。

肝脉急甚者为恶言；微急为肥气，在胁下若覆杯。缓甚为善呕；微缓为水瘕痹也。大甚为内痈，善呕衄；微大为肝痹，阴缩，咳引小腹。小甚为多饮，微小为消瘅。滑甚为㿗疝；微滑为遗溺。涩甚为溢饮；微涩为瘈挛筋痹。

脾脉急甚为瘈疭；微急为膈中，食饮入而还出，后沃沫。缓甚为痿厥；微缓为风痿，四肢不用，心慧然若无病。大甚为击仆；微大为疝气，腹裹大脓血，在肠胃之外。小甚为寒热，微小为消瘅。滑甚为㿗癃；微滑为虫毒蛕蝎腹热。涩甚为肠㿗；微涩为内溃，多下脓血。

肾脉急甚为骨癫疾；微急为沉厥奔豚，足不收，不得前后。缓甚为折脊；微缓为洞，洞者，食不化，下嗌还出。大甚为阴痿；微大为石水，起脐以下至小腹腄腄然，上至胃脘，死不治。小甚为洞泄；微小为消瘅。滑甚为癃㿗，微滑为骨痿，坐不能起，起则目无所见。涩甚为大痈；微涩为不月沉痔。

咱们常说“五脏六腑皆能令人咳”，痹证也一样，除了“行痹”“痛痹”“着痹”，还有这里提到的“五脏痹”。痹证跟咳嗽一样，可以从脏腑去找原因，从脏腑去治疗。

诊脉的部分，我没有太多的实践，这一块就留给大家在临床中慢慢去体会。毛主席说：“中国医药学是一个伟大的宝库。”人的一生精力有限，我就从库房里拿我需要的东西，不需要的就不拿了。

黄帝曰：病之六变者，刺之奈何？

岐伯答曰：诸急者多寒；缓者多热；大者多气少血；小者血气皆少；滑者阳气盛，微有热；涩者多血少气，微有寒。是故刺急者，深内而久留之。刺缓者，浅内而疾发针，以去其热。

整部《灵枢》基本都是在讲“刺之奈何”，前面都是理论铺垫。

这段“浅内而疾发针，以去其热”是对前文“刺诸热者，如以手探汤”的注释。

刺大者，微泻其气，无出其血。刺滑者，疾发针而浅内之，以泻其阳气而去其热。刺涩者，必中其脉。

脉“滑”一般是有热，要用泻法。相对于滑脉的涩脉，古人形容如“轻刀刮竹”，这种感觉大家用美工刀刮一次筷子就能体会。很多人说，一辈子没摸过涩脉，那是感觉不够灵敏。别看我不诊脉，但我能摸出来。要注意！这里也强调刺脉。

随其逆顺而久留之，必先按而循之。已发针，疾按其痏，无令其血出，以和其脉。

这里看似是为迎随补泻提供了依据，但是，我认为是说血流的方向，而不是补泻手法。

“痏”指小的疤痕。过去的钢材不够好，针具不能锻造得太细，细了容易断。所以，直径肯定超过 1.0mm，这样的针就容易留疤。现在的针具就有些过于细了，我还得专门去买 0.8mm 粗的针。

诸小者，阴阳形气俱不足，勿取以针，而调以甘药也。

有些人，不适合扎针。但要注意，过去的针具特别粗，现在不一样了。

“甘”的字义，是舌头在口腔中松弛、放平的样子。中医常说“甘淡渗利”，“甘”与“淡”是相似的味道。如果吃到辣椒，舌头肯定不能保持这个放松的状态。《终始》篇里有说“如是者，可将以甘药，不可饮以至剂。”“至”字的甲骨文是一支箭插在地上，表示到达了极致、极端。“至剂”就是药性特别猛烈的药，相对的“甘药”就是药性柔和的药物。

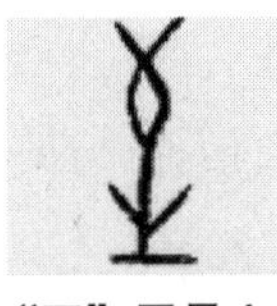

“至”甲骨文

黄帝曰：余闻五脏六腑之气，荥腧所入为合，令何道从入，入安连过，愿闻其故？岐伯答曰：此阳脉之别入于内，属于府者也。黄帝曰：荥输与合，各有名乎？岐伯曰：荥输治外经，合治内府。黄帝曰：治内府奈何？岐伯曰：取之于合。黄帝曰：合各有名乎？岐伯答曰：胃合于三里，大肠合入于巨虚上廉；小肠合入于巨虚下廉；三焦合入于委阳；膀胱合入于委中央；胆合入于阳陵泉。黄帝曰：取之奈何？岐伯答曰：取之三里者，低跗；取之巨虚者，举足；取之委阳者，屈伸而索之；委中者，屈而取之；阳陵泉者，正竖膝予之齐，下至委阳之阳取之；取诸外经者，揄申而从之。

这里“下合穴”的问题在前面讲得都很清楚了。但是，有一个地方要注意，阳陵泉的定位在“委阳之阳”，委阳的外侧，就是膝阳关的位置。所以，现在教材里的“阳陵泉”不能等同于《内经》里的“阳陵泉”。

黄帝曰：愿闻六腑之病？岐伯答曰：面热者，足阳明病；鱼络血者，手阳明病；两跗之上脉坚若陷者，足阳明病，此胃脉也。

要注意！此处用的称呼是“胃脉”，后来说“胃经”那是错误的叫法。

大肠病者，肠中切痛，而鸣濯濯，冬日重感于寒即泄，当脐而痛，不能久立，与胃同候，取巨虚上廉。

受寒后腹痛泄泻的经历，大部分人都有过，根本原因还是阳气不足。至于“巨虚上廉”应该就是现在说的“上巨虚”。

胃病者，腹䐜胀，胃脘当心而痛，上支两胁，膈咽不通，食饮不下，取之三里也。

过去，胃痛和心口痛常常容易混淆。

小肠病者，小腹痛，腰脊控睾而痛，时窘之后，当耳前热，若寒甚，若独肩上热甚，及手小指次指之间热，若脉陷者，此其候也。手太阳病也，取之巨虚下廉。

三焦病者，腹胀气满，小腹尤坚，不得小便，窘急，溢则为水，留即为胀，候在足太阳之外大络，大络在太阳、少阳之间，亦见于脉，取委阳。

读完这段，能感受到三焦并不是上、中、下三焦，而是一个脏器。我之前说它类似于男性前列腺，其实也不准确，更像是膀胱的括约肌。我估计古人没有明确地认识到括约肌的功能。

这里出现了“络”，要注意，在西汉早期马王堆出土的帛书中，经脉之间没有联系。“络”的概念应该是更晚出现的，所以这篇文章应该晚于那个时期。

膀胱病者，小腹偏肿而痛，以手按之，即欲小便而不得，肩上热若脉陷，及足小指外廉及胫踝后皆热，若脉陷，取委中。

胆病者，善太息，口苦，呕宿汁，心下澹澹，恐人将捕之，嗌中吩吩然，数唾，在足少阳之本末，亦视其脉之陷下者，灸之，其寒热者取阳陵泉。

读完这几段，想谈一谈“经络”。“经络”的本质其实就是体表与体表的联系，以及体表与内脏的联系。这个定义是真理，其他的解释都得存疑。

就像“落枕取后溪”，扎上针再配合捻转，见效特别快，有的病人高兴地能跳起来。但是，并不是每个病人的疗效都理想，落枕穴也一样。如果再配合局部取穴，那疗效基本上能达到上工“十全九”的标准。实际上呢，只是扎局部，就足够了。落枕取后溪，这是体表与体表的联系。

体表与内脏的联系，就像中脘、足三里治胃病。包括现代医学也发现，心绞痛的病人会表现为肩膀痛，但他们只是作为辅助诊断，不像中医会用这些部位来做治疗。

黄帝曰：刺之有道乎？岐伯答曰：刺此者，必中气穴，无中肉节。中气穴则针游于巷，中肉节即皮肤痛，补泻反则病益笃。中筋则筋缓，邪气不出，与其真相搏，乱而不去，反还内著。用针不审，以顺为逆也。

“游”原作“染”，后有校语“一作游”。丹波元简解释“中气穴，则针游于巷”说：“作‘游’为是”。关于丹波元简这位日本医家，通过考据，他其实是刘邦的后代，当时的日本人以祖先是中国人为荣。

“巷”的本意是房屋，大家可以查《汉语大词典》，这套书是当时周恩来总理特批的项目，编写得特别好，一定要看。可是，我们现在绝大多数的词典都将“万人空巷”中的“巷”字错误地解释成了胡同。孔子说他的弟子——颜回“居陋巷”，颜回家里几十亩地，能是在胡同里吃喝的胡同串子？

杨上善解释成“街巷”还算不错，最可笑的是，现在人把这句当成研究“针刺感传”的理论依据。

原本作者写得很清楚，传到唐代变成了“街巷”，含义有了差别，但问题还不算太大。结果，到现代居然理解成“针刺感传”，而且还以此为理论基础再去研究“针刺感传”。

“中气穴，则针游于巷”这句话其实是一句互文，说成“中气穴，则针游于穴”也对，这是为了语言的美感。就像咱们常说的“房前屋后”，为什么不说“房前房后”？是一样的道理。《素问·气穴论》里黄帝说“气穴之处，游针之居”，这也是互文，“居”和“巷”都是一个意思。这么简单的道理，很多研究《内经》的人居然不懂，让我想起了我的哲学老师说：“这是时代之衰啊！”

根结第五

“根结”这两个字一定要朴实地去理解，“根”就是树根，“结”就是结出的果实。果实长不好，除了阳光、虫害的因素，果树的根部多数都有问题，浇水、施肥、杂草都在根部，人体也一样，治病要从根上找病因，这就是“援物比类”，不要神秘化。

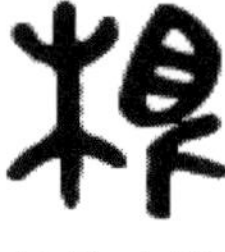

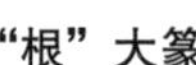
“根”大篆

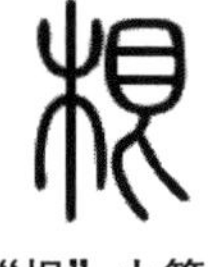
“根”小篆

《说文解字》：“根，木株也。从木艮声。”

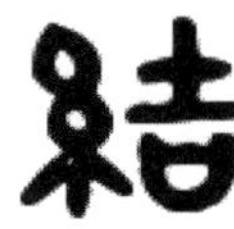
“结”大篆

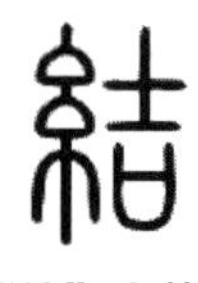
“结”小篆

结：系（jì），将绳索等条状物打成的疙瘩：～网。～绳。

《易·系辞下》：“上古结绳而治，后世圣人易之以书契，百官以治，万民以察，盖取诸《夬》。”

“今疾已结，促去可得与家相见，五日卒。”——陈寿《三国志》

岐伯曰：天地相感，寒暖相移，阴阳之道，孰少孰多，阴道偶而阳道奇。发于春夏，阴气少而阳气多，阴阳不调，何补何泻？发于秋冬，阳气少而阴气多，阴气盛而阳气衰，故茎叶枯槁，湿雨下归，阴阳相移，何泻何补？奇邪离经，不可胜数，不知根结，

这段话实际在讲气候，春夏“阳气多”，秋冬“阳气少”。咱们常说的“春夏养阳，秋冬养阴”是说反了吧，春夏应该养阴，秋冬应该养阳。接着用植物来比喻人体。

五脏六腑，折关败枢，开阖而走，

这里要注意，常说的关、阖、枢是生理状态，这里说的是病理。“折关”就是关门的横木被折断了，“败枢”门轴也腐烂了，门自然关不上，所以“开阖而走”，门扇也就坏了。

张介宾说开、阖、枢，是因为他那个时期能看到的文献有限，他看到的就是“太阳为开”，只能那么去解释。但是，现在看到《太素》的版本，就知道“太阳为关”。

阴阳大失，不可复取。

而一旦“折关”“败枢”，这就没法逆转了。

九针之玄，要在终始；故能知终始，一言而毕，不知终始，针道咸绝。

《内经》里有不少类似的话，我认为都是各个流派在强调自己的见解。

太阳根于至阴，结于命门。命门者，目也。

如果把“太阳”比作一棵大树，它的根是“至阴”，两个眼睛是结的果实，这都是农业的思维。作者怕人误会，特意强调了这里的“命门”是眼睛。

阳明根于厉兑，结于颡大。颡大者，钳耳也。

基本上，“根”对应的都是井穴，跟五输穴是一个思维。一个用树比喻，另一个用河流比喻。

少阳根于窍阴，结于窗笼。窗笼者，耳中也。

太阳、阳明、少阳的“果实”都“结”在头面部。

太阳为开（胥注：“开”应为“关”），阳明为阖，少阳为枢，故开（胥注：“开”应为“关”）折则肉节渎而暴病起矣，故暴病者取之太阳，视有余不足，渎者皮肉宛膲而弱也。

又出现了“太阳为开”，阖、枢都是名词，开是动词，在体例上也明显不对；文中“开折”一词也难解释，所以此处肯定错了。根据《太素》和宋代林亿校正的《黄帝内经》，应该是“关阖枢”。

阖折则气无所止息而痿疾起矣，故痿疾者取之阳明，视有余不足，无所止息者，真气稽留，邪气居之也，枢折即骨繇而不安于地。故骨繇者取之少阳，视有余不足，骨繇者节缓而不收也，所谓骨繇者摇故也，当穷其本也。

太阴根于隐白，结于太仓。少阴根于涌泉，结于廉泉。厥阴根于大敦，结于玉英，络于膻中。太阴为开（胥注：“开”应为“关”），厥阴为阖，少阴为枢。故开（胥注：“开”应为“关”）折则仓廪无所输膈洞，膈洞者取之太阴，视有余不足，故开（胥注：“开”应为“关”）折者气不足而生病也，阖折即气驰而喜悲，悲者取之厥阴，视有余不足。枢折则脉有所结而不通，不通者，取之少阴，视有余不足，有结者皆取之。

足太阳根于至阴，溜于京骨，注于昆仑，入于天柱、飞扬也。足少阳根于窍阴，溜于丘墟，注于阳辅，入于天容、光明也。足阳明根于厉兑，溜于冲阳，注入下陵，入于人迎、丰隆也。手太阳根于少泽，溜于阳谷，注于小海，入于天窗、支正也。手少阳根于关冲，溜于阳池，注于支沟，入于天牖、外关也，手阳明根于商阳，溜于合谷，注于阳谿，入于扶突、偏历也。此所谓十二经者，盛络皆当取之。

这几段体例基本与前文一致，无须多讲。

一日一夜五十营，以营五脏之精，不应数者，名曰狂生。所谓五十营者，五脏皆受气，持其脉口，数其至也。五十动而不一代者，五脏皆受气；四十动一代者，一脏无气；三十动一代者，二脏无气；二十动一代者，三脏无气；十动一代者，四脏无气；不满十动一代者，五脏无气，予之短期，要在终始，所谓五十动而不一代者，以为常也。以知五脏之期，予知短期者，乍数乍疏也。

我认为这一段难以跟临床结合，所以不做深究。

黄帝曰：逆顺五体者，言人骨节之小大，肉之坚脆，皮之厚薄，血之清浊，气之滑涩，脉之长短，血之多少，经络之数，余已知之矣，此皆布衣匹夫之士也。

这一整段十分重要，说的是人之间的差异。不同的人，针刺刺激量差别会很大。一般来说，南方人比较敏感，刺激量要小。我有一个病人，是南方人，在一个著名剧组的美工组管服装。他就特别敏感，来的时候跟我说，他晕过针，当时血压降到了零，被抢救了过来。给他扎针的时候，蜻蜓点水一样拿针点一下，意思到了就行。第二周他再来的时候对我说，从来没睡得这么好过。这么轻的刺激量对他来说却是最合适的。当然，北方人里也有敏感的。一般说来，如果病人能耐受，适度地用粗针强刺激，效果会好得多。

进针的时候，要是遇上长期暴晒、劳作的北方农民，可能扎了半天针还没进去，因为他们脖子上的皮肤跟牛皮一样，又厚又松弛。而有些南方的小姑娘，给她们扎针跟扎豆腐一样。人和人之间的差别特别大。

夫王公大人，血食之君，身体柔脆，肌肉软弱，血气慓悍滑利，

咱们现代人，基本都缺乏运动，骨骼肌缺乏负荷，也算“血食之君”，得按照“王公大人”来对待。

“慓”是迅速，“悍”是有力度，是两个不同向度的词。

其刺之徐疾，浅深多少，可得同之乎？岐伯答曰：膏梁菽藿之味，何可同也？气滑则出疾，其气涩则出迟，气悍则针小而入浅，气涩则针大而入深，深则欲留，浅则欲疾。

“徐疾浅深”，这四个字就概括了针刺时控制刺激量的所有因素。

“气悍”就轻刺激，“气涩”就强刺激，还可以留针。留针也属于刺激的一种。但是，我认为通过手法的轻重缓急可以加强刺激，没有必要留针。

“气滑”“气悍”“气涩”不太好理解，我认为可能在说扎针的针感。

以此观之，刺布衣者，深以留之，刺大人者，微以徐之，此皆因气慓悍滑利也。

这段说的也是针刺刺激量的问题。用喝酒来比喻，就是有的人喝一杯就醉了，有的人得喝两斤白酒才迷糊。针刺的刺激量要因人而异。现在，针具做得很细，即使是现在用的粗针，也比过去的针要细得多，刺激量轻，基本上就是把病人当成“大人”对待。必要的时候还是要用更粗的针具。

黄帝曰：形气之逆顺奈何？岐伯曰：形气不足，病气有余，是邪胜也，急泻之。形气有余，病气不足，急补之。

“形气有余，病气不足”按照现代的看法，应该是好的表现才对，怎么还要补？

这里跟现代人的思维不一样，岐伯说的是，人的形体可以很小，但气一定要盛，如果形体很高大，但是气不足，就需要补了。

形气不足，病气不足，此阴阳气俱不足也，不可刺之，刺之则重不足，重不足则阴阳俱竭，血气皆尽，五脏空虚，筋骨髓枯，老者绝灭，壮者不复矣。

过去认为“阴阳气俱不足”的时候，不要扎针。这是指过去的针具。如果用现在的细针，扎针也不是不可以。

形气有余，病气有余，此谓阴阳俱有余也，急泻其邪，调其虚实。

这里的“病气”跟现在说的“病气”不是一个概念。就像是《内经》里说的“正气存内，邪不可干”的“正气”跟现在的“正气”也不是一个概念，“正气存内，邪不可干”其实是在讲观想。

故曰：有余者泻之，不足者补之，此之谓也。

不同的语境，含义也不一样，这段说的就不是脉了。

故曰：刺不知逆顺，真邪相搏。满而补之，则阴阳四溢，肠胃充郭，肝肺内䐜，阴阳相错。虚而泻之，则经脉空虚，血气竭枯，肠胃偃辟，皮肤薄著，毛腠夭膲，予之死期。故曰用针之要，在于知调，调阴与阳，精气乃光，合形与气，使神内藏。

这段话，把“用针之要，在于知调”这八个字记住就好。用针一定是在于“调”，不是一个病就找一组穴位来扎。当然，针对某个症状找穴位下针，这属于“术”的范畴，需要学，相对也好掌握。但是，整体在于“调”，看过我扎针的人就比较好理解，跟开药是完全不一样的观念。

“调阴阳”标准在于“精气乃光”，扎完针，病人有神采了才对。

故曰上工平气，中工乱经，下工绝气危生。

治疗在于“平气”，很多人气往下走，气就“合”了。所以，足三里可以多用。

“乱经”不好理解。过去说，“乱套”，是拴牲口的绳套，拉车的马要是“乱套”了，车也走不了。“乱经”是不是可以这么理解，还得再琢磨。

下工治病“绝气危生”，社会上扎针出事的也不少。我一再强调要多看针刺意外的书，我就买了好几本。别给病人添乱，也别给自己找麻烦。

故曰下工不可不慎也。必审其五脏变化之病，五脉之应，经络之实虚，皮肤之柔粗，而后取之也。

《内经》里有“三脉”“五脉”的概念，这两个词可能在那个时代，一说都知道，是通行的概念，但是现在找不到解释了。

《内经》中出现了“经络”的地方大概有一百处，大部分是经脉和络脉的简称，有的就是“经脉”错写成“经络”，还有的是“经”络于某处，“络”作动词。

寿夭刚柔第六

黄帝问于少师曰：余闻人之生也，有刚有柔，有弱有强，有短有长，有阴有阳，愿闻其方。

到这篇，岐伯不见了，大家可以去研究黄帝和每个不同人物之间的对话。

少师答曰：阴中有阴，阳中有阳，审知阴阳，刺之有方，得病所始，刺之有理，谨度病端，与时相应，内合于五脏六腑，外合于筋骨皮肤。是故内有阴阳，外亦有阴阳。

这不是单纯地从生理角度来写的，实际上，有点站在了哲学的层面。每个人的高矮胖瘦、性格都不一样，治疗的方法也不一样。

在内者，五脏为阴，六腑为阳；在外者，筋骨为阴，皮肤为阳。

脏藏精气而不泻，偏于阴；腑具有传化的功能，偏于阳；皮肤在外，偏于阳；筋骨在内，偏于阴。这都是很容易理解的阴阳属性问题，跟现代的认识基本一样，这篇文章应该是比较晚期成型的。

故曰，病在阴之阴者，刺阴之荥输；病在阳之阳者，刺阳之合；病在阳之阴者，刺阴之经；病在阴之阳者，刺络脉。故曰，病在阳者命曰风，病在阴者命曰痹，阴阳俱病命曰风痹。病有形而不痛者，阳之类也；无形而痛者，阴之类也。无形而痛者，其阳完而阴伤之也，急治其阴，无攻其阳；有形而不痛者，其阴完而阳伤之也，急治其阳，无攻其阴。阴阳俱动，乍有形，乍无形，加以烦心，命曰阴胜其阳，此谓不表不里，其形不久。

这段话偏于理论，总结起来就是，病在阳就治阳，病在阴就治阴。不同的流派强调的理论也不一样，真正临床治疗的时候，不能墨守成规。

黄帝问于伯高曰：余闻形气病之先后，外内之应奈何？

这里强调“形气”，现代医学恰好缺乏这部分的认识。咱们现在天天研究辨证，对这块也缺乏关注。完全从“形气”的角度来观察疾病，是一个更高的层面，视野完全不一样。

伯高答曰：风寒伤形，忧恐忿怒伤气。气伤脏，乃病脏；寒伤形，乃应形；风伤筋脉，筋脉乃应。此形气外内之相应也。

天寒的时候，北风再一吹，极端地“伤形”，耳朵都能冻掉。因为，耳朵循环不好，我建议大家尽量避免在耳部扎针、放血，一旦感染，很难控制，有的病人耳朵会因此直接萎缩。我一位朋友在原单位工作时，一位医生就因为在患者耳郭上针刺后感染，导致整个耳郭完全萎缩。

“气伤脏”也好理解，吵架的时候血压会升高，严重的还会发生猝死。

黄帝曰：刺之奈何？伯高答曰：病九日者，三刺而已。病一月者，十刺而已。多少远近，以此衰之。

这里的“三刺”“十刺”到底该怎么理解？是指针刺“三”和“十”一个部位？还是次数？

不清楚的地方，咱们就存疑。总之，这句话的意思理解成，病程短的病人，扎针刺激量要轻或者次数少，就行了。

久痹不去身者，视其血络，尽出其血。

《内经》里大量地提到了放血。不要看到“尽出其血”这四个字就抬杠、较劲，非得把血放光了，这是尽出其恶血的意思。咱们说“色变则止”，颜色变了，就别再放了。

黄帝曰：外内之病，难易之治奈何？伯高答曰：形先病而未入脏者，刺之半其日；脏先病而形乃应者，刺之倍其日。此外内难易之应也。

这句话不难懂，病还没入脏，就是“病浅”的时候，还在“分肉之间”，针刺的刺激量要轻，或者说次数少。

黄帝问于伯高曰：余闻形有缓急，气有盛衰，骨有大小，肉有坚脆，皮有厚薄，其以立寿夭奈何？伯高答曰：形与气相任则寿，不相任则夭。皮与肉相果则寿，不相果则夭。血气经络胜形则寿，不胜形则夭。

“气胜形”就相当于跑车，动力很强，但是车体很轻。但作为车来说，跑车容易出事故，寿命不一定长，但它的动力很具有代表性。

黄帝曰：何谓形之缓急？伯高答曰：形充而皮肤缓者则寿，形充而皮肤急者则夭。形充而脉坚大者顺也，形充而脉小以弱者气衰，衰则危矣。

通常认为，“皮肤缓”，也就是皮肤松弛是衰老的表现，可是齐白石老人，他的皮肉不是紧绷的，但他长寿。现在，健美的人都是皮肉紧绷，血管都能看见，就是这里说的“皮肤急者夭”。

现在，我们的审美也在全盘学西方。咱们庙里的将军相，就没有肚子是瘪的，如果按照西方“倒三角”的标准，这就是难看。西方人喜欢“倒三角”的身材，是审美标准不一样，西方人的身材有棱有角，穿西服就好看。过去的中国人不穿西服，审美标准也不一样。

若形充而颧不起者骨小，骨小则夭矣。形充而大肉䐃坚而有分者肉坚，肉坚则寿矣；形充而大肉无分理不坚者肉脆，肉脆则夭矣。

长寿的人，颧起、肉坚。什么是“肉坚”？“坚”常与“硬”组词，但“坚”的本义是牢不可破，真正牢不可破的肌肉是常站桩的人练出来松软又有力的肌肉，健美健身的人练出的肌肉不属于“坚”，而是脆。

此天之生命，所以立形定气而视寿夭者。必明乎此，立形定气，而后以临病人，决死生。黄帝曰：余闻寿夭，无以度之。伯高答曰：墙基卑，高不及其地者，不满三十而死；其有因加疾者，不及二十而死也。

这应该也是在说望诊，学明白了，再去诊断病人，可以判断生死。

黄帝曰：形气之相胜，以立寿夭奈何？伯高答曰：平人而气胜形者寿；病而形肉脱，气胜形者死，形胜气者危矣。

咱们一般人，要“气胜形”，常站桩的人气就盛，长寿。

我见过的一个肾癌老太太，右腿痛，被他儿子用轮椅推到我这儿。我一看这就是“形肉脱”，瘦得皮包骨了，我怀疑她可能是骨转移了，找我治病，当时我拒绝了这个病人。后来他儿子多次诚恳地求医，非得要扎，我就用毫针浅刺，也就是意思了一下。其实扎针倒也没事，主要是这老太太这么虚，万一赶巧了骨转移，出了问题说不清楚。没想到效果还不错，能站起来了，又让她去站桩。老太太和老头一起去学站桩，八十多岁的老人站了三个月的桩，结果长了十八斤肉，自己提着包出门旅游了。我都没想到，但这是真事，张亮一直记录这位患者的病程。

“气胜形者死”，说明这个时候气都脱了。

黄帝曰：余闻刺有三变，何谓三变？伯高答曰：有刺营者，有刺卫者，有刺寒痹之留经者。黄帝曰：刺三变者奈何？伯高答曰：刺营者出血，刺卫者出气，刺寒痹者内热。

常说的“卫气”“营血”，“卫行脉外”，脉外就是气；“营行脉中”，脉中就是血。“刺营出血，刺卫出气”，就好理解了。

黄帝曰：营卫寒痹之为病奈何？伯高答曰：营之生病也，寒热少气，血上下行。卫之生病也，气痛时来时去，怫忾贲响，风寒客于肠胃之中。寒痹之为病也，留而不去，时痛而皮不仁。

黄帝曰：刺寒痹内热奈何？伯高答曰：刺布衣者，以火焠之。刺大人者，以药熨之。

“以火焠之”，“火”是火针。

《说文解字·火部》：“焠，坚刀刃也。”过去打铁炼钢的时候，把敲打成型的白热化的钢片放进水中急速冷却，以大幅提高钢的硬度和韧性，现在叫作“淬火”。在这里比喻扎火针时的样子，火针和欧洲、中东地区的烙法接近。师怀堂老师的平头火针实质上就是烙法，可以去痦子。我的弟子李若现用火针治疗皮肤癌效果不错。

“熨”，过去的熨斗是一个金属的容器里面放上炭火，治病的话再加上药材。现在比较方便，把熨斗插上电，在身上垫上几条毯子，就可以熨了。可怕的是“火疗”，火在身上烧其实不是中医的疗法，“足疗”也一样不属于中医。还有“耳针”，那是法国人发明的，跟中医的“针灸”没有太大的关系。非得找“耳针”的渊源，就只有一个赤脚医生在杂志上发表过文章。我研究了耳针二十年，最后发现这个疗法不究竟，至于“不究竟”是什么意思，大家自己理解。

黄帝曰：药熨奈何？伯高曰：用淳酒二十升，蜀椒一升，干姜一斤，桂心一斤，凡四种，皆㕮咀，渍酒中。用绵絮一斤，细白布四丈，并内酒中。置酒马矢煴中，盖封涂，勿使泄。五日五夜，出布绵絮，曝干之，干复渍，以尽其汁。每渍必晬其日，乃出干。干，并用滓与绵絮，复布为复巾，长六七尺，为六七巾。则用之生桑炭炙巾，以熨寒痹所刺之处，令热入至于病所，寒复炙巾以熨之，三十遍而止。汗出，以巾拭身，亦三十遍而止。起步内中，无见风。每刺必熨，如此病已矣，此所谓内热也。

看到这一段，就知道为什么“布衣”用火针，“大人”用药熨。

做药熨需要的材料太花钱了，得多少粮食才能酿出二十斤酒来，更别说蜀椒、棉絮、白布了，一般的穷人家，也只能用火针。

官针第七

凡刺之要，官针最妙。

“官针”的含义很简单，就是官方制定的针刺标准，也就是“九针”。当时，可能还有别的针法，但除了“九针”以外，其他都不是官方的。

“朿”是“棘”“刺”的本字。

朿，甲骨文像一棵树上长满尖刺，有的甲骨文淡化树形，像棘（酸枣）。金文将甲骨文字形中的横“工”写成“冂”。当“朿”的“棘刺”本义消失后，金文再加一个“朿”另造“棘”代替，表示丛生的棘（酸枣）。

人工培育的家枣树比较高大，故写作“棗”。属于乔木，树干无刺，树枝上的刺也比较少。鲁迅的《秋夜》：“在我的后园，可以看见墙外有两株树，一株是枣树，还有一株也是枣树。”

《说文解字》：“棘，小枣丛生者。从并朿。”

在北方山区里生活过的朋友都有过酸枣树的刺扎手的体验，所以我们把事情难办叫作棘手。许多书将甲骨文解释为荆棘，其实荆棘并不是一种植物，荆棘是指荆和棘。棘与荆在野外常混生，因此就有荆棘丛生的说法。荆是荆条，无刺，棘是酸枣，有刺。荆棘丛生很容易阻塞道路，所以要“披荆斩棘”。

当“朿”作为单纯字件后，篆文 再加“刀” 另造“刺”。《说文解字》：“刺，君杀大夫曰刺。刺，直伤也。从刀，从朿，朿亦声。”

“凡刺之要”，说的是，针刺的关键是要选择官方制定的标准。

官，甲骨文作 ，由 （宀）和 （兵符）构成，表示放兵符的房屋。造字本义是藏有朝廷所授权印的军政要地，也就是政府机关。金文 、篆文 承续甲骨文字形。

《说文解字》：“官，吏，事君也。从宀，从𠂤。𠂤犹众也。此与师同意。”

“𠂤”是“師”的本字。𠂤，甲骨文作 ，是个象形字，像古代的兵符。有的甲骨文加“帀”写成会意字 ， 是兽尾制成的装饰，就像后来印纽上的丝绳。金文 和篆文 承续了甲骨文字形。

《说文解字》：“师，二千五百人为师。从帀，从𠂤。”

虎符是古代皇帝授予臣属兵权和调发军队的信物，又称“兵符”。一般用青铜做成老虎形状，分左右两半，有子母口可以相合。左符交给领兵在外的将帅，右符留在中央，由皇帝保存，只有两个虎符同时合并（叫作符合），持符者才能获得调兵遣将权。否则除非皇帝亲临现场调兵，兵士才能听令而动。虎符主要盛行于春秋战国、秦、汉时期，下面这枚虎符被称为秦代错金“杜虎符”。

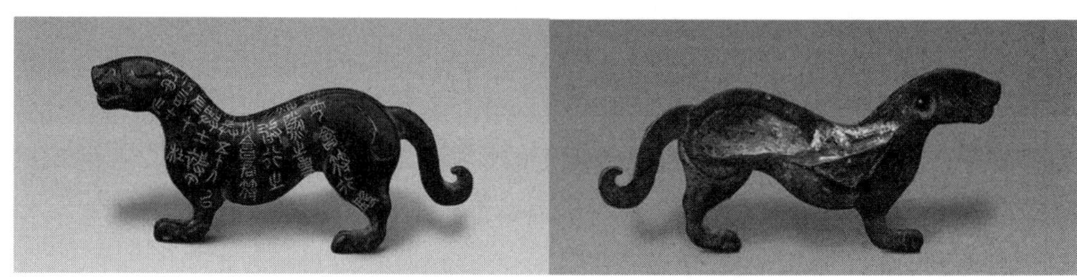

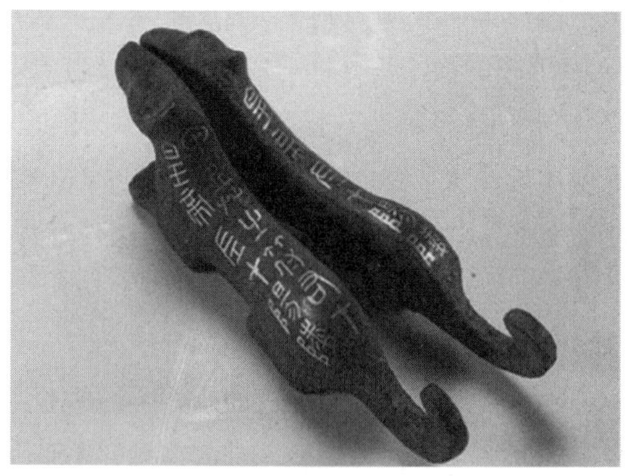

杜虎符

杜虎符为战国时期至秦朝的文物，也是迄今为止发现最早的兵符实物。1975 年出土陕西省西安市南郊北沈家桥村。虎符上有错金铭文 9 行共 40 字：“兵甲之符。右在君，左在杜。凡兴士被甲，用兵五十人以上，必会君符，乃敢行之。燔燧之事，虽毋会符，行殹。”字体为小篆，内容大意是：右半符掌握在国君手中，左半符在杜地军事长官手中，凡要调动 50 人以上的带甲兵士，杜地的左符就要与君王的右符相合，才能行动。但遇上烽火报警的紧急情况，不必会君王的右符。铭文反映出秦以“右”为尊，秦国的军权高度集中，凡征调 50 人以上的兵士必须经国君认可，也反映了虎符制度的严密。

两个虎符同时合并叫作“符合”。

九针之宜，各有所为，长短大小，各有所施。不得其用，病弗能移。病浅针深，内伤良肉，皮肤为痈。

九针各有不同的适应证。没掌握九针的功能，就治不好病。可以用梅花针治疗的皮肤病，就没必要深刺，扎深了还容易感染成痈。

病深针浅，病气不泻，反为大脓。

梨状肌综合征的病人和腰大肌、髂腰肌劳损的病人，病灶特别深，用现在的又细又短的毫针扎没有效果。至于病气郁在里面，容易化脓，我认为主要是古代消毒技术不行。

病小针大，气泻太甚，疾必为害。病大针小，气不泄泻，亦复为败。失针之宜，大者大泻，小者不移，已言其过，请言其所施。

咱们的俗话“杀鸡焉用牛刀”，没有必要用又粗又长的针具时，用了反倒会伤人。所以，“九针”的针具各不相同，就是为了对应不同的病情。这是针刺的基本原则，《内经》里反复地强调这一点。

病在皮肤无常处者，取以镵针于病所，肤白勿取。

病在皮肤的时候，用镵针。镵针类似于梅花针，刺不深。

通常病处的皮肤会发红，或者有其他颜色的变化。白色一般属于正常，就别用镵针了。

病在分肉间，取以员针于病所。

员针是圆头的针具，用来按摩的，作用的部位不深。至于“分肉间”的具体位置，我认为就是肉和肉之间的缝隙，“分肉”是指有“分理”的肉，肉之间有沟分隔所以叫作“分肉”。但是“分肉”这个概念一直有争议，可以再研究。

病在经络痼痹者，取以锋针。

锋针是用来放血的。

锋，篆文作，由（金，兵器）和（逢）。表示敌我短兵相接。

《说文解字》:“锋，兵耑也。本作铁鏠。省作锋。”意思是:“锋，兵器锐利的前端。本写作‘鏠’。省略式写作‘锋’。”

病在脉，气少当补之者，取以鍉针于井荥分输。

鍉针是“九针”中明确属于“补法”的针具，类似于古代的箭头。

病为大脓者，取以铍针。

出土的文物里有秦国军队使用的兵器——铍，外形就类似过去的铍针，两边都有刃，可以切开排脓，是中医的外科器具。

现代出土的秦代的“铍”上面没有一点锈斑，使用的是镀铬技术。看看，咱们在那个时期就已经能批量生产镀铬的兵器了，可见古人的技术是多么的不可思议。现代直到20世纪德国才发明这项技术，并申请了专利。

病痹气暴发者，取以员利针。

员利针的刺激强度比较大，用于急性发作的疾病。

“畀”是“痹”的本字。畀，金文作，像箭头上有中空部分，表示箭头储放毒药。古人在狩猎或战斗前，箭头沾上毒药，使中箭的猎物或敌人麻痹。当“畀”作为单纯字件后，金文再加“疒”另造“痹”字，表示因中毒箭而失去知觉。

《说文解字》:“痹，溼病也。从疒，畀声。”“溼”是“湿”的繁体字。

古人将一般中箭等外伤称为“疾”，一般比较轻浅，内脏得病称为“病”。

病痹气痛而不去者，取以毫针。

毫针，也就是咱们今天最常用的毫针。《内经》里面毫针适应证远远没有现在这么广泛。在公元前，北非、欧洲、亚洲、美洲、中东地区流行的都是放血疗法，也许用于放血的锋针的应用范围要比毫针大得多。

所以，毫针并不像现代认为的一样，什么病都可以用毫针来治。强调这一点，也是为了避免用毫针来解释《内经》里所有的针法，这是一个原则性的问题。

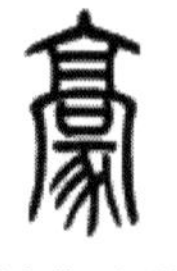

“毫”小篆

毫，是指细长而尖的毛。

“明足以察秋毫之末。”——《孟子·梁惠王上》

“锐思于毫芒之内。”——班固《答宾戏》

病在中者，取以长针。病水肿不能通关节者，取以大针。病在五脏固居者，取以锋针，泻于井荥分输，取以四时。

过去，有人说“大针”的字形与“火针”相似。单从文字上来说，这个说法似乎是有可能的。但是，从唐代的文献里就能看到，火针是可以与其他针具并用的，也就是说锋针也可以当火针用，历史上“火针”只一种使用方法，并不是指针具。

大，甲骨文作，像伸展四肢的成年人。金文、篆文承续甲骨文字形。

《说文解字》：“大，天大，地大，人亦大。故大象人形。古文才也。凡大之属皆从大。”

火，甲骨文字形作、，像火焰。“火”的外形与“山”接近。有的甲骨文简化了两侧的焰苗，字形与篆文的“山”更相似。

《说文解字》：“火，毁也。南方之行，炎而上。象形。凡火之属皆从火。”意思是：“火，可以烧毁一切的东西。五行之中，火代表南方，热而向上。字形像火。所有与火相关的字都采用‘火’作边旁。”

可见“大”与“火”的外形差别很大，不太容易混淆。“火”与“山”早期外形倒是很接近。

现在，能看见的“九针”模型图都是比较晚期出现的。所以“九针”的形状都是猜测，并不准确。

凡刺有九，以应九变。一曰输刺，输刺者，刺诸经荥输脏腧也；二曰远道刺，远道刺者，病在上，取之下，刺腑输也；三曰经刺，经刺者，刺大经之结络经分也；四曰络刺，络刺者，刺小络之血脉也；五曰分刺，分刺者，刺分肉之间也；六曰大泻刺，大泻刺者，刺大脓以铍针也；七曰毛刺，毛刺者，刺浮痹于皮肤也；八曰巨刺，巨刺者，左取右，右取左；九曰焠刺，焠刺者，刺燔针则取痹也。

针刺有九种不同的方法，以适应于治疗九种不同的病情。

·输刺

第一种叫作输刺。输刺，就是针刺十二经在四肢部位的荥穴和输穴以及背部的五脏腧穴。

·远道刺

第二种叫作远道刺。远道刺，就是病在人体上部的，而取用距离病所较远的腧穴。

·经刺

第三种叫作经刺。经刺，在《灵枢·刺节真邪》有详细的论述：“用针者，必先察其经络之实虚，切而循之，按而弹之，视其应动者，乃后取之而下之。六经调者，谓之不病，虽病，谓之自已也。一经上实下虚而不通者，此必有横络盛加于大经，令之不通，视而泻之，此所谓解结也。”

“经刺”就是针刺“横络盛加于大经”之处，这叫作“结络”，要用泻法。

·络刺

第四种叫作络刺。络刺，就是针刺充血的小络脉，当然是刺血。这里也可以看出“经络”的络脉就是血脉。

血，甲骨文作，在器皿中加符号。表示宰杀牲口时滴注在器皿里的血液，过去农村杀鸡常见此现象。

《说文解字》：“血，祭所荐牲血也。从皿，一象血形。凡血之属皆从血。”意思是：“血，祭祀时敬献给神灵的牲畜鲜血。依据‘皿’字而构造，字形中的‘一’，像器皿中装着鲜血。所有与血相关的字，都采用‘血’作边旁。”

鲁迅在《自题小像》中写道：“灵台无计逃神矢，风雨如磐暗故园；寄意寒星荃不察，我以我血荐轩辕。”

·分刺

第五种叫作分刺。分刺，就是针刺分肉间的空隙。

“八”是“分”的本字。八，甲骨文作，表示切分。当“八”的“切分”本义消失后，甲骨文再加“刀”另造“分”。金文、篆文承续甲骨文字形。《说文解字》：“分，别也。从八，从刀，刀以分别物也。”

·大泻刺

第六种叫作大泻刺。大泻刺，就是用铍针切开大的脓肿排脓。

·毛刺

第七种叫作毛刺。毛刺就是在皮肤上浅刺，用以治疗皮肤表层的痹证。

·巨刺

第八种叫作巨刺。巨刺就是表现在身体左侧的病证选取身体右侧的腧穴来进行针刺，反之亦然。

《素问·缪刺论》有“帝曰：愿闻缪刺，以左取右，以右取左奈何？其与巨刺何以别之？岐伯曰：邪客于经，左盛则右病，右盛则左病，亦有移易者，左痛未已而右脉先病，如此者，必巨刺之，必中其经，非络脉也。故络病者，其痛与经脉缪处，故命曰缪刺。”

说明巨刺还是针刺有邪气的部位。

巨，金文作，由（工）和（又）及（大）构成，表示工匠手持器具。

《说文解字》：“规巨也。从工，象手持之。榘，巨或从木、矢。矢者，其中正也。，古文巨。”意思是：“巨，常与圆规并用的矩尺。字形采用‘工’作边旁，像手持矩的样子。榘，这是‘巨’的异体字，字形采用‘巨、木、矢’会义；矢，表示中正。，是古文的‘巨’字。”

“巨”的金文，和“互”的篆文外形很相似，“巨”可能原本是“互”。

互，篆文亙是象形字，字形的上下两端像两个转柄一、一，中间像间绞织着两股麻线(是“丩”的变形，即“纠”，纽结)，表示在麻丝两端用竹柄反向旋转，使麻线交错扭结成绳索。我们小时候用稻草作绳子还有过类似的器械。

“巨刺者，左取右，右取左”如果换成“互刺者，左取右，右取左”就好解释了。

·焠刺

第九种叫作焠刺。焠刺，就是用烧热的针来治疗寒痹。

焠（cuì）：烧，灼。同“淬”。此外，“焠”，可以拆分为“火”和“卒”，还有将烧红的针具快速刺入的含义。这一点，经常使用火针的临床医师都深有体会。

这一段的内容很通俗，比较好理解，针灸教科书上的解释也基本正确。

凡刺有十二节，以应十二经。一曰偶刺，偶刺者，以手直心若背，直痛所，一刺前，一刺后，以治心痹，刺此者，傍针之也。二曰报刺，报刺者，刺痛无常处也，上下行者，直内无拔针，以左手随病所按之，乃出针复刺之也。三曰恢刺，恢刺者，直刺傍之，举之前后，恢筋急，以治筋痹也。四曰齐刺，齐刺者，直入一，傍入二，以治寒气小深者。或曰三刺，三刺者，治痹气小深者也。五曰扬刺，扬刺者，正内一，傍内四，而浮之，以治寒气之博大者也。六曰直针刺，直针刺者，引皮乃刺之，以治寒气之浅者也。七曰输刺，输刺者，直入直出，稀发针而深之，以治气盛而热者也。八曰短刺，短刺者，刺骨痹，稍摇而深之，致针骨所，以上下摩骨也。九曰浮刺，浮刺者，傍入而浮之，以治肌急而寒者也。十曰阴刺，阴刺者，左右卒刺之，以治寒厥，中寒厥，足踝后少阴也。十一曰傍针刺，傍针刺者，直刺傍刺各一，以治留痹久居者也。十二曰赞刺，赞刺者，直入直出，数发针而浅之出血，是谓治痈肿也。

针刺方法有十二种，以对应十二经。

·偶刺

第一种叫作偶刺。偶刺法，就是用手直对着胸前和背后，当痛处之所在，一针刺在前胸，一针刺在后背的针刺法，用来治疗心痹。针刺时必须靠近脊柱斜刺，以防伤及内脏。

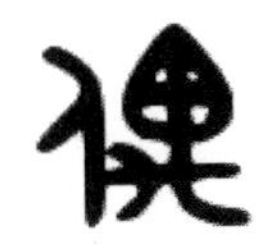

“偶”金文大篆

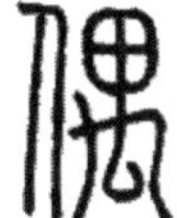

“偶”(《说文解字》)

偶，金文作，由(人)和(禺，木偶)及(内)构成，表示艺人藏身幕后，操控木偶。

《说文解字》：“偶，桐人也。从人，禺声。”

·报刺

第二种叫作报刺。报刺法，是用于治疗疼痛没有固定的部位，痛势上下游走不定的病证。针刺时，用右手在痛处直刺进针且不立即出针，再用左手随着疼痛的部位循按，等到按到新的痛处之后再将针拔出，并刺入新按到的疼痛部位。我临症常用类似针法，效率很高。

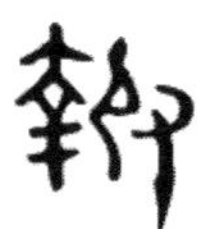

“报”金文

“报”金文大篆

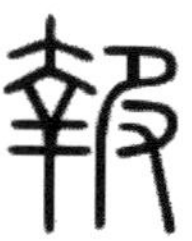

“报”小篆

“𠬝”是“報”的本字。𠬝，甲骨文作𠬝，由卩（人）和又（又）构成，表示抓人。金文報、篆文報加“幸”字。

“报”字有名词、动词等多种词性，意思为告知、报答、报效、报复、报告、回答、重复等。这里表示重复的意思。

·恢刺

第三种叫作恢刺。恢刺法，就是直刺在筋结上，然后在边上补刺一针，再将针提到皮下，向前后针刺，以恢复拘急的经筋，适用于治疗筋脉拘挛而致疼痛的筋痹。

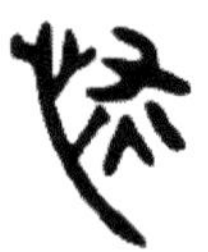

“恢”战国文字

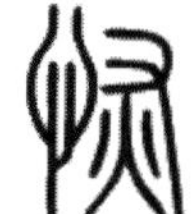

“恢”（《说文解字》）

“恢”字，篆文作恢，由忄（心）和灰（灰）构成，造字本义：激励恢复已丧失的斗志。“灰”，既是声旁也是形旁，表示撩拨即将熄灭的火堆使之复燃。

《说文解字》：“恢，大也。从心，灰声。”

·齐刺

第四种叫作齐刺。齐刺法，就是在病变部位的正中直刺一针，在其左右两旁又各刺一针的针刺法，用以治疗寒气稽留范围较小而部位又较深的痹证。这种针刺法，三针齐下，所以也有称它为三刺的。运用三刺，主要就是为了治疗寒痹之气范围小且部位深的那一类疾病的。

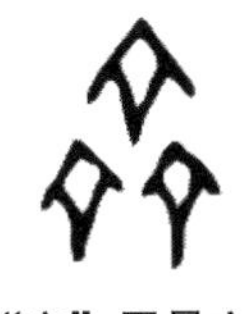
"齐"甲骨文

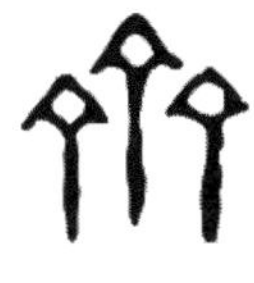
"齐"金文

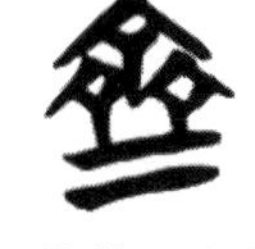
"齐"战国文字

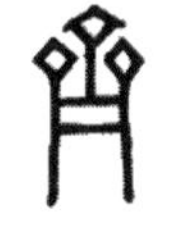
"齐"(《说文解字》)

"齐"的繁体字是"齊"，甲骨文作𠫔，像三颗种子同时发芽。

《说文解字》："齐，禾麦吐穗上平也。象形。凡亝之属皆从亝。"

·扬刺

第五种叫作扬刺。扬刺法，就是在病变部位的正中刺一针，再在四周散在地刺四针，且都用浅刺的针刺法，用以治疗寒气稽留面积较广而部位较浅的病证。

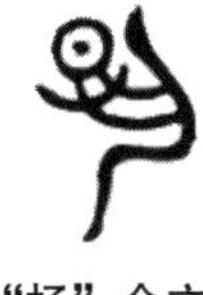
"扬"金文

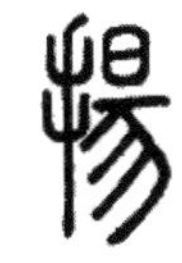
"扬"篆文

"扬"字的甲骨文作，由"日"和"下"构成，表示阳光照耀下。篆文作䬗，由(手)和昜(易)构成，表示高举在阳光下。

《说文解字》："扬，飞举也。从手，昜声。敭，古文扬。"

·直刺

第六种叫作直针刺。直针刺法，就是在针刺时将穴位处的皮肤提起，然后将针沿皮刺入，但不刺入肌肉的针刺法，用以治疗寒气稽留部位较浅的病证。

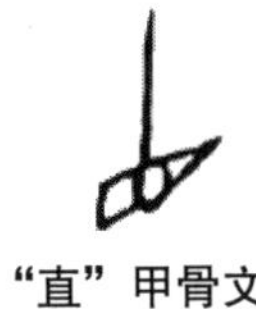
"直"甲骨文

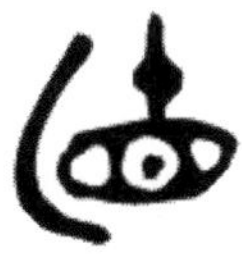
"直"金文

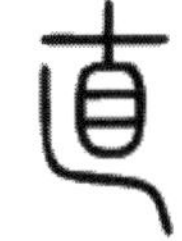
"直"(《说文解字》)

直，甲骨文作，是在眼睛上加直线，表示目光向正前方看。金文将短竖线写成"十"，并加一曲形。

《说文解字》："直，正见也。从乚，从十，从目。㮛，古文直。"

·输刺

第七种叫作输刺。输刺法，在操作时，进针和出针的动作都较快，直刺而入，直针而出，取穴较少且刺入较深，用以治疗气盛而有热的病证，主泻热。

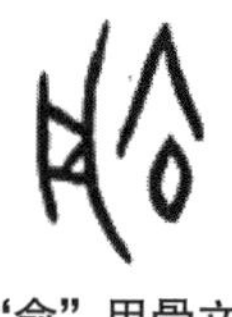
“俞”甲骨文

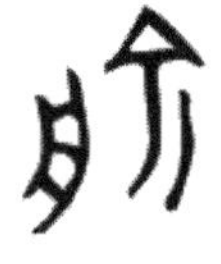
“俞”金文

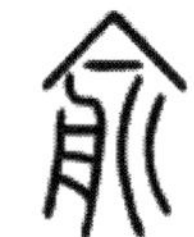
“俞”(《说文解字》)

俞，既是声旁也是形旁，表示用船运送。輸，诅楚文作輸，由車(车)和俞(俞，用船运送)构成，表示车船等运输工具。篆文輸与诅楚文字形相同。所以《内经》里面俞、输不分。

《说文解字》:“输，委输也。从车，俞声。”

· **短刺**

第八种叫作短刺。短刺法，适用于骨节浮肿，不能活动，局部发冷的骨痹病。进针时，要缓缓刺入，进针后，要稍稍摇动针体，再行深入，以使针尖达到骨的表面，再上下提插，以摩擦骨部。“短刺”中的“短”是接近的意思，一般要用长针。

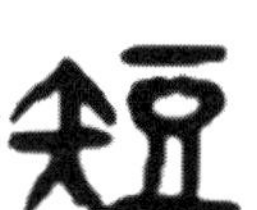
“短”战国文字

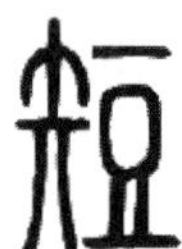
“短”(《说文解字》)

短，金文作短，由矢(矢)和豆(豆)构成，因为矢(箭)的长度都比较固定，所以以矢为标准衡量长短。矢和人体比较肯定显得短了许多，故表示“短”。

《说文解字》:“短，有所长短，以矢为正。从矢，豆声。”意思是:“短，当物体有长短区别时，就用箭只作标准进行测量。字形采用‘矢’作边旁，采用‘豆’作声旁。”

· **浮刺**

第九种叫作浮刺。浮刺法，就是从病所的旁边斜刺进针，浮浅地刺入肌表的针刺法，用以治疗肌肉挛急且属于寒性的病证。

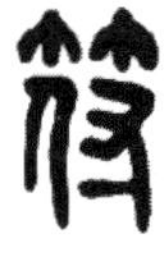
“符”金文

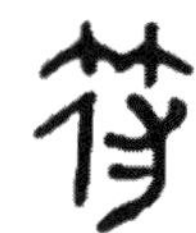
“符”战国文字

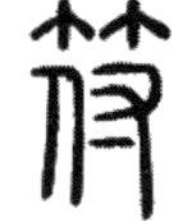
“符”(《说文解字》)

孚，既是声旁也是形旁，表示抓捕幼童。浮，金文作浮，由水(水)和孚(孚，手抓小孩头发)，表示抓住落水小孩的头发。古代船上没有救生衣，小孩儿落水后很危险，前些年我的老家还是如此。几年前我的一个亲戚在水库的小船上突然落水，我堂弟胥荣辉一把抓住捞了上来。

《说文解字》:“浮，氾也。从水，孚声。”意思是说“浮，漂游。字形采用‘水’作边旁，采用‘孚’作声旁。”

·阴刺

第十种叫作阴刺。阴刺法，就是左右并刺的针刺法，用以治疗阴寒内盛的寒厥证。因为寒厥证和足少阴有关，所以患了寒厥证，就必须取用足内踝后方进行治疗。“阴刺”就是“刺阴”，是刺“足踝后少阴”的意思。

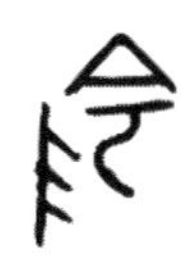

“阴”金文

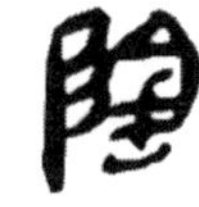

“阴”战国文字

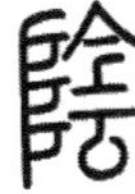

“阴”(《说文解字》)

“阴”字的金文作，由（阜）和（侌，多云）构成，表示山脉缺少阳光的北坡。篆文将金文字形中的写成，将金文字形中的写成。

《说文解字》:“陰，闇也。水之南、山之北也。从阜，侌声。”意思是:“阴，昏暗。指河川南面、山岭北面。采用‘阜’作边旁，‘侌’作声旁。”

·傍针刺

第十一种叫作傍针刺。傍针刺法，就是在病所直刺一针，再在其旁边刺一针的针刺法，用以治疗邪气久居不散的留痹证。

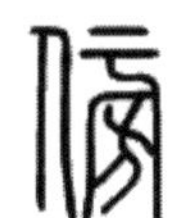

“傍”(《说文解字》)

傍，篆文作，由（人）和（旁）构成，意思是依附别人。

《说文解字》:“傍，近也。从人，声。”

·赞刺

第十二种叫作赞刺。赞刺法，其进针和出针的动作都较快，在患处快而浅地直刺几针，目的就在于使其出血以泄散局部的郁，这也是消散痈肿的一种针刺法。

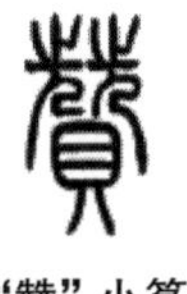

“赞”小篆

赞，篆文作，由两个（先，走到别人前面）和（贝，财礼）构成，表示人们纷纷带着财礼进见。

《说文解字》：“赞，见也。从贝，从兟。”

这一段的内容十分重要，现在叫作“十二刺”，主要是强调不同的病要用不同的针法，但内容比较好理解。

重点提一下“八曰短刺，短刺者，刺骨痹，稍摇而深之，致针骨所，以上下摩骨也。”这句话说的是我用来治疗腰椎间盘突出症和股骨头坏死的方法。

有了临床经验以后，看到这句对扎针层次和感觉描述的话，就觉得特别真切！我给股骨头坏死的病人扎针的时候，为了把深部粘连严重的筋结松解开，要用粗针扎到骨膜上。扎到这个深度，许多时候不“稍摇”，针是扎不进去的。有时个别跟诊的女学生甚至拔不出针来。

不客气地说，把临床跟《内经》里的这些针法对应上，我认为就理解《内经》了。再加上现代的生理学和解剖知识，肯定比古人治得好，一定要有这样的自信。

脉之所居，深不见者，刺之微内针而久留之，以致其空脉气也。

这里的“脉”应该是指经脉，因为后面提示了它“深不见”。经脉不可见，只是因为它所在的位置比较深，并不是说它是无形的。

这还有我之前提到过的针法，把针扎进脉里留针，就像静脉输液一样。

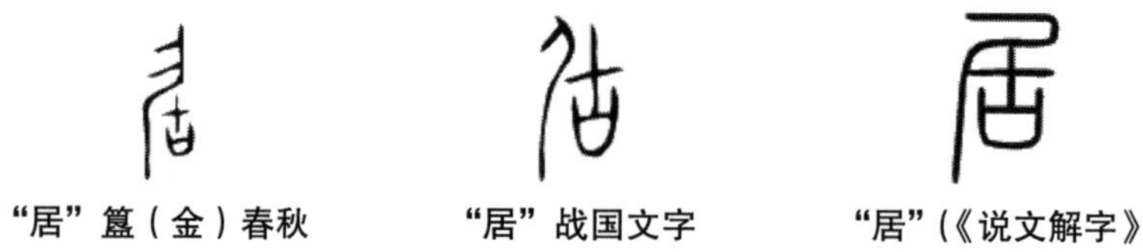

“居”簋（金）春秋　　**“居”战国文字**　　**“居”（《说文解字》）**

关于“居”的来源，甲骨文假借“育”代替“居”。育，甲骨文作，由（人）和（倒写的“子”）构成，表示妇女在家分娩，生孩子顺产的话，一般孩子的头都朝下出生。

“居”，金文，由（宀）和（立）构成，表示居家。有的金文承续甲骨文字形，假借“育”代替“居”。篆文承续金文字形。

《说文解字》：“居，蹲也。从尸古者，居从古。踞，俗居从足。”

脉浅者勿刺，按绝其脉乃刺之，无令精出，独出其邪气耳。所谓三刺则谷气出者，先浅刺绝皮，以出阳邪；再刺则阴邪出者，少益深，绝皮致肌肉，未入分肉间也；已入分肉之间，则谷气出。

“脉”在浅表时不能扎针，扎针的时候需要“按绝其脉”，就像绑止血带一样，令邪气外出。古人到底扎的是什么位置，这还需要研究，也值得研究。

这一段就和《九针十二原》里“故针陷脉则邪气出，针中脉则浊气出，针太深则邪气反沉”联系起来了，不过前文这句有脱简，在“针中脉”和“针太深”之间应该还有一个层次，使“谷气出”。

我们现在看到的《灵枢》基本上都是简体字，很难想到“谷气”原本是“穀氣”。

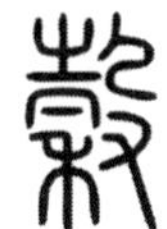

“谷”(《说文解字》)

《说文解字》：“续也。百谷之緫名。从禾声。古禄切。”

《说文解字注》：“(谷)此篆体依五经文字木部正。续也。谷与粟同义。引伸为善也。释诂、毛传皆曰。谷、善也。又大雅传曰。谷、禄也。百谷之总名也。周礼太宰言九谷。郑云。黍、稷、稻、粱、麻、大小豆、小麦、苽也。膳夫。食用六谷。先郑云。稌、黍、稷、粱、麦、苽也。疾医言五谷。郑曰。麻、黍、稷、麦、豆也。诗、书言百谷。种类繁多。约举兼晐之词也。惟禾黍为嘉谷。李善引薛君韩诗章句曰。谷类非一。故言百也。从禾。声。者、今之壳字。谷必有稃甲。此以形声包会意也。古禄切。三部。”

谷，繁体字作“穀”，本意是五谷。

《逸周书·文傅》：“土可犯，材可蓄，润溼不穀，树之竹，苇、莞、蒲。”穀，《汲冢周书》作“谷”。

《史记·卷五十五·留侯世家》：“留侯性多病，即道引不食谷。”

这段话很有意思，甚至和《黄帝内经》的“导引行气”有关，可见当时上层社会流行导引行气功法。公元前204年张良入关中之后，“高帝西都关中……留侯从入关。留侯性多病，即道引不食谷，杜门不出岁余”。张良因为身体不好，自己在家修炼却谷食气导引，连续一年多闭门不出。当然可能有政治原因，但他在家练功也是事实。

谷，从五谷又引申出几种其他含义如下。

①俸禄,《孟子·滕文公上》：“经界不正，井地不钧，谷禄不平。”

②养育,《战国策·齐策六》：“乃布令求百姓之饥寒者收谷之。”三国 魏 曹植《赏罚令》：“谷千驽马，不如养一骥。”

③生存、生长,《诗经·王风·大车》：“谷则异室，死则同穴。”《后汉书·卷五十九·张衡传》：“发昔梦于木禾兮，谷昆仑之高冈。”

④美善的,《诗经·陈风·东门之枌》：“谷旦于差，南方之原。”《管子·禁藏》：

“气情不营，则耳目谷，衣食足。”

故《刺法》曰：始刺浅之，以逐邪气，而来血气，后刺深之，以致阴气之邪，最后刺极深之，以下谷气。此之谓也。

“阴气之邪”对应着《九针十二原》里的“浊气”，刚好三个层次。如果《九针十二原》没有脱简，应该是能对应上的。

故用针者，不知年之所加，气之盛衰，虚实之所起，不可以为工也。

这一句很重要，见到一个病人，得扎多少针？得扎多深？刺激量得多大？要想清楚这些问题，是很难的。

我有时候对病人的情况了解得不充分，也容易扎得过重。有一次，我老乡的夫人来找我扎针，扎完针过了一会儿，胸口就开始难受，揉了揉又转移到了腹部。后来才知道，她刚从欧洲坐飞机回来，如果提前知道了，我就不会扎得这么重。

还有一次，给腰痛的病人扎针，扎完效果很好。跟诊的弟子李景利看到我扎针的刺激量说，如果他来扎针，只会用我十分之一的刺激量。我使用的刺激量远远超出了他的想象。

凡刺有五，以应五脏。一曰半刺，半刺者，浅内而疾发针，无针伤肉，如拔毛状，以取皮气，此肺之应也。

“五”是为了对应“五脏”，里面有牵强的成分。

· 半刺

我现在扎针基本上属于“半刺”，扎得特别快，动作就像给鸡拔毛一样。“半刺”的意思是针刺深度为常规针刺的一半，所以针刺的速度很快。

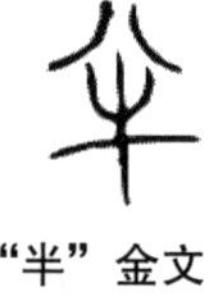
“半”金文

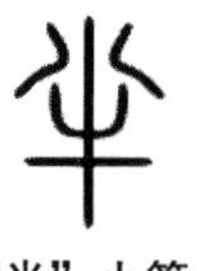
“半”小篆

半，金文作，由**八**（分）和**牛**（牛）构成，表示将宰杀的牛分解成两部分。

《说文解字》：“半，物中分也。从八，从牛。牛为大物，可以分也。凡半之属皆从半。”意思是：“半，物体平分所得的部分。字形采用‘八、牛’会义。牛是大物，因此可以分割。所有与‘半’相关的字，都采用‘半’作边旁。”

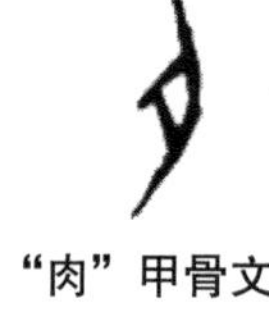
“肉”甲骨文

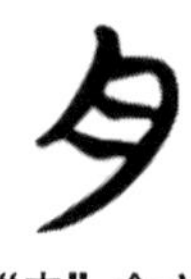
“肉”金文

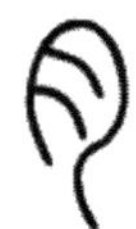
“肉”（《说文解字》）

肉，甲骨文作，是指事字，字形在“刀”的刀刃和刀背之间加一短竖指事符号，表示刀正在切割的东西。

《说文解字》：“肉，胾肉。象形。凡肉之属皆从肉。”意思是：“肉，大块肉。字形像兽肉。所有与肉相关的字，都采用‘肉’作边旁。”

二曰豹文刺，豹文刺者，左右前后针之，中脉为故，以取经络之血者，此心之应也。

·豹文刺

这个刺法，也是要求“中脉”，“中”读 zhòng，意思是要扎到脉管里，为了“取经络之血”，也就是放血。《九针十二原》里说了“针中脉则浊气出”，无形之气是卫气，有形的浊气就是营血，血就是“浊气”。

三曰关刺，关刺者，直刺左右尽筋上，以取筋痹，慎无出血，此肝之应也，或曰渊刺，一曰岂刺。

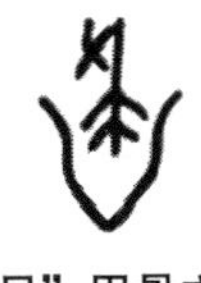
“尽”甲骨文

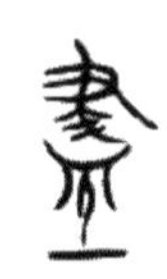
“尽”金文

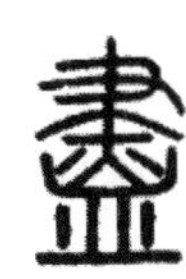
“尽”(《说文解字》)

·关刺

尽，繁体字写作“盡”，甲骨文作、，由“皿”“又”（手）二字加上刷洗器皿的刷子构成，表示器皿里面的饭菜等已经吃干净。

“尽筋”是筋的尽头，类似韧带的位置，这些部位针刺尽量不要出血，否则影响运动。

四曰合谷刺，合谷刺者，左右鸡足，针于分肉之间，以取肌痹，此脾之应也。

·合谷刺

“合谷刺”繁体字也是“合谷刺”，非“合穀”。

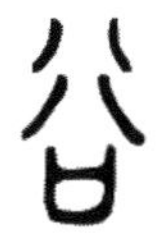
“谷”甲骨文

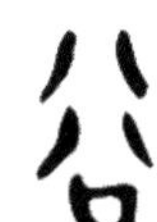
“谷”金文

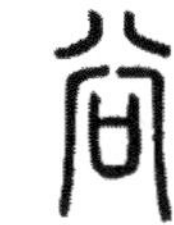
“谷”(《说文解字》)

甲骨文之，上像水形，下从口比拟水流的出口，像水流之形。二者结合成，表示水流的通道。

扎在肉间，治疗肌痹，“脾主肌肉”，就与脾相应。

五曰输刺，输刺者，直入直出，深内之至骨，以取骨痹，此肾之应也。

·输刺

细看“输刺”，类似前文的“短刺”，同样一种针法，不同的名字。深刺到骨，治疗骨痹，“肾主骨”，与肾相应。

现在很多人研究肾脏与骨骼的关系，这种思路本身就是错的。就算有关系，那也是现代医学的理论，跟中医没关系。中医的“肾”和现代医学的“肾”本来就不是一回事。中西医本来就是两个不相关的体系，不要牵强附会。

本神第八

《灵枢》也好，《素问》也好，都一直在强调“神”。“神”的本义与闪电有关，中国人的“神”泛指超出他们理解的现象，不像西方的神那么神秘。包括中国人说“天”也是一样，主要是指自然规律，跟西方的上帝是完全不同的概念。《中国宗教》编辑张雪梅到北大教授楼宇烈老师寓所采访时，我陪同一起前往，楼老说中国的“神”与西方的“神”是完全不一样的。这次采访的文章发表在 2012 年第七期《中国宗教》，题目是《楼宇烈说人文宗教》，非常值得一读。

黄帝问于岐伯曰：凡刺之法，先必本于神。血、脉、营、气、精神，此五脏之所藏也。至其淫泆离藏则精失、魂魄飞扬、志意恍乱、智虑去身者，何因而然乎？天之罪与？人之过乎？何谓德、气、生、精、神、魂、魄、心、意、志、思、智、虑？请问其故。

神被古人分成了德、气、生、精、神、魂、魄等。这里面似乎有印度文化的影子，印度把神分得比咱们更细。赵朴初先生说过，假如把佛教的词汇从中文里都抽出去，咱们话都会说不全。

岐伯答曰：天之在我者德也，地之在我者气也，德流气薄而生者也。故生之来谓之精，两精相搏谓之神，随神往来者谓之魂，并精而出入者谓之魄，所以任物者谓之心，心有所忆谓之意，意之所存谓之志，因志而存变谓之思，因思而远慕谓之虑，因虑而处物谓之智。

这段话又在讲天、地、人事。中国的文化一直告诉我们，人是活在天地之间，是天地赋予了我们生命，不像西方的观念——人是世界的主宰。所以，像水库、核电站这些需要牺牲自然环境的科技都是西方人发明的。中国古人修了都江堰，没有把水流截断，也不破坏环境，到今天为止，都江堰仍然在发挥作用。这就是东西方思维的差别。

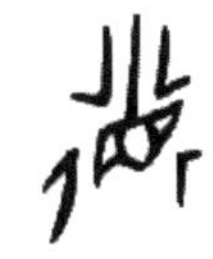
“德”甲骨文

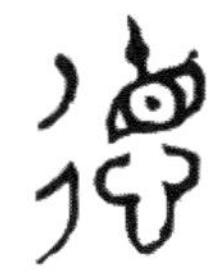
“德”金文

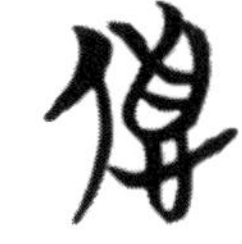
“德”战国文字

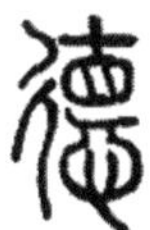
“德”(《说文解字》)

“德”字，甲骨文字形从行、直声或从彳、直声。“行”本是道路，引申而有走路的意思；“彳”是“行”的省形，也是道路。“直”是眼睛直视向前，引申而为正道，于此作为示义的声符，表示音读。行（彳）直相合，以示遵行正道之意。金文的字形有的仍从彳、直声，有的将“彳”改作“辵”，并于“直”下增加“心”形而成“悳”，是为从辵、悳声。“辵”和“彳”同义，而加“心”形，当是强调心理精神层次的正道规范。战国文字依据金文构形，只是“悳”字略有变形而已。篆文则据金文作从彳、悳声的字形，隶书、楷书与篆文同形。在六书中属于形声兼会意。

德，《说文解字》：“升也。从彳悳声。”

清代段玉裁《说文解字注》：“升也。升当作登。辵部曰。迁、登也。此当同之。德训登者。公羊传。公曷为远而观鱼。登来之也。何曰。登读言得。得来之者、齐人语。齐人名求得为得来。作登来者、其言大而急。由口授也。唐人诗。千水千山得得来。得即德也。登德双声。一部与六部合韵又寂近。今俗谓用力徙前曰德。古语也。”

从彳。悳声。多则切。一部。

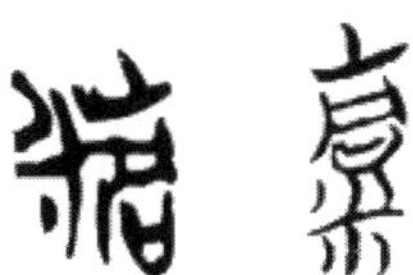
“精”战国文字

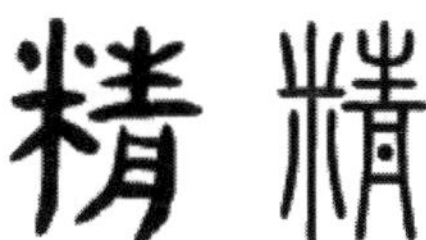
“精”(《说文解字》)

《说文解字》：“精，择米也。从米、青声。”

“精”字始见于战国文字。战国文字从米、青声，有左右结构、上下结构两种构形。秦文字始定形为左形右声的。本义指经过拣选的纯净好米，在六书中属于形声兼会意。《庄子·人间世》：“鼓筴播精，足以食十人”，引申为精细、精华等。

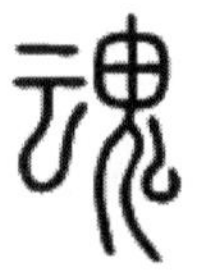
“魂”(《说文解字》)

魂，形声字。魂字习见于战国文献，当时必有魂字，但未见于西周金文和西周文献，其字当产生于春秋战国时代。魂字的本义是依附于身体的一种精神或精气，人活则有魂，死则魂升于天。《说文》："魂，阳气也。从鬼，云声。"桂馥义证："骨肉复归于土，命也，若魂气则无不之也。"《楚辞·九歌》："身既死兮神以灵，子魂魄兮为鬼雄。"《礼记·郊特牲》："魂气归于天。"

清代段玉裁《说文解字注》："阳气也。阳当作昜。白虎通曰。䰟者、沄也。犹沄沄行不休也。淮南子曰。天气为䰟。左传。子产曰。人生始化曰魄。既生魄。阳曰䰟。用物精多。则䰟魄强。从鬼。云声。各本篆体作魂。今正。李文仲字鉴曰。说文本下形上声。今作魂。右形左声。如词朗崩秋、说文本作詈朖崩烁。今从隸变。又召字形在左则为叨。含字声在右则爲吟。字画稍改。则为别字。按李氏在元时犹见说文旧本。故詈䰟等字不误。今则大徐本皆作魂。惟小徐本作䰟。广韵、集韵、韵会亦作䰟。乃乾隆闲汪启淑刻小徐书。翦割俗刻说文之篆文付梓人。而抄本䰟字不可复见矣。是故刻书不可不慎也。詈之必司上言下者、意内言外之象也。䰟之必鬼下云上者、阳气沄沄而上之象也。曰云声者、举形声包会意。戶昆切。十三部。"

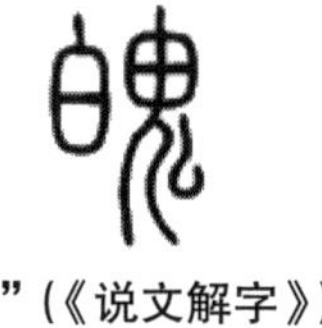
"魄"（《说文解字》）

魄，形声字。《说文》："阴神也。从鬼白声。"《左传·昭公七年》孔颖达疏："附形之灵为魄，附气之神为魂。附形之灵者，谓初生之时，耳目心识手足运动啼呼为声，此则魄之灵也；附气之神者，谓精神性识渐有所知，此则附气之神也。"据孔颖达疏，魄字之本义是与生俱来的能力。魂魄二字本义有别，但在战国文献中经常连用，已经变为同义字。

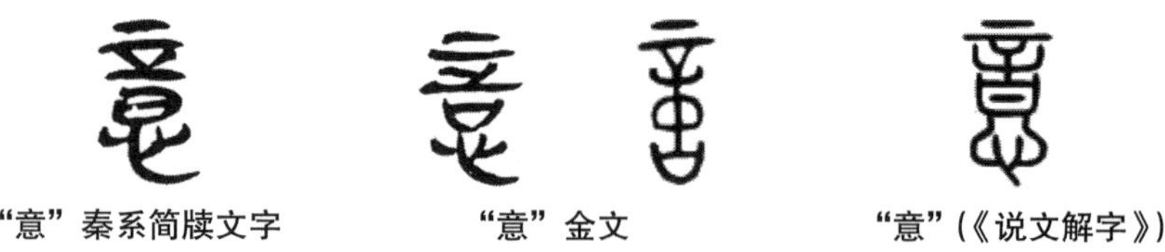
"意"秦系简牍文字　"意"金文　"意"（《说文解字》）

《说文解字》："志也。从心察言而知意也。从心从音。"

清代段玉裁《说文解字注》：志也。志即识。心所识也。意之训为测度、为记。训测者、如论语毋意毋必、不逆诈、不亿不信、亿则屢中。其字俗作亿。训记者、如今人云记忆是也。其字俗作忆。大学曰。欲正其心者。先诚其意。诚谓实其心之所识也。如恶恶臭。如好好色。此之谓自谦。郑云谦读为慊。慊之言厌也。按厌当为猒。猒者、足也。从心音。会意。于记切。一部。古音入声。于力切。察言而知意也。说从音之意。

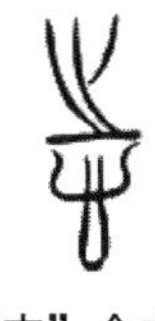
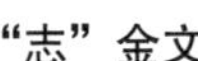

"志"金文

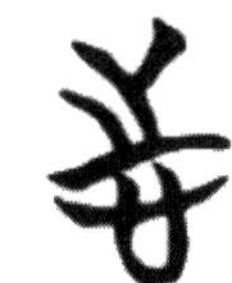

"志"战国文字

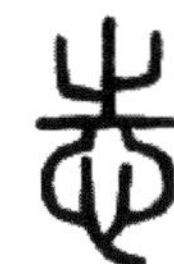

"志"(《说文解字》)

"志"上部是"之",既是声旁也是形旁表示心之所向。

《说文解字》:"志,意也。从心,之声。"

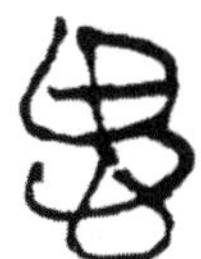
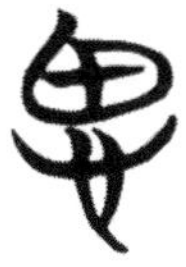

思 楚系简帛文字

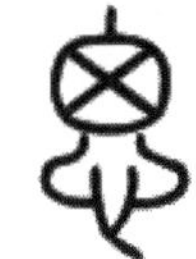

说文·思部

思,《说文解字》:"容也。从心囟声。凡思之属皆从思。"

清代段玉裁《说文解字注》:睿也。睿也各本作容也。或以伏生尚书思心曰容说之。今正。皃曰恭、言曰从、视曰明、听曰聪、思心曰容、谓五者之德。非可以恭释皃、以从释言、以明聪释视听也。谷部曰。睿者、深通川也。引睿畎浍距川。引申之、凡深通皆曰睿。思与睿双声。此亦门扪也。戶护也、发拔也之例。谓之思者、以其能深通也。至若尚书大传次五事曰思心。思心之不容。是谓不圣。刘向、董仲舒、班固皆以宽释容。与古文尚书作五曰思、思曰睿为异本。详子所述尚书撰异。从心。从囟。各本作囟声。今依韵会订。韵会曰。自囟至心如丝相贯不绝也。然则会意非形声。细以囟为声。固非之咍部字也。息兹切。一部。

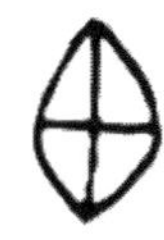

"囟"甲骨文

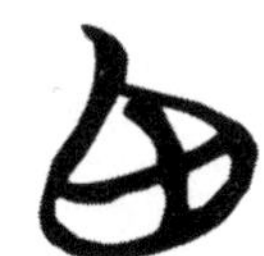

"囟"楚系简帛文字

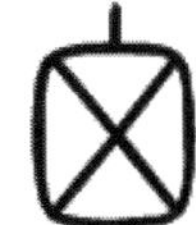

"囟"(《说文解字》)

"思"字由囟和心构成,实际上,心不仅是从心囟声,"囟"也表示大脑,"思"的造字本义意思是用大脑思考。

"虑"金文　"虑"战国文字　"虑"(《说文解字》)

虑，繁体字作"慮"，形声字。从思，虍声。本义为思考、谋划。《说文》："慮，谋思也。"《书·太甲下》："弗虑胡获？弗为胡成？"由思考引申指意念、心思，又由思考引申为担心、担忧、忧虑。又读为lú，为地名用字，如山东古有取虑县。

"智"甲骨文　"智"金文　"智"战国文字　"智"(《说文解字》)

智，甲骨文有从矢、从口、从示。"示"的本意是表示祭祀，"智"在祭祀时讲话很快的人，这种人一般是部落首领或国王及家族族长等，肯定头脑灵活，智力发达。金文智字从矢有混同作大，下有增从甘。篆文从知、从亏、从白，其中的从白为金文所从甘的讹变，从亏为金文所从于的讹变。

智,《说文解字》："词也。从口从矢。陟离切。"

故智者之养生也，必顺四时而适寒暑，和喜怒而安居处，节阴阳而调刚柔。如是则僻邪不至，长生久视。

养生，要"顺养"，顺着外界的时令、气候养生，古人有个说法很有意思，叫"逆来顺受"，这词用在养生上很合适。

还要注意"长生久视"这个词，现代人都戴着眼镜"长生"，做不到"久视"。人人都拿着手机,《内经》里说"头倾视深，精神将夺矣"，"头倾视深"很像现代人看手机的样子。

是故怵惕思虑者则伤神，神伤则恐惧流淫而不止。因悲哀动中者，竭绝而失生。喜乐者，神惮散而不藏。愁忧者，气闭塞而不行。盛怒者，迷惑而不治。恐惧者，神荡惮而不收。

心怵惕思虑则伤神，神伤则恐惧自失，破䐃脱肉，毛悴色夭，死于冬。脾愁忧而不解则伤意，意伤则悗乱，四肢不举，毛悴色夭，死于春。肝悲哀动中则伤魂，魂伤则狂忘不精，不精则不正当，人阴缩而挛筋，两胁骨不举，毛悴色夭，死于秋。肺喜乐无极则伤魄，魄伤则狂，狂者意不存人，皮革焦，毛悴色夭，死于夏。肾盛怒而不止则伤志，志伤则喜忘其前言，腰脊不可以俯仰屈伸，毛悴色夭，死于季夏。

这一部分说情志损伤各个脏器，各家对此处的注解都没有歧义，也容易理解，就不细讲了。

恐惧而不解则伤精，精伤则骨痠痿厥，精时自下。是故五脏，主藏精者也，不可伤，伤则失守而阴虚，阴虚则无气，无气则死矣。是故用针者，察观病人之态，以知精神魂魄之存亡得失之意，五者以伤，针不可以治之也。

我是实用主义，跟临床没有关系的就跳过。这一段提到了针刺，是一个重点。告诉你，要先观察病人“精神魂魄”的“存亡得失”，如果发现有问题，精神状态不好，就别扎针了。

“也”字之前解释过，是女性的生殖器。有一些没读过书的人讲话，跟你越亲近，说话越得带个脏字，不然总觉得生分、客气。古人也一样，加个“也”字，表示强调。“且”字是男性的生殖器，也是一样的用法。

肝藏血，血舍魂，肝气虚则恐，实则怒。脾藏营，营舍意，脾气虚则四肢不用，五脏不安，实则腹胀经溲不利。心藏脉，脉舍神，心气虚则悲，实则笑不休。肺藏气，气舍魄，肺气虚则鼻塞不利少气，实则喘喝胸盈仰息。肾藏精，精舍志，肾气虚则厥，实则胀。五脏不安。必审五脏之病形，以知其气之虚实，谨而调之也。

这里告诉你要“谨而调之”，治病的时候还是要谨慎小心。

扎针其实就是一个“调”的过程，我的一个病人是西医大夫，但是坚信中医，来找我治哮喘，我看他身体有点虚，就介绍他去王云涛那里吃汤药，吃完以后，症状都改善了，西药也停了，就是肚子特别大，我就给她在腹部用毫针轻刺，结果一个月瘦了 10 斤。减肥不光是外形好看的问题，也是帮助身体减轻负担。至于，为什么扎这么两下就能瘦？也说不清楚，这就是一个通过扎针“调”的过程。

“调”小篆

《说文解字》：“和也。从言周声。徒辽切。”

调，始见于篆文。声符“周”有兼义的功能。在六书中属于形声兼会意。“调”

的本义是调和，调和主要用言语来完成，因此从“言”表义，调和要力求周到，周全。本义是和谐，协调。

“合得周密谓之调。”——《贾子道术》

“调和乐也。”——《荀子·臣道》

“弓矢既调。”——《诗·小雅·车攻》

“调悦者，情之道也。”——《大戴礼记·子张问入官》

“调而应之。”——《庄子·知北游》

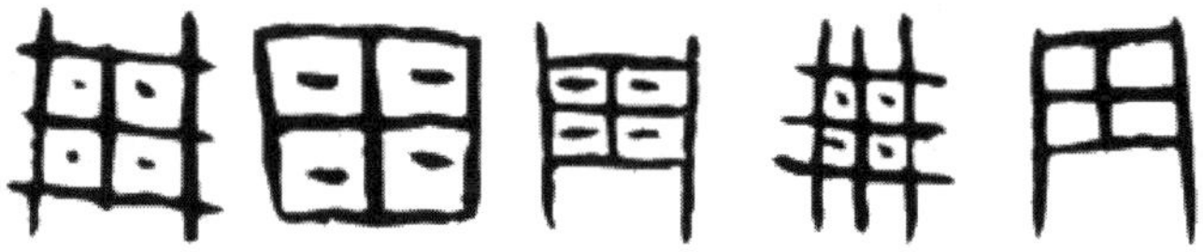

“周”甲骨文

周，甲骨文字形像农田之形，或者像田中种植农作物之形。金文字形从口、[illegible]声，为方国名。周朝因农业兴盛，盛产禾麦，因此以[illegible]为国名，后来另加口字以代表方国领土，成为周朝的专用字。

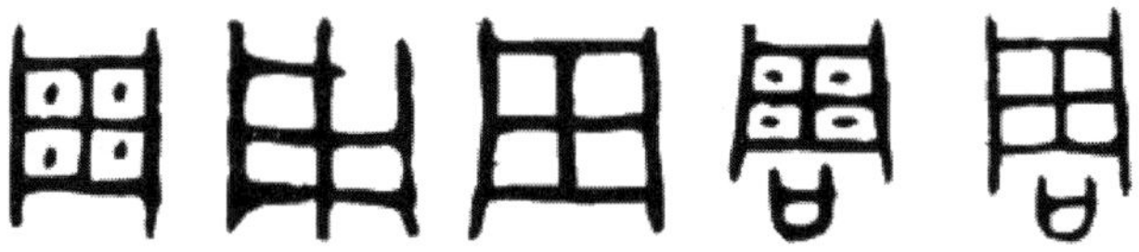

“周”金文

金文逐渐讹变为“用”字，为篆文、隶书、楷书所相承。在六书中属于形声。

关于针刺减肥，我当时在贺普仁，贺老那儿跟诊，他用采血针在病人的肚子上点刺，扎了再拔罐，用贺老的话说：“扎了就能减”。我当然是相信贺老说的话，但是为什么能减，说不清楚，这就是一个“调”。人体“失调”了，用老百姓的话说“喝凉水都长肉”。有些人扎了针，食欲变好，吃得多了，反倒还瘦了。现在减肥的误区就是控制食欲，如果控制食欲就能减肥，还找大夫干吗？这是人体代谢的问题。我还有个病人找我治别的病，当时也没有刻意针对减肥这个问题来治，也如法炮制，结果两个月瘦了12斤！“用针之类在于调气”——这是一个整体的概念。这个原则听着很简单，但是落实也需要具体的技术。

至于这个“调”在人体里面具体发生了什么，就请各位去研究了。

终始第九

凡刺之道，毕于终始，明知终始，五脏为纪，阴阳定矣。

开头就说，明白了《终始》篇，针道也就学透了，可见这一篇有多么重要。在《九针十二原》里就出现过“异其篇章，别其表里，为之终始”。我认为《九针十二原》里的“终始”，指的就是《终始》篇。

一般，把“终始”理解成十二经脉的终始，这是一个通行的解释。但实际上，还有一种解释来自《易经》里的归妹卦，“归妹，人之终始也”，“归妹”是女子出嫁，“终始”解释成开始，《易经》认为结婚是一个新的开始。用《易经》解《内经》这个篇名，那就是说《终始》篇是针刺的基础，这也是一种解释，仅供大家参考。

阴者主藏，阳者主府，阳受气于四末，阴受气于五脏，故泻者迎之，补者随之，知迎知随，气可令和，和气之方，必通阴阳。

用针在于“调气”，是为了“和气”，《内经》里不断地在强调这一点，但是很多人不深入去读。“和气”是中国医学的基本观念，《内经》也讲解剖，华佗也会手术，就算华佗死了，但是他还有徒弟啊，为什么这些东西都没有传下来？就是因为中国医学“和气”的思想跟解剖、手术是相冲突的。为了“和气”，能不开刀还是尽量别开刀。

五脏为阴，六腑为阳，传之后世，以血为盟。敬之者昌，慢之者亡。无道行私，必得天殃。谨奉天道，请言终始。

这都是过去对天发誓用的话，说之前还要向上天请示，可见这篇文章有多重要，当时都不能外传的。

终始者，经脉为纪。持其脉口人迎，以知阴阳有余不足，平与不平，天道毕矣。

从这段来看，“终始”还是指经脉，我之前从别的角度做了另一种解释，可以当作延伸阅读。

《内经》时代，脉诊法可以粗略地分为两种，一种是独取寸口，但《内经》里很少出现独取寸口的脉法；另一种是遍诊法，三部九候是典型的遍诊法。这里属于人迎、脉口比较脉法，比三部九候法简单很多。

所谓平人者不病，不病者，脉口人迎应四时也，上下相应而俱往来也，六经之脉不结动也，本末之寒温之相守司也。

这里的“结动”，我认为跟《经脉》篇里的“是动病”是一个含义。关于“是动病”争论了两千年，《难经》也来解释，就变得更麻烦了，因为谁都不会怀疑《难经》错了，我认为这都是因为《内经》没有读透。“结动”就是脉的搏动出现了问题。

形肉血气必相称也，是谓平人。少气者，脉口、人迎俱少，而不称尺寸也。如是者，则阴阳俱不足，补阳则阴竭，泻阴则阳脱。如是者，可将以甘药，不愈，可饮以至剂。如此者弗灸，不已，因而泻之，则五脏气坏矣。

正常、健康的人叫“平人”，这里说形与气要相称，如果气盛形，也没有问题，不要被语义限制住。

气虚的人，要用“甘药”，“甘药”在之前讲过，就是平和的药，“至剂”是极端、猛烈的药。

许多书将这里句读为“如是者，可将以甘药，不可，饮以至剂。”估计是受到了《太素》的影响，《太素·人迎脉口诊》原文是“如是者可将以甘药，不愈，可饮以至剂。如此者弗灸不已，因而泻之，则五脏气坏矣”。

这造成了很多麻烦！“不愈，可饮以至剂”，如果“甘药”没效，就用“至剂”，就用大承气汤、十枣汤了？一个虚到连灸法都不能用的病人，身体能承受“至剂”吗？我认为在逻辑上是不通的，应该断句成“不可饮以至剂”。

过去的灸就是现在的瘢痕灸，如果身体太虚是不能灸的。

人迎一盛，病在足少阳，一盛而躁，病在手少阳。人迎二盛，病在足太阳，二盛而躁，病在手太阳。人迎三盛，病在足阳明，三盛而躁，病在手阳明。人迎四盛，且大且数，名曰溢阳，溢阳为外格。

脉口一盛，病在足厥阴，一盛而躁，在手心主。脉口二盛，病在足少阴，二盛而躁，在手少阴。脉口三盛，病在足太阴，三盛而躁，在手太阴。脉口四盛，且大且数者，名曰溢阴，溢阴为内关，内关不通死不治。人迎与太阴脉口俱盛四倍以上，命曰关格，关格者与之短期。

这是人迎、脉口比较脉法的具体方法，但是我认为这是一种学说，把脉的强弱分出一、二、三、四等，实际上很难掌握，难以落到实处，我本来也不擅长脉法，知道就行。

这里出现了“不治”，关于扁鹊的“六不治”上篇有文章讨论，此处不再赘述。

人迎一盛，泻足少阳而补足厥阴，二泻一补，日一取之，必切而验之，躁取之上，气和乃止。人迎二盛，泻足太阳而补足少阴，二泻一补，二日一取之，必切而验之，躁取之上，气和乃止。人迎三盛，泻足阳明而补足太阴，二泻一补，日二取之，必切而验之，躁取之上，气和乃止。

脉口一盛，泻足厥阴而补足少阳，二补一泻，日一取之，必切而验之，躁取之上，气和乃止。脉口二盛，泻足少阴而补足太阳，二补一泻，二日一取之，必切而验之，躁取之上，气和乃止。脉口三盛，泻足太阴而补足阳明，二补一泻，日二取之，必切而验之，躁而取之上，气和乃止。所以日二取之者，太阴主胃，大富于谷气，故可日二取之也。

人迎与脉口俱盛三倍以上，命曰阴阳俱溢，如是者不开，则血脉闭塞，气无所行，流淫于中，五脏内伤。如此者，因而灸之，则变易而为他病矣。

这几段，记住“气和乃止”就行了，就算都背下来，到临床上还是会把自己绕晕，这就是偏理论化的内容，针刺也不是这么学的。就像中国武术一样，教外人，招式多得一辈子都学不完，对内，教站桩就够了。

凡刺之道，气调而止，补阴泻阳，音气益彰，耳目聪明，反此者血气不行。所谓气至而有效者，泻则益虚，虚者脉大如其故而不坚也，坚如其故者，适虽言快，病未去也。补则益实，实者脉大如其故而益坚也，夫如其故而不坚者，适虽言快，病未去也。

“补阴泻阳”是互文，就是补泻阴阳的意思。

读到“所谓……者”，下文一定是解释它的，这是一个固定的句型，下面的文字都在解释什么叫“气至而有效”。

这里告诉你用脉象的变化来判断针刺的疗效。所以，《九针十二原》说“凡将用针，必先诊脉”，扎针之前诊一次脉，扎完了再诊一次，通过比较脉有没有变柔和或者变坚实，来判断疗效，这是“气至”的本意。而现在常用的“气至”概念，针刺后局部的酸麻胀，那是窦汉卿先生的“气至”，不是《内经》的。

还要注意，如果症状改善了，病人感觉很好，但是脉象没有变化，疾病还不算痊愈。

故补则实，泻则虚，痛虽不随针减，病必衰去。必先通十二经脉之所生病，而后可得传于终始矣。故阴阳不相移，虚实不相倾，取之其经。

如果脉象改善了，就算疼痛没有减轻也没关系，疾病也会痊愈。

凡刺之属，三刺至谷气，邪僻妄合，阴阳易居，逆顺相反，沉浮异处，四时不得，稽留淫泆，须针而去。

与“邪气”相对的就是“谷气”，“气至”就是谷气至。中国过去是农业社会，吃粮食，所以叫“谷气”，欧洲人吃肉多，可能就得叫“肉气”了。如果你到欧洲的超市里买菜，蔬菜可能只占十分之一，剩下的都是肉，各种肉类名字还都不一样，外语学起来那个麻烦啊！

中国人在农业社会里能安居，才有条件去研究身体，发展出中国的医学。不像欧洲，是游牧民族文化，都向外追求，发展出的就是科技。

故一刺则阳邪出，再刺则阴邪出，三刺则谷气至，谷气至而止。所谓谷气至者，已补而实，已泻而虚，故以知谷气至也。邪气独去者，阴与阳未能调，而病知愈也。故曰：补则实，泻则虚，痛虽不随针减，病必衰去矣。

“一刺”就是针“陷脉”，针扎在脉管外壁但不刺破，偏于浅表的阳邪就出去了。“再刺”就是针“中脉”，扎到脉上，“三刺”就扎得更深了。

这段话和《九针十二原》“夫气之在脉也，邪气在上，浊气在中，清气在下。故针陷脉则邪气出，针中脉则浊气出，针太深则邪气反沉，病益。”这段话互为发明。

“一刺”就是“针陷脉”，“再刺”是“针中脉”，“三刺”在《九针十二原》脱简，但提醒“针太深则邪气反沉，病益。”这正好对应“三刺则谷气至，谷气至而止”，三刺已经谷气至，也就是“气至”了，就该停止进针，因为针太深则邪气反沉，病情反而加重了。

后面几句话的意思跟前面那段差不多。

阴盛而阳虚，先补其阳，后泻其阴而和之。阴虚而阳盛，先补其阴，后泻其阳而和之。

阳虚先补阳，阴虚先补阴。

三脉动于足大趾之间，必审其实虚，虚而泻之，是谓重虚，重虚病益甚。凡刺此者，以指按之，脉动而实且疾者疾泻之，虚而徐者则补之。反此者病益甚。

《内经》里的“虚实”基本上是在说脉象。

其动也，阳明在上，厥阴在中，少阴在下。

这一句我不懂，先放过。

膺腧中膺，背腧中背。肩髆虚者，取之上。重舌，刺舌柱以铍针也。

《内经》中如果不说用什么针具，可能是九针里的任何一种，这里强调了用“铍针”。类似手术刀的铍针在舌柱这儿来一下，我建议大家还是先别去尝试。

手屈而不伸者，其病在筋；伸而不屈者，其病在骨。在骨守骨，在筋守筋。

这个症状类似于类风湿。

“在骨守骨，在筋守筋”这是《内经》里很经典的两句话，该扎哪就扎哪，特别朴实。

有句古话，“大道甚夷而民好径”，真理其实都是特别简单朴实的，但一般人就爱往小道上钻，现在许多中医粉武术粉都是这样。

补须一方实，深取之，稀按其痏，以极出其邪气；一方虚，浅刺之，以养其脉，疾按其痏，无使邪气得入。

“痏”是小的瘢痕，过去的针具特别粗，扎完留下的针孔像瘢痕一样。

有邪气，要放开针孔让邪气尽量都出去；如果体虚，要赶快按住针孔，阻止邪气进来。古人就是这么认为的。

邪气来也紧而疾，谷气来也徐而和。脉实者，深刺之，以泄其气；脉虚者，浅刺之，使精气无得出，以养其脉，独出其邪气。刺诸痛者，其脉皆实。

“紧而疾”“徐而和”都是在说脉象而不是针刺手法。“谷气来也”就是“气至”了，所以脉象“徐而和”。

从腰以上者，手太阴阳明皆主之；从腰以下者，足太阴阳明皆主之。病在上者下取之，病在下者高取之，病在头者取之足，病在腰者取之腘。病生于头者头重，生于手者臂重，生于足者足重。治病者，先刺其病所从生者也。

这段是远端取穴理论，也是一种治疗方法，像落枕取后溪，上牙痛取厉兑，都很实际，但更重要的还是“在骨守骨，在筋守筋”。

春气在毫毛，夏气在皮肤，秋气在分肉，冬气在筋骨。刺此病者各以其时为齐。故刺肥人者，以秋冬之齐；刺瘦人者，以春夏之齐。

这就是在说明春夏浅刺、秋冬深刺。到了夏天，有时候为了取得更好的疗效，针扎重了，病人真容易出问题，反应特别大！头晕、胸闷都可能出现，而这些在秋冬季就很少见。但也分人，每个人的体质、精神状态都不一样，要事先能判断出来，这点非常不容易掌握。

病痛者阴也，痛而以手按之不得者阴也，深刺之；痒者阳也，浅刺之。病在上者阳也，病在下者阴也。

西医骨科大夫认为，腰椎间盘突出的四个手术指征之一就是椎旁深压痛，病灶比较深，也得深刺，有的时候得深刺到骨膜上。其实针刺到位的话，比手术效果好。有些人按了半天找不到病灶，那是他指力不够。

病先起于阴者，先治其阴而后治其阳；病先起于阳者，先治其阳而后治其阴。刺热厥者，留针反为寒；刺寒厥者，留针反为热。刺热厥者，二阴一阳；刺寒厥者，二阳一阴。所谓二阴者，二刺阴也；一阳者，一刺阳也。

病邪先起于哪，就治哪。而针刺后出现寒热，这可能是“烧山火”“透天凉”手法的雏形。

久病者邪气入深，刺此病者，深内而久留之，间日而复刺之，必先调其左右，去其血脉，刺道毕矣。

久病邪气深藏，用针要深刺、久留针。还提到了我一再强调的放血疗法，《内经》里还有篇章说治疗疾病要先放血。很多病其实放点血挺好的，但容易造成污染。到这里，针刺就搞明白了。

凡刺之法，必察其形气。形肉未脱，少气而脉又躁，躁厥者，必为缪刺之，散气可收，聚气可布。

值夜班的时候，如果遇到形胜气的病人，一定要小心。哪怕是出去吵架也一样，如果这人光剩下形了，看起来似乎很强壮，其实里面很虚，也就是我们常说的外强中干。跟你吵完架，他可能就躺地上了，望诊很重要啊！

深居静处，占神往来，闭户塞牖，魂魄不散，专意一神，精气不分，毋闻人声，以收其精，必一其神，令志在针。

这跟站桩的境界是一回事，要有定力，所以给病人扎针一定要有点功夫。这种境界，正如《大成拳论》所描述："初习为基本桩，习时须首先将全体之间架配备，安排妥当，内清虚，而外脱换，松和自然，头直，目正，身端，项竖，神庄，力均，气静，息平，意思远望，发挺腰松，具体关节，似有微曲之意，扫除万虑，默对长空，内念不外游，外缘不内侵，以神光朗照巅顶，虚灵独存，浑身毛发，有长伸直竖之势，周身内外，激荡回旋，觉如云端宝树，上有绳吊系，下有木支撑，其悠扬相依之神情，喻曰空气游泳，殊近似也。"

浅而留之，微而浮之，以移其神，气至乃休。

有一回，看薄智云老师演示腹针，进针很浅，只扎破表皮，针身倒在皮肤上，又没脱落，这就是"浅而留之，微而浮之"。我们在边上说话、拍照，那病人扎着针没一会儿就睡着了。

男内女外，坚拒勿出，谨守勿内，是谓得气。

《内经》里"得气"和"气至"是一个概念。现在语义里的"得气""气至"的概念也没有错，只是跟《内经》里说的不是一回事，只要大家别乱引用《内经》解释现代人的"得气""气至"就行了。

凡刺之禁：新内勿刺，新刺勿内；已醉勿刺，已刺勿醉；新怒勿刺，已刺勿怒；新劳勿刺，已刺勿劳；已饱勿刺，已刺勿饱；已饥勿刺，已刺勿饥；已渴勿刺，已刺勿渴；大惊大恐，必定其气，乃刺之。乘车来者，卧而休之，如食顷乃刺之。步行来者，坐而休之，如行十里顷乃刺之。凡此十二禁者，其脉乱气散，逆其营卫，经气不次，因而刺之，则阳病入于阴，阴病出为阳，则邪气复生。

针刺的禁忌。"新内勿刺"是性生活过后，别扎针。"已饱"扎针的问题不是太大，但是"已饥"要注意不要针刺，病人空腹容易晕针。

粗工不察，是谓伐身，形体淫泺，乃消脑髓，津液不化，脱其五味，是谓失气也。

粗工观察得不仔细，就容易伤了病人的身体。之前有个刚从欧洲飞回来的病人，我事先没问清楚就给人扎针，结果那人过后胸闷得难受，还以为心脏出了问题。当粗工有时难免，但别当一辈子粗工。

太阳之脉，其终也，戴眼，反折，瘛瘲，其色白，绝皮乃绝汗，绝汗则终矣。少阳终者，耳聋，百节尽纵，目系绝，目系绝一日半则死矣，其死也，色青白乃死。阳明终者，口目动作，喜惊、妄言、色黄，其上下之经盛而不行，则终矣。少阴终者，面黑，齿长而垢，腹胀闭塞，上下不通而终矣。厥阴终者，中热溢干，喜溺，心烦，甚则舌卷，卵上缩而终矣。太阴终者，腹胀闭，不得息，气噫，善呕，呕则逆，逆则面赤，不逆则上下不通，上下不通则面黑，皮毛憔而终矣。

这些情况都是病人垂危的现象，一般不容易见到，但是学医的人尽量多见见。

经脉第十

前面都是黄帝问岐伯，这篇变成了雷公问黄帝，说明黄帝已经学明白开始教徒弟了。终于翻身为领导，还经常能看到黄帝训雷公的场面。

雷公问于黄帝曰：禁服之言，凡刺之理，经脉为始，营其所行，知其度量，内次五脏，外别六腑，愿尽闻其道。

雷公说“凡刺之理，经脉为始”，是经脉不是经络，说明络脉没那么重要。另外，雷公还说“制其度量”，说明经脉是可以量的，不是无形的。这一段里，这两个信息很重要。

黄帝曰：人始生，先成精，精成而脑髓生，骨为干，脉为营，筋为刚，肉为墙，皮肤坚而毛发长，谷入于胃，脉道以通，血气乃行。

此处的“精”可以理解成先天之精，也可以理解成后天之精。精子的形态跟鱼苗的样子差不多，脑袋大，这是因为神经系统在发育。脊髓先发育，骨头后长，所以，人体脊髓的节段比相应的椎体要高，到第二腰椎下腰穿就不会扎到脊髓了。

雷公曰：愿卒闻经脉之始生。黄帝曰：经脉者，所以能决死生，处百病，调虚实，不可不通也。

最后这个“通”字，如果理解成通畅，就理解错了。我小时候，和老姑父在农村墙上用红漆刷了很多标语、口号，里面有一句“认真看书学习，弄通马克思主义”，“通”是搞明白的意思，不是经脉通畅。

肺手太阴之脉，起于中焦，下络大肠，还循胃口，上膈属肺。

重要的事重复三遍，是“肺手太阴之脉”，简称肺脉，不是肺经。至于脉怎么“起于中焦，下络大肠，还循胃口，上膈属肺”，这都是虚指，是人为构建的理论，告诉你它们之间有联系。

从肺系横出腋下，下循臑内，行少阴心主之前，下肘中，循臂内上骨下廉，入寸口，上鱼，循鱼际，出大指之端；其支者，从腕后直出次指内廉，出其端。

我之前已经提过了，横出腋下的这条脉在马王堆出土的文献里叫“臂太阴”，跟肺没有关系。“臂太阴”的循行偏于中间，主要是治疗心脏的病症。比《内经》更早期的经脉理论里，经脉跟脏腑还没有建立联系。

当时的“少阴心主”就是现在的手厥阴心包，后来“少阴心主”被平移到了边上，空出的位置成了手厥阴心包，刚好凑成十二条经脉。这都是为了建立循环学说，人为创造出来的理论，假如你是学中医专业的，这些内容呢，背了也就背了。如果是为了临床，这些东西看看就得了。

是动则病肺胀满，膨膨而喘咳，缺盆中痛，甚则交两手而瞀，此为臂厥。

“是动”，“是”是这里，“动”是搏动，指肺脉异常的搏动。“脉之卒然动者，皆邪气居之”，所以脉异常搏动的时候表示有邪气。

是主肺所生病者，咳，上气喘喝，烦心胸满，臑臂内前廉痛厥，掌中热。气盛有余，则肩背痛风，汗出，小便数而欠。气虚则肩背痛寒，少气不足以息，溺色变。

这里提到的所有病症都可以从肺脉着手来治疗。

为此诸病，盛则泻之，虚则补之，热则疾之，寒则留之，陷下则灸之，不盛不虚，以经取之。盛者寸口大三倍于人迎，虚者则寸口反小于人迎也。

这一段话，现代人把很多地方都理解错了。

首先，“盛则泻之”的“盛”该怎么解释？其实下文说得很清楚“盛者寸口大三倍于人迎”，说的是脉，可是现代人读到“以经取之”就不再往下读，变成了八纲辨证里的“实证”，“虚”也一样。

然后，“寒”“热”是诊尺肤的寒热，现代人又按照八纲辨证去解释了。

还有，“以经取之”的“经”该作何解释？我曾经询问中医院校针灸推拿专业的学生，他们告诉我，“经”指用本经的腧穴进行治疗。这就是对古文基本语义的误解。造成这种问题，其中一个原因，就是不懂；另一个原因，被《难经》误导了。在这里，“经”是常规的意思，比如女性的月经，就是每月应当常规来潮的意思。还有“天经地义”“荒诞不经”“离经叛道”这些词里的“经”都是常规的引申意。所以，“以经取之”就是按照常规方法治疗之意。

大肠手阳明之脉，起于大指次指之端，循指上廉，出合谷两骨之间，上入两筋之中，循臂上廉，入肘外廉，上臑外前廉，上肩，出髃骨之前廉，上出于柱骨之会上，下入缺盆络肺，下膈属大肠；其支者，从缺盆上颈贯颊，入下齿中，还出挟口，交人中，左之右，右之左，上挟鼻孔。

是动则病齿痛颈肿。是主津所生病者，目黄口干，鼽衄，喉痹，肩前臑痛，大指次指痛不用。气有余则当脉所过者热肿，虚则寒栗不复。为此诸病，盛则泻之，虚则补之，热则疾之，寒则留之，陷下则灸之，不盛不虚，以经取之。人迎大三倍

于寸口，虚者人迎反小于寸口也

胃足阳明之脉，起于鼻，交頞中，旁约太阳之脉，下循鼻外，入上齿中，还出挟口环唇，下交承浆，却循颐后下廉，出大迎，循颊车，上耳前，过客主人，循发际，至额颅；其支者，从大迎前下人迎，循喉咙，入缺盆，下膈属胃络脾；其直者，从缺盆下乳内廉，下挟脐，入气街中；其支者，起于胃口，下循腹里，下至气街中而合，以下髀关，抵伏兔，下入膝髌中，下循胫外廉，下足跗，入中指内间；其支者，下膝三寸而别，下入中指外间；其支者，别跗上，入大指间，出其端。

是动则病洒洒振寒，善伸数欠颜黑，病至，恶人与火，闻木声则惕然而惊，心动，欲独闭户牖而处，甚则欲上高而歌，弃衣而走，贲响腹胀，是为骭厥。是主血所生病者，狂疟温淫汗出，鼽衄，口　唇胗，颈肿喉痹，大腹水肿，膝髌肿痛，循膺、乳、气街、股、伏兔、骭外廉、足跗上皆痛，中指不用。气盛则身以前皆热，其有余于胃，则消谷善饥，溺色黄。气不足则身以前皆寒栗，胃中寒则胀满。为此诸病，盛则泻之，虚则补之，热则疾之，寒则留之，陷下则灸之，不盛不虚，以经取之。盛者人迎大三倍于寸口，虚者人迎反小于寸口也。”

讲到胃脉，想到之前上海市针灸经络研究所做过一个实验。根据以往的研究结果表明，针刺足三里时，胃肠的平滑肌会产生反应。实验人员先后切断家兔一侧后肢的坐骨神经、股神经、腿部肌肉、股骨、血管。实验人员把其中一组动物的坐骨神经切断后，再针刺足三里。通过观察发现，切断坐骨神经后，针刺足三里，胃肠的反应减弱，说明在针刺治疗的过程中有周围神经的参与。不要只想着研究“经络”的存在，也要重视这些实验室的研究成果。

其余的经脉，大家自己读原文，我不细讲。我虽然略过不讲，但是这套在两千年前出现的经脉理论在当时是非常先进的，相较于同时期其他国家的医学要先进得多,《内经》不谈鬼神，没有那么多神话故事，更加理性客观。咱们不能把两千年前的生理理论与现代医学作比较。

脾足太阴之脉，起于大指之端，循指内侧白肉际，过核骨后，上内踝前廉，上腨内，循胫骨后，交出厥阴之前，上循膝股内前廉，入腹属脾络胃，上膈挟咽，连舌本，散舌下；其支者，复从胃，别上膈，注心中。

是动则病舌本强，食则呕，胃脘痛，腹胀善噫，得后与气则快然如衰，身体皆重。是主脾所生病者，舌本痛，体不能动摇，食不下，烦心，心下急痛，溏，瘕泄，水闭，黄疸，不能卧，强立股膝内肿厥，足大指不用。为此诸病，盛则泻之，虚则补之，热则疾之，寒则留之，陷下则灸之，不盛不虚，以经取之。盛者寸口大三倍于人迎，虚者寸口反小于人迎也。

心手少阴之脉，起于心中，出属心系，下膈络小肠；其支者，从心系上挟咽，系目系；其直者，复从心系却上肺，出腋下，下循臑内后廉，行太阴心主之后，下肘内，循臂内后廉，抵掌后锐骨之端，入掌内廉，循小指之内出其端。

是动则病嗌干心痛，渴而欲饮，是为臂厥。是主心所生病者，目黄胁痛，臑臂内后廉痛厥，掌中热痛。为此诸病，盛则泻之，虚则补之，热则疾之，寒则留之，陷下则灸之，不盛不虚，以经取之。盛者寸口大再倍于人迎，虚者寸口反小于人迎也。

小肠手太阳之脉，起于小指之端，循手外侧上腕，出踝中，直上循臂骨下廉，出肘内侧两骨之间，上循臑外后廉，出肩解，绕肩胛，交肩上，入缺盆络心，循咽下膈，抵胃属小肠；其支者，从缺盆循颈上颊，至目锐眦，却入耳中；其支者，别颊上　抵鼻，至目内眦，斜络于颧。

是动则病嗌痛颔肿，不可以顾，肩似拔，臑似折。是主液所生病者，耳聋目黄颊肿，颈颔肩臑肘臂外后廉痛。为此诸病，盛则泻之，虚则补之，热则疾之，寒则留之，陷下则灸之，不盛不虚，以经取之。盛者人迎大再倍于寸口，虚者人迎反小于寸口也。

膀胱足太阳之脉，起于目内眦，上额交巅；其支者，从巅至耳上角；其直者，从巅入络脑，还出别下项，循肩髆内，挟脊抵腰中，入循膂，络肾属膀胱；其支者，从腰中下挟脊贯臀，入腘中；其支者，从髆内左右，别下贯胛，挟脊内，过髀枢，循髀外后廉下合腘中，以下贯踹内，出外踝之后，循京骨，至小指之端外侧。

是动则病冲头痛，目似脱，项似拔，脊痛腰似折，髀不可以曲。腘如结，踹如裂，是为踝厥。是主筋所生病者，痔疟狂癫疾，頭顖項痛，目黄泪出鼽衄，項背腰尻膕腨腳皆痛，小指不用。为此诸病，盛则泻之，虚则补之，热则疾之，寒则留之，陷下则灸之，不盛不虚，以经取之。盛者人迎大再倍于寸口，虚者人迎反小于寸口也。

肾足少阴之脉，起于小指之下，邪走足心，出于然骨之下，循内踝之后，别入跟中，上踹内，出腘内廉，上股内后廉，贯脊属肾络膀胱；其直者，从肾上贯肝膈，入肺中，循喉咙，挟舌本；其支者，从肺出络心，注胸中。

是动则病饥不欲食，面如漆柴，咳唾则有血，喝喝而喘，坐而欲起，目　　如无所见，心如悬若饥状，气不足则善恐，心惕惕如人将捕之，是为骨厥。是主肾所生病者，口热舌干，咽肿上气，嗌干及痛，烦心心痛，黄疸肠澼，脊股内后廉痛，痿厥嗜卧，足下热而痛。为此诸病，盛则泻之，虚则补之，热则疾之，寒则留之，陷下则灸之，不盛不虚，以经取之。灸则强食生肉，缓带披发，大杖重履而步。盛者寸口大再倍于人迎，虚者寸口反小于人迎也。”

心主手厥阴心包络之脉，起于胸中，出属心包络，下膈，历络三焦；其支者，循胸出胁，下腋三寸，上抵腋，下循臑内，行太阴少阴之间，入肘中，下循臂行两筋之间，入掌中，循中指出其端；其支者，别掌中，循小指次指出其端。

是动则病手心热，臂肘挛急，腋肿，甚则胸胁支满，心中澹澹大动，面赤目黄，喜笑不休。是主脉所生病者，烦心心痛，掌中热。为此诸病，盛则泻之，虚则补之，热则疾之，寒则留之，陷下则灸之，不盛不虚，以经取之。盛者寸口大一倍于人迎，虚者寸口反小于人迎也。

三焦手少阳之脉，起于小指次指之端，上出两指之间，循手表腕，出臂外两骨之间，上贯肘，循臑外上肩，而交出足少阳之后，入缺盆，布膻中，散络心包，下膈，遍属三焦；其支者，从膻中上出缺盆，上项，侠耳后，直上，出耳上角，以屈下颊至 ；其支者，从耳后入耳中，出走耳前，过客主人前，交颊，至目锐眦。

是动则病耳聋浑浑焞焞，嗌肿喉痹。是主气所生病者，汗出，目锐眦痛，颊痛，耳后肩臑肘臂外皆痛，小指次指不用。为此诸病，盛则泻之，虚则补之，热则疾之，寒则留之，陷下则灸之，不盛不虚，以经取之。盛者人迎大一倍于寸口，虚者人迎反小于寸口也。

胆足少阳之脉，起于目锐眦，上抵头角，下耳后，循颈行手少阳之前，至肩上，却交出手少阳之后，入缺盆；其支者，从耳后入耳中，出走耳前，至目锐眦后；其支者，别锐眦，下大迎，合于手少阳，抵于 ，下加颊车，下颈合缺盆以下胸中，贯膈络肝属胆，循胁里，出气街，绕毛际，横入髀厌中；其直者，从缺盆下腋，循胸过季胁，下合髀厌中，以下循髀阳，出膝外廉，下外辅骨之前，直下抵绝骨之端，下出外踝之前，循足跗上，出小指次指之端；其支者，别跗上，入大指之间，循大指歧骨内出其端，还贯爪甲，出三毛。

是动则病口苦，善太息，心胁痛不能转侧，甚则面微有尘，体无膏泽，足外反热，是为阳厥。是主骨所生病者，头痛颔痛，目锐眦痛，缺盆中肿痛，腋下肿，马刀侠瘿，汗出振寒，疟，胸胁肋髀膝外至胫绝骨外踝前及诸节皆痛，小指次指不用。为此诸病，盛则泻之，虚则补之，热则疾之，寒则留之，陷下则灸之，不盛不虚，以经取之。盛者人迎大一倍于寸口，虚者人迎反小于寸口也。

肝足厥阴之脉，起于大指丛毛之际，上循足跗上廉，去内踝一寸，上踝八寸，交出太阴之后，上腘内廉，循股阴入毛中，环阴器，抵少腹，挟胃属肝络胆，上贯膈，布胁肋，循喉咙之后，上入颃颡，连目系，上出额，与督脉会于巅；其支者，从目系下颊里，环唇内；其支者，复从肝别贯膈，上注肺。

是动则病腰痛不可以俯仰，丈夫 疝，妇人少腹肿，甚则嗌干，面尘脱色。是主肝所生病者，胸满呕逆飧泄，狐疝遗溺闭癃。为此诸病，盛则泻之，虚则补之，热则疾之，寒则留之，陷下则灸之，不盛不虚，以经取之。盛者寸口大一倍于人迎，虚者寸口反小于人迎也。

手太阴气绝，则皮毛焦，太阴者，行气温于皮毛者也，故气不荣则皮毛焦，皮毛焦则津液去，津液去则皮节伤，皮节伤则皮枯毛折，毛折者则气先死，丙笃丁死，火胜金也。

手少阴气绝，则脉不通，少阴者心脉也，心者脉之合也，脉不通则血不流，血不流则髦色不泽，故其面黑如漆柴者，血先死，壬笃癸死，水胜火也。"

"面黑如漆柴"是说面色非常黑，像烧焦了的柴草。

"漆"本意是指生漆，俗称"土漆"，又称"国漆"或"大漆"，它是从漆树上采割的一种乳白色纯天然液体涂料，4 小时左右表面干涸硬化而生成漆膜。采漆人用刀在漆树干割开一个口子，会流出白色的黏液，在切口下方放置一个碗，黏液流入碗中，经过氧化会逐渐变成黑色，而且特别的黑。平时我们说"漆黑"，就是这么来的。干漆还是一味中药，炮制后可用于治疗内科疾病和外伤止血，《本草纲目》中有"许慎《说文》云：漆本作桼，木汁可以髹物，其字像水滴而下之形也。"《尚书·禹贡》记载："济河惟兖州。九河既道，雷夏既泽，灉、沮会同。桑土既蚕，是降丘宅土。厥土黑坟，厥草惟繇，厥木惟条。厥田惟中下，厥赋贞，作十有三载乃同。厥贡漆丝，厥篚织文。"

"桼"是"漆"的本字。桼，甲骨文作，由（木）和（水）构成，表示从树干上向下滴的树汁。金文承续甲骨文字形。篆文在金文字形基础上再加两点。

《说文解字》："漆，水。出右扶风杜陵岐山，东入渭。一曰入洛。从水，桼声。"

漆水，又称漆河，因源头多漆树得名，源于陕西省铜川市耀州区东北凤凰山东面的崾崄梁下，于耀州区城南入沮河，最后流入渭水。

生漆的经济价值很高，具有耐腐、耐磨、耐酸、耐溶剂、耐热、隔水和绝缘性好、富有光泽等特性，是军工、工业设备、农业机械、基本建设、手工艺品和高端家具等的优质涂料。也是中国传统出口的重要物资之一，以量多质好著称于世。历史上中国传统家具器物制作都使用大漆，即便是现在好的古琴都使用生漆制作。值得注意的是，生漆会使人产生程度不同的过敏症，生漆致敏源侵入人体的主要途径是皮肤和鼻腔、口腔。因此不仅触摸了生漆和漆树会生漆疮，有的人嗅了生漆味也会过敏。轻度过敏者，仅是裸露在外的部分皮肤，如脸、手背、指缝等处，继而向颈部、阴部等部位发展，开始感觉患处肿胀，奇痒难忍，经抓搔后会出现红色小丘斑，严重者皮肤局部呈现水痘大小的水疱，若皮肤被抓破，则很容易感染溃烂。

在《古医案奇观》记载有《痘复伤漆案》。

清朝时安徽省太平县有一青年男子，洞房花烛夜之后，身上便开始出痘，家人领着他前去求医。医生诊视时，看痘已现，证已明，便按痘治。谁知服药之后，非但见不到效果，反而全身都肿了起来，头肿得像斗一般大。先前那位医生不敢再治，于是家人便用轿子抬着这位新郎官四处求医。有的医生投以消肿药，没有效果；有的医生仍从痘治，依然不见效果；还有的医生让新娘暂避一时不要同房，甚至于不让患者吃饭，更不用说求神弄鬼，一概未得效验。当时，正好本地名医崔默庵游医回府，这家人便又用轿子抬着新郎官到崔府求医。崔默庵平素看病有个习惯。就是找不到病因前，一直对着病人反复观察沉思，有时遇到疑难病症，居然能这样诊视几天，直到弄清病因才肯施治。再说这位新郎官被抬来后。崔默庵先仔细问过病情，看过前面的处方，又诊得六脉平和，只是稍虚，便顿时犯了难，不知为何出痘后全身又肿成了这般模样。崔默庵和以往一样，坐在病榻前一边细细观察，一边苦苦思索。这时，几个轿夫因一路跋涉，腹中饥饿，便在一旁吃起了随身携带的干粮。只见患者听到有人吃东西后，用手把肿得合在一起的眼皮扒开了看，崔默庵急忙凑上前去问道："你是不是也想吃？"患者有气无力地回答道："是很想吃。就是先前有位郎中先生让我戒食几天。没有办法！"崔默庵自言自语道，"这种病和吃饭又有什么关系？"于是就让人喂他吃。这位新郎官已饿了几天，吃起来自然津津有味，全不像一般重病之人。崔默庵在一旁不由得摇头叹气，实在是不解其故。眼看天色将晚，患者家人有回家的意思，只是见医者尚未处方，不便说出。崔默庵亦知患者家人的意思，便令起轿。自己也随同前往，继续诊视，一路上免不了冥思苦想。到达后先随患者走进洞房。刚一坐定。又一弹而起。连声说道："我明白了，我明白了！"当即让把患者移居另外一个房间，又吩咐家人找来几斤螃蟹，捣烂后遍敷其身。原来，崔默庵一进洞房，就闻到新做的家具散发出生漆的味道，立刻意识到新郎官全身皆肿的原因就在于漆气。暗自感叹道，天下居然有这等巧事——新婚即出痘，同时又为漆气所伤，纠葛一团，能不详察乎？果然不出崔默庵所料，一两天患者便肿消痘散，又焕然一新郎官矣。

庄子就当过"漆园吏"，据《史记·老子韩非列传》记载："庄子者，蒙人也，名周。周尝为蒙漆园吏，与梁惠王、齐宣王同时。其学无所不窥，然其要本归于老子之言。故其著书十余万言，大抵率寓言也。作《渔父》《盗跖》《胠箧》，以诋孔子之徒，以明老子之术。《畏累虚》《亢桑子》之属，皆空语无事实。然善属书离辞，指事类情，用剽剥儒、墨，虽当世宿学不能自解免也。其言洸洋自恣以适己，故自王公大人不能器之。"

足太阴气绝，则脉不荣其口唇。口唇者肌肉之本也，脉不荣则肌肉软，肌肉软则舌萎人中满，人中满则唇反，唇反者肉先死，甲笃乙死，木胜土也。

足少阴气绝，则骨枯，少阴者冬脉也，伏行而濡骨髓者也，故骨不濡则肉不能着骨也，骨肉不相亲则肉软却，肉软却故齿长而垢，发无泽，发无泽者骨先死，戊笃已死，土胜水也。

足厥阴气绝，则筋缩引卵与舌，厥阴者肝脉也，肝者筋之合也，筋者聚于阴器，而脉络于舌本也，故脉弗荣则筋急，筋急则引舌与卵，故唇青舌卷卵缩则筋先死，庚笃辛死，金胜木也。

五阴气俱绝，则目系转，转则目运，目运者为志先死，志先死则远一日半死矣。六阳气俱绝，则阴与阳相离，离则腠理发泄，绝汗乃出，大如贯珠，转出不流，即气先死，故旦占夕死，夕占旦死，此十二经之败也。

经脉十二者，伏行分肉之间，深而不见。

十二条经脉“伏行分肉之间，深而不见”。“伏行”指经脉走行不在体表，而藏在分肉间；“深而不见”，经脉的位置藏得很深，这才是看不见十二经脉的原因。

其常见者，足太阴过于内踝之上，无所隐故也。诸脉之浮而常见者，皆络脉也。

足太阴脉过内踝就暴露出来了，变成“无所隐”，不再是上一句说的“深而不见”，对应的应该是大隐静脉。常能看见的脉都是浮在体表的络脉。

六经络手阳明少阳之大络，起于五指间，上合肘中。饮酒者，卫气先行皮肤，先充络脉，络脉先盛，故卫气已平，营气乃满，而经脉大盛。脉之卒然动者，皆邪气居之，留于本末；不动则热，不坚则陷且空，不与众同，是以知其何脉之病也。

雷公曰：何以知经脉之与络脉异也？黄帝曰：经脉者常不可见也，其虚实也以气口知之。脉之见者皆络脉也。

这里又提到了经脉、络脉的差别，重要的内容《内经》里反复地出现、强调。

雷公曰：细子无以明其然也。黄帝曰：诸络脉皆不能经大节之间，必行绝道出入，复合于皮中，其会皆见于外。故诸刺络脉者，必刺其结上，甚血者虽无结，急取之以泻其邪而出其血，留之发为痹也。

这段的重点是解络脉的“结”，最有效的方法就是刺血。所以，临床上很多关节病，用刺络放血治疗效果很好。

凡诊络脉，脉色青则寒且痛，赤则有热。胃中寒，手鱼之络多青矣；胃中有热，鱼际络赤，其鱼黑者，留久痹也；其有赤、有黑、有青者，寒热气也。

络脉，肉眼可见。它的颜色如果发青对应寒、痛，色红对应热。

胃中的寒热，看鱼际的络脉就行了，青色象征寒，赤色象征热，颜色黑是有瘀血，什么颜色都有就是寒热错杂。这种诊断方法直观、明了，还易学，表述得非常通俗。

凡刺寒热者皆多血络，必间日而一取之，血尽而止，乃调其虚实。其小而短者少气，甚者泻之则闷，闷甚则仆不得言，闷则急坐之也。

“血尽”两个字不要按照字面直接去理解，解释成放尽瘀血更恰当，而不是把全身的血液都放尽，那相当于涅槃，当然身体也就不痛了。这么说，现在听着像是笑话，但是在曾经的西方医疗环境中，放血被当作“万能疗法”，放血不当导致病人死亡的情况，不在少数。

“血络”的颜色比正常偏深，“血尽”就是通过放血使其颜色正常，所以叫作“血尽而止”。放血偏于泻法，要注意分寸。

手太阴之别，名曰列缺，起于腕上分间，并太阴之经直入掌中，散入于鱼际。其病实则手锐掌热，虚则欠㰦，小便遗数，取之去腕一寸半，别走阳明也。

这实际上是在讲一个络脉穴——列缺的主治。列缺的位置正好在骨头的缺口处，所以叫列缺。李白在《梦游天姥吟留别》里也用过这两个字，“列缺霹雳，丘峦崩摧”，霹雳指突发的响雷，列缺指天上的裂缝。《汉书·扬雄传》：“辟雳列缺，吐火施鞭”。列缺这个穴位针刺时特别酸痛，我临床用得不多。希望大家能去尝试，反馈疗效如何。

手少阴之别，名曰通里。去腕一寸，别而上行，循经入于心中，系舌本，属目系。其实则支膈，虚则不能言。取之腕后一寸，别走太阳也。

在《邪客》篇里黄帝问过岐伯“手少阴之脉独无俞，何也？”为什么手少阴这条脉没有腧穴？由此可知，通里这个穴位应当是被其他医家编排进手少阴脉中的，应该在《邪客》篇之后。

手心主之别，名曰内关，去腕二寸，出于两筋之间别走少阳，循经以上，系于心包，络心系。实则心痛，虚则为烦心，取之两筋间也。

“手心主”是手厥阴心包经在经络学说演变、过渡时期的称呼。

下文的每一段体例基本一样，重点看每一个络脉穴的主治，“实则……虚则……”朴素地去理解，不要复杂化。

手太阳之别，名曰支正，去腕五寸，内注少阴；其别者，上走肘，络肩髃。实则节弛肘废，虚则生肬，小者如指痂疥，取之所别也。

手阳明之别，名曰偏历，去腕三寸，别走太阴；其别者，上循臂，乘肩髃，上曲颊偏齿；其别者，入耳合于宗脉。实则龋聋，虚则齿寒痹隔，取之所别也。

手少阳之别，名曰外关，去腕二寸，外绕臂，注胸中，合心主。病实则肘挛，虚则不收，取之所别也。

足太阳之别，名曰飞阳，去踝七寸，别走少阴。实则鼽窒头背痛；虚则鼽衄，取之所别也。

足少阳之别，名曰光明，去踝五寸，别走厥阴，并经下络足跗。实则厥，虚则痿躄，坐不能起。取之所别也。

足阳明之别，名曰丰隆。去踝八寸。别走太阴；其别者，循胫骨外廉，上络头项，合诸经之气，下络喉嗌。其病气逆则喉痹瘁瘖。实则狂巅，虚则足不收，胫枯。取之所别也。

足太阴之别，名曰公孙，去本节之后一寸，别走阳明；其别者，入络肠胃。厥气上逆则霍乱，实则腹中切痛，虚则鼓胀，取之所别也。

足少阴之别，名曰大锺。当踝后绕跟，别走太阳；其别者，并经上走于心包，下外贯腰脊。其病气逆则烦闷，实则闭癃，虚则腰痛，取之所别者也。

提到大钟治疗腰痛，我认识的沈德础老师，是中医眼科专家，就跟原文中说的类似，他单用太溪穴治疗腰痛，疗效很好，都是远端取穴治疗。但我个人的经验，更倾向于局部治疗。我认为，直接治疗局部比远端取穴的疗效会更稳定。

足厥阴之别，名曰蠡沟，去内踝五寸，别走少阳；其别者，循经上睾，结于茎。其病气逆则睾肿卒疝，实则挺长，虚则暴痒，取之所别也。

任脉之别，名曰尾翳。下鸠尾，散于腹。实则腹皮痛，虚则痒搔。取之所别也。

督脉之别，名曰长强。挟膂上项，散头上，下当肩胛左右，别走太阳，入贯膂。实则脊强，虚则头重，高摇之，挟脊之有过者。取之所别也。

脾之大络，名曰大包。出渊腋下三寸，布胸胁。实则身尽痛，虚则百节尽皆纵。此脉若罗络之血者，皆取之脾之大络脉也。

从名字来判断，“脾之大络”并不属于手足六经的体系，出现在此处让人费解。不知道作者出于什么原因，要凑成十五条络脉，先存疑。

凡此十五络者，实则必见，虚则必下。视之不见，求之上下。人经不同，络脉亦所别也。

络脉“实则必见”，“见”是显现的意思。有实证络脉会鼓起来，虚证时就沉下去，看不见了。如果在原先的部位络脉消失了，可以“求之上下”，在周围找，说明络脉的位置不固定。而当络脉是指一个单独的络脉穴时，那就说明穴位的位置也可能不固定。

讲完这篇，希望破除大家对“经络”的迷信。换句话说，古人的“经络”与现代人所说的“经络”是两个概念。古人说的是经脉和络脉的简称。现代教材对经络的定义还是古人的原意：“经络是经脉和络脉的总称”，“经络是人体运行气血的通道，包括经脉和络脉。”但后面的内容似乎暗示着人体有一个看不见、摸不着的经络系统。

大家要了解《内经》中理论的形成，其中一些章节单纯为了构建理论，在脱离实践的情况下编写而成的。只有了解当初作者的构建思路后，才不会被《内经》的文字束缚住。不然，你会被几千年前的人写的东西困住，在他编写的理论里面绕不出来，还试图跟临床结合，结合不上又困惑……终而复始，没完没了。从《经脉》篇开始，理论的构建就出现了问题，像经别、经筋这些理论都是从《经脉》篇发展出来的，出现了异化，直接地说，就是错了。

《本输》篇里的十一条经脉的腧穴都从四肢末端按照井、荥、输、经、合排列，思路很清晰，理论也很朴实。再结合《难经》“井主心下满，荥主身热，输主体重节痛，经主喘咳寒热，合主逆气而泄”，临床中非常实用。文字简明，又符合临床。

而在《经脉》篇中，为了使肺脉与大肠脉连接，构建出循环理论，编写了与《本输》篇相反的循行方向。一旦肺脉和大肠脉联络上，络穴就出现了，以及经别等一些为了说明表里经脉联系的理论，也就是为了完善循环理论而主观人为构建的理论。现代对针灸的误解基本上就是从这里开始。

经别第十一

经别是十二经脉别行的部分，仍然属于十二经脉概念的范畴。是为了解释表里、气血的沟通，人为构建的理论，与真正的临床治疗没有太大的关系。

黄帝问于岐伯曰：余闻人之合于天道也，内有五藏，以应五音、五色、五时、五味、五位也；外有六府，以应六律，六律建阴阳诸经而合之十二月、十二辰、十二节、十二经水、十二时、十二经脉者，此五藏六府之所以应天道也。夫十二经脉者，人之所以生，病之所以成，人之所以治，病之所以起，学之所始，工之所止也，粗之所易，上之所难也。请问其离合出入奈何？岐伯稽首再拜曰：明乎哉问也！此粗之所过，上之所息也，请卒言之。

此处，五、六、十二,三个数字都对应着自然界中的事物，出现这种对应，说明理论本身已经不朴素了，所以这篇成文的时间应该比较晚期。

足太阳之正，别入于腘中，其一道下尻五寸，别入于肛，属于膀胱，散之肾，循膂当心入散；直者，从膂上出于项，复属于太阳，此为一经也。足少阴之正，至腘中，别走太阳而合，上至肾，当十四椎，出属带脉；直者，系舌本，复出于项，合于太阳，此为一合。成以诸阴之别，皆为正也。

足少阳之正，绕髀入毛际，合于厥阴；别者，入季胁之间，循胸里，属胆，散之肝，上贯心，以上挟咽，出颐颔中，散于面，系目系，合少阳于外眦也。足厥阴之正，别跗上，上至毛际，合于少阳，与别俱行，此为二合也。

足阳明之正，上至髀，入于腹里，属胃，散之脾，上通于心，上循咽出于口，上頞頔，还系目系，合于阳明也。足太阴之正，上至髀，合于阳明，与别俱行，上结于咽，贯舌中，此为三合也。

手太阳之正，指地，别于肩解，入腋走心，系小肠也。手少阴之正，别入于渊腋两筋之间，属于心，上走喉咙，出于面，合目内眦，此为四合也。

手少阳之正，指天，别于巅，入缺盆，下走三焦，散于胸中也。手心主之正，别下渊腋三寸，入胸中，别属三焦，出循喉咙，出耳后，合少阳完骨之下，此为五合也。

手阳明之正，从手循膺乳，别于肩髃，入柱骨下，走大肠，属于肺，上循喉咙，出缺盆，合于阳明也。手太阴之正，别入渊腋少阴之前，入走肺，散之大肠，上出缺盆，循喉咙，复合阳明，此六合也。

经水第十二

古人说，天有日月，人有双目；地有草木，人有毛发；天有十二月，人有十二经；天有三百六十五天，人有三百六十五穴……实际上，它们之间的联系很牵强，这些对应关系都没有意义，只能说明当时古人的一个观念——把人体看作一个小的自然。

这一篇用水流比喻十二条经脉，比喻终究是比喻，没有实质性的内容，不要陷在这些文字里面不出来。

黄帝问于岐伯曰：经脉十二者，外合于十二经水，而内属于五脏六腑。夫十二经水者，其有大小、深浅、广狭、远近各不同；五脏六腑之高下、大小、受谷之多少亦不等，相应奈何？夫经水者，受水而行之；五脏者，合神气魂魄而藏之；六腑者，受谷而行之，受气而扬之；经脉者，受血而营之。合而以治奈何？刺之深浅，灸之壮数，可得闻乎？

岐伯答曰：善哉问也！天至高不可度，地至广不可量，此之谓也。且夫人生于天地之间，六合之内，此天之高，地之广也，非人力之所能度量而至也。若夫八尺之士，皮肉在此，外可度量切循而得之，其死可解剖而视之。

古人很早就有解剖、研究尸体的意识，中国医学并不排斥解剖人体，只是从中医的临床角度，没有那么重要，所以不像现代医学将解剖发展成一个独立的学科。

其藏之坚脆，府之大小，谷之多少，脉之长短，血之清浊，气之多少，十二经之多血少气，与其少血多气，与其皆多血气，与其皆少血气，皆有大数。其治以针艾，各调其经气，固其常有合乎。

这篇的重点就在“脉之长短”这句话，说明经脉可以丈量长度，再次印证了经脉并非无形的存在。

黄帝曰：余闻之，快于耳，不解于心，愿卒闻之。

黄帝很谦虚，跟老师说，我听着挺好，但就是不懂。

岐伯答曰：此人之所以参天地而应阴阳也，不可不察。足太阳外合于清水，内属于膀胱，而通水道焉。足少阳外合于渭水，内属于胆。足阳明外合于海水，内属于胃。足太阴外合于湖水，内属于脾。足少阴外合于汝水，内属于肾。足厥阴外合于渑水，内属于肝。手太阳外合于淮水，内属于小肠，而水道出焉。手少阳外合于漯水，内属于三焦。手阳明外合于江水，内属于大肠。手太阴外合于河水，内属于肺。手少阴外合于济水，内属于心。手心主外合于漳水，内属于心包。凡此五脏六腑十二经水者，外有源泉而内有所禀，此皆内外相贯，如环无端，人经亦然。故天为阳，地为阴，腰以上为天，腰以下为地。故海以北者为阴，湖以北者为阴中之阴；漳以南者为阳，河以北至漳者为阳中之阴；漯以南至江者为阳中之太阳，此一隅之阴阳也，所以人与天地相参也。

我认为，这些内容都是古人牵强附会，没有实质的意义，不做讲解。

黄帝曰：夫经水之应经脉也，其远近浅深，水血之多少各不同，合而以刺之奈何？岐伯答曰：足阳明，五脏六腑之海也，其脉大血多，气盛热壮，刺此者不深弗散，不留不泻也。足阳明刺深六分，留十呼。

针刺胃足阳明之脉要深刺且留针，刺六分深，但也是留足十个呼吸就够了，不然邪气不能泻。你想想十个呼吸时间能有多长？

足太阳深五分，留七呼。足少阳深四分，留五呼。足太阴深三分，留四呼。足少阴深二分，留三呼。足厥阴深一分，留二呼。手之阴阳，其受气之道近，其气之来疾，其刺深者皆无过二分，其留皆无过一呼。

针刺下肢的经脉留针时间各不相同，而针刺上肢的经脉，留针不能超过一个呼吸，其实就是快针。如果针刺上肢留针就错了！如果细究的话，这里只说“无过一呼”，没有“息”，是否可以理解为一个“呼吸”时间的一半？

其少长大小肥瘦，以心撩之，命曰法天之常，灸之亦然。灸而过此者得恶火，则骨枯脉涩，刺而过此者，则脱气。

使用灸法也须得当，不能过度治疗。

还要强调一点，过去的灸等同于现在的瘢痕灸，现在我们所认为的艾灸只能称之为熏。

黄帝曰：夫经脉之大小，血之多少，肤之厚薄，肉之坚脆，及腘之大小，可为量度乎？岐伯答曰：其可为度量者，取其中度也。不甚脱肉而血气不衰也。若失度之人，痟瘦而形肉脱者，恶可以度量刺乎。审切循扪按，视其寒温盛衰而调之，是谓因适而为之真也。

岐伯告诉黄帝，丈量经脉要找一个体型中等、身体健康的人进行度量。

经筋第十三

《黄帝内经》中，经筋与经脉对应存在，有十二经脉，就有十二经筋，它们的走行也大体相似。但实际上，经筋与经脉之间不存在任何关联，两者之间的联系纯粹是为了理论化而构建的。

治疗经筋病的针刺原则是“治在燔针劫刺，以知为数，以痛为腧”，哪里痛就用火针扎哪儿，是非常朴素的理论，但是经过后人的解读，常常把朴素的理论复杂化。

足太阳之筋，起于足小指上，结于踝，邪上结于膝，其下循足外侧，结于踵，上循跟，结于腘；其别者，结于腨外，上腘中内廉，与腘中并上结于臀，上挟脊上项；其支者，别入结于舌本；其直者，结于枕骨，上头下颜，结于鼻；其支者，为目上網，下结于頄；其支者，从腋后外廉，结于肩髃；其支者，入腋下，上出缺盆，上结于完骨；其支者，出缺盆，邪上出于頄。其病小指支，跟肿痛，腘挛，脊反折，项筋急，肩不举，腋支，缺盆中纽痛，不可左右摇。治在燔针劫刺，以知为数，以痛为输，名曰仲春痹也。

在“天柱”穴内侧上下的区域很容易触及筋结，尤其是长期伏案者，据我的临床观察，绝大多数有头部及颈部疾患者在这里都可以用手触到筋结，将此处筋结针刺或按揉变得柔软后，可以有效治疗头部疾患，为了称呼方便，我将此处命名为头颈穴。

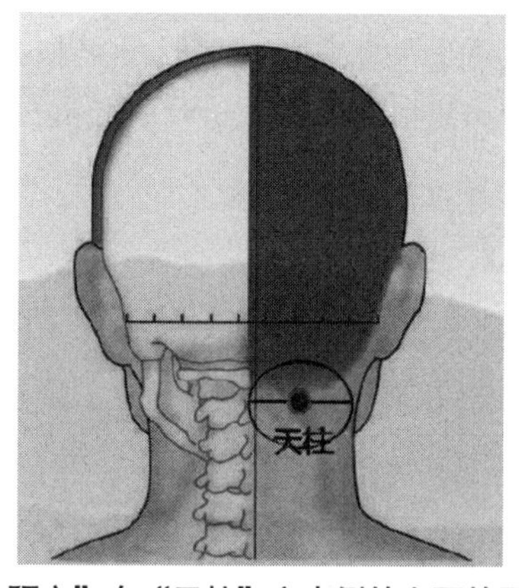

“头颈穴”在“天柱”穴内侧的上下的区域

经筋的循行基本按照《本输》篇里经脉的走向分布，但是并没有实际的临床意义。每一段的重点还是在最后“治在燔针劫刺，以知为数，以痛为腧。”

“燔针劫刺”指用火针快速针刺；“以知为数”指以病人出现针感为标准；“以痛为腧”，唐代医家杨上善在《太素》中道：“输，谓孔穴也。言筋但以筋之所痛之处，即为孔穴，不必要须依诸输也。以筋为阴阳气之所资，中无有空，不得通于阴阳之气上下往来，然邪入腠袭筋为病，不能移输，遂以病居痛处为输，故曰：筋者无阴无阳，无左无右，以候痛也。《明堂》依穴疗筋病者，此乃依脉引筋气也。”

足少阳之筋，起于小指次指，上结外踝，上循胫外廉，结于膝外廉；其支者，别起外辅骨，上走髀，前者结于伏兔之上，后者结于尻；其直者，上乘眇季胁，上走腋前廉，系于膺乳，结于缺盆；直者，上出腋，贯缺盆，出太阳之前，循耳后，上额角，交巅上，下走颔，上结于烦；支者，结于目眦为外维。其病小指次指支转筋，引膝外转筋，膝不可屈伸，腘筋急，前引髀，后引尻，即上乘眇季胁痛，上引缺盆膺乳颈，维筋急。从左之右，右目不开，上过右角，并跻脉而行，左络于右，故伤左角，右足不用，命曰维筋相交。治在燔针劫刺，以知为数，以痛为腧，名曰孟春痹也。

足阳明之筋，起于中三指，结于跗上，邪外上加于辅骨，上结于膝外廉，直上结于髀枢，上循胁属脊；其直者，上循骭，结于膝；其支者，结于外辅骨，合少阳；其直者，上循伏兔，上结于髀，聚于阴器，上腹而布，至缺盆而结，上颈，上挟口，合于烦，下结于鼻，上合于太阳。太阳为目上纲，阳明为目下纲；其支者，从颊结于耳前。其病足中指支胫转筋，脚跳坚，伏兔转筋，髀前肿，㿗疝，腹筋急，引缺盆及颊，卒口僻。

说起“伏兔转筋”，现在农村中还保留了腿肚子“转筋”了的说法，就是肌肉痉挛。“伏兔”现在作为一个穴位名，但当时“伏兔”指大腿上的肌肉，这块肌肉就像一只趴着不动的兔子。

说到“转筋”，再提一个词“角弓反张”。这个词西医、中医都在用，但是很少有人知道它的本义。古时曾用牛角作为量器的标准器，所以“角”也通“校”，有校准的意思。《诗经》里用“角弓”来比喻兄弟之间的和睦，“角”和“校”这两个字又衍生出和谐、调和的含义。现在一般见到的传统弓都绑上了弓弦，如果把弦拆下来，整张弓失去了束缚，弓的两头会弯向另一侧，这叫作“反张”，以前弓不用时都将弓弦卸掉，挂在墙上，叫作“弛弓”，这时的弓呈“反张”状态。正常使用的弓每时每刻都跟弦互相较着劲，那样射出的箭才有力量，放在人体结构上，人的脊柱时常向着身前弯曲，而一旦因为病邪导致项背的肌肉紧张，脊柱就会向身后弯曲，形成“反张”。

急者目不合，热则筋纵，目不开。颊筋有寒，则急引颊移口；有热则筋弛纵缓不胜收故僻。

这一段描述了面瘫的症状，但是并不准确。古人没有神经学的知识，这是时代的局限性。所以，当时的医家认为口眼肌肉松弛的一侧有热邪，另一侧有寒邪。我们现在知道，松弛的一侧是患侧，而另一侧是正常的。

治之以马膏，膏其急者，以白酒和桂，以涂其缓者，以桑钩钩之，即以生桑灰置之坎中，高下以坐等，以膏熨急颊，且饮美酒，噉美炙肉，不饮酒者，自强也，为之三拊而已。治在燔针劫刺，以知为数，以痛为输，名曰季春痹也。

“以桑钩钩之”，桑树实际上没有钩，不知道是否存在版本错误，或指的是其他树种。

治疗面瘫的方法很多，不一定要去找马油。但是，我曾见过有病人用鳝鱼血搽脸，疗效并不好。目前来说，还是针刺疗效最好。越是急性期，针刺效果越好。之前，有一位学生在地铁里吹空调后面瘫，立马来找我治疗，针刺 3 次，面部就如常了。

足太阴之筋，起于大指之端内侧，上结于内踝；其直者，上结于膝内辅骨，上循阴股，结于髀，聚于阴器，上腹，结于脐，循腹里，结于胁，散于胸中；其内者，著于脊。其病足大指支，内踝痛，转筋痛，膝内辅骨痛，阴股引髀而痛，阴器纽痛，上引脐两胁痛，引膺中脊内痛。治在燔针劫刺，以知为数，以痛为输，命曰仲秋痹也。

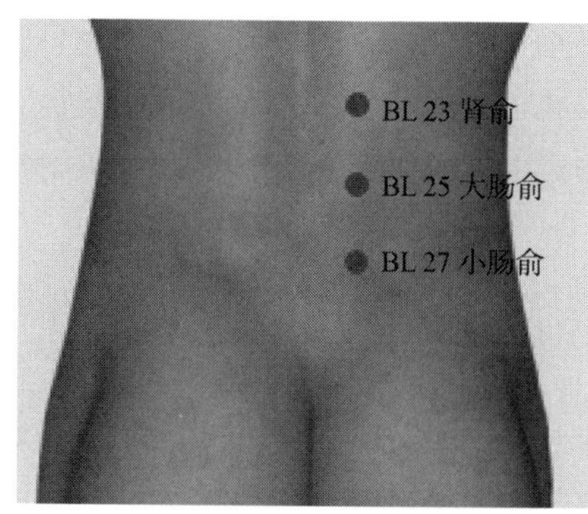

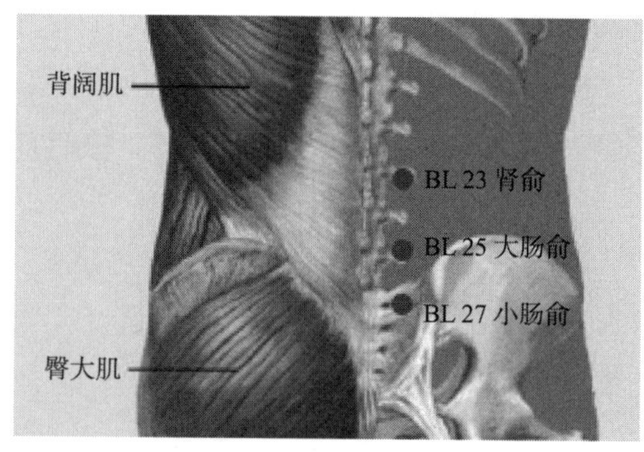

盆腔穴在“肾俞”穴内上方的区域

足少阴之筋，起于小指之下，并足太阴之筋，邪走内踝之下，结于踵，与太阳之筋合而上结于内辅之下，并太阴之筋而上循阴股，结于阴器，循脊内挟膂上至项，结于枕骨，与足太阳之筋合。其病足下转筋，及所过而结者皆痛及转筋。病在此者主瘛瘲及痉，在外者不能俯，在内者不能仰。故阳病者腰反折不能俯，阴病者不能仰。

阴阳在不同的语境中有不同的含义，在这里是指相对的两个部位，背为阳，腹为阴。

盆腔穴，在“肾俞”穴内上方的区域用 0.75mm 的针灸针很容易触及筋结，尤其是成年人，据我的临床观察，绝大多数有盆腔疾患者在这里都可以用针触到筋结，将此处筋结针刺变得柔软后，可以有效治疗盆腔疾患，为了称呼方便，我将此处命名为盆腔穴。肾俞穴，在第二腰椎棘突旁开 1.5 寸处。

“孕穴”，据我的临床观察，绝大多数不孕患者在“气海俞”内下方的区域用 0.35mm × 0.75mm 的针灸针可以触到筋结，将此处筋结针刺变得柔软后，可以有效治疗不孕症，为了称呼方便，我将此处命名为“孕穴”。气海俞是足太阳膀胱经的常用腧穴之一，位于第三腰椎棘突下，旁开 1.5 寸处，在肾俞穴的直下方。

前年，我有三个亲戚的孩子都是因为结婚三四年不孕找我治疗，我主要针刺盆腔穴及孕穴，并要求其练习站桩，半年后，有两个人怀孕，后来正常生子。值得一提的是，近五年来有十五六位参加经筋班的多年不孕女性，回去坚持站桩后不久怀孕产子，值得研究。我常和弟子及学员讲，针刺治疗配合站桩治疗不孕症，成功的概率要比试管婴儿高得多，可惜我们缺乏宣传。

治在燔针劫刺，以知为数，以痛为输。在内者熨引饮药。此筋折纽，纽发数甚者，死不治，名曰孟秋痹也。

“在内者熨引饮药”，“熨”是热疗，“熨”字指外治法时，音同“慰”；“引”是导引；“饮药”是服药。《内经》并非不提倡用药，只是需要用药的情况很少，熨、引就能治疗很多疾病。

足厥阴之筋，起于大指之上，上结于内踝之前，上循胫，上结内辅之下，上循阴股，结于阴器，络诸筋。其病足大指支内踝之前痛，内辅痛，阴股痛转筋，阴器不用。

足厥阴跟“阴器”关系非常密切，主要指男性的生殖器，女性的阴部疾病也可以结合治疗。男性的阴器又叫“宗筋”，与一般“筋”的概念不同。有位病人自述以前打乒乓球时大腿内侧拉伤，阴囊垂下一尺，正好体现了“阴股痛转筋，阴器不用”这句话。

伤于内则不起，伤于寒则阴缩入，伤于热则纵挺不收，治在行水清阴气；其病转筋者，治在燔针劫刺，以知为数，以痛为腧，命曰季秋痹也。

这里给使用火针设定了一个前提，就是“转筋”，在其他经筋病的内容里都没有提到这一点。

手太阳之筋，起于小指之上，结于腕，上循臂内廉，结于肘内锐骨之后，弹之应小指之上，入结于腋下；其支者，后走腋后廉，上绕肩胛，循颈出足太阳之前，结于耳后完骨；其支者，入耳中；直者，出耳上，下结于颔，上属目外眦。其病小指支肘内锐骨后廉痛，循臂阴入腋下，腋下痛，腋后廉痛，绕肩胛引颈而痛，应耳中鸣痛，引颔目瞑，良久乃得视，颈筋急则为筋瘘颈肿。寒热在颈者，治在燔针劫刺，以知为数，以痛为输，其为肿者，复而锐之，名曰仲夏痹也。

这条经筋实际上跟手太阳、小肠都没有关系。不过，此处提示耳鸣与经筋之间有关联，可以试着从颈项部的筋入手治疗。一般治疗耳鸣多取耳门、听宫这些穴位，但是临床上会发现耳鸣的病人颈项部的肌肉偏紧张、僵硬，针刺这里效果不错，有可能耳鸣属于经筋病的范畴。但耳鸣终究是个顽疾，很不好治，比“腰突”还难治，只有部分患者疗效不错。

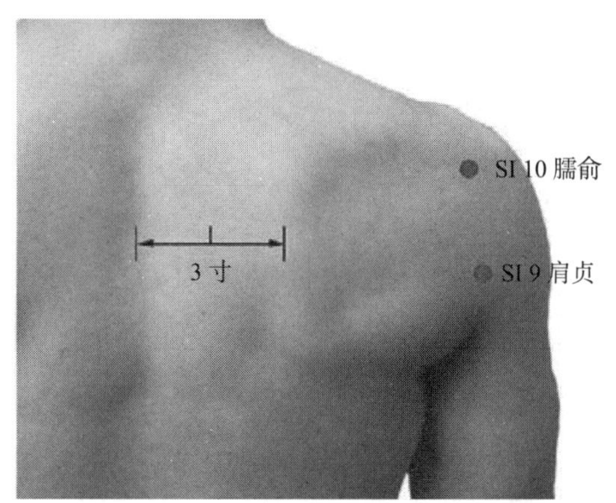

“乳腺穴”在“肩贞”穴稍上的区域寻找

手太阳之筋，在后走腋后廉的“肩贞”穴稍上的区域很容易出现筋结，尤其是成年女性，据我的临床观察，超过半数以上者在这里都可以摸到筋结，而成年女性超过半数以上都有乳腺结节。将此处筋结针刺或按揉变得柔软后，可以有效治疗乳腺结节。这本来是友人李江舟医师的经验，我公开后大家都觉得很好用，许多患者见面就和我说，你给我扎扎乳腺结节，其实是想让我给针刺这里的筋结，治疗乳腺结节，但因为没有命名，所以大家交流起来十分不便。为此，我将“肩贞”穴区域出现筋结之处命名为“乳腺穴”，不仅治疗乳腺结节，大凡乳房疾患都可以在此处寻找筋结，针刺或按揉都可以。

手少阳之筋，起于小指次指之端，结于腕，上循臂结于肘，上绕臑外廉，上肩走颈，合手太阳；其支者，当曲颊入系舌本；其支者，上曲牙，循耳前，属目外眦，上乘颔，结于角。其病当所过者即支转筋，舌卷。治在燔针劫刺，以知为数，以痛为腧，名曰季夏痹也。

手阳明之筋，起于大指次指之端，结于腕，上循臂，上结于肘外，上臑，结于髃；其支者，绕肩胛，挟脊；直者，从肩髃上颈；其支者，上颊，结于頄；直者，上出手太阳之前，上左角，络头，下右颔。其病当所过者支痛及转筋，肩不举，颈不可左右视。治在燔针劫刺，以知为数，以痛为腧，名曰孟夏痹也。

手太阴之筋，起于大指之上，循指上行，结于鱼后，行寸口外侧，上循臂，结肘中，上臑内廉，入腋下，出缺盆，结肩前髃，上结缺盆，下结胸里，散贯贲，合贲下抵季胁。其病当所过者支转筋痛甚成息贲，胁急吐血。治在燔针劫刺，以知为数，以痛为腧。名曰仲冬痹也。

手心主之筋，起于中指，与太阴之筋并行，结于肘内廉，上臂阴，结腋下，下散前后挟胁；其支者，入腋散胸中，结于贲。其病当所过者支转筋，及胸痛息贲。治在燔针劫刺，以知为数，以痛为输，名曰孟冬痹也。

手少阴之筋，起于小指之内侧，结于锐骨，上结肘内廉，上入腋，交太阴，伏乳里，结于胸中，循贲，下系于脐，其病内急，心承伏梁，下为肘网。

此处说，胸口像横着一根梁木，手肘像被网罩住，身上怎么都不对劲，这种感觉一般就是经筋病。西方医学有一种观点，人体的筋膜都是连着的，就像穿着一件紧身衣，这层筋膜如果太紧，人体自然会觉得不适。

其病当所过者支转筋，筋痛。治在燔针劫刺，以知为数，以痛为输。其成伏梁唾血脓者，死不治，名曰季冬痹也。经筋之病，寒则筋急，热则筋弛纵不收，阴痿不用。阳急则反折，阴急则俯不伸。焠刺者，刺寒急也，热则筋纵不收，无用燔针。

“焠刺”同“燔针”，即火针，用于治疗寒疾，而筋肉迟缓的热病不可用。并不是所有的经筋病都要用“燔针劫刺”。我临床治疗经筋病恰恰不用火针，常用普通毫针，严重的“腰突”及“股骨头坏死”等可以用 0.8×100mm 规格的针灸针。在治疗皮肤病、静脉曲张、哮喘等病才用火针。

足之阳明，手之太阳，筋急则口目为噼，目眦急不能卒视，治皆如右方也。

骨度第十四

黄帝问于伯高曰：脉度言经脉之长短，何以立之？伯高曰：先度其骨节之大小广狭长短，而脉度定矣。黄帝曰：愿闻众人之度。人长七尺五寸者，其骨节之大小长短各几何？伯高曰：头之大骨围，二尺六寸，胸围四尺五寸。腰围四尺二寸。发所复者，颅至项尺二寸，发以下至颐长一尺，君子参折。

这篇以人高七尺五寸为范例进行测量，七尺五相当于现代的172cm，可能是当时人的平均身高。同样提到身高,《经水》篇里是“八尺之士”，与本篇的标准“人长七尺五寸”不同。我猜测，这两篇文章的作者应该来自不同地区,《经水》篇可能是齐国人编写的,《骨度》篇可能是越国人编写的。

结喉以下至缺盆中长四寸，缺盆以下至髑骬长九寸，过则肺大，不满则肺小。髑骬以下至天枢长八寸，过则胃大，不满则胃小。天枢以下至横骨长六寸半，过则回肠广长，不满则狭短。横骨长六寸半，横骨上廉以下至内辅之上廉长一尺八寸，内辅之上廉以下至下廉长三寸半，内辅下廉下至内踝长一尺三寸，内踝以下至地长三寸，膝腘以下至跗属长一尺六寸，跗属以下至地长三寸，故骨围大则太过，小则不及。角以下至柱骨长一尺，行腋中不见者长四寸，腋以下至季胁长一尺二寸，季胁以下至髀枢长六寸，髀枢以下至膝中长一尺九寸，膝以下至外踝长一尺六寸，外踝以下至京骨长三寸，京骨以下至地长一寸。

咱们现在用的骨度分寸法说膝中到外踝尖是十六寸，这一段说膝到外踝长一尺六寸，两者的标准类似。可见，骨度分寸法基本上就是从《骨度》篇发展而来的。

耳后当完骨者广九寸。耳前当耳门者广一尺三寸，两颧之间相去七寸，两乳之间广九寸半，两髀之间广六寸半。足长一尺二寸，广四寸半。肩至肘长一尺七寸，肘至腕长一尺二寸半，腕至中指本节长四寸，本节至其末长四寸半。

两乳之间为九寸半，后世人可能是为了方便取穴，改成了八寸。

尺骨，顾名思义即一尺长的骨头，也就是十寸，可是骨度分寸法中肘横纹到腕掌横纹的长度是十二寸。我推测，可能是为了方便取穴而修改了标准。就像支沟在腕横纹上三寸，用十二寸的长度取两次中点就能定位。

项发以下至膂骨长三寸半，膂骨以下至尾骶二十一节长三尺，上节长一寸四分分之一，奇分在下，故上七节至于膂骨九寸八分分之七，此众人之骨度也，所以立经脉之长短也。是故视其经脉之在于身也，其见浮而坚，其见明而大者，多血；细而沉者，多气也。

此处又强调了“视其经脉之在于身”，可见经脉是能看见的，多血的经脉粗大明显，多气的经脉沉细。很多专家赔上了自己的青春年华做科研找经络，其实古人的文献里都写清楚了，经脉是看得见的。

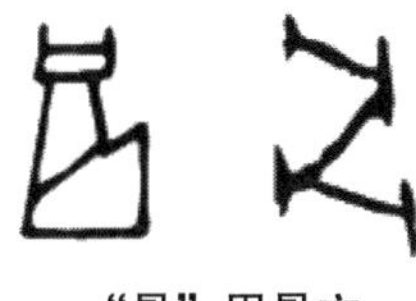 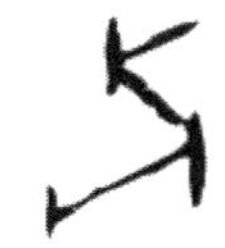 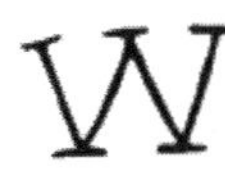 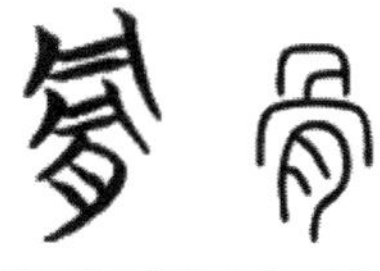

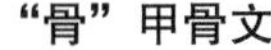

"骨"甲骨文　"骨"商金文　"骨"楚国　"骨"(《说文解字》)

《说文解字》："骨，肉之覈也。从冎，有肉。凡骨之属皆从骨。"

五十营第十五

黄帝曰：余愿闻五十营奈何？

岐伯答曰：天周二十八宿，宿三十六分，人气行一周，千八分。日行二十八宿，人经脉上下、左右、前后二十八脉，周身十六丈二尺，以应二十八宿，漏水下百刻，以分昼夜。故人一呼，脉再动，气行三寸，一吸，脉亦再动，气行三寸，呼吸定息，气行六寸。十息，气行六尺，日行二分。二百七十息，气行十六丈二尺，气行交通于中，一周于身，下水二刻，日行二十分有奇。五百四十息，气行再周于身，下水四刻，日行四十分。二千七百息，气行十周于身，下水二十刻，日行五宿二十分。一万三千五百息，气行五十营于身，水下百刻，日行二十八宿，漏水皆尽，脉终矣。所谓交通者，并行一数也。故五十营备，得尽天地之寿矣，气凡行八百一十丈也。

《内经》里有两套经脉循环理论体系，一个是《经脉》篇的十二脉循环，另一个就是这里提到的二十八脉循环。二十八脉循环是为了匹配天上的二十八星宿而形成的理论，左右两侧的十二脉和任督二脉，再加上"男子数其阳，女子数其阴"的阴跷脉、阳跷脉，硬凑成了这二十八脉循环。这一篇的内容纯属于理论化，没有必要深究。

营气第十六

黄帝曰：营气之道，内谷为宝。谷入于胃，气传之肺，流溢于中，布散于外，精专者行于经隧，常营无已，终而复始，是谓天地之纪。

"经隧"指经脉。"终而复始"说的是经脉循环，也就是血液在脉管中的循环。古人观察到了血液的循环流动，但是没有像西方医学通过解剖了解得那么细致，大部分靠想象，所以《经脉》篇只能说是经脉的示意图，不是实际图。

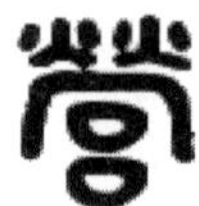

“营”金文大篆

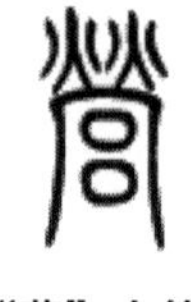

“营”小篆

营，形声。从宫，荧(yíng)省声。宫，房子，与居住有关。本义：四周垒土而居。

《说文解字》：“营，帀居也。”段玉裁注：“帀居，谓围绕而居。”

故气从太阴出，注予阳明，上行至面，注足阳明，下行至跗上，注大指间，与太阴合，上行抵髀。从髀注心中，循手少阴出腋下臂，注小指之端，合手太阳，上行乘腋出䪼内，注目内眦，上巅下项，合足太阳，循脊下尻，下行注小指之端，循足心注足少阴，上行注肾。从肾注心，外散于胸中，循心主脉出腋下臂，出两筋之间，入掌中，出中指之端，还注小指次指之端，合手少阳，上行注膻中，散于三焦，从三焦注胆，出胁，注足少阳，下行至跗上，复从跗注大指间，合足厥阴，上行至肝，从肝上注肺，上循喉咙，入颃颡之窍，究于畜门。其支别者，上额循巅下项中，循脊入骶，是督脉也，络阴器，上过毛中，入脐中，上循腹里，入缺盆，下注肺中，复出太阴。此营气之行，逆顺之常也。

“注予阳明”中“予”疑为“手”。

脉度第十七

黄帝曰：愿闻脉度。岐伯答曰：手之六阳，从手至头，长五尺，五六三丈。手之六阴，从手至胸中，三尺五寸，三六一丈八尺，五六三尺，合二丈一尺。足之六阳，从足上至头，八尺，六八四丈八尺。足之六阴，从足至胸中，六尺五寸，六六三丈六尺，五六三尺合三丈九尺。跻脉从足至目，七尺五寸，二七一丈四尺，二五一尺，合一丈五尺。督脉、任脉，各四尺五寸，二四八尺，二五一尺，合九尺。凡都合一十六丈二尺，此气之大经隧也。经脉为里，支而横者为络，络之别者为孙络，孙络之盛而血者疾诛之，盛者泻之，虚者饮药以补之。

“诛”前面讲过了，是放血，“脉”是血脉。“盛而血者”指的是脉搏跳动超过正常范围而且有瘀血，所以要放血。“盛者泻之，虚者饮药以补之”的“盛者”“虚者”讲的都是脉象，“虚者饮药以补之”，可见《内经》并不排斥药物治疗，只是一般针刺都能解决，只有少数情况才需要药物治疗。

五脏常内阅于上七窍也。故肺气通于鼻，肺和则鼻能知臭香矣；心气通于舌，心和则舌能知五味矣；肝气通于目，肝和则目能辨五色矣；脾气通于口，脾和则口能知五谷矣；肾气通于耳，肾和则耳能闻五音矣。五藏不和则七窍不通，六府不和则留结为痈。故邪在府则阳脉不和，阳脉不和则气留之，气留之则阳气盛矣。阳气太盛，则阴脉不和，阴脉不和则血留之，血留之则阴气盛矣。阴气太盛，则阳气不能荣也，故曰关。阳气太盛，则阴气弗能荣也，故曰格。阴阳俱盛，不得相荣，故曰关格。关格者，不得尽期而死也。

黄帝曰：跷脉安起安止，何气荣水？岐伯答曰：跷脉者，少阴之别，起于然骨之后，上内踝之上，直上循阴股入阴，上循胸里入缺盆，上出人迎之前，入頄属目内眦，合于太阳、阳跷而上行，气并相还则为濡目，气不荣则目不合。

“跷”的繁体写作“蹻”，是抬高下肢的意思，“喬”是高起的意思，比如乔木是指树身高大的树木，乔迁一词的“喬”取的也是这个含义。所以跷脉治疗的都是与运动相关的疾病。

喬，金文是指事字，在“高”（楼）的顶部加一指事符号，表示塔楼顶部的装饰物。

《说文解字》：“喬，高而曲也。从夭，从高省。《诗》曰：南有喬木。”

黄帝曰：气独行五脏，不荣六腑，何也？岐伯答曰：气之不得无行也，如水之流，如日月之行不休，故阴脉荣其藏，阳脉荣其府，如环之无端，莫知其纪，终而复始，其流溢之气，内溉藏府，外濡腠理。

黄帝曰：跻脉有阴阳，何脉当其数？岐伯答曰：男子数其阳，女子数其阴，当数者为经，其不当数者为络也。

“男子数其阳，女子数其阴，当数者为经”，这句话为了支持《五十营》篇里二十八脉循环的理论而存在的。

营卫生会第十八

这一篇就谈到了一些中医基础的概念，卫气营血辨证、三焦辨证。关于辨证的问题，八纲辨证中把阴、阳、表、里、虚、实、寒、热并列成八纲。但实际上阴阳是更大的概念，是总纲，它包括了表、里、虚、实、寒、热。“阴、阳”不能与“表、里、虚、实、寒、热”相提并论。

黄帝问于岐伯曰：人焉受气？阴阳焉会？何气为营？何气为卫？营安从生？卫

于焉会？老壮不同气，阴阳异位，愿闻其会。岐伯答曰：人受气于谷，谷入于胃，以传与肺，五藏六府，皆以受气，其清者为营，浊者为卫，营在脉中，卫在脉外，营周不休，五十而复大会。阴阳相贯，如环无端。卫气行于阴二十五度，行于阳二十五度，分为昼夜，故气至阳而起，至阴而止。

此处，“五十度”是五十圈。关于阴阳，现代人把阴阳的概念用得泛滥了，地震是阴阳不调，社会动乱也是阴阳不调，什么都用阴阳来解释，会导致没人探究真正的原因，这是需要警醒的。

故曰：日中而阳陇为重阳，夜半而阴陇为重阴。故太阴主内，太阳主外，各行二十五度，分为昼夜。夜半为阴陇，夜半后而为阴衰，平旦阴尽而阳受气矣。日中为阳陇，日西而阳衰，日入阳尽而阴受气矣。夜半而大会，万民皆卧，命曰合阴，平旦阴尽而阳受气，如是无已，与天地同纪。

这段话与实际情况是相符的，通常医院的急诊科白天的病人相对少，越到了晚上病人越多。但也偏于理论化，没必要去深究。

黄帝曰：老人之不夜瞑者，何气使然？少壮之人不昼瞑者，何气使然？岐伯答曰：壮者之气血盛，其肌肉滑，气道通，营卫之行不失其常，故昼精而夜瞑。老者之气血衰，其肌肉枯，气道涩，五脏之气相搏，其营气衰少而卫气内伐，故昼不精，夜不瞑。

失眠的病人，如果气血旺盛，往往一扎针就能治好，而气血衰的病人就不容易治。气血虚的人往往比较烦躁，站着、坐着都不安稳，常常换姿势，有的人还爱抖腿，这都是虚的表现。气血旺盛反倒容易安定，躺下就能睡着。

黄帝曰：愿闻营卫之所行，皆何道从来？岐伯答曰：营出于中焦，卫出于上焦。黄帝曰：愿闻三焦之所出。岐伯答曰：上焦出于胃上口，并咽以上贯膈而布胸中，走腋，循太阴之分而行，还注手阳明，上至舌，下注足阳明，常与营俱行于阳二十五度，行于阴亦二十五度一周也，故五十度而复大会于手太阴矣。

黄帝曰：人有热，饮食下胃，其气未定，汗则出，或出于面，或出于背，或出于身半，其不循卫气之道而出何也？

如果出现身体半边出汗的症状，要特别注意，按照《内经》的说法，这是身体要“枯”了，可能最终会发展成半身不遂。《素问·生气通天论》说：“汗出偏沮，使人偏枯。”

岐伯曰：此外伤于风，内开腠理，毛蒸理泄，卫气走之，固不得循其道，此气慓悍滑疾，见开而出，故不得从其道，故命曰漏泄。

我们说太阳为关，相当于人体与外界之间的一层屏障，一旦打开了，卫气不循其道，就会出现“漏泄”。

黄帝曰：愿闻中焦之所出。岐伯答曰：中焦亦并胃口，出上焦之后，此所受气者，泌糟粕，蒸津液，化其精微，上注于肺脉，乃化而为血，以奉生身，莫贵于此，故独得行于经隧，命曰营气。

黄帝曰：夫血之与气，异名同类。何谓也？岐伯答曰：营卫者精气也，血者神气也，故血之与气，异名同类焉。故夺血者无汗，夺汗者无血，故人生有两死而无两生。

黄帝曰：愿闻下焦之所出。岐伯答曰：下焦者，别回肠，注于膀胱而渗入焉；故水谷者，常并居于胃中，成糟粕，而俱下于大肠而成下焦，渗而俱下。济泌别汁，循下焦而渗入膀胱焉。

这里的三焦明确是在说上、中、下三个部位，以及它们各自的生理功能、特点。

引申说一下，“焦”字的甲骨文是一堆火上有一只鸟，应该是指烤鸟。

焦的甲骨文写作，由（隹，短尾鸟）和（火）构成，表示烧烤鸟雀。

黄帝曰：人饮酒，酒亦入胃，谷未熟而小便独先下，何也？岐伯答曰：酒者熟谷之液也。其气悍以清，故后谷而入，先谷而液出焉。黄帝曰：善。余闻上焦如雾，中焦如沤，下焦如渎，此之谓也。

这一段能看出古人对“酒”的认识，“其气悍以清”，酒性彪悍。

“上焦如雾，中焦如沤，下焦如渎”。这三句话太经典了，形象地概括了“上中下焦”的功能：上焦为心肺所居，功能输布气血，以温养肌肤筋骨，通调腠理，若雾露之溉，湿润大地。中焦属脾胃，功能腐熟消化吸收转输水谷精微，通过肺脉化生营血，这种功能形如酿酒一样。“下焦如渎”主要指肾与膀胱的排尿作用和肠道排泄大便的作用，犹如沟渎一样，必须疏通流畅。

“沤”是个多音字，读成第一声是名词，第四声是动词。我认为，为了与“雾”“渎”两个名词保持一致，应该读成第一声。

雾，篆文，由（雨）和（敄，即“務”）构成，表示令视线模糊不清的云气。

《说文解字》：“霚，地气发，天不应。从雨，敄声。”意思是：霚，地气蒸发，而天空不接应（于是飘荡在地面上方的低空）。字形采用“雨字头”作边旁，采用“敄”作声旁。

渎，篆文，由（水）和（賣，交易）构成，表示流通污水的水沟。

《说文解字》：“渎，沟也。从水，卖声。一曰邑中沟。”

四时气第十九

黄帝问于岐伯曰：夫四时之气，各不同形，百病之起，皆有所生，灸刺之道，何者为定？岐伯答曰：四时之气，各有所在，灸刺之道，得气穴为定。

“气穴”，气居住的空间。我认为“气穴”这个名称比“腧穴”更为恰当。

故春取经、血脉、分肉之间，甚者深刺之，间者浅刺之。夏取盛经孙络，取分间绝皮肤。秋取经腧，邪在府，取之合。冬取井荥，必深以留之。

《内经》里有些概念比较含糊，春天所刺的“经”“血脉”“分肉之间”，这三者并列在一起，我认为是需要再讨论。夏天取“盛经孙络”，也就是气血充盈、形态饱满的血脉。

“绝皮肤”可能是穿过皮肤的意思。至于，冬天深刺井穴、荥穴并留针就更不好理解了，古时的青铜针或者钢针特别粗，深刺手指、脚趾，估计病人很难忍受。所以，我对于传至今日的《内经》到底是否被后世改动过，都抱有怀疑的态度。

事实上，很多手法都是后世医家创造的，而非《内经》里最本源的针法。我建议，补泻手法还是参照《九针十二原》来操作，不要一谈到补泻手法就想到那套明清的方法。

温疟汗不出，为五十九痏，风㽷肤胀，为五十七痏。取皮肤之血者，尽取之。

前面说过，古时的针都特别粗，“痏”是扎针留下的瘢痕。此处用“痏”代指扎针的次数。温疟不出汗的时候，要扎五十九针，可见当时针刺治疗需要的刺激量有多大。如果用现在的细针针刺几下就能有效，那医生的水平真是太高了，至少我还做不到。

飧泄补三阴之上，补阴陵泉，皆久留之，热行乃止。

“热行乃止”可能是关于“烧山火”手法最早的论述。至于，是否需要用老阳之数，行针九次，我看未必。这些手法都是后世创造的，把朴素的针灸变得烦琐。

转筋于阳治其阳；转筋于阴治其阴。皆卒刺之。

再次强调哪儿有问题就扎哪儿。“卒刺”可能是“焠刺”的简略说法，指火针。

徒㽷，先取环谷下三寸，以铍针针之，已刺而筩之，而内之，入而复之，以尽其㽷，必坚束之，束缓则烦悗，束急则安静，间日一刺之，㽷尽乃止。

先用铍针在“环谷下三寸”扎一个孔，再用中空的“筩”（类似于细的竹筒）插进去，把水引流出体外，就像现在医院抽腹水一样。《太素》解释“环谷”是脐中，环谷下三寸即关元穴，在此处破皮排水。

要注意，腹水不能排得太快，否则会引起其他问题，所以要“必坚束之”，类似于西医的加压包扎，控制排水的速度，如果绑松了人会“烦悗”。抽过腹水的人都知道，今天抽了腹水，第二天可能肚子又鼓起来。

饮闭药，方刺之时徒饮之，方饮无食，方食无饮，无食他食，百三十五日。

结合上文，有人解释“闭药”是利水药。但我认为可能是关闭排水创口的药，先存疑。

著痹不去，久寒不已，卒取其三里。骨为干，肠中不便，取三里，盛泻之，虚补之。疠风者，素刺其肿上。

同前，“卒”作“焠”，以火针刺足三里。“不便”即不排便，也取足三里。“盛”与“虚”很可能说的是足三里局部脉象的强弱。

已刺，以锐针针其处，按出其恶气，肿尽乃止。常食方食，无食他食。

这里特别强调了“锐针”，尖锐、锋利的针具，说明平时用的针可能并不尖锐。《甲乙经》中此处“恶气”作“恶血”，在古人的观念里气和血都是分不开的概念。总之，就是要用泻法排出病邪。针刺以后还要按压局部，如果是“恶血”的话就更好理解了。按出其恶血，肿尽乃止，恶血都挤压出来了，肿胀都消除了，自然也就停止按压了，你看这段文字有多朴实。所以我们读《内经》一定要素读！

腹中常鸣，气上冲胸，喘不能久立。邪在大肠，刺肓之原，巨虚上廉、三里。小腹控睾，引腰脊，上冲心。邪在小肠者，连睾系，属于脊，贯肝肺，络心系。

以前我一直不了解啥叫“巨虚”，等看到高式国老先生的书中解释，“巨虚”是胫骨和腓骨之间巨大的空隙后，茅塞顿开。由此感慨地想到了《论语·为政》：“子曰：学而不思则罔，思而不学则殆。”

气盛则厥逆，上冲肠胃，熏肝，散于肓，结于脐。故取之肓原以散之，刺太阴以予之，取厥阴以下之，取巨虚下廉以去之，按其所过之经以调之。

过去，诊治一体，诊断是诊经脉的原穴处，治疗还是取它的原穴。所以，“刺太阴”是刺手太阴肺脉的原穴附近，“厥阴”是足厥阴肝脉的原穴周围。

善呕，呕有苦，长太息，心中憺憺，恐人将捕之，邪在胆，逆在胃，胆液泄则口苦，胃气逆则呕苦，故曰呕胆。取三里以下胃气逆，则刺少阳血络以闭胆逆，却调其虚实，以去其邪。

足三里主要的功能之一就是下气，孙思邈说，灸头部，要配合灸足三里，就是为了把气往下引导。《千金翼方·针灸卷·二十八》原文是这样写的：“人年三十以上，若灸头不灸足三里，令人气上眼暗，所以三里下气也。”足三里又是胃脉的原穴，治疗胃气上逆最为合适。人体的气容易上逆，平时多揉足三里或者针刺、艾灸都有好处，没有风险。

这里也提到了刺血。在唐代，刺血疗法在整个针刺治疗中占的比重很大，到了后世慢慢被人忽视，才退出了主流的治疗手段。

饮食不下，膈塞不通，邪在胃脘，在上脘，则刺抑而下之，在下脘，则散而去之。小腹痛肿，不得小便，邪在三焦约，取之太阳大络，视其络脉与厥阴小络结而血者，肿上及胃脘，取三里。

此处，三焦有邪与排尿相关，刚好对应前文“三焦者……实则闭癃，虚则遗尿”。我认为此处的“三焦”是狭义的三焦，应当改成“三膲”，作为人体的一个器官来看待更为合适，避免与上、中、下的“三焦”产生歧义。

睹其色，察其目，知其散复者，视其目色，以知病之存亡也。一其形，听其动静者，持气口人迎以视其脉，坚且盛且滑者病日进，脉软者病将下，诸经实者病三日已。气口候阴，人迎候阳也。

这是典型的人迎、气口比较脉法。

五邪第二十

这一篇中脏腑的先后顺序很有意思，不同于现代常说的肝、心、脾、肺、肾，而是按照肺、肝、脾、胃、肾、心的顺序行文。可见不同时期、不同流派，对于脏腑的认识都有差异。

邪在肺，则病皮肤痛，寒热上气喘，汗出，咳动肩背。取之膺中外腧，背三椎之傍，以手疾按之，快然，乃刺之。取之缺盆中以越之。

肺脏有邪的时候，取“膺中外腧，背三椎之傍……缺盆中”，“膺”是指胸，“膺中外腧”指的应该是肺在人体体表的对应点，即肺脏的募穴。“背三椎之傍”指肺脏的背俞穴。要注意，“三椎”不是现在定位肺俞的第三胸椎，而是从大椎往下数的第三椎，相当于第二胸椎的位置。在第二胸椎旁边的区域，也不是棘突下水平，用手去找穴位所在。“缺盆”就是锁骨窝，看着特别像破了的盆，因此命名。“缺盆中”是缺盆的中间，大约在天突的位置。

《内经》里治疗脏腑疾病取穴的方法非常朴实，许多时候就是在体表邻近脏腑的位置取穴。而且《内经》取穴的方法，不是按照尺寸去量，一定要用手去找。我认为，不一定要在“按之快然”的位置针刺，如果局部按着麻木、僵硬，也应该下针。

这篇文章的时期可能比较早，还没有定出中府、云门、肺俞这些穴位，只给了一个范围。早期的文献一般看起来比较混乱，但是真是好用，越到后世趋于理论化了，就容易不实际。做过科研的人就能理解，科研早期的数据混乱但真实，一旦成为理论，可信度就会降低。艺术从业者也一样，他们都是直接面对创作对象进行表达，而不是通过理论去创造作品。最原始的东西才最朴实。

邪在肝，则两胁中痛，寒中，恶血在内，胻善掣，节时肿，取之行间以引胁下，补三里以温胃中，取血脉以散恶血，取耳间青脉，以去其掣。

读这一段要先明确“胁肋”的概念，这两个字外形相似但含义不同，“肋”是指肋骨的位置，“胁”是腋以下的部位。

“胁”的繁体字是“脅”，篆文写作，由（劦，即“协”，众人合力）和（肉，代表身体）构成，意为众人强力挟持其腋下。

《说文解字》：“脅，两膀也。从肉，劦声。”

“是谓胁君。”——《礼记·礼运》

“公欲从之。众从者胁公，不得归。”——《左传·庄公八年》

治疗肝脏有邪，取行间、足三里，再刺脉放血。所以，在关节周围扎针，如果出血了，不必急于按压止血，要“散恶血”，尤其颜色暗沉的血液。我治疗过一个西安来的类风湿患者，是一位高校的女老师。针刺几次后，针孔出血的颜色就比较鲜红了，不像之前几乎接近黑色。后来，整个人气色也好了，走路也轻松多了。

耳朵的位置，我建议尽量不要扎针，耳部血液循环差，有人扎针后感染直接导致耳朵萎缩，这样的情况不多见，但是如果遇上一例就非常麻烦。

邪在脾胃，则病肌肉痛，阳气有余，阴气不足，则热中善饥；阳气不足，阴气有余，则寒中肠鸣腹痛。阴阳俱有余，若俱不足，则有寒有热，皆调于三里。

这段不光有脾，还有胃，按照体例来说不算严谨，但是正因如此，才显得这篇文章很自然。

这一段里“脱简”两个字是我加的，“阴阳俱有余”和“若俱不足”两句话语义不连贯，我认为，此处可能遗失了内容。

最后这句“皆调于三里”很重要，说明针刺具有良性的双向调节作用，这跟开汤药是不一样的思路。比如说，腹泻可以用足三里，便秘也可以用足三里；心动过缓可以用内关，心动过速也可以用内关。读《内经》找这种内在的共性，就会发现，原来针灸治病的原理这么朴素。

邪在肾，则病骨痛阴痹，阴痹者，按之而不得，腹胀腰痛，大便难，肩背颈项强痛，时眩。取之涌泉、昆仑，视有血者，尽取之。

肩、背、颈、项痛的病人伴有“眩”，是大脑供血不足。现在常用“晕眩”这个词，但是“眩”是指眼前发黑，跟“晕”的概念不同。

眩的篆文作，由（目）和（玄，细丝）构成，表示目光飘忽，视象不清。《说文解字》：“眩，目无常主也。从目，玄声。”“目无常主”意思是说眼睛没有固定的目标。

邪在心，则病心痛喜悲时眩仆，视有余不足而调之其输也。

后世常说，心不受邪，心包代心受邪。这是“以今律古”造成的常见错误。我们看到《内经》里有大量的内容提到“心”受邪的情况，包括这里也是。这里还有一个“输”的问题，现在“输”“腧”“俞”分得很清楚，古人用字没有那么规范，所以不要用现在的概念去解释古代的文献。这个“输”我倾向于背俞穴，也就是“心俞”，而不是五输穴。

寒热病第二十一

皮寒热者，皮不可附席，毛发焦，鼻槁腊不得汗，取三阳之络，以补手太阴。肌寒热者，肌痛，毛发焦而唇槁腊，不得汗。取三阳于下以去其血者，补足太阴以出其汗。

“皮不可附席”这句话很形象，就是难受得身体不能着床。

“三阳之络”是否指三条阳脉的络穴，存在争议，先存疑。

注释《内经》的版本有很多，从各个版本中能看出注家的性格，像张介宾就比较保守，他认为《内经》基本上是准确无误的，就以这个前提注释《内经》。而日本的医家丹波元简注释《内经》的时候，提出了很多质疑。我认为，不懂的时候，还是选择质疑的态度更好。如果理论错了，指导临床的时候就容易出问题。医学不像文学，直接涉及病人的健康甚至生命安全，必须严谨、小心。

“腊”按照腊肉的意思去理解，干燥、不湿润。

腊，金文写作，由（昔）和（肉）组成，表示隔年的肉干，即去年秋冬季节腌晒的肉干。

“昔”字，甲骨文作，由（洪水）和（日）构成，表示久远的洪荒时代。《说文解字》：“昔，干肉也。从残肉，日以晞之。”

臘，篆文写作，由和（肉）及（鼠，“獵”的省略）构成，表示捕猎并将猎物腌晒成肉干。

《说文解字》：“腊，冬至后三戌，腊祭百神。从肉，昔声。”

汉字简化方案用“腊”合并异体字“臘”之后，“腊”不读它原有读音 xī，转读被合并字“臘”的读音 là。

骨寒热者，病无所安，汗注不休。齿未槁，取其少阴于阴股之络；齿已槁，死不治。骨厥亦然。骨痹，举节不用而痛，汗注烦心。取三阴之经，补之。

牙齿都枯槁了，病就不好治。大象身上也有类似的特点，偷猎者猎取象牙都是从活象身上切割下来，非常残忍。因为大象死后，象牙就枯槁了，品质也会降低。

身有所伤血出多及中风寒，若有所堕坠，四支解㑊不收，名曰体解。取其小腹脐下三结交。三结交者，阳明、太阴也，脐下三寸关元也。厥痹者，厥气上及腹。取阴阳之络，视主病也，泻阳补阴经也。

这一段里，“三结交者，阳明太阴也，脐下三寸关元也”是在注释“三结交”，是后人誊抄的时候把注释混进了原文中。

“厥”字，本意是一个人头在下，屁股朝上，憋着气搬大石头的样子，引申义是尽全力、憋气发力、突然喘不过气来而昏倒。在医学里引申为上下气机不通。过去人体力劳动很多，整个社会的生产力又低下，饮食营养满足不了身体的需求，所以寿命普遍不长。

“厥”字,《说文解字》解释：“发石也。从厂欮声。俱月切。”

杨上善《太素·卷第二十六·寒热厥》：“夫厥者，气动逆也。”

王冰注：“厥，谓气逆上也，世谬传为脚气，广饰方论焉。”

颈侧之动脉人迎。人迎，足阳明也，在婴筋之前。婴筋之后，手阳明也，名曰扶突。次脉，足少阳脉也，名曰天牖。次脉，足太阳也，名曰天柱。腋下动脉，臂太阴也，名曰天府。

《内经》里“动脉”的概念与西医的概念差不多。这一段提及的人迎、扶突、天牖等，都是诊脉的位置。

动（動），金文作，由（被刺瞎眼睛的奴隶）和（重）构成，表示奴隶负重行走。篆文写作，由（重，包袱）和（力）构成，强调消耗体力。《说文解字》：“動，作也。从力，重声。，古文动从辵。”

阳逆头痛，胸满不得息，取人迎。暴瘖气鞕，取扶突与舌本出血。暴聋气蒙，耳目不明，取天牖。暴挛痫眩，足不任身，取天柱。暴瘅内逆，肝肺相搏，血溢鼻口，取天府。此为天牖五部。

这几种情况，除了中风失语，针灸科的医生现在基本不太可能遇上。我曾经治疗数例中风失语的病人，就在舌根金津、玉液的位置针刺，单向捻针然后外提，这是郑魁山先生秘传的“金钩钓鱼”手法，治疗后病人口齿就清楚很多，患者及家属都会很激动，可能放血效果更好些。

人迎的位置接近颈动脉，针刺时有一定风险，针灸大夫要多学习解剖知识，避免出现意外。我亲身体验过郭效宗老师的针刺人迎穴，针感传到手指，瞬间如同触电。

臂阳明，有入烦遍齿者，名曰大迎，下齿龋取之。臂恶寒补之，不恶寒泻之。足太阳有入烦遍齿者，名曰角孙，上齿龋取之，在鼻与烦前。方病之时其脉盛，盛则泻之，虚则补之。一曰取之出鼻外。

这里要注意“其脉盛，盛则泻之，虚则补之”，这句的前后文语义连贯，就能理解所谓补泻取决于脉的虚实。有些篇章这层语义没连上，造成了很多误解。

足阳明有挟鼻入于面者，名曰悬颅。属口，对入系目本，视有过者取之。损有余，益不足，反者益甚。足太阳有通项入于脑者，正属目本，名曰眼系。头目苦痛取之在项中两筋间。入脑乃别阴跻、阳跻，阴阳相交，阳入阴出，阴阳交于目锐眦，阳气盛则瞋目，阴气盛则瞑目。

“损有余，益不足”是道家的基本思维，也是中医的治病原则。

《老子》第七十七章：“天之道，其犹张弓与，高者抑之，下者举之，有余者损之，不足者与之，天之道损有余而补不足。人道则不然，损不足，奉有余。孰能有余以奉天下，其唯有道者。”

热厥取足太阴、少阳，皆留之；寒厥取阳明、少阴于足，皆留之。舌纵涎下，烦悗，取足少阴。振寒洒洒鼓颔，不得汗出，腹胀烦悗，取手太阴，刺虚者，刺其去也；刺实者，刺其来也。

“振寒洒洒鼓颔”，此处“洒”音同显。是一个人受凉的样子，想象一个人突然被泼了一桶凉水的样子，就跟这句话描述的差不多。

此处的“去”“来”指邪气,《九针十二原》里说得很清楚“其来不可逢，其往不可追。”

春取络脉，夏取分腠，秋取气口，冬取经输。凡此四时，各以时为齐。

在前文《四时气》谈到“冬取井荥，必深以留之”，而这里却说“冬取经输”。从实际操作的角度来说，井穴、荥穴深刺病人太痛苦，且没有深刺的空间，经穴、输穴深刺则没什么难度，这一段更符合临床实际。不同的篇章，内容可能完全不一样，学《内经》首先要把握它的思维，再去考究它所讲的技术。

“齐”通“剂”，取调剂、调整的含义。

络脉治皮肤，分腠治肌肉，气口治筋脉，经输治骨髓、五脏。

身有五部：伏兔一；腓二，腓者腨也；背三；五脏之输四；项五。此五部有痈疽者死。

现在一说针刺就认为是刺穴位，这里说了“络脉治皮肤，分腠治肌肉，气口治筋脉，经输治骨髓”。说明针刺还可以刺络脉、分腠、气口、经输，针刺腧穴只是《内经》针刺的一部分。

病始手臂者，先取手阳明、太阴而汗出；病始头首者，先取项太阳而汗出；病始足胫者，先取足阳明而汗出。臂太阴可汗出，足阳明可汗出，故取阴而汗出甚者，止之于阳，取阳而汗出甚者，止之于阴。

这里涉及“上病下治”“左病右治”的问题，有些医生治病陷在这两句话里出不来。这里说了，手臂有病，先扎手部，没必要非得针刺下肢来治疗，当然是否有疗效可以在临床中去尝试，不要守着规矩不放。

凡刺之害，中而不去则精泄；不中而去则致气。精泄则病甚而恇，致气则生为痈疡也。

“中而不去则精泄”指留针会导致精气外泄；“不中而去则致气”指没扎中就把针拔了，会导致气滞，进一步演变成痈疡。临床中是否留针需要认真考虑，但关键还是能不能刺“中”。

癫狂第二十二

目眦外决于面者，为锐眦；在内近鼻者，为内眦；上为外眦，下为内眦。

这一段可能是错简。

癫疾始生，先不乐，头重痛，视举目赤，其作极已而烦心，候之于颜，取手太阳、阳明、太阴，血变为止。

癫疾始作而引口啼呼喘悸者，候之手阳明、太阳。左强者攻其右；右强者攻其左，血变为止。癫疾始作而反僵，因而脊痛，候之足太阳、阳明、太阴、手太阳，血变为止。

“血变为止”是中医放血的基本原则，颜色变了就停止，主要是指血的颜色由暗变浅。我常见到，有的病人扎完针以后，出血会像荷叶上的露珠一样，聚成一团不散，而且颜色很深，所谓殷红就是这种颜色。唐代元稹《莺莺诗》：“殷红浅碧旧衣裳，取次梳头暗澹妆。”清代薛福成《观巴黎油画记》中的“血流殷地”，“殷红”都是指暗红色。

西医从公元前四百年希波克拉底时代就开始放血，现在西方放血疗法退出了主流，主要由于当时极端的放血治疗，不论什么疾病都放血，而且放血的量非常大，导致这个疗法被滥用。华盛顿也成为了他们极端治疗的牺牲品，因为发热被放掉了他全身约一半的血液，结果可想而知。

治癫疾者，常与之居，察其所当取之处。病至，视之有过者泻之，置其血于瓠壶之中。

那个时期，治疗癫病的医生首先要跟病人住在一起，发病的时候观察哪里过盛，再行放血，将流出的血用葫芦做成的瓢接住。

至其发时，血独动矣，不动，灸穷骨二十壮。穷骨者，骶骨也。

大家基本上都把这句话理解成病人发病时，葫芦瓢里的血动起来了，然后再说古人迷信，这是对古人的误解。这段话一般的翻译是“下一次这个病人将要发病的时候，这个葫芦中的血就会动起来。如果不动，灸穷骨二十壮，穷骨就是骶骨，可以取得较好的治疗效果。”

“血独动矣”如果改成“血脉独动矣”就不容易引起误会了。脉动说明脉盛，不动意味着血脉“陷下”，需要艾灸来补，即“陷下则灸之”。

骨癫疾者，颇、齿诸腧、分肉皆满而骨居，汗出烦悗。呕多涎沫，气下泄，不治。筋癫疾者，身倦挛急脉大，刺项大经之大杼，呕多涎沫，气下泄，不治。脉癫疾者，暴仆，四肢之脉皆胀而纵，脉满，尽刺之出血，不满，灸之挟项太阳，灸带脉于腰相去三寸，诸分肉本输。呕多涎沫，气下泄，不治。癫疾者，疾发如狂者，死不治。

“悗”是烦闷的意思。“脉满”“不满”对应着前文说过的“动”“不动”，是同样的含义。

带脉指带脉穴，后来演变成了环腰一圈的经脉。

狂始生，先自悲也，喜忘、苦怒、善恐者得之忧饥，治之取手太阴、阳明，血变而止，及取足太阴、阳明。狂始发，少卧不饥，自高贤也，自辩智也，自尊贵也，善骂詈，日夜不休，治之取手阳明、太阳、太阴、舌下、少阴，视脉之盛者，皆取之，不盛，释之也。

狂言、惊、善笑、好歌乐、妄行不休者，得之大恐，治之取手阳明、太阳、太阴。狂，目妄见，耳妄闻，善呼者，少气之所生也，治之取手太阳、太阴、阳明，足太阴头两颇。

现在中医医生不像以前，见到这些病症的机会少了。我认为，当医生一定要阅历丰富，急危重症见多了，治疗的时候不慌乱，才敢动手治疗。

狂者多食，善见鬼神，善笑而不发于外者，得之有所大喜，治之取足太阴、太阳、阳明，后取手太阴、太阳、阳明。狂而新发，未应如此者，先取曲泉左右动脉，及盛者见血，有倾已，不已，以法取之，灸骶骨二十壮。

风逆，暴四肢肿，身漯漯，唏然时寒，饥则烦，饱则善变，取手太阴表里，足少阴阳明之经，肉清取荥，骨清取井、经也。

厥逆为病也，足暴清，胸若将裂，肠若将以刀切之，膜而不能食，脉大小皆涩，暖取足少阴，清取足阳明，清则补之，温则泻之。厥逆腹胀满，肠鸣，胸满不得息，取之下胸二胁咳而动手者，与背腧以手按之立快者是也。

“以手按之立快者是也”是取穴的基本原则，《内经》《千金方》里背俞穴、阿是穴包括其他穴位都强调这么取穴。

内闭不得溲，刺足少阴太阳与骶上以长针。气逆则取其太阴、阳明，厥甚取少阴、阳明动者之经也。

少气，身漯漯也，言吸吸也，骨痠体重，懈惰不能动，补足少阴。短气，息短不属，动作气索，补足少阴，去血络也。

这里用刺络放血的方法补足少阴脉，所以说放血不一定是泻法，就像灸法不一定是补法一样。周楣声老先生就用艾灸治疗实热证，1985 年曾应用灸法治疗 79 例流行性出血热，取得了满意效果。流行性出血热是世界范围内流行较广而且死亡率较高的急性传染病，虽然在病毒分离及传播途径等研究已取得了较大进展，但西医在临床治疗方面尚无重大突破，很多病毒性疾病对西医来说比较棘手。

热病第二十三

偏枯，身偏不用而痛，言不变，志不乱，病在分腠之间，宜温卧取汗，巨针取之，益其不足，损其有余，乃可复也。

痱之为病也，身无痛者，四肢不收，智乱不甚，其言微知，可治，甚则不能言，不可治也。病先起于阳，复入于阴者，先取其阳，后取其阴，浮而取之。

半身不遂的病人患侧的肌肉萎缩，就像树木枯萎一样。此处强调治疗半身不遂要用巨针。有一位民间的老先生治疗中风患者后遗症，用又粗又长的针具扎穿人体的四肢肌肉，来回拉扯针身，实际上就是加大刺激量。根据我的经验，临床中，用细针治疗半身不遂的效果确实不如粗针好。

热病三日，而气口静、人迎躁者，取之诸阳，五十九刺，以泻其热而出其汗，实其阴以补其不足者。

此处的脉法同《终始》篇中的气口、人迎比较脉法。

一个病人至少针刺五十九下或者五十九个部位，才能达到泻热、发汗的作用。而临床中，我治疗的很多病人针刺后会出一身汗，说明针刺确实有发汗的作用，能治疗外感发热。

身热甚，阴阳皆静者，勿刺也；其可刺者，急取之，不汗出则泻。所谓勿刺者，有死征也。

一般情况，身热的人应该躁动，如果一个人身热却很安静，这属于很危急的情况，不要扎针。

热病七日八日，脉口动喘而眩者，急刺之，汗且自出，浅刺手大指间。热病七日八日，脉微小，病者溲血，口中干，一日半而死。脉代者，一日死。热病已得汗出，而脉尚躁，喘且复热，勿庸刺，喘甚者死。热病七日八日，脉不躁，躁不散数，后三日中有汗；三日不汗，四日死。未曾汗者，勿腠刺之。

很多危重症“勿刺”，一定要有这种意识。曾经有一位老医生说过，他主管的患者在病房去世的时候，身上还留着患者亲属（也是医师）扎的针，有些危重病人的情况即使针刺也没有意义，就不要针了。

热病先肤痛窒鼻充面，取之皮，以第一针，五十九，苛轸鼻，索皮于肺，不得索之火，火者心也。热病先身涩，烦而热，烦悗，唇溢干，取之皮，以第一针，五十九；腹胀口干，寒汗出，索脉于心，不得索之水，水者肾也。热病嗌干多饮，善惊，卧不能安，取之肤肉，以第六针，五十九，目眦青，索肉于脾，不得索之木，木者肝也。

九针的第一针是镵针，取皮泻阳热。九针的第六针是员利针。

要用什么针《内经》里都会说清楚，如果没说可能是九针里的任何一种。

热病面青脑痛，手足躁，取之筋间，以第四针于四逆；筋躄目浸，索筋于肝，不得索之金，金者肺也。热病数惊，瘛疭而狂，取之脉，以第四针，急泻有余者，癫疾毛发去，索血于心，不得索之水，水者肾也。热病身重骨痛，耳聋而好瞑，取之骨，以第四针，五十九刺，骨病不食，啮齿耳青，索骨于肾，不得索之土，土者脾也。

九针的第四针是锋针，古时做放血用，现在的三棱针就是从锋针衍变而来。热病用放血治疗效果很好。我治疗过好多位高热的病人，先用毫针在大椎直刺再向着四方斜刺，再用一次性采血针快速用力点刺5～6下，然后拔罐或者挤出血来，热很快就退下去了。

最后提到了一点五行学说的内容。汉代五行学说流行，哪怕是政治中都充斥着五行理论。我认为，这套理论比较机械，不必生搬硬套。

热病不知所痛，耳聋不能自收，口干，阳热甚，阴颇有寒者，热在髓，死不可治。热病头痛，颞颥，目瘳脉痛，善衄，厥热病也，取之以第三针，视有余不足，寒热痔。热病体重，肠中热，取之以第四针，于其腧及下诸指间，索气于胃络得气也。热病挟脐急痛，胸胁满，取之涌泉与阴陵泉，以第四针，针嗌里。

九针的第三针是鍉针，刺激量很小，治疗热病能有怎样的疗效，我不了解。

热病而汗且出，及脉顺可汗者，取之鱼际、太渊、大都、太白。泻之则热去，补之则汗出，汗出太甚，取内踝上横脉以止之。

横着的血脉一般都是怒张的血管，须放血。

热病已得汗而脉尚躁盛，此阴脉之极也，死；其得汗而脉静者，生。热病脉尚盛躁而不得汗者，此阳脉之极也，死；脉盛躁得汗静者，生。

热病病人一般汗出后脉静身凉，但是这人反倒躁动，是不容易治疗的疾病。

热病不可刺者有九：一曰，汗不出，大颧发赤哕者死；二曰，泄而腹满甚者死；三曰，目不明，热不已者死；四曰，老人婴儿热而腹满者死；五曰，汗不出呕下血者死；六曰，舌本烂，热不已者死；七曰，咳而衄，汗不出，出不至足者死；八曰：髓热者死；九曰，热而痉者死，热而痉者，腰折，瘛疭，齿噤龂也。凡此九者，不可刺也。

这九种不可针刺的情况平时很少碰到，但也要注意。有时一不留神，就容易犯错误，临床是很严肃的事情。

所谓五十九刺者，两手外内侧各三，凡十二痏；五指间各一，凡八痏，足亦如是；头入发一寸傍三分各三，凡六痏。更入发三寸边五，凡十痏；耳前后口下者各一，项中一，凡六痏，巅上一，囟会一，发际一，廉泉一，风池二，天柱二。

《内经》里单治发热需要扎五十九个位置，这“五十九刺”也罗列得很清楚。

气满胸中喘息，取足太阴大指之端，去爪甲如韭叶，寒则留之，热则疾之，气下乃止。

“气下乃止”是针灸的一个基本治疗原则，很多疾病都因气机上逆导致。有的书上写“气和乃止”，含义大致相同。

心疝暴痛，取足太阴厥阴，尽刺去其血络。喉痹舌卷，口中干，烦心心痛，臂内廉痛，不可及头，取手小指次指爪甲下，去端如韭叶。目中赤痛，从内眦始，取之阴跻。风痉身反折，先取足太阳及腘中及血络出血，中有寒，取三里。癃，取之阴跷及三毛上及血络出血。男子如蛊，女子如阻，身体腰脊如解，不欲饮食，先取涌泉见血，视跗上盛者，尽见血也。

这一段说的是放血，《内经》里不只一处出现“必先去其血脉而后调之”这句话，实际上，很多病治疗时先适度地放血都是有好处的。但是现在肝炎、糖尿病、艾滋病的病人不少，放血很容易造成污染，需要特别注意。

厥病第二十四

厥头痛，面若肿起而烦心，取之足阳明、太阴。厥头痛，头脉痛，心悲，善泣，视头动脉反盛者，刺尽去血，后调足厥阴。厥头痛，贞贞头重而痛，泻头上五行，行五，先取手少阴，后取足少阴。厥头痛，意善忘，按之不得，取头面左右动脉，后取足太阴。厥头痛，项先痛，腰脊为应，先取天柱，后取足太阳。厥头痛，头痛甚，耳前后脉涌有热，泻出其血，后取足少阳。

讲解上一篇时提过“必先去其血脉而后调之”，这里就落实到实际操作了。治疗头部脉盛的头痛，先放血，再调经脉，这相当于治疗头痛的一个基本原则。

真头痛，头痛甚，脑尽痛，手足寒至节，死不治。头痛不可取于腧者，有所击堕，恶血在于内，若肉伤，痛未已，可则刺，不可远取也。头痛不可刺者，大痹为恶，日作者，可令少愈，不可已。头半寒痛，先取手少阳、阳明，后取足少阳阳明。

“脑尽痛”用老百姓的话说，脑仁儿都痛，如果病人还有肘膝关节以下冰凉的症状，不容易治。从现代医学的角度来看，有可能是指脑出血的病人。

《内经》很客观，什么病治不好，都直接写出来。但是又说了“可令少愈”，虽然治不好却能减轻痛苦。

厥心痛，与背相控，善瘈，如从后触其心，伛偻者，肾心痛也，先取京骨、昆仑，发针不已，取然谷。厥心痛，腹胀胸满，心尤痛甚，胃心痛也，取之大都、太白。厥心痛，痛如以锥针刺其心，心痛甚者，脾心痛也，取之然谷、太谿。厥心痛，色苍苍如死状，终日不得太息，肝心痛也，取之行间、太冲。厥心痛，卧若徒居心痛间，动作痛益甚，色不变，肺心痛也，取之鱼际、太渊。真心痛，手足清至节，心痛甚，旦发夕死，夕发旦死。心痛不可刺者，中有盛聚，不可取于腧。

我有一个患者，他自己描述，胸口痛得就像有根棍子从前胸顶住后背一样，与上述“厥心痛”的症状相似，针刺疗效不错。结果他回到台湾后，胸痛再次复发，到台北荣民总医院检查发现是肺癌。此时，医生再回看早期拍的片子，发现有一个很小的阴影当时被漏诊了。所以，厥心痛可能不只是单纯的疼痛。

像真心痛的病人，遇见了还是要注意，这个病“旦发夕死，夕发旦死”的描述，很像是急性心肌梗死，还是西医抢救为好。如果判断不准的话，一旦出现意外，容易引起医疗纠纷。我认为，医生首先要学会保护自己。

肠中有虫瘕及蛟蛕，皆不可取以小针；心腹痛，憹侬发作肿聚，往来上下行，痛有休止，腹热喜渴涎出者，是蛟蛕也。以手聚按而坚持之，无令得移，以大针刺之，久持之，虫不动，乃出针也。恙腹侬痛，形中上者。

这一段说的就是用针把肚子里的虫子扎死，那个时代人体的寄生虫到底是什么样子、有多大，我们都不得而知，只能按照原文去解读。

耳聋无闻，取耳中；耳鸣，取耳前动脉；耳痛不可刺者，耳中有脓，若有干耵聍，耳无闻也；耳聋取手足小指次指爪甲上与肉交者，先取手，后取足；耳鸣取手中指爪甲上，左取右，右取左，先取手，后取足。

这里提供一个治疗耳鸣的方法，扎耳前动脉。曾经在一次研究生的论文答辩会上听一位老师也分享过类似的经验。我因为让病人张口、闭口比较麻烦，没这么扎，大家都可以去尝试。

治疗耳鸣，我常用翳风穴、风池穴和背俞穴，这段说取爪甲的方法，我没用过。

“耵聍”就是西医所说的耵聍栓塞，是由于耵聍性分泌物（耳屎）堵塞在外耳道所形成，会导致听力障碍。可以找耳鼻喉科医师用耳勾把栓塞的耵聍勾出来，也可以用碳酸氢钠滴耳液软化耵聍，再用吸引器把软化的耵聍吸引出来，还可以用生理盐水把耵聍冲洗出来。

足髀不可举，侧而取之，在枢合中，以员利针，大针不可刺。病注下血，取曲泉。

风痹淫泺，病不可已者，足如履冰，时如入汤中，股胫淫泺，烦心头痛，时呕时悗，眩已汗出，久则目眩，悲以喜恐，短气不乐，不出三年，死也。

“风痹淫泺”这句话在《太素》中写作“风痹淫”。想研究《内经》一定要看《太素》，现在中医界对《太素》重视不够。《太素》最早的版本藏在日本的仁和寺，被奉为国宝。《太素》的作者杨上善是唐代人，而日本保存的《太素》抄写于南宋，时间间隔不太长，这就非常难得了。这个版本国内有影印本，跟现在通行的明代本有很多不同。

19 世纪，日本明治维新，想要脱亚入欧，摆脱中国的影响，接受西方的文化。当时的日本政府就选择从中医下手，民间普遍不再使用汉方医学。曾提出要废止中医的余云岫就是从日本留学回来，试图学习日本的变革策略。对于日本人来说，中医、西医都是外来的医学，怎么选择都没关系。而对于我们来说则不一样，毕竟中医是我们自己的，关键是中医真能解决问题。

病本第二十五

“本”字的含义是树根，不论是中医还是西医治病都要找病根儿，这一篇讨论的就是这个问题。

用腰椎间盘突出症来举例，西医认为突出的椎间盘是根本，但是根据我们的临床和宣蛰人教授的理论，认识到突出的椎间盘是结果而非原因。宣蛰人教授最开始就是做腰椎间盘突出症手术的医生，但是他发现效果不好，直到他自己也患了腰椎间盘突出症。当时他主动要求开刀，可因为政治运动并没能进行手术。在经过一段时间的卧床休息后疼痛就消失了。从此以后，他不再给病人做椎间盘突出的手术，而是将腰部的肌肉粘连切开，就达到很好的疗效。最后，他发现连切开都不需要，通过扎针就能松解肌肉的粘连，由此发明了银质针。宣蛰人教授从理论上突破了我们对腰椎间盘突出症的认识，是一位非常值得尊敬的老前辈。

根据我的经验，腰椎间盘突出症、椎管狭窄、股骨头坏死、膝关节退行性病变这几种疾病，相较于手术治疗，针灸治疗的性价比更高。因此，我一直建议，临床应该同病种同收费，手术的费用非常巨大，而针刺的治疗费太过低廉。关键是针刺的疗效远远好于手术治疗，无论是近期疗效还是远期疗效。

西医认为腰椎间盘突出是导致出现腰腿痛等症状的原因，我认为恰恰相反，正是因为腰部肌肉长期的紧张挛缩，导致腰部受力不平衡，腰椎间盘受压而向侧后方突出，所以腰椎间盘突出不是“因”而是“果”。因此，绝大多数情况下，手术切除腰椎间盘并无必要。

先病而后逆者，治其本；先逆而后病者，治其本；先寒而后生病者，治其本；先病而后生寒者，治其本；先热而后生病者，治其本；先病而后生热者，治其本；先病而后泄者，治其本；先泄而后生他病者，治其本，必且调之，乃治其他病。先病而后中满者，治其标；先中满而后烦心者，治其本。有客气，有同气。大小便不利，治其标，大小便利，治其本。

病发而有余，本而标之，先治其本，后治其标；病发而不足，标而本之，先治其标，后治其本，谨察间甚，以意调之，间者并行，甚者独行；先小大便不利而后生他病者，治其本也。

这一段话概括起来，就是“急则治其标，缓则治其本”。

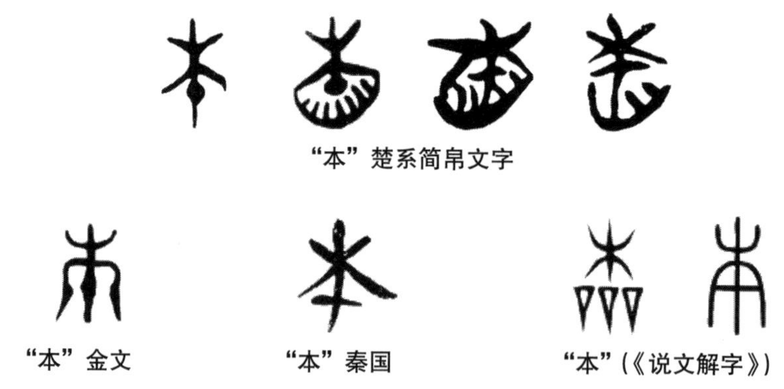

“本”楚系简帛文字

“本”金文　“本”秦国　“本”(《说文解字》)

本，金文字形从木，其上为树干与树枝，其下为树根，而树根上的三点则表示树木根本之处。战国文字将树根的三点减省作一点，也有将黑点拉长成一横画并加上表示泥土；或是直接改点为横画。其中的横画不是数字一，只是表示根本的位置而已。篆文其下仍作横笔，而《说文》收录的古文，应该是从金文三黑点变形而来。隶书和楷书和篆文的构形相同。在六书中属于合体指事。

本,《说文解字》:“木下曰本。从木,一在其下。楍,古文。”

本,指的是草木的根。

《诗·大雅·荡》:“枝叶未有害,本实先拨。”

《吕氏春秋·辩土》:“是以晦广以平,则不丧本茎。”高诱注:“本,根也。”

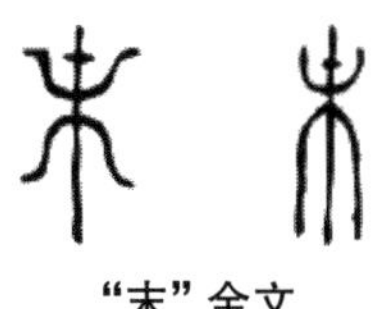

“末”金文

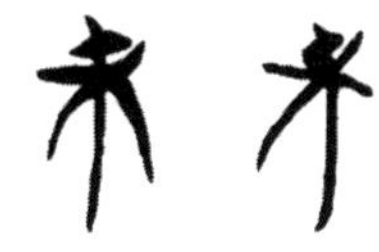

“末”楚系简帛文字

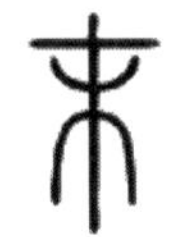

“末”(《说文解字》)

说“本”,则必须说“末”。

末,树梢。

《易·系辞下》:“其初易知,其上难知,本末也。”高亨注:“盖初爻如树之本,上爻如树之末,仅见其本,难知全树,既见其末,易知全树也。”

《楚辞·九歌·湘君》:“采薜荔兮水中,搴芙蓉兮木末。”

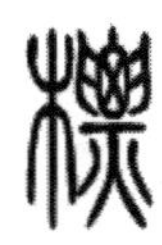

“标”小篆

“标”(《说文解字》)

标,树梢。繁体字作“標”,《说文解字》:“木杪末也。从木𤐫声。敷沼切。”

此字始见于篆文。篆文字形从木、𤐫声。“木”为树,作为形符,表示义与树木有关;𤐫,今作“票”,本义为火花迸飞,引申而有细微、末端之意,于此作为示义的声符,表示音读。在六书中属于形声兼会意。

说文解字注:“(标)木杪末也。杪末、谓末之细者也。古谓木末曰本标。如素问有标本病传论是也。亦作本剽。如庄子云有长而无本剽者是也。标在最上。故引申之义曰标举。肆师。表齍盛告絜。注云。故书表为剽。剽表皆谓徽识也。按表剽皆同标。从木。票声。敷沼切。二部。”

《庄子·天地》:“上如标枝,民如野鹿。”陆德明释文:“言树杪之枝无心在上也。”

《后汉书·马融传》:“陵乔松,履脩樠,踔攳枝,杪标端。”李贤注:“杪、标,并木末也。”

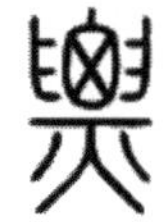

“票”战国文字　　“票”（《说文解字》）

《说文·火部》：“㶾，火飞也。”

㶾上为双手取物之状，下从“火”，隶变从“示”，会合起来表示在抓取从大火燃烧鸟巢中逃出的鸟类。在六书中属于异文会意。

再延伸到“缪（jiū）刺”。首先，“缪”不读 miù。其次，缪刺是取络脉刺血，巨刺才是刺经，这两种刺法不要混淆。然后，所谓的“以左取右，以右取左”，这种取穴方法看似在患病的对侧取穴，实际上说的是患侧的疾患会表现在对侧身体，所以哪一侧出现症状，就取对侧治疗，实际上还是治疗有疾患的一侧。

经过这么多年的临床，我认为“头痛医头，脚痛医脚”这句话本来并没有错，只要不是任何情况下都“头痛医头，脚痛医脚”就行。或局部治疗或是远端取穴，在临床中要灵活变通。

杂病第二十六

厥挟脊而痛至顶，头沉沉然，目䀮䀮然，腰脊强。取足太阳腘中血络。

现在久坐、用电脑的人很多，所以常常见到这句话描述病人。治疗方法就是在委中点刺放血。前面也说过，希波克拉底治疗腰痛的方法也是在腘窝放血，所以这个方法到底是从西方传入中国，还是从中国传入西方，还是各自发明，目前无法考据。

厥胸满面肿，唇漯漯然，暴言难，甚则不能言，取足阳明。

“唇漯漯然”，《类经》注释是嘴唇肿起来的样子，明代的医家马莳认为有“涎出唾下之意”，即流口水。

“漯”是古代水流的名字，这条河流的中段因为经常泛滥，旧称“无定河”，后改名为“永定河”。漯水泛滥就像人流口水一样溢出河道，马莳可能是由此理解这一句话的。

卢沟桥下流过的就是永定河，现在河水已干，真正地“永定”了。

厥气走喉而不能言，手足清，大便不利，取足少阴。厥而腹向向然，多寒气，腹中榖榖，便溲难，取足太阴。嗌干，口中热如胶，取足少阴。膝中痛，取犊鼻，以员利针，发而间之。针大如氂，刺膝无疑。喉痹，不能言，取足阳明；能言，取手阳明。疟，不渴，间日而作，取足阳明；渴而日作，取手阳明。

此处强调用员利针针刺，员利针针体粗、针头大。找到疾病的根本，再适当地用强刺激，效果会很好。

至于这里提到的辨证循经取穴，我并不反对，不过在针灸名家张士杰老师的书中提到，中医的思维不是单纯的逻辑思维，治病也不能在这些理论框架中打转。中医把人当成一个黑箱，而西医把人当成一个白箱，所以西医用直接的手术治疗，而中医用相对模糊的方法去处理问题，有时还不求甚解。

大家可以去看《系统论》《控制论》《信息论》，书里都是很科学、先进的思维。

齿痛，不恶清饮，取足阳明；恶清饮，取手阳明。聋而不痛者，取足少阳；聋而痛者，取手阳明。衄而不止，衃血流，取足太阳；衃血，取手太阳。不已，刺宛骨下；不已，刺腘中出血。腰痛，痛上寒，取足太阳阳明；痛上热，取足厥阴；不可以俯仰，取足少阳。中热而喘，取足少阴、腘中血络。喜怒而不欲食，言益少，刺足太阴；怒而多言，刺足少阳。颇痛，刺手阳明与颇之盛脉出血。项痛不可俯仰，刺足太阳；不可以顾，刺手太阳也。

小腹满大，上走胃，至心，淅淅身时寒热，小便不利，取足厥阴。腹满，大便不利，腹大，亦上走胸嗌，喘息喝喝然，取足少阴。腹满，食不化，腹向向然，不能大便，取足太阴。

与“青”字有关的字都带有纯洁、美好的含义，“晴”形容没有云朵晴朗的天空，“倩”形容人的美貌，“清”是清澈的水。古时，“清”与“浆”相对，浆偏于浑浊。而这里“清饮”就是清水。现在“清热”这个词见多了，难免有人把“清”理解成清凉，背离原意。

而这一段的内容，我认为偏于理论化，大致读过就行。

真正要研究腰痛，《素问》中有一篇《刺腰痛论》，更值得去研究。而且在《刺腰痛论》中出现了很多十二经脉、奇经八脉以外的脉，由此可知现在针灸学里的经脉只是《内经》里的一部分。十二经脉和奇经八脉能被编写成理论，前提是舍弃了很多其他经脉。

心痛引腰脊，欲呕，取足少阴。心痛，腹胀，啬啬然大便不利，取足太阴。心痛引背，不得息，刺足少阴；不已，取手少阳。心痛引小腹满，上下无常处，便溲难，刺足厥阴。心痛，但短气不足以息，刺手太阴。心痛，当九节刺之，不已，刺按之，立已。不已，上下求之，得之立已。

最后一句最重要，穴位要“上下求之”，穴位是摸索出来的。所以，有些医生针刺疗效不好，可能是没扎对位置，不要按着教科书一成不变地取穴。

颇痛，刺足阳明曲周动脉见血，立已；不已，按人迎于经，立已。

人迎是诊断的位置，也是治疗的位置，因为靠近颈动脉，如果同时按住两边的颈动脉，心脏就会停跳。所以，不论是针刺还是按摩都要小心。日本有专家说针刺人迎可以降血压，人迎确实可以降压，但是我认为，这个方法不究竟，没有治在根本上。治病要像上一篇说的，求本！

气逆上，刺膺中陷者与下胸动脉。腹痛，刺脐左右动脉，已刺按之，立已；不已，刺气街，已刺按之，立已。

肚脐左右的动脉就是腹主动脉，脐旁有搏动的位置尽量避免深刺，腹主动脉出血非常危险。更别说有的人可能有腹主动脉瘤，一旦破裂，能抢救回来的概率不到50%。

医生各种状况见多了，才知道临床有多危险，治疗患者的时候一定要谨慎。

痿厥为四末束悗，乃疾解之，日二，不仁者，十日而知，无休，病已止。哕，以草刺鼻，嚏，嚏而已；无息而疾迎，引之，立已；大惊之，亦可已。

用草刺激鼻子引喷嚏，可能是把生活中的经验，写进了《内经》里。

“大惊”在此处作为治疗手段，但是要注意，有人受到惊吓，反倒容易出现问题。

周痹第二十七

黄帝问于岐伯曰：周痹之在身也，上下移徙，随脉上下，左右相应，间不容空，愿闻此痛，在血脉之中邪？将在分肉之间乎？何以致是？其痛之移也，间不及下针，其慉痛之时，不及定治，而痛已止矣。何道使然？愿闻其故。岐伯答曰：此众痹也，非周痹也。

此处，黄帝先说了自以为的“周痹”，最后岐伯告诉他，你说的不是周痹，而是众痹。流露出了现实中对话的气息，显得很真实。

黄帝曰：愿闻众痹。岐伯对曰：此各在其处，更发更止，更居更起，以右应左，以左应右，非能周也。更发更休也。黄帝曰：善。刺之奈何？岐伯对曰：刺此者，痛虽已止，必刺其处，勿令复起。帝曰：善。愿闻周痹何如？岐伯对曰：周痹者，在于血脉之中，随脉以上，随脉以下，不能左右，各当其所。黄帝曰：刺之奈何？岐伯对曰：痛从上下者，先刺其下以遏之，后刺其上以脱之。痛从下上者，先刺其上以遏之，后刺其下以脱之。

岐伯说，众痹的疼痛左右走窜，有些病人，扎一次针后疼痛消失，以为治好了，但是一到刮风下雨的天气还会复发。所以，针刺治疗要按照疗程。

不同于众痹，周痹的疼痛上下走窜，根据疼痛走窜的方向，选择先从上部还是下部开始治疗。

黄帝曰：善。此痛安生？何因而有名？岐伯对曰：风寒湿气，客于外分肉之间，迫切而为沫，沫得寒则聚，聚则排分肉而分裂也，分裂则痛，痛则神归之，神归之则热，热则痛解，痛解则厥，厥则他痹发，发则如是。

这是非常经典的一段内容，首先要知道“沫”是什么？

我认为，沫就像渗出的组织液，如果没被吸收，机化后就导致粘连。人体受寒时会出现类似的情况，但难以观察。

我的朋友李江舟将“分裂则痛”类比成牙缝中塞了食物的感觉，这些没被吸收的组织液就像是牙缝中的食物，塞在肌肉之中，引起疼痛。这是中医学的病理机制。

“痛则神归之”这句话可以从这段中单拿出来，在临床中体现得很清楚。癔症发作的病人，往往取人中、井穴这些痛感强的穴位，疼痛对于病人来说也具有治疗作用。

扎进身体里的针是异物，人体也会因“分裂”而痛。针刺的时候，病人疼痛是正常的现象。下两句“神归之则热，热则痛解”，临床中也能见到，有的病人扎完针后，整个背部能持续有温热感达两天之久。

从扎针治疗的角度来说，达到“神归之则热，热则痛解”，针拔出来，就结束了。但是那些没被吸收的组织液却出不来，所以会演变成厥、痹。

帝曰：善。余已得其意矣。此内不在脏，而外未发于皮，独居分肉之间，真气不能周，故命曰周痹。故刺痹者，必先切循其下之六经，视其虚实，及大络之血结而不通，及虚而脉陷空者而调之，熨而通之。其瘈坚转引而行之。黄帝曰：善。余已得其意矣，亦得其事也。九者经巽之理，理十二经脉阴阳之病也。

这段中的“六经”可能有错别字，“大经”更准确些，刚好跟下文的“大络”相对，《内经》中也很少出现“六经”的概念。

“九者经巽之，理十二经脉阴阳之病也。”这一句疑是错简，放在此处语义不通。

“视其虚实，及大络之血结而不通，及虚而脉陷空者而调之”这里的虚实指的也是经脉和络脉的虚实，治疗方法是“熨而通之”和“引而行之”。“熨而通之”好理解，“引而行之”是指“导引行气”。

这一篇对痹证的论述与《痹论》相比较，都认为病因是风寒湿，但是分类不同，应当源于不同流派。

口问第二十八

黄帝闲居，辟左右而问于岐伯曰：余已闻九针之经，论阴阳逆顺，六经已毕，愿得口问。岐伯避席再拜曰：善乎哉问也，此先师之所口传也。黄帝曰：愿闻口传。岐伯答曰：夫百病之始生也，皆生于风雨寒暑，阴阳喜怒，饮食居处，大惊卒恐，则血气分离，阴阳破败，经络决绝，脉道不通，阴阳相逆，卫气稽留，经脉虚空，血气不次，乃失其常。论不在经者，请道其方。

黄帝让身边的人都回避，向岐伯请教真传，这叫法不传六耳、口传心授。过去师父教徒弟，看起来教的东西都一样，突然有一天会把一个徒弟找去告诉他，之前教的都是假的，现在教你真的。以前人特别保守，有句话叫“所传非人，必遭天谴”。《素问·金匮真言论》也强调：“非其人勿教，非其真勿授，是谓得道。”

过去的针灸医生教徒弟，手法都教真的，但是不教徒弟练内功，所以大多数人用手法做不出烧山火的效果。我练大成拳几十年到现在，也不用那些手法，但是针刺后，很多病人能感觉到温热，有人这种感觉能持续几个小时，非常舒适，医家身上的功夫是比那些手法更真的东西。

岐伯回答的这一段就是中医的病因学，现在大家都知道，就不当回事了，但是过去这些内容都是秘传。中国有很多秘传，藏着藏着就消失了，这些东西丢了，真的就再也找不回来了。所以，我教大成拳、针灸，都真教，希望学的人也能真学、真练。

我在师父选杰夫子那里学拳时遇到著名摔跤高手宝三先生的高徒，他和我师父讲，教人只教技术不教道理，别人永远学不会。他嘱咐我要珍惜和师父的因缘，没多少人像你师父教你这样真教。

黄帝曰：人之欠者，何气使然？岐伯答曰：卫气昼日行于阳，夜半则行于阴，阴者主夜，夜者主卧；阳者主上，阴者主下；故阴气积于下，阳气未尽，阳引而上，阴引而下，阴阳相引，故数欠。阳气尽，阴气盛，则目瞑；阴气尽而阳气盛，则寤矣。泻足少阴，补足太阳。

“欠”是一个人打哈欠的样子。这一段的实际意义在于对卫气、阴阳和失眠的认识，简单来说，阳不入阴就会导致失眠。

欠，甲骨文作，描述一个人张大嘴巴的状态。意为因倦怠而打哈欠。

《说文解字》：“欠，张口气悟也。象气从人上出之形。凡欠之属皆从欠。”

如：“凡侍坐君子，君子欠伸，问日之早晏，以食具告。”——《仪礼·士相见礼》

“泻足少阴，补足太阳”，理解的时候不要联系内科去解释，肾火、肾水跟足少阴完全是两套理论体系，现在都掺和到一起，成了一笔糊涂账。再强调一下，泻足少阴不是泻整条脉，而是泻它的原穴，其他也同理。

黄帝曰：人之哕者，何气使然？岐伯曰：谷入于胃，胃气上注于肺。今有故寒气与新谷气，俱还入于胃，新故相乱，真邪相攻，气并相逆，复出于胃，故为哕。补手太阴，泻足少阴。

“哕”是要吐而吐不出东西来的状态，一般叫作“干哕”，有时也指呃逆，在生活中就能体会，一般受寒后容易干哕和打嗝。

黄帝曰：人之唏者，何气使然？岐伯曰：此阴气盛而阳气虚，阴气疾而阳气徐，阴气盛而阳气绝，故为唏。补足太阳，泻足少阴。

“唏”在这里是指哀叹。如：“纣为象箸而箕子唏。”——《淮南子》

黄帝曰：人之振寒者，何气使然？岐伯曰：寒气客于皮肤，阴气盛，阳气虚，故为振寒寒慄，补诸阳。

“慄”同“栗”。秋天在栗子收获季节，大家有机会穿着布鞋去栗子树下走一走，就知道什么叫颤栗了。栗子的外壳带着刺，薄一些的布鞋能被扎透。理解文字需要真正的生活经历，理解《内经》也需要真正的临床实践。

从西医的角度，人颤栗是为了产热，《内经》认为这是阳气不足，受寒了，所以发抖战栗。

栗，甲骨文作，像树上结满刺球状的果实栗子。

《说文解字》：“栗，木也。从木，其实下垂，故从卤。”

黄帝曰：人之噫者，何气使然？岐伯曰：寒气客于胃，厥逆从下上散，复出于胃，故为噫。补足太阴、阳明。

噫，《说文解字》解释：“饱食息也。从口意声。于介切。”

《庄子·齐物论》：“夫大块噫气，其名为风。”

黄帝曰：人之嚏者，何气使然？岐伯曰：阳气和利，满于心，出于鼻，故为嚏。补足太阳荣眉本。

岐伯说，打喷嚏是阳气旺盛的人在排邪气。

对比其他段落的体例，“荣眉本”可能是多余的衍文。

嚏，《说文解字》解释：“悟解气也。从口疐声。《诗》曰：愿言则嚏。都计切”。

《诗·邶风·终风》：“寤言不寐，愿言则嚏。”郑玄 笺：“言我愿思也，嚏，读当为不敢嚏咳之嚏，我其忧悼而不能寐，汝思我心，如是我则嚏也。今俗：人嚏云人道我。此古之遗语也。”后因以“愿嚏”为有人思念的典故。宋 梅尧臣《愿嚏》诗：“我今斋寝泰坛下，侘傺愿嚏朱颜妻。”

黄帝曰：人之亸者，何气使然？岐伯曰：胃不实则诸脉虚；诸脉虚则筋脉懈惰；筋脉懈惰则行阴用力，气不能复，故为亸。因其所在，补分肉间。

“亸”，音意同“躲”，指下垂的样子，也指躲避。“朝歌城边柳亸地，邯郸道上花扑人。”——唐·岑参《送郭乂杂言》

胃不实造成水谷精微不足，引起一系列的问题，就像燃料不够，汽车也开不起来。

黄帝曰：人之哀而泣涕出者，何气使然？岐伯曰：心者，五脏六腑之主也；目者，宗脉之所聚也，上液之道也；口鼻者，气之门户也。故悲哀愁忧则心动，心动则五脏六腑皆摇，摇则宗脉感，宗脉感则液道开，液道开，故泣涕出焉。液者，所以灌精濡空窍者也，故上液之道开则泣，泣不止则液竭；液竭则精不灌，精不灌则目无所见矣，故命曰夺精。补天柱经侠颈。

哀，金文作，由（衣）和（口）构成，表示穿着孝服哭丧。

泣，金文，由（水）和（立）构成，表示站着流泪，即哀而克制。《说文解字》：“泣，无声出涕曰泣。从水，立声。”

这一段的内容不必细究，知道心主五脏六腑就行了。

黄帝曰：人之太息者，何气使然？岐伯曰：忧思则心系急，心系急则气道约，约则不利，故太息以伸出之，补手少阴、心主、足少阳留之也。

太息是为了缓解人体内郁滞不通的代偿反应，很多生理反应其实都是人体在自我调节，相当于一个轻度的治疗。

黄帝曰：人之涎下者，何气使然？岐伯曰：饮食者，皆入于胃，胃中有热则虫动，虫动则胃缓，胃缓则廉泉开，故涎下，补足少阴。

“廉泉”是舌下分泌唾液的管道，用“廉泉”来命名以喻此处分泌的津液甘美清香，练习站桩的人都深有体会。

“涎，小儿唾也。”——《三苍》

唐·柳宗元《三戒》：“临江之人，略得麋麑，畜之。入门，群犬垂涎，扬尾皆来。”

廉泉和让水，为两条河流的名称，兼喻风俗醇美的地方。廉泉又名廉水，源出陕西南郑县，流入汉水。让水又名逊水，在陕西褒城县（今勉县）。《南史·胡谐之传》载：“（范柏年）见宋明帝，帝言次及广州贪泉，因问柏年，‘卿州复有此水不？’答曰，‘梁州唯有文川、武乡、廉泉、让水。’又问，‘卿宅在何处？’曰，‘臣所居廉让之间。’帝嗟其善答。”

古典文献可以分为两类，一类是事实，一类是解释。事实来自临床，而解释部分是为了说明事实而编造、猜想的理论，基本不用看，只看事实就行。这几段就属于解释部分，解释为什么叹气、为什么流涎，古人的解释没有实证，读了也没有意义。

读《内经》相当于挖矿，把煤、钻石挑出来就行了，之后再遇见这一类的内容，我会快速地略过。

黄帝曰：人之耳中鸣者，何气使然？岐伯曰：耳者，宗脉之所聚也，故胃中空则宗脉虚，虚则下，溜脉有所竭者，故耳鸣，补客主人。手大指爪甲上与肉交者也。

现在，耳鸣的病人很多，这病也不容易治疗。至于此处提出治疗耳鸣取的拇指指甲与肉相交的位置，是在内侧还是外侧？或者两侧都扎？可以在临床中尝试。

黄帝曰：人之自啮舌者，何气使然？岐伯曰：此厥逆走上，脉气辈至也。少阴气至则啮舌，少阳气至则啮颊，阳明气至则啮唇矣。视主病者，则补之。

正常人咀嚼的时候不会咬到自己，如果无意中会咬到自己舌、颊、唇，可能局部肿大或是感觉迟钝了。

啮，《说文解字》解释："嚙，噬也。从齿㓞声。五结切。"

"天雨雪，武卧啮雪，与旃毛并咽之，数日不死，匈奴以为神。"——班固《苏武传》

啮，会意。从口，从齿。"齿"指臼齿，其功能为碾磨食物。啮表示用臼齿碾磨食物。

凡此十二邪者，皆奇邪之走空窍者也。故邪之所在，皆为不足。

这句话是"邪之所凑，其气必虚"的另一种表达。

故上气不足，脑为之不满，耳为之苦鸣，头为之苦倾，目为之眩。中气不足，溲便为之变，肠为之苦鸣。下气不足，则乃为痿厥心悗。补足外踝下留之。

黄帝曰：治之奈何？岐伯曰：肾主为欠，取足少阴；肺主为哕，取手太阴、足少阴；唏者，阴盛阳绝，故补足太阳，泻足少阴；振寒者，补诸阳；噫者，补足太阴、阳明；嚏者，补足太阳眉本；亸，因其所在，补分肉间；泣出，补天柱经侠颈，侠颈者，头中分也；太息，补手少阴、心主、足少阳，留之；涎下，补足少阴；耳鸣，补客主人、手大指爪甲上与肉交者；自啮舌，视主病者，则补之。目眩头倾，补足外踝下留之；痿厥心悗，刺足大指间上二寸留之，一曰足外踝下留之。

太息：太是通假字，"太"通"叹"，太息就是叹息的意思。

楚辞《离骚》："长太息以掩涕兮，哀民生之多艰。"

"陈涉太息曰：嗟乎！燕雀安知鸿鹄之志哉。"——《史记·陈涉世家》

鸣，甲骨文作，由（口）和（鳥）构成，造字本义是鸟叫。

《说文解字》："鸣，鸟声也。从鸟，从口。"

"足外踝下"要注意，有的版本注解成昆仑穴，《内经》里没有明说，就不要凭想象添加。

师传第二十九

这一篇名为《师传》，中国人说“尊师重道”，老师作为传道人而受到尊敬，实际上是对道的尊敬，尊师的实质是重道。我尊敬出家人，不一定是因为他个人道德高尚，而是尊重出家人的修行，尊重他们的道。

黄帝曰：余闻先师，有所心藏，弗著于方，余愿闻而藏之，则而行之，上以治民，下以治身，使百姓无病，上下和亲，德泽下流，子孙无优，传于后世，无有终时，可得闻乎？

过去的真传都是口耳相传，藏在心中，记在脑子里，不会写在简牍上。

岐伯曰：远乎哉问也。夫治民与自治，治彼与治此，治小与治大，治国与治家，未有逆而能治之也，夫惟顺而已矣。顺者，非独阴阳脉论气之逆顺也，百姓人民，皆欲顺其志也。

《太素》的第一卷遗失了，第二卷的开头就是这段话，代表着中医的基本思维。《太素》中这一篇叫《顺养》，不同于西医抗生素、降压药、手术切除，这些对抗的理念，中医更主张“顺”。

“治”最早是山东地区的一条经常泛滥的河流，后来衍生出治理的含义。

黄帝曰：顺之奈何？岐伯曰：入国问俗，入家问讳，上堂问礼，临病人问所便。

先秦以前，有很多小国家，各地风俗不同。

我之前在瑞士的时候，有一位中国老大夫对外国病人说，你肾水不足。病人说，我相信我的肾脏不会缺水。如果再开药补肾水，估计病人还会担心造成肾脏肿大。对西方的病人就不要说这一套中医的术语了。还有，阿拉伯的斋月，放血是禁忌，治疗前需要问清楚。总之，要多问，多跟病人沟通。

但有时候，也不能客气，之前有一位学者是著名的佛教大德找我调理身体。我看他疲惫的状态，初次见面开口第一句就说，你不能以身谤法！他听了一愣，没想到这个医生这么对他说话。我这么说，是因为他太不注意自己的身体，说轻了没用，而他周围都是奉承之声。根据我的临床经验，傲慢的病人大多治不好。

黄帝曰：便病人奈何？岐伯曰：夫中热消瘅则便寒；寒中之属则便热。

“单”字的甲骨文像一个弹弓，是当时狩猎和战争的工具，使用起来很费力气，再加上病字头变成“瘅”形容一个人消瘦的样子。

单，甲骨文作Ỵ、Ұ，在武器“干”Y、¥的末端各加一个棱形圈◆，表示用于发射石块的设备。

《说文解字》："單，大也。从吅、甲，吅亦声。"

胃中热则消谷，令人悬心善饥，脐以上皮热；肠中热则出黄如糜，脐以下皮寒胃中寒，则腹胀；肠中寒，则肠鸣飧泄。胃中寒、肠中热则胀而且泄；胃中热、肠中寒则疾饥，小腹痛胀。

"消谷善饥"这个词就出自"胃中热则消谷，令人悬心善饥"。

这一段中还存在一个争议，做文献研究的刘衡如先生认为"脐以下皮寒"应和上句连读，当为"脐以下皮热"。但是我认为，肠中热、表皮寒，这种外寒里热的现象临床中也存在，更何况，与下句连读更顺畅，无须推翻前人所言。

黄帝曰：胃欲寒饮，肠欲热饮，两者相逆，便之奈何？且夫王公大人，血食之君，骄恣从欲，轻人而无能禁之，禁之则逆其志，顺之则加其病，便之奈何？治之何先？岐伯曰：人之情，莫不恶死而乐生，告之以其败，语之以其善，导之以其所便，开之以其所苦，虽有无道之人，恶有不听者乎？

这一段谈到了很现实的问题，上级领导、官员来看病，话说重了怕得罪人，说轻了又怕人不听，顾忌比较多。

有些名人找我看病的时候，我难免也有所顾忌，而我一顾忌治疗就容易出问题。给亲戚、熟人、老乡看病也一样，总希望效果好，偏偏有时效果就不满意，很奇怪。可能就像《六祖坛经》里说，人心动的时候容易出问题，因为没有把对方单纯当成一个病人看待。

黄帝曰：治之奈何？岐伯曰：春夏先治其标，后治其本；秋冬先治其本，后治其标。

春夏患的疾病可能多是急症，所以先治其标，这是从实际出发。说到季节，再补充一下，很多人都说秋燥，但是要注意《内经》里说"秋伤于湿"，初秋往往是很湿的。

黄帝曰：便其相逆者奈何？岐伯曰：便此者，食饮衣服，亦欲适寒温，寒无凄怆，暑无出汗。食饮者，热无灼灼，寒无沧沧。寒温中适，故气将持，乃不致邪僻也。

过去溶化金属，会用一个器皿装着放在火上烤，这是"灼"的本义。表示热到了极致。

勺，既是声旁也是形旁，表示长柄盛具。灼，篆文作 [illegible]，由 [illegible]（火）和 [illegible]（勺）构成，是古代冶金铸器的方法之一，将勺子放在炉火里烘烧以熔化金属。

《说文解字》："灼，炙也。从火，勺声。"

黄帝曰：本藏以身形支节䐃肉，候五脏六腑之大小焉。今夫王公大人，临朝即位之君而问焉，谁可扪循之而后答乎？岐伯曰：身形支节者，藏府之盖也，非面部之阅也。

黄帝曰：五脏之气，阅于面者，余已知之矣，以肢节知而阅之奈何？岐伯曰：五脏六腑者，肺为之盖，巨肩陷咽，候见其外。黄帝曰：善。岐伯曰：五脏六腑，心为之主，缺盆为之道，骺骨有余，以候髑骬。黄帝曰：善。

岐伯曰：肝者，主为将，使之候外，欲知坚固，视目小大。黄帝曰：善。岐伯曰：脾者，主为卫，使之迎粮，视唇舌好恶，以知吉凶。黄帝曰：善。岐伯曰：肾者，主为外，使之远听，视耳好恶，以知其性。

黄帝曰：善。愿闻六腑之候。岐伯曰：六腑者，胃为之海，广胲、大颈、张胸，五谷乃容。鼻隧以长，以候大肠。唇厚、人中长，以候小肠。目下果大，其胆乃横。鼻孔在外，膀胱漏泄。鼻柱中央起，三焦乃约，此所以候六腑者也。上下三等，藏安且良矣。

人体的外在可以反映出内在脏腑的情况，曾国藩有一本书叫《冰鉴》很有意思，可以去读。

有一个戏称叫“牛鼻子老道”，说的就是鼻孔越大，呼吸越好，利于求长生。

决气第三十

黄帝曰：余闻人有精、气、津、液、血、脉，余意以为一气耳，今乃辨为六名，余不知其所以然。岐伯曰：两神相搏，合而成形，常先身生，是谓精。何谓气？岐伯曰：上焦开发，宣五谷味，熏肤充身泽毛，若雾露之溉，是谓气。何谓津？岐伯曰：腠理发泄，汗出溱溱，是谓津。

这都是中医经典的基本概念。

何谓液？岐伯曰：谷入气满，淖泽注于骨，骨属屈伸，泄泽补益脑髓，皮肤润泽，是谓液。何谓血？岐伯曰：中焦受气取汁，变化而赤，是谓血。何谓脉？岐伯曰：壅遏营气，令无所避，是谓脉。

马王堆出土的文献里，没有经、穴的概念，只有脉，就是看得见、摸得着的血脉。马王堆的文献跟现在针灸学大相径庭，但是跟《本输》篇比较接近，可见很多概念都是后世添加、衍化的。

黄帝曰：六气者，有余不足，气之多少，脑髓之虚实，血脉之清浊，何以知之？岐伯曰：精脱者，耳聋；气脱者，目不明；津脱者，腠理开，汗大泄；液脱者，骨属屈伸不利，色夭，脑髓消，胫痠，耳数鸣；血脱者，色白，夭然不泽，脉脱者，其脉空虚，此其候也。

黄帝曰：六气者，贵贱何如？岐伯曰：六气者，各有部主也，其贵贱善恶，可为常主，然五谷与胃为大海也。

这些概念性的内容，就不多讲了。

肠胃第三十一

黄帝问于伯高曰：余愿闻六腑传谷者，肠胃之小大长短，受谷之多少奈何？伯高曰：请尽言之，谷所从出入浅深远近长短之度：唇至齿长九分，口广二寸半；齿以后至会厌，深三寸半，大容五合；舌重十两，长七寸，广二寸半；咽门重十两，广一寸半。至胃长一尺六寸，胃纡曲屈，伸之，长二尺六寸，大一尺五寸，径五寸，大容三斗五升。小肠后附脊，左环回周迭积，其注于回肠者，外附于脐上。回运环反十六曲，大二寸半，径八分分之少半，长三丈二尺。回肠当脐，右环回周叶积而下，回运环反十六曲，大四寸，径一寸寸之少半，长二丈一尺。广肠傅脊，以受回肠，左环叶积上下，辟大八寸，径二寸寸之大半，长二尺八寸。肠胃所入至所出，长六丈四寸四分，回曲环反，三十二曲也。

这篇是单纯的解剖，汉代的王莽就支持解剖尸体，丈量犯人的五脏、血管。反倒是当时的欧洲更为保守，有的教会把做解剖的人活活烧死。

再多说一些，“medicine”（医药）这个单词最早应该翻译成“麦迪逊”，这是我在意大利佛罗伦萨旅游时，一位华人导游告诉我的。“Medicine”是欧洲的一个家族，他们家族的族徽上有六个圆圈，这六个圆现在已经解释成别的东西了，但是最早族徽上的圆圈指的是他们家族出售的药丸，而且是草药。文艺复兴运动也有赖于这个家族的赞助，包括代表美国的“American”这个单词原翻译成阿美利哥，是个人名，也跟这个家族有关系。后来这个家族的名字演变成了医药这个单词。

平人绝谷第三十二

黄帝曰：愿闻人之不食，七日而死，何也？伯高曰：臣请言其故。胃大一尺五寸，径五寸，长二尺六寸，横屈受水谷三斗五升，其中之谷，常留二斗，水一斗五升而满，上焦泄气，出其精微，慓悍滑疾，下焦下溉诸肠。

小肠大二寸半，径八分分之少半，长三丈二尺，受谷二斗四升，水六升三合合之大半。回肠大四寸，径一寸寸之少半，长二丈一尺，受谷一斗，水七升半。广肠大八寸，径二寸寸之大半，长二尺八寸，受谷九升三合八分合之一。

肠胃之长，凡五丈八尺四寸，受水谷九斗二升一合合之大半，此肠胃所受水谷之数也。平人则不然，胃满则肠虚，肠满则胃虚，更虚更满，故气得上下，五脏安定，血脉和利，精神乃居，故神者，水谷之精气也。故肠胃之中，常留谷二斗，水一斗五升；故平人日再后，后二升半，一日中五升，七日五七三斗五升，而留水谷尽矣；故平人不食饮七日而死者，水谷精气津液皆尽故也。

这些内容了解就行，可能在当时是常识，现在看也没有多大的意义。

海论第三十三

黄帝问于岐伯曰：余闻刺法于夫子，夫子之所言，不离于营卫血气。夫十二经脉者，内属于腑脏，外络于肢节，夫子乃合之于四海乎。岐伯答曰：人亦有四海，十二经水。经水者，皆注于海，海有东西南北，命曰四海。黄帝曰：以人应之奈何？岐伯曰：人有髓海，有血海，有气海，有水谷之海，凡此四者，以应四海也。

这里说得很清楚，十二经脉、四海都是为了与自然对应，凑出来的概念。

本篇把经脉和脏腑联系起来，说明成文时间应该比较晚期。

黄帝曰：远乎哉，夫子之合人天地四海也，愿闻应之奈何？岐伯曰：必先明知阴阳表里荥输所在，四海定矣。黄帝曰：定之奈何？岐伯曰：胃者，水谷之海，其输上在气街（冲），下至三里；冲脉者，为十二经之海，其输上在于大杼，下出于巨虚之上下廉；膻中者，为气之海，其输上在于柱骨之上下，前在于人迎；脑为髓之海，其输上在于其盖，下在风府。

头针的创始人焦顺发教授原来是脑外科的医生，后来下放到农村，没有做手术的条件，读起了《内经》，他就是根据“脑为髓之海，其输上在于其盖，下在风府”这句话再结合他的西医知识，发明了头针。

杨上善在注解这句话的时候，把“其盖”注解成百会穴，我认为属于画蛇添足。读文献的时候，读原文最好，不要迷信任何人。焦老作为一位西医没有被这些注解迷惑，才能为针灸学做出了这么伟大的贡献。

黄帝曰：凡此四海者，何利何害？何生何败？岐伯曰：得顺者生，得逆者败；知调者利，不知调者害。

黄帝曰：四海之逆顺奈何？岐伯曰：气海有余，则气满胸中悗，急息面赤；气海不足，则气少不足以言。血海有余，则常想其身大，怫然不知其所病；血海不足，则常想其身小，狭然不知其所病。水谷之海有余，则腹满；水谷之海不足，则饥不受谷食。髓海有余，则轻劲多力，自过其度；髓海不足，则脑转耳鸣，胫痠眩冒，目无所见，懈怠安卧。

黄帝曰：余已闻逆顺，调之奈何？岐伯曰：审守其输，而调其虚实，无犯其害，顺者得复，逆者必败。黄帝曰：善。

“顺”是中医基本的思维。放长线才能钓大鱼，现在的钓鱼装备就暗含了这个道理，能顺着鱼的方向用力，再慢慢收线。不像我们小时候自己砍荆条做的鱼竿只能跟鱼拔河、较劲。

五乱第三十四

黄帝曰：经脉十二者，别为五行，分为四时，何失而乱？何得而治？岐伯曰：五行有序，四时有分，相顺则治，相逆则乱。

现在流行的五行学说只是当时所有学说中的一种，汉以前文献里五行的次序、与五味的对应跟现在都不一样。五行是一个很机械的理论，会把人的思维限制住，至少在针灸领域如此。

黄帝曰：何谓相顺而治？岐伯曰：经脉十二者，以应十二月。十二月者，分为四时。四时者，春秋冬夏，其气各异，营卫相随，阴阳已和，清浊不相干，如是则顺之而治。

《内经》中对季节的认识主要以黄河流域为标准，黄河流域地区四季分明，不像泰国、越南这些地区。

黄帝曰：何谓相逆而乱？岐伯曰：清气在阴，浊气在阳，营气顺脉，卫气逆行，清浊相干，乱于胸中，是谓大悗。故气乱于心，则烦心密嘿，俯首静伏；乱于肺，则俯仰喘喝，接手以呼；乱于肠胃，是为霍乱；乱于臂胫，则为四厥；乱于头，则为厥逆，头重眩仆。

中医的霍乱与西医的霍乱不同，《内经》说“乱于肠胃”就是霍乱，指吐泻的症状。现在中西医互相盗用概念，造成了很多混乱，像伤寒、风湿都是如此。

黄帝曰：五乱者，刺之有道乎？岐伯曰：有道以来，有道以去，审知其道，是谓身宝。黄帝曰：善。愿闻其道。岐伯曰：气在于心者，取之手少阴、心主之输；气在于肺者，取之手太阴荥、足少阴输；气在于肠胃者，取之足太阴、阳明，不下者，取之三里；气在于头者，取之天柱、大杼，不知，取足太阳荥输；气在于臂足，取之先去血脉，后取其阳明、少阳之荥输。

黄帝曰：补泻奈何？岐伯曰：徐入徐出，谓之导气。补泻无形，谓之同精。是非有余不足也，乱气之相逆也。黄帝曰：允乎哉道，明乎哉论，请著之玉版，命曰治乱也。

这一段关于“补泻”的论述，跟现在的补泻方法完全不一样，黄帝听了都要找块玉版来记录，可见有多重要。

至于什么是“导气”“同精”，值得再去研究。

胀论第三十五

黄帝曰：脉之应于寸口，如何而胀？岐伯曰：其脉大坚以涩者，胀也。黄帝曰：何以知藏府之胀也？岐伯曰：阴为藏，阳为府。

黄帝问岐伯，胀在寸口脉会有什么样的表现？

之前说过寸口人迎比较脉法，这一篇提到的是独取寸口脉法。

黄帝曰：夫气之令人胀也，在于血脉之中耶？藏府之内乎？岐伯曰：三者皆存焉，然非胀之舍也。黄帝曰：愿闻胀之舍。岐伯曰：夫胀者，皆在于藏府之外，排藏府而郭胸胁，胀皮肤，故命曰胀。

《内经》认为，胀都发生在脏腑之外，腹胀、胸闷都属于胀的范畴。

黄帝曰：藏府之在胸胁腹里之内也，若匣匮之藏禁器也，各有次舍，异名而同处，一域之中，其气各异，愿闻其故。岐伯曰：夫胸腹者，藏府之郭也。膻中者，心主之宫城也；胃者，太仓也；咽喉、小肠者，传送也；胃之五窍者，闾里门户也；廉泉、玉英者，津液之道也。故五脏六腑者，各有畔界，其病各有形状。营气循脉，卫气逆为脉胀；卫气并脉，循分为肤胀。三里而泻，近者一下，远者三下，无问虚实，工在疾泻。

这里用了大量的比喻，形容胸腹像匣、柜一样装着脏腑，又把胸腹比喻成脏腑外的城墙，把胃比喻成粮仓等。这段内容其他学者都注释得很好，我就不再加以解释了。

黄帝曰：愿闻胀形。岐伯曰：夫心胀者，烦心短气，卧不安；肺胀者，虚满而喘咳；肝胀者，胁下满而痛引小腹；脾胀者，善哕，四肢烦悗，体重不能胜衣，卧不安；肾胀者，腹满引背央央然，腰髀痛。六腑胀：胃胀者，腹满，胃脘痛，鼻闻焦臭，妨于食，大便难；大肠胀者，肠鸣而痛濯濯，冬日重感于寒，则飧泄不化；小肠胀者，少腹䐜胀，引腰而痛；膀胱胀者，少腹满而气癃；三焦胀者，气满于皮肤中，轻轻然而不坚；胆胀者，胁下痛胀，口中苦，善太息。

髀指大腿，有一个成语叫“髀肉复生”，古人骑马打仗，大腿内侧时常夹着马背，导致大腿的肌肉又紧又硬，很结实。生活安逸不骑马的时候，大腿上脂肪堆积长出赘肉叫“髀肉复生”。

这段按照五脏六腑对胀进行分类，并列出了相应的症状。《内经》中痹证、咳嗽都按照五脏分类，用现在的话说就是套路，对临床实际意义不大。

凡此诸胀者，其道在一，明知逆顺，针数不失，泻虚补实，神去其室，致邪失正，真不可定，粗之所败，谓之夭命；补虚泻实，神归其室，久塞其空，谓之良工。

前面说了很多，关键只有一点，就是神。补虚、泻实也是为了让神归位。如果针刺不当，就会“神去其室”，这个词与神不守舍同义。

黄帝曰：胀者焉生？何因而有？岐伯曰：卫气之在身也，常然并脉，循分肉，行有逆顺，阴阳相随，乃得天和，五脏更始，四时循序，五谷乃化。然后厥气在下，营卫留止，寒气逆上，真邪相攻，两气相搏，乃合为胀也。黄帝曰：善。何以解惑？岐伯曰：合之于真，三合而得。帝曰：善。

这段属于中医病因学，简单来说，胀的病因是正邪斗争。

黄帝问于岐伯曰：胀论言无问虚实，工在疾泻，近者一下，远者三下，今有其三而不下者，其过焉在？岐伯对曰：此言陷于肉肓，而中气穴者也。不中气穴，则气内闭，针不陷肓，则气不行，上越中肉，则卫气相乱，阴阳相逐。

岐伯回答的内容很重要，没有肉的部位就是“肓”，前面已经解释过“病入膏肓”“病入膈肓”的问题。

人体中，没有肉的位置产生空隙才能让气通过，所以叫“气穴”。所以针刺一定要刺在没有肉的空隙处，如果没刺中会导致气闭。

“不中气穴，则气内闭”“针不陷肓，则气不行”这两句话其实是一个意思，只是怕读者忽略，才反复地说。

其于胀也，当泻不泻，气故不下，三而不下，必更其道，气下乃止，不下复始，可以万全，乌有殆者乎？其于胀也，必审其胗，当泻则泻，当补则补，如鼓应桴，恶有不下者乎？

“气下乃止”，气下行，病才会好。我一再强调足三里下气的功能，因为气上行为气逆，气下行是身体健康的前提。所以治疗这一类疾病，足三里就很好用。

“如鼓应桴”，鼓槌落下鼓就响了，如果没有临床经验，多会认为古人言过其实。但是，我临床中针刚扎下去，病人疼痛就消失的情况确实存在。甚至包括咳嗽也是，一位青岛来的学员，咳嗽一个月了，一直治不好，专程来京找我，针刺几针以后咳嗽明显减少，一分钟后基本不咳了，而且到第二天也一直未再咳嗽。这种病例很多，也能重复。最有意思的是一位中学语文老师，十多年的咳嗽经针刺治疗后也取得类似的效果，外出旅游一次也未再发作，有些不可思议。

五癃津液别第三十六

黄帝问于岐伯曰：水谷入于口，输于肠胃，其液别为五，天寒衣薄，则为溺与气，天热衣厚则为汗，悲哀气并则为泣，中热胃缓则为唾。邪气内逆，则气为之闭塞而不行，不行则为水胀，余知其然也，不知其何由生，愿闻其道。

这一段属于中医的生理学和病理学。

根据我的临床经验，有些腹胀的病人，针刺后腹部会有“咕噜咕噜”的水声，这类病人应该就属于气不行的水胀。

岐伯曰：水谷皆入于口，其味有五，各注其海。津液各走其道，故三焦出气，以温肌肉，充皮肤，为其津，其流而不行者为液。

人体有四海，但是五味入四海难以对应，也没必要细究。

天暑衣厚则腠理开，故汗出，寒留于分肉之间，聚沫则为痛。天寒则腠理闭，气湿不行，水下留于膀胱，则为溺与气。五脏六腑，心为之主，耳为之听，目为之候，肺为之相，肝为之将，脾为之卫，肾为之主外。

敦煌的古医籍中有与这段相似的内容，但又有差异，可以对比阅读。

故五脏六腑之津液，尽上渗于目，心悲气并则心系急。心系急则肺举，肺举则液上溢。夫心系与肺，不能常举，乍上乍下，故呿而泣出矣。中热则胃中消谷，消谷则虫上下作，肠胃充郭故胃缓，胃缓则气逆，故唾出。

这段能看出，古人认为胃中有虫。虽然古人说的虫未必与幽门螺旋杆菌相关，但古人的思维还是比较开阔的。

呿，张口貌。《庄子·秋水》：“公孙龙口呿而不合，舌举而不下。”

《吕氏春秋·重言》：“君呿而不唫，所言者‘莒’也。”高诱注：“呿，开；唫，闭。”

《灵枢·本输》：“刺上关者，呿不能欠。”张景岳注：“呿，张口也；欠，张而复合也。”

五谷之津液，和合而为膏者，内渗入于骨空，补益脑髓，而下流于阴股。

阴阳不和，则使液溢而下流于阴，髓液皆减而下，下过度则虚，虚故腰背痛而胫痠。阴阳气道不通，四海闭塞，三焦不泻，津液不化，水谷并行肠胃之中，别于回肠，留于下焦，不得渗膀胱，则下焦胀，水溢则为水胀，此津液五别之逆顺也。

此处的“骨空”指骨中空腔，与前文中的代指气穴的含义不同。

五阅五使第三十七

黄帝问于岐伯曰：余闻刺有五官五阅，以观五气。五气者，五脏之使也，五时之付也。愿闻其五使当安出？岐伯曰：五官者，五脏之阅也。黄帝曰：愿闻其所出，令可为常。岐伯曰：脉出于气口，色见于明堂，五色更出，以应五时，各如其常，经气入藏，必当治里。

这一篇把五行学说应用在各个方面，很明显是成文较晚的文献。

帝曰：善。五色独决于明堂乎？岐伯曰：五官已辨，阙庭必张，乃立明堂，明堂广大，蕃蔽见外，方壁高基，引垂居外，五色乃治，平博广大，寿中百岁，见此者，刺之必已，如是之人者，血气有余，肌肉坚致，故可苦以针。

这一段是相面的内容，个别术语在后世的相书中都有延用。

黄帝曰：愿闻五官。岐伯曰：鼻者，肺之官也；目者，肝之官也；口唇者，脾之官也；舌者，心之官也；耳者，肾之官也。

黄帝曰：以官何候？岐伯曰：以候五脏。故肺病者，喘息鼻张；肝病者，眦青；脾病者，唇黄；心病者，舌卷短，颧赤；肾病者，颧与颜黑。黄帝曰：五脉安出，五色安见，其常色殆者如何？岐伯曰：五官不辨，阙庭不张，小其明堂，蕃蔽不见，又埤其墙，墙下无基，垂角去外。如是者，虽平常殆，况加疾哉。

黄帝曰：五色之见于明堂，以观五脏之气，左右高下，各有形乎？岐伯曰：藏府之在中也，各以次舍，左右上下，各如其度也。

“小其明堂”指鼻子小，在生理上会影响呼吸，病理现象见于鼻甲肥大患者。

逆顺肥瘦第三十八

黄帝问于岐伯曰：余闻针道于夫子，众多毕悉矣。夫子之道，应若失，而据未有坚然者也。夫子之问学熟乎，将审察于物而心生之乎？

黄帝跟随岐伯学习针道，疗效很好，就问岐伯这些学问是学来的呢？还是观察来的？

“应若失”有人认为应写作“应若矢”。同音字之间大多含义相近，如箭矢射向敌方，便失去了这根箭矢；历史意味着已经逝去的过往；大使也是派往国外的官员。矢、失、史、使、逝，这些同音字都隐含着失去、过去的意思。

岐伯曰：圣人之为道者，上合于天，下合于地，中合于人事，必有明法，以起度数，法式检押，乃后可传焉。故匠人不能释尺寸而意短长，废绳墨以起平水也，工人不能置规而为圆，去矩而为方。知用此者，固自然之物，易用之教，逆顺之常也。

自从董仲舒“罢黜百家，独尊儒术”之后，其他诸子百家被压制，儒家以外的学术体系我们了解得不多。实际上，这一段是墨家所推崇的内容，强调规矩。墨家在那个时代就做出了很多科技发明，甚至墨子很早就发现了小孔成像。

“墨守成规”这个成语就和战国时墨翟（即墨子）有关，他善于守城，世人谓之“墨守”。虽然他不在城内，大家只要按照墨子指定的规则去做，就可以守住城市。后世“墨守成规”的意思变了，指固执旧法，不知变通。

黄帝曰：愿闻自然奈何？岐伯曰：临深决水，不用功力，而水可竭也。循掘决冲，而经可通也。此言气之滑涩，血水清浊，行之逆顺也。

这一段体现了中医治病“因势利导”的思路。

黄帝曰：愿闻人之白黑肥瘦少长，各有数乎？岐伯曰：年质壮大，血气充盈，肤革坚固，因加以邪，刺此者，深而留之，此肥人也。广肩腋，项肉薄，厚皮而黑色，唇临临然，其血黑以浊，其气涩以迟。其为人也，贪于取与，刺此者，深而留之，多益其数也。

我有一位天津的病人，他就是上文说的“肤革坚固”，后项的皮肤硬得像牛皮，对于这类病人扎针要用强刺激，才能取得满意的疗效。

黄帝曰：刺瘦人奈何？岐伯曰：瘦人者，皮薄色少，肉廉廉然，薄唇轻言，其血清气滑，易脱于气，易损于血，刺此者，浅而疾之。

“廉”组词成“清廉”，借用这个语感来理解“肉廉廉然”，就是肉少的样子。

廉，篆文作䭞，由广（广，开放式建筑）和兼（兼，连接）构成，表示与主体建筑相连的开放式空间。

《说文解字》：“廉，仄也。从广，兼声。”意思是说：廉，表示窄小的屋子。字形采用“广”作边旁，采用“兼”作声旁。

这一段与上一段对比来看，分别说的是治疗体质强壮的人和治疗体质偏弱的人。临床中，一般治疗北方人可以用强刺激，南方人刺激量要相对减轻。南方的病人就算体型再高大，治疗的时候也要注意。之前有一个广西的病人，扎完针以后，晚上睡觉突然被冻醒，刺激量太大对身体造成了损耗。如果给白种人扎针，刺激量更不能重，白人特别怕针，没效果都好说就是不能有痛感，这就是体质的差异。

使用汤药也存在这种差别，像金元时期的医家张子和，他主要在现在的河南地区行医，病人基本上是北方人，所以善用“汗、吐、下”三法治病，被称为“攻邪派”。而朱丹溪在江、浙、皖这一带行医，则善于滋阴。

黄帝曰：刺常人奈何？岐伯曰：视其白黑，各为调之，其端正敦厚者，其血气和调，刺此者，无失常数也。

常人也各有不同，适宜的刺激量就有差异。所以，我认为针刺的难度就在于对刺激量的把握。治疗一个病人该用什么样的针具、扎多少针、手法轻重如何，这些在临床中很难掌握。就算医生掌握得好，也可能出现意外。我曾经治疗一个病人，扎完针就出门开了一天的车，累得第二天无法上班，之后在家休息了一周，身体才恢复过来。

如果再加上季节的变化，治疗就更复杂了。夏天的时候，我给一个经筋班的学员扎针，要求强刺激，因为刺激量比较大，扎完以后，他胸闷难受，回家卧床休息了好几天。所以《内经》里说，春夏浅刺，秋冬深刺，值得重视。

黄帝曰：刺壮士真骨者，奈何？岐伯曰：刺壮士真骨，坚肉缓节，监监然，此人重则气涩血浊，刺此者，深而留之，多益其数；劲则气滑血清，刺此者，浅而疾之。

“真骨”指坚硬的骨头。我之前在病房的时候，同时管过两个病人。都是从自行车上摔下来的病人，一个是六十多岁的老人，骑自行车被夏利司机撞倒，从自行车上摔下来，但只是软组织损伤。另一个三十多岁的女性自己摔倒，却前臂骨折了。这两个病人让我印象特别深刻，后来才知道，这位老人平时练太极拳，经常锻炼，就算年纪大，骨头也能比年轻人坚硬。

黄帝曰：刺婴儿奈何？岐伯曰：婴儿者，其肉脆，血少气弱，刺此者，以毫针，浅刺而疾发针，日再可也。

给小孩针刺，扎得要浅，速度要快，不能留针。

黄帝曰：临深决水奈何？岐伯曰：血清气滑，疾泻之，则气竭焉。黄帝曰：循掘决冲奈何？岐伯曰：血浊气涩，疾泻之，则经可通也。

黄帝曰：脉行之逆顺奈何？岐伯曰：手之三阴，从藏走手；手之三阳，从手走头；足之三阳，从头走足；足之三阴，从足走腹。

黄帝曰：少阴之脉独下行何也？岐伯曰：不然，夫冲脉者，五脏六腑之海也，五脏六腑皆禀焉。其上者，出于颃颡，渗诸阳，灌诸精；其下者，注少阴之大络，出于气街，循阴股内廉，入腘中，伏行骭骨内，下至内踝之后属而别。其下者，并于少阴之经，渗三阴；其前者，伏行出跗属，下循跗，入大趾间，渗诸络而温肌肉。故别络结则跗上不动，不动则厥，厥则寒矣。

这一段很有意思，黄帝问岐伯，足少阴脉为什么下行？但是根据现在针灸学，足少阴肾经是从足上行走腹,《本输》《经脉》篇也是从下向上。

岐伯没有直接回答黄帝，先说起了冲脉，再联络回少阴脉。

这段主要强调了冲脉的重要性，堪比五脏六腑之主的心，但实际上冲脉并没有这么重要，这可能是某一个医学流派的学说。

黄帝曰：何以明之？岐伯曰：以言导之，切而验之，其非必动，然后乃可明逆顺之行也。

岐伯说，要先用言语，似乎有祝由的痕迹。再切诊，现在普遍知道切脉，却忘了切肌肤、切经筋。

黄帝曰：窘乎哉！圣人之为道也。明于日月，微于毫厘，其非夫子，孰能道之也。

医生既要把握宏观，也要微视，这样才能近道。

血络论第三十九

黄帝曰：愿闻其奇邪而不在经者。岐伯曰：血络是也。黄帝曰：刺血络而仆者，何也？血出而射者，何也？血出黑而浊者，何也？血出清而半为汁者，何也？发针而肿者，何也？血出若多若少而面色苍苍然者，何也？发针而面色不变而烦悗者，何也？多出血而不动摇者，何也？愿闻其故。

这段介绍刺络放血的时候遇到的情况，会出现有人晕倒、血喷射而出、血色乌暗、流出黄水、病人面色苍白、局部肿胀……

岐伯曰：脉气盛而血虚者，刺之则脱气，脱气则仆。血气俱盛而阴气多者，其血滑，刺之则射；阳气蓄积，久留而不泻者，其血黑以浊，故不能射。新饮而液渗于络，而未合和于血也，故血出而汁别焉；其不新饮者，身中有水，久则为肿。阴气积于阳，其气因于络，故刺之血未出而气先行，故肿；阴阳之气，其新相得而未和合，因而泻之，则阴阳俱脱，表里相离，故脱色面苍苍然；刺之血出多，色不变而烦悗者，刺络而虚经，虚经之属于阴者，阴脱，故烦悗；阴阳相得而合为痹者，此为内溢于经，外注于络。如是者，阴阳俱有余，虽多出血而弗能虚也。

这都是古人对上面这些情况的解释，了解就行，对临床的意义不大。

黄帝曰：相之奈何？岐伯曰：血脉盛者，坚横以赤，上下无常处，小者如针，大者如筋，即而泻之万全也，故无失数矣。失数而反，各如其度。

这段说的还是刺血，要注意“大者如筋”有个错字，应当写作“大者如筯”，“筯”同“箸”，大得像筷子一样。

箸因为发音同“驻”，据说过去行船的人忌讳听到这个字，所以改成了现在常用的“筷”。

黄帝曰：针入而肉著者，何也？岐伯曰：热气因于针，则针热，热则肉著于针，故坚焉。

阴阳清浊第四十

黄帝曰：余闻十二经脉，以应十二经水。十二经水者，其五色各异，清浊不同，人之血气若一，应之奈何？岐伯曰：人之血气，苟能若一，则天下为一矣，恶有乱者乎？黄帝曰：余问一人，非问天下之众。岐伯曰：夫一人者，亦有乱气，天下之众，亦有乱人，其合为一耳。

治疗一个人和治理国家的思路是一样的，人都是社会动物，医生治病的思维也需要有治理社会、国家的深度和广度。

黄帝曰：愿闻人气之清浊。岐伯曰：受谷者浊，受气者清。清者注阴，浊者注阳。浊而清者，上出于咽，清而浊者，则下行。清浊相干，命曰乱气。

黄帝曰：夫阴清而阳浊，浊者有清，清者有浊，别之奈何？岐伯曰：气之大别，清者上注于肺，浊者下走于胃。胃之清气，上出于口；肺之浊气，下注于经，内积于海。

这两段都是理论化的内容，意义不大。

黄帝曰：诸阳皆浊，何阳独甚乎？岐伯曰：手太阳独受阳之浊，手太阴独受阴之清；其清者上走空窍，其浊者下行诸经。诸阴皆清，足太阴独受其浊。

这段跟马王堆出土的文献一样，没有把脉与小肠、肺、脾联系在一起，读经典要尊重原文，不要搭配脏器来理解。

黄帝曰：治之奈何？岐伯曰：清者其气滑，浊者其气涩，此气之常也。故刺阳者，深而留之；刺阴者，浅而疾之；清浊相干，以数调之也。

这里的阴、阳指阴脉和阳脉，至于临床中怎么运用，需要再深入体会。

阴阳系日月第四十一

黄帝曰：余闻天为阳，地为阴，日为阳，月为阴，其合之于人，奈何？岐伯曰：腰以上为天，腰以下为地，故天为阳，地为阴，足之十二经脉，以应十二月，月生于水，故在下者为阴；手之十指，以应十日，日生于火，故在上者为阳。

黄帝曰：合之于脉，奈何？岐伯曰：寅者，正月之生阳也，主左足之少阳；未者，六月，主右足之少阳。卯者，二月，主左足之太阳；午者，五月，主右足之太阳。辰者，三月，主左足之阳明；巳者，四月，主右足之阳明。此两阳合于前，故曰阳明。申者，七月之生阴也，主右足之少阴；丑者，十二月，主左足之少阴；酉者，八月，主右足之太阴；子者，十一月，主左足之太阴；戌者，九月，主右足之厥阴；亥者，十月，主左足之厥阴；此两阴交尽，故曰厥阴。

甲主左手之少阳；己主右手之少阳；乙主左手之太阳，戊主右手之太阳；丙主左手之阳明，丁主右手之阳明，此两火并合，故为阳明。庚主右手之少阴，癸主左手之少阴，辛主右手之太阴，壬主左手之太阴。

故足之阳者，阴中之少阳也；足之阴者，阴中之太阴也。手之阳者，阳中之太阳也；手之阴者，阳中之少阴也。腰以上者为阳，腰以下者为阴。

其于五脏也，心为阳中之太阳，肺为阴中之少阴，肝为阴中少阳，脾为阴中之至阴，肾为阴中之太阴。

黄帝曰：以治之奈何？岐伯曰：正月、二月、三月，人气在左，无刺左足之阳；四月、五月、六月，人气在右，无刺右足之阳，七月、八月、九月，人气在右，无刺右足之阴，十月、十一月、十二月，人气在左，无刺左足之阴。

黄帝曰：五行以东方为甲乙木王春。春者，苍色，主肝，肝者足厥阴也。今乃以甲为左手之少阳，不合于数，何也？岐伯曰：此天地之阴阳也，非四时五行之以次行也。且夫阴阳者，有名而无形，故数之可十，离之可百，散之可千，推之可万，此之谓也。

《内经》中类似这篇牵强、机械的内容比较多，没必要细究。我个人的观点，读《内经》的时候见到这些内容，直接忽略就行，如果是为了研究《内经》、五行学说另当别论。现在这个社会能学、能看的东西太多了，但是每个人精力有限，我倾向于研究《内经》里能用于临床的内容。

病传第四十二

黄帝曰：余受九针于夫子，而私览于诸方，或有导引行气、乔摩、灸、熨、刺、焫、饮药之一者，可独守耶，将尽行之乎？岐伯曰：诸方者，众人之方也，非一人之所尽行也。

黄帝除了跟岐伯学九针，还学习了很多治病的方法，如导引行气、乔摩、灸……黄帝问岐伯治病的时候选一种方法使用？还是都用？

岐伯说，方法的多样是为了针对不同的病情、治疗不同的病人，并不是仅为治好一个病人而存在的。我想，这段提示我们，一个中医应该掌握全导引行气、乔摩、灸、熨、刺、焫、饮药，才是一个合格的中医。只有了解得多，才知道各种方法的局限和优势。

黄帝曰：此乃所谓守一勿失，万物毕者也。今余已闻阴阳之要，虚实之理，倾移之过，可治之属，愿闻病之变化，淫传绝败而不可治者，可得闻乎？岐伯曰：要乎哉问！道，昭乎其如旦醒，窘乎其如夜瞑，能被而服之，神与俱成，毕将服之，神自得之，生神之理，可著于竹帛，不可传于子孙。

读这一段，不要曲解了岐伯的意思。"可着于竹帛，不可传于子孙"是说不要只传给子孙，要写成书传于天下。中国人的传承中常常有这种家族的思维，"传男不传女"也是怕女性嫁到夫家，会把这些家族的东西传播出去，并不是因为歧视女性。

黄帝曰：何谓旦醒？岐伯曰：明于阴阳，如惑之解，如醉之醒。黄帝曰：何谓夜瞑？岐伯曰：瘖乎其无声，漠乎其无形，折毛发理，正气横倾，淫邪泮衍，血脉传溜，大气入藏，腹痛下淫，可以致死，不可以致生。

黄帝曰：大气入藏，奈何？岐伯曰：病先发于心，一日而之肺，三日而之肝，五日而之脾，三日不已，死。冬夜半，夏日中。病先发于肺，三日而之肝，一日而之脾，五日而之胃，十日不已，死。冬日入，夏日出。病先发于肝，三日而之脾，五日而之胃，三日而之肾，三日不已，死。冬日入，夏早食。病先发于脾，一日而之胃，二日而之肾，三日而之膂膀胱，十日不已，死。冬人定，夏晏食。病先发于胃，五日而之肾，三日而之膂膀胱，五日而上之心，二日不已，死。冬夜半，夏日昳。病先发于肾，三日而之膂膀胱，三日而上之心，三日而之小肠，三日不已，死。冬大晨，夏晏晡。病先发于膀胱，五日而之肾，一日而之小肠，一日而之心，二日不已，死。冬鸡鸣，夏下晡。诸病以次相传，如是者皆有死期，不可刺也，间一藏及二、三、四藏者，乃可刺也。

这些断生死的内容都是两千年前的文字，没必要细究。不过，让我们知道古人在当时试图量化、制定标准，不过我认为在这方面现代医学做得更好。

淫邪发梦第四十三

黄帝曰：愿闻淫邪泮衍奈何？岐伯曰：正邪从外袭内，而未有定舍，反淫于藏。不得定处，与营卫俱行，而与魂魄飞扬，使人卧不得安而喜梦。气淫于府，则有余于外，不足于内；气淫于藏，则有余于内，不足于外。

我认为“正邪”与“虚邪”是相对的，反季节的邪气叫“虚邪”，当季的邪气是“正邪”。

黄帝曰：有余不足，有形乎？岐伯曰：阴气盛，则梦涉大水而恐惧；阳气盛，则梦大火而燔焫；阴阳俱盛，则梦相杀。上盛则梦飞，下盛则梦堕；甚饥则梦取，甚饱则梦予；肝气盛，则梦怒，肺气盛，则梦恐惧、哭泣、飞扬；心气盛，则梦善笑恐畏；脾气盛，则梦歌乐、身体重不举；肾气盛，则梦腰脊两解不属。凡此十二盛者，至而泻之，立已。

之前，美国的一位心理学会长专家来我们医院演讲梦境分析的时候，我不同意他的分析，跟他开玩笑说，公鸡睡觉一定会梦见虫子，他听后哈哈大笑。就像这一段说的，生理会影响梦境。至于，古人说的这些内容并不绝对，但非常实际。

厥气客于心，则梦见丘山烟火；客于肺，则梦飞扬，见金铁之奇物；客于肝，则梦见山林树木；客于脾，则梦见丘陵大泽，坏屋风雨；客于肾，则梦临渊，没居水中；客于膀胱，则梦游行；客于胃，则梦饮食；客于大肠，则梦田野；客于小肠，则梦聚邑冲衢；客于胆，则梦斗讼自刳；客于阴器，则梦接内；客于项，则梦斩首；客于胫，则梦行走而不能前，及居深地窌苑中；客于股肱，则梦礼节拜起；客于胞脯，则梦溲便。凡此十五不足者，至而补之立已也。

“衢”（《说文解字》）

这段中有一个我记忆犹新的字“衢”。刚参加工作不久，我曾经带教过一个韩国留学生，他的名字里有“衢”字，给我讲解什么叫“衢”，一只大鸟在繁华的十字街头瞪着两个眼睛不知道往哪走的样子叫作“衢”。这件事对我刺激非常大，使我后来发奋学习古汉语。

衢，形声。从行，瞿声。行，本义是道路。衢的本义：四通八达的道路。北京的八达岭就是这个意思。

《说文解字》：“衢，四达谓之衢。”

《尔雅 · 释宫》：“一达谓之道路，二达谓之歧旁，三达谓之剧旁，四达谓之衢。”

顺气一日分为四时第四十四

黄帝曰：夫百病之所始生者，必起于燥湿寒暑风雨，阴阳喜怒，饮食居处，气合而有形，得藏而有名，余知其然也。夫百病者，多以旦慧、昼安、夕加、夜甚，何也？岐伯曰：四时之气使然。

黄帝曰：愿闻四时之气。岐伯曰：春生、夏长、秋收、冬藏，是气之常也，人亦应之。以一日分为四时，朝则为春，日中为夏，日入为秋，夜半为冬。朝则人气始生，病气衰，故旦慧；日中人气长，长则胜邪，故安；夕则人气始衰，邪气始生，故加；夜半人气入藏，邪气独居于身，故甚也。

这是中医里非常经典的一段话，学习过中医的人都不陌生。认识到人与自然、社会之间的关联，是中国医学智慧的精华。

黄帝曰：其时有反者何也？岐伯曰：是不应四时之气，藏独主其病者，是必以藏气之所不胜时者甚，以其所胜时者起也。黄帝曰：治之奈何？岐伯曰：顺天之时，而病可与期。顺者为工，逆者为粗。

本文作者可能常在水边生活，对顺逆的体会很深。

黄帝曰：善。余闻刺有五变，以主五输，愿闻其数。岐伯曰：人有五脏，五脏有五变，五变有五输，故五五二十五输，以应五时。

黄帝曰：愿闻五变。岐伯曰：肝为牡藏，其色青，其时春，其日甲乙，其音角，其味酸；心为牡藏，其色赤，其时夏，其日丙丁，其音徵，其味苦；脾为牝藏，其色黄，其时长夏，其日戊己，其音宫，其味甘；肺为牝藏，其色白，其时秋，其日庚辛，其音商，其味辛；肾为牝藏，其色黑，其时冬，其日壬癸，其音羽，其味咸，是为五变。

黄帝曰：以主五输奈何？岐伯曰：藏主冬，冬刺井；色主春，春刺荥；时主夏，夏刺输；音主长夏，长夏刺经；味主秋，秋刺合。是谓五变以主五输。

黄帝曰：诸原安和，以致六输。岐伯曰：原独不应五时，以经合之，以应其数，故六六三十六输。

黄帝曰：何谓藏主冬，时主夏，音主长夏，味主秋，色主春？愿闻其数。岐伯曰：病在藏者，取之井；病变于色者，取之荥；病时间时甚者，取之输；病变于音者，取之经；经满而血者，病在胃及以饮食不节得病者，取之合，故命曰味主合。是谓五变也。

外揣第四十五

黄帝曰：余闻九针九篇，余亲受其调，颇得其意。夫九针者，始于一而终于九，然未得其要道也。夫九针者，小之则无内，大之则无外，深不可为下，高不可为盖，恍惚无穷，流溢无极，余知其合于天道人事四时之变也，然余愿杂之毫毛，浑束为一，可乎？岐伯曰：明乎哉问也！非独针道焉，夫治国亦然。

张世杰先生特别注重这一段，尤其是“杂之毫毛，浑束为一”，这两句话可以在临床中慢慢地体会。有些类似人把各种食物吃进肚子里，最后全化成水谷精微滋养全身。

黄帝曰：余愿闻针道，非国事也。岐伯曰：夫治国者，夫惟道焉，非道何可小大浅深杂合为一乎？

黄帝听了岐伯的回答还不高兴，说我问的是针道，不是国事。结果被老师训话了。

黄帝曰：愿卒闻之。岐伯曰：日与月焉，水与镜焉，鼓与响焉。夫日月之明，不失其影，水镜之察，不失其形，鼓响之应，不后其声，动摇则应和，尽得其情。

黄帝曰：窘乎哉！昭昭之明不可蔽。其不可蔽，不失阴阳也。合而察之，切而验之，见而得之，若清水明镜之不失其形也。五音不彰，五色不明，五脏波荡，若是则内外相袭，若鼓之应桴，响之应声，影之似形。故远者司外揣内，近者司内揣外，是谓阴阳之极，天地之盖，请藏之灵兰之室，弗敢使泄也。

五变第四十六

黄帝问于少俞曰：余闻百疾之始期也，必生于风雨寒暑，循毫毛而入腠理，或复还，或留止，或为风肿汗出，或为消瘅，或为寒热，或为留痹，或为积聚。奇邪淫溢，不可胜数，愿闻其故。夫同时得病，或病此，或病彼，意者天之为人生风乎，何其异也？少俞曰：夫天之生风者，非以私百姓也，其行公平正直，犯者得之，避者得无殆，非求人而人自犯之。

外邪入里可能会造成寒热病、痹证、结节等各种病症。

这一段是黄帝与少俞的对话，黄帝与不同人对话的内容，我认为可以归类整理出来，观察当中是否存在规律。

黄帝曰：一时遇风，同时得病，其病各异，愿闻其故。少俞曰：善乎哉问！请论以比匠人。匠人磨斧斤，砺刀削，斫材木，木之阴阳，尚有坚脆，坚者不入，脆者皮弛，至其交节，而缺斤斧焉。夫一木之中，坚脆不同，坚者则刚，脆者易伤，况其材木之不同，皮之厚薄，汁之多少，而各异耶。夫木之蚤花先生叶者，遇春霜烈风，则花落而叶萎；久曝大旱，则脆木薄皮者，枝条汁少而叶萎；久阴淫雨，则薄皮多汁者，皮溃而漉；卒风暴起，则刚脆之木，枝折杌伤。秋霜疾风，则刚脆之木，根摇而叶落。凡此五者，各有所伤，况于人乎！

树木也分阴阳。我小时候在山里砍树时发现，树木的质地各不相同，有些特别的，树硬得斧子都砍不动，尤其是树木长结的位置最难砍。人也是如此，有皮坚的，也有肉脆的。

黄帝曰：以人应木，奈何？少俞答曰：木之所伤也，皆伤其枝。枝之刚脆而坚，未成伤也。人之有常病也，亦因其骨节皮肤腠理之不坚固者，邪之所舍也，故常为病也。

黄帝曰：人之善病风厥漉汗者，何以候之？少俞答曰：肉不坚，腠理疏，则善病风。黄帝曰：何以候肉之不坚也？少俞答曰：䐃肉不坚，而无分理者，肉不坚，肤粗而皮不緻者，腠理疏，此言其浑然者。

古人认识草木最终还是要类比到人体上。人像树木一样，皮肉不坚，就容易感邪得病。

黄帝曰：人之善病消瘅者，何以候之？少俞答曰：五脏皆柔弱者，善病消瘅。黄帝曰：何以知五脏之柔弱也？少俞答曰：夫柔弱者，必有刚强，刚强多怒，柔者易伤也。黄帝曰：何以候柔弱之与刚强？少俞答曰：此人薄皮肤，而目坚固以深者，长衡直扬，其心刚，刚则多怒，怒则气上逆，胸中蓄积，血气逆留，髋皮充肌，血脉不行，转而为热，热则消肌肤，故为消瘅。此言其人暴刚而肌肉弱者也。

这一段的内容偏于望诊，通过观察人的形象、表情推断疾病。

黄帝曰：人之善病寒热者，何以候之？少俞答曰：小骨弱肉者，善病寒热。黄帝曰：何以候骨之小大，肉之坚脆，色之不一也？少俞答曰：颧骨者，骨之本也。颧大则骨大，颧小则骨小。皮肤薄而其肉无䐃，其臂懦懦然，其地色殆然，不与其天同色，污然独异，此其候也。然臂薄者，其髓不满，故善病寒热也。

人的骨骼、形体各不一样。像欧洲人的眼眶突出、眼球深陷、眉骨高，特别适合拳击竞技，不容易伤到眼睛。相对来说亚洲人的眼睛在拳击运动中则容易受伤。

黄帝曰：何以候人之善病痹者？少俞答曰：粗理而肉不坚者，善病痹。黄帝曰：痹之高下有处乎？少俞答曰：欲知其高下者，各视其部。

黄帝曰：人之善病肠中积聚者，何以候之？少俞答曰：皮肤薄而不泽，肉不坚而淖泽。如此，则肠胃恶，恶则邪气留止，积聚乃作，脾胃之间，寒温不次，邪气稍至，稸积留止，大聚乃起。

黄帝曰：余闻病形，已知之矣！愿闻其时。少俞答曰：先立其年，以知其时。时高则起，时下则殆，虽不陷下，当年有冲通，其病必起，是谓因形而生病，五变之纪也。

本藏第四十七

黄帝问于岐伯曰：人之血气精神者，所以奉生而周于性命者也。经脉者，所以行血气而营阴阳，濡筋骨，利关节者也。卫气者，所以温分肉，充皮肤，肥腠理，司关节者也。志意者，所以御精神，收魂魄，适寒温，和喜怒者也。是故血和则经脉流行，营复阴阳，筋骨劲强，关节清利矣。卫气和则分肉解利，皮肤调柔，腠理致密矣。志意和则精神专直，魂魄不散，悔怒不起，五脏不受邪矣。寒温和则六腑化谷，风痹不作，经脉通利，肢节得安矣。此人之常平也。五脏者，所以藏精神血气魂魄者也。六腑者，所以化水谷而行津液者也。此人之所以具受于天也，无愚智贤不肖，无以相倚也。然有其独尽天寿，而无邪僻之病，百年不衰，虽犯风雨，卒寒大暑，犹弗能害也。有其不离屏蔽室内，无怵惕之恐；然犹不免于病，何也？愿闻其故。

这些都是中医基本的理论，其他学者注解得都很好，也没有歧义，就不多说了。

岐伯对曰：窘乎哉问也。五脏者，所以参天地，付阴阳，而运四时，化五节者也。五脏者，固有小大、高下，坚脆、端正、偏倾；六腑亦有小大、长短、厚薄、结直、缓急。凡此二十五者，各不同，或善或恶，或吉或凶，请言其方。

“窘”是一个人躲在洞穴里窘迫的样子。

心小则安，邪弗能伤，易伤以忧；心大则忧不能伤，易伤于邪。心高则满于肺中，悗而善忘，难开以言；心下则藏外，易伤于寒，易恐以言。心坚则藏安守固；心脆则善病消瘅热中。心端正，则和利难伤；心偏倾则操持不一，无守司也。

这一段有两句话很有意思，“心小则安”“心大则忧”，单从语言的角度来说，“小心驶得万年船”“心大”，这些通俗用语跟《内经》的语义都是对应的。从病理的角度来说，高血压、心脏病的一种表现就是心室肥大。不光是心，基本每一个脏器大了都会有问题。

这里还提到了心的坚、脆，临床中难以分辨，了解就行。至于心端正还是偏倾，这属于道德问题，中医的文献里常会把生理、人文、自然都混在一起。

肺小则少饮，不病喘喝；肺大则多饮，善病胸痹、喉痹、逆气。肺高则上气，肩息咳；肺下则居贲迫肺，善胁下痛。肺坚则不病咳上气；肺脆则苦病消瘅易伤。肺端正则和利难伤；肺偏倾则胸偏痛也。

肝小则藏安，无胁下之病；肝大则逼胃迫咽，迫咽则苦膈中，且胁下痛。肝高则上支贲，切胁悗，为息贲；肝下则逼胃，胁下空，胁下空则易受邪。肝坚则藏安难伤；肝脆则善病消瘅易伤。肝端正则和利难伤；肝偏倾则胁下痛也。

脾小则藏安，难伤于邪也；脾大则苦湊䏚而痛，不行疾行。脾高则䏚引季胁而痛；脾下则下加于大肠，下加于大肠，则藏苦受邪。脾坚则藏安难伤；脾脆则善病消瘅易伤。脾端正则和利难伤；脾偏倾则善满善胀也。

肾小则藏安难伤；肾大则善病腰痛，不可以俛仰，易伤以邪。肾高则苦背膂痛，不可以俛仰；肾下则腰尻痛，不可以俛仰，为狐疝。肾坚则不病腰背痛；肾脆则善病消瘅易伤。肾端正则和利难伤；肾偏倾则苦腰尻痛也。凡此二十五变者，人之所苦常病。

黄帝曰：何以知其然也？岐伯曰：赤色小理者，心小；粗理者，心大。无髑骬者，心高；髑骬小、短、举者，心下。髑骬长者，心坚；髑骬弱小以薄者，心脆。髑骬直下不举者，心端正；髑骬倚一方者，心偏倾也。

白色小理者，肺小；粗理者，肺大。巨肩反膺陷喉者，肺高；合腋张胁者，肺下。好肩背厚者，肺坚；肩背薄者，肺脆。背膺厚者，肺端正；胁偏疏者，肺偏倾也。

青色小理者，肝小；粗理者，肝大。广胸反骹者，肝高；合胁兔骹者，肝下。胸胁好者，肝坚；胁骨弱者，肝脆。膺腹好相得者，肝端正；胁骨偏举者，肝偏倾也。

黄色小理者，脾小；粗理者，脾大。揭唇者，脾高；唇下纵者，脾下。唇坚者，脾坚；唇大而不坚者，脾脆。唇上下好者，脾端正；唇偏举者，脾偏倾也。

黑色小理者，肾小；粗理者，肾大。耳高者，肾高；耳后陷者，肾下。耳坚者，肾坚；耳薄而不坚者，肾脆。耳好前居牙车者，肾端正；耳偏高者，肾偏倾也。凡此诸变者，持则安，减则病也。

帝曰：善。然非余之所问也。愿闻人之有不可病者，至尽天寿，虽有深忧大恐，怵惕之志，犹不能感也，甚寒大热，不能伤也；其有不离屏蔽室内，又无怵惕之恐，然不免于病者，何也？愿闻其故。岐伯曰：五脏六腑，邪之舍也，请言其故。五脏皆小者，少病，苦燋心，大愁忧；五脏皆大者，缓于事，难使以忧。五脏皆高者，好高举措；五脏皆下者，好出人下。五脏皆坚者，无病；五脏皆脆者，不离于病。五脏皆端正者，和利得人心；五脏皆偏倾者，邪心而善盗，不可以为人平，反复言语也。

黄帝曰：愿闻六腑之应。岐伯答曰：肺合大肠，大肠者，皮其应；心合小肠，小肠者，脉其应；肝合胆，胆者，筋其应；脾合胃，胃者，肉其应；肾合三焦膀胱，三焦膀胱者，腠理毫毛其应。

黄帝曰：应之奈何？岐伯曰：肺应皮。皮厚者，大肠厚；皮薄者，大肠薄；皮缓，腹裹大者，大肠缓而长；皮急者，大肠急而短；皮滑者，大肠直；皮肉不相离者，大肠结。

心应脉，皮厚者，脉厚，脉厚者，小肠厚；皮薄者，脉薄，脉薄者，小肠薄；皮缓者，脉缓，脉缓者，小肠大而长；皮薄而脉冲小者，小肠小而短。诸阳经脉皆多纡屈者，小肠结。

脾应肉，肉䐃坚大者，胃厚；肉䐃麽者，胃薄。肉䐃小而麽者，胃不坚；肉䐃不称身者，胃下，胃下者，下管约不利。肉䐃不坚者，胃缓；肉䐃无小果累者，胃急。肉䐃多小果累者，胃结，胃结者，上管约不利也。

肝应爪，爪厚色黄者，胆厚；爪薄色红者，胆薄；爪坚色青者，胆急；爪濡色赤者，胆缓；爪直色白无纹者，胆直；爪恶色黑多纹者，胆结也。

肾应骨，密理厚皮者，三焦、膀胱厚；粗理薄皮者，三焦、膀胱薄。疏腠理者，三焦、膀胱缓；皮急而无毫毛者，三焦、膀胱急。毫毛美而粗者，三焦、膀胱直，稀毫毛者，三焦、膀胱结也。

这些五行、脏腑之间对应的理论，了解就行。

黄帝曰：厚薄美恶，皆有形，愿闻其所病。岐伯答曰：视其外应，以知其内藏，则知所病矣。

之前有一位经筋班学员的父亲来找我看病，我看他脊柱的生理曲度都消失了，根据我的经验，就知道他心脏肯定有问题，正是“视其外应，以知其内藏，则知所病矣。”

麤，《说文解字》：“行超远也。”段玉裁注：“鹿善惊跃，故从三鹿。引申之为鲁莽之称。”《篇》《韵》云：“不精也，大也，疏也。”皆今义也。俗作“麁”，今人既用“粗”，粗行而麤废亦。

禁服第四十八

雷公问于黄帝曰：细子得受，业通于九针六十篇，旦暮勤服之，近者编绝，久者简垢，然尚讽诵弗置，未尽解于意矣。《外揣》言浑束为一，未知所谓也。夫大则无外，小则无内，大小无极，高下无度，束之奈何？士之才力，或有厚薄，智虑褊浅，不能博大深奥，自强于学若细子，细子恐其散于后世，绝于子孙，敢问约之奈何？黄帝曰：善乎哉问也！此先师之所禁，坐私传之也，割臂歃血之盟也，子若欲得之，何不斋乎！

雷公翻看九针的典籍，把编竹简的绳子翻断了，竹简颜色都变黑了，还没有学习透彻，就来问黄帝。黄帝说，他的先师不让随便传授，要割臂歃血、斋戒之后才能传。

雷公再拜而起曰：请闻命于是也，乃斋宿三日而请曰：敢问今日正阳，细子愿以受盟。黄帝乃与俱入斋室，割臂歃血。

看了这篇就知道过去学习非常不容易，老师和学生都要割臂歃血、斋戒、发誓。

我在北京教了几十年站桩，我师父常说我，不能都教出去。现在没人管我了，我教真的反倒大家都不当回事。

黄帝亲祝曰：今日正阳，歃血传方，有敢背此言者，必受其殃。雷公再拜曰：细子受之。黄帝乃左握其手，右授之书，曰：慎之慎之，吾为子言之。凡刺之理，经脉为始，营其所行，知其度量，内次五脏，外别六腑，审察卫气，为百病母，调其虚实，虚实乃止，泻其血络，血尽不殆矣。

黄帝最后告诉雷公，调虚实、泻血络。现在大家都知道该这么治疗，但是当时做了这么多的仪式之后，雷公才得到真传，所以黄帝说的这段话是非常重要的。

雷公曰：此皆细子之所以通，未知其所约也。黄帝曰：夫约方者，犹约囊也，囊满而弗约，则输泄，方成弗约，则神与弗俱。雷公曰：愿为下材者，勿满而约之。黄帝曰：未满而知约之，以为工，不可以为天下师。

黄帝说，口袋装满了，要扎上口，避免漏出来，借此比喻学习求道。

雷公可能为人比较老实，告诉黄帝他志向不高，口袋还没装满就扎上，就是说他不想学了。学生不上进，黄帝又是生气、又是惋惜，接着训雷公，你这样的只能成为一般的医生，我原本对你的期望可是成为“天下师”。

雷公曰：愿闻为工。黄帝曰：寸口主中，人迎主外，两者相应，俱往俱来，若引绳大小齐等。春夏人迎微大，秋冬寸口微大，如是者名曰平人。

此处还是寸口人迎比较脉法，后面的内容与《终始》篇中的内容基本一致。

人迎大一倍于寸口，病在足少阳，一倍而躁，在手少阳。人迎二倍，病在足太阳，二倍而躁，病在手太阳。人迎三倍，病在足阳明，三倍而躁，病在手阳明。盛则为热，虚则为寒，紧则为痛痹，代则乍甚乍间。盛则泻之，虚则补之，紧痛则取之分肉，代则取之血络且饮药，陷下则灸之，不盛不虚，以经取之，名曰经刺。人迎四倍者，且大且数，名曰溢阳，溢阳为外格，死不治。必审按其本末，察其寒热，以验其藏府之病。

寸口大于人迎一倍，病在足厥阴，一倍而躁，在手心主。寸口二倍，病在足少阴，二倍而躁，在手少阴。寸口三倍，病在足太阴，三倍而躁，在手太阴。盛则胀满，寒中食不化，虚则热中、出糜、少气、溺色变，紧则痛痹，代则乍痛乍止。

盛则泻之，虚则补之，紧则先刺而后灸之，代则取血络，而后调之，陷下则徒灸之，陷下者脉血结于中，中有著血，血寒，故宜灸之，不盛不虚，以经取之。

脉陷下，是因为血中有寒，所以要灸法，而不是现在人理解的艾灸治疗中气下陷。

“不盛不虚，以经取之”常解释成取本经的腧穴。实际上，“经”就是“常”，不盛不虚的时候按照平常的方法取穴。

寸口四倍者，名曰内关，内关者，且大且数，死不治。必审察其本末之寒温，以验其藏府之病。

此处“内关”同关格，不指穴位。

通其营输，乃可传于大数。大数曰：盛则徒泻之，虚则徒补之，紧则灸刺且饮药，陷下则徒灸之，不盛不虚，以经取之。所谓经治者，饮药，亦曰灸刺，脉急则引，脉大以弱，则欲安静，用力无劳也。

五色第四十九

雷公问于黄帝曰：五色独决于明堂乎？小子未知其所谓也。黄帝曰：明堂者鼻也；阙者眉间也；庭者颜也；蕃者颊侧也；蔽者耳门也。其间欲方大，去之十步，皆见于外，如是者，寿必中百岁。

明堂、阙、庭的本义都指建筑，用来比喻人脸上的部位。中国的建筑有模仿人体的构思。

雷公曰：五官之辨奈何？黄帝曰：明堂骨高以起，平以直，五脏次于中央，六腑挟其两侧，首面上于阙庭，王宫在于下极，五脏安于胸中，真色以致，病色不见，明堂润泽以清，五官恶得无辨乎。

雷公曰：其不辨者，可得闻乎？黄帝曰：五色之见也，各出其色部。部骨陷者，必不免于病矣。其色部乘袭者，虽病甚，不死矣。雷公曰：官五色奈何？黄帝曰：青黑为痛，黄赤为热，白为寒，是谓五官。

雷公曰：病之益甚，与其方衰如何？黄帝曰：外内皆在焉。切其脉口，滑小紧以沉者，病益甚，在中；人迎气大紧以浮者，其病益甚，在外。其脉口浮滑者，病日损；人迎沉而滑者，病日损。其脉口滑以沉者，病日进，在内；其人迎脉滑盛以浮者，其病日进，在外。脉之浮沉及人迎与寸口气小大等者，病难已；病之在藏，沉而大者，易已，小为逆；病之在府，浮而大者，其病易已。人迎盛坚者，伤于寒，气口盛坚者，伤于食。

雷公曰：以色言病之间甚奈何？黄帝曰：其色粗以明，沉夭者为甚，其色上行者，病益甚；其色下行如云彻散者，病方已。五色各有藏部，有外部，有内部也。色从外部走内部者，其病从外走内；其色从内走外者，其病从内走外。病生于内者，先治其阴，后治其阳，反者益甚；其病生于阳者，先治其外，后治其内，反者益甚。其脉滑大以代而长者，病从外来，目有所见，志有所恶，此阳气之并也，可变而已。

这些内容说得很直白，也容易理解，不细讲。

雷公曰：小子闻风者，百病之始也；厥逆者，寒湿之起也，别之奈何？黄帝曰：常候阙中，薄泽为风，冲浊为痹，在地为厥，此其常也，各以其色言其病。

这一段有个句读的问题，“小子闻”与“风者”用逗号隔开，阅读起来更顺畅。

雷公曰：人不病卒死，何以知之？黄帝曰：大气入于藏府者，不病而卒死矣。雷公曰：病小愈而卒死者，何以知之？黄帝曰：赤色出两颧，大如拇指者，病虽小愈，必卒死。黑色出于庭，大如拇指，必不病而卒死。

这一段没有太多的理论，黄帝说的就是他观察到的现象，比较贴合临床。“赤色出两颧，大如拇指者”形容的面貌特别像心脏病病人的面容。临床经验丰富，就能从《内经》中找到很多关联性。“卒”是迅速的意思，“卒闻之”也是这个意思。

雷公再拜曰：善哉！其死有期乎？黄帝曰：察色以言其时。雷公曰：善乎！愿卒闻之。黄帝曰：庭者，首面也；阙上者，咽喉也；阙中者，肺也；下极者，心也；直下者，肝也；肝左者，胆也；下者，脾也；方上者，胃也；中央者，大肠也；挟大肠者，肾也；当肾者，脐也；面王以上者，小肠也，面王以下者，膀胱子处也；颧者，肩也；颧后者，臂也；臂下者，手也；目内眦上者，膺乳也；挟绳而上者，背也；循牙车以下者，股也；中央者，膝也；膝以下者，胫也；当胫以下者，足也；巨分者，股里也；巨屈者，膝膑也。此五脏六腑肢节之部也，各有部分。有部分，用阴和阳，用阳和阴，当明部分，万举万当。能别左右，是谓大道；男女异位，故曰阴阳。审察泽夭，谓之良工。

沉浊为内，浮泽为外。黄赤为风，青黑为痛，白为寒，黄而膏润为脓，赤甚者为血，痛甚为挛，寒甚为皮不仁。五色各见其部，察其浮沉，以知浅深；察其泽夭，以观成败；察其散抟，以知近远；视色上下，以知病处；积神于心，以知往今。故相气不微，不知是非，属意勿去，乃知新故。色明不粗，沉夭为甚，不明不泽，其病不甚。其色散，驹驹然未有聚；其病散而气痛，聚未成也。

这一段并不神秘，是古人观察病人总结的经验。

学习望诊需要有大量的临床经验，有些经验丰富的医生见到肝硬化、尿毒症的病人一看心里就有数了。

肾乘心，心先病，肾为应，色皆如是。男子色在于面王，为小腹痛；下为卵痛；其圜直为茎痛，高为本，下为首，狐疝㿉阴之属也。女子在于面王，为膀胱、子处之病，散为痛，抟为聚，方员左右，各如其色形。其随而下至胝，为淫，有润如膏状，为暴食不洁。左为左，右为右。其色有邪，聚散而不端，面色所指者也。

色者，青黑赤白黄，皆端满有别乡。别乡赤者，其色亦，大如榆荚，在面王为不月。其色上锐，首空上向，下锐下向，在左右如法。以五色命藏，青为肝，赤为心，白为肺，黄为脾，黑为肾。肝合筋，心合脉，肺合皮，脾合肉，肾合骨也。

论勇第五十

黄帝问于少俞曰：有人于此，并行并立，其年之长少等也，衣之厚薄均也，卒然遇烈风暴雨，或病或不病，或皆病，或皆不病，其故何也？少俞曰：帝问何急？黄帝曰：愿尽闻之。少俞曰：春温风，夏阳风，秋凉风，冬寒风。凡此四时之风者，其所病各不同形。

黄帝曰：四时之风，病人如何？少俞曰：黄色薄皮弱肉者，不胜春之虚风；白色薄皮弱肉者，不胜夏之虚风；青色薄皮弱肉者，不胜秋之虚风；赤色薄皮弱肉者，不胜冬之虚风也。黄帝曰：黑色不病乎？少俞曰：黑色而皮厚肉坚，固不伤于四时之风；其皮薄而肉不坚、色不一者，长夏至而有虚风者，病矣。其皮厚而肌肉坚者，长夏至而有虚风，不病矣。其皮厚而肌肉坚者，必重感于寒，外内皆然，乃病。黄帝曰：善。

黄帝问少俞，生活习惯相近的同龄人，遇到烈风暴雨，有人生病，有人不生病，这是为什么？少俞说，是因为四时的病邪各有不同，人的皮肉颜色、厚薄也不一样。

皮薄肉不坚的人容易生病，皮厚肉坚的人只有感受很严重的外邪时，才会生病。

黄帝曰：夫人之忍痛与不忍痛者，非勇怯之分也。夫勇士之不忍痛者，见难则前，见痛则止；夫怯士之忍痛者，闻难则恐，遇痛不动。夫勇士之忍痛者，见难不恐，遇痛不动；夫怯士之不忍痛者，见难与痛，目转面盻，恐不能言，失气惊悸，颜色变化，乍死乍生。余见其然也，不知其何由，愿闻其故。少俞曰：夫忍痛与不忍痛者，皮肤之薄厚，肌肉之坚脆缓急之分也，非勇怯之谓也。

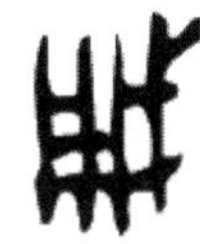

“勇”金文

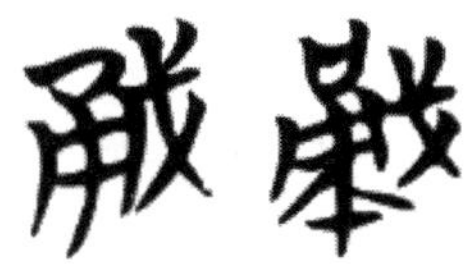

“勇”战国文字

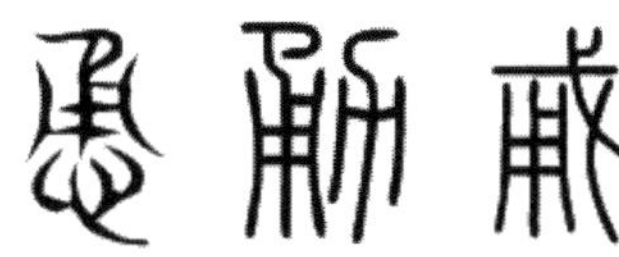

“勇”(《说文解字》)

《说文解字》：“气也。一曰，健也。从力，甬声。勇者，用也，共用之谓勇。”

勇，金文从“戈”从“用”，本指挥舞干戈。

《诗经·小雅·巧言》：“彼何人斯，居河之麋；无拳无勇，职为乱阶。”

《左传·昭公二十年》：“度功而行，仁也；择任而往，知也；知死不辟，勇也。”

勇敢与否，不能以是否害怕疼痛来分辨。我十几年前开车到五台山旅游，旅馆老板跟我说，“我不怕死，就是怕扎针。”人对于尖锐的物体有天生的恐惧，尤其是男性。当然最后还是接受了针刺治疗，“腰突”好了，不仅免除食宿费用，还送我一箱山西老陈醋，不要都不行。

黄帝曰：愿闻勇怯之所由然。少俞曰：勇士者，目深以固，长衡直扬，三焦理横，其心端直，其肝大以坚，其胆满以傍，怒则气盛而胸张，肝举而胆横，眦裂而目扬，毛起而面苍，此勇士之由然者也。

勇士的眼睛深陷、眼神坚定，愤怒的时候眼角像裂开一样，目光直射。《史记》里樊哙的形象就属于勇士。

《史记·项羽本纪》：“哙遂入，披帷西向立，瞋目视项王，头发上指，目眦尽裂。”

黄帝曰：愿闻怯士之所由然。少俞曰：怯士者，目大而不减，阴阳相失，其焦理纵，䯏骬短而小，肝系缓，其胆不满而纵，肠胃挺，胁下空，虽方大怒，气不能满其胸，肝肺虽举，气衰复下，故不能久怒，此怯士之所由然者也。

现在读这一段对“怯士”的描写，就像是我们这个时代的普通人。

黄帝曰：怯士之得酒，怒不避勇士者，何脏使然？少俞曰：酒者，水谷之精，熟谷之液也，其气慓悍，其入于胃中，则胃胀，气上逆，满于胸中，肝浮胆横。当是之时，固比于勇士，气衰则悔。与勇士同类，不知为之，名曰酒悖也。

背腧第五十一

黄帝问于岐伯曰：愿闻五脏之腧，出于背者。岐伯曰：胸中大腧，在杼骨之端，肺腧在三椎之傍，心腧在五椎之傍，膈腧在七椎之傍，肝腧在九椎之傍，脾腧在十一椎之傍，肾腧在十四椎之傍。皆挟脊相去三寸所，则欲得而验之，按其处，应在中而痛解，乃其输也。灸之则可刺之则不可。气盛则泻之，虚则补之。以火补者，毋吹其火，须自灭也；以火泻者，疾吹其火，传其艾，须其火灭也。

其他《内经》版本中“三椎”“五椎”等写作“三焦”“五焦”，我根据《太素》的版本把它们统一改成“椎”。

这一篇篇幅很小，但是极其重要，我临床中用得最多的穴位就是背俞穴和《本输》篇的五输穴。

《内经》中背俞穴的定位之前已经说过了，与现在教材中的定位不同。《内经》中，椎体以大椎为第一椎依次排序，穴位都在脊柱旁开三寸的位置。

卫气第五十二

“卫”的繁体字作“衛”，甲骨文如下图，中间的圆圈代表城池，上下是两个脚掌，左右合起来是一个“行”字。人在城池周围巡逻，为“卫”，如同卫气行于脉外，保护人体。夜中，卫气入里，没了守卫，人就容易受邪。

营气行于脉中，居住的地方叫“营”，刚好与“卫”的含义相对。

“卫”甲骨文

“韋”是“圍”和“衛”的本字。韋，甲骨文作，由（囗，城邑）和（脚趾）构成，表示哨兵在城邑两侧巡逻。有的甲骨文用三“止”代替两“止”。有的甲骨文把字形变为。当“韋”的“守卫”本义消失后，在“韋”字基础上再加（行），另造“衛”，表示围绕城邑巡逻警戒。

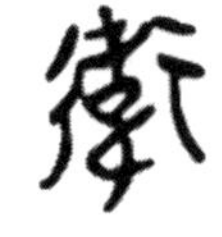

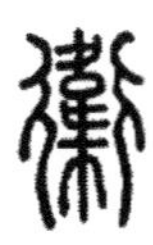

“卫”金文　“卫”战国文字　“卫”(《说文解字》)

《说文解字》:“衞，宿衞也。从韋、帀，从行。行，列衞也。”

黄帝曰：五脏者，所以藏精神魂魄者也；六腑者，所以受水谷而行化物者也。其气内干五脏，而外络肢节。其浮气之不循经者，为卫气；其精气之行于经者，为营气。阴阳相随，外内相贯，如环之无端，亭亭淳淳乎，孰能穷之。然其分别阴阳，皆有标本虚实所离之处。

我们常说“营行脉中”,“脉”为血脉。根据“其精气之行于经者，为营气”这句话的语义,“经”与“脉”含义相同。

能别阴阳十二经者，知病之所生；知候虚实之所在者，能得病之高下；知六腑之气街者，能知解结契绍于门户；能知虚实之坚软者，知补泻之所在；能知六经标本者，可以无惑于天下。

“能知解结契绍于门户”是《内经》中很经典的话。“解”的甲骨文见下图，是两只手卸牛角的样子。“结”的甲骨文缺失，但是跟绞丝旁相关的字，多数与丝线有关。

“契”的甲骨文，是用刀刮刻的样子，象征记录重要的事情。“绍”字也有绞丝旁，用丝线表示联系，与现在“介绍”的语义相同。

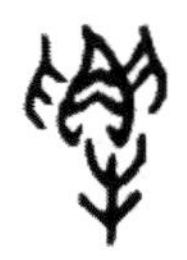

“解”甲骨文

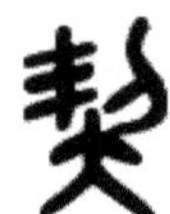

“契”大篆

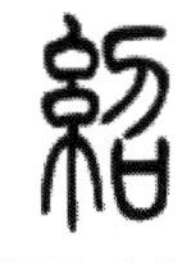

“绍”小篆

“解”与“契”都是用刀,“结”与“绍”都与丝线有关，所以，我认为“解结”与“契绍”是同义词。

这些“结”与“绍”都位于门户，内、外交界的地方。所以，解开人体的筋结，相当于打开门户，邪气才能排出体外。

“能知虚实之坚软者”指经筋的柔、硬。

岐伯曰：博哉圣帝之论。臣请尽意悉言之。足太阳之本，在跟以上五寸中，标在两络命门。命门者，目也。足少阳之本，在窍阴之间，标在窗笼之前，窗笼者，耳也。足少阴之本，在内踝下上三寸中，标在背俞与舌下两脉也。足厥阴之本，在行间上五寸所，标在背腧也。足阳明之本，在厉兑，标在人迎颊挟颃颡也。足太阴之本，在中封前上四寸之中，标在背腧与舌本也。

手太阳之本，在外踝之后，标在命门之上一寸也。手少阳之本，在小指次指之间上二寸，标在耳后上角下外眦也。手阳明之本，在肘骨中，上至别阳，标在颜下合钳上也。手太阴之本，在寸口之中，标在腋内动也。手少阴之本，在锐骨之端，标在背腧也。手心主之本，在掌后两筋之间二寸中，标在腋下三寸也。

这有很多“标本”相关的内容，文中“手太阴之本，在寸口之中”，流传至今的寸口脉法就是当时脉诊的位置之一。古时，“标本”是脉诊的位置，有一套单独的脉法。

凡候此者，下虚则厥，下盛则热；上虚则眩，上盛则热痛。故实者，绝而止之，虚者，引而起之。

请言气街：胸气有街，腹气有街，头气有街，胫气有街。故气在头者，止之于脑；气在胸者，止之膺与背腧；气在腹者，止之背腧与冲脉于脐左右之动脉者；气在胫者，止之于气街与承山、踝上以下。取此者用毫针，必先按而在久，应于手，乃刺而予之。所治者，头痛眩仆，腹痛中满暴胀，及有新积。痛可移者，易已也；积不痛，难已也。

“止之背腧与冲脉于脐左右之动脉者”这句话很有意思，脐左右的动脉就是冲脉。实际上就是腹主动脉，“冲”就是搏动、撞击的意思，所以冲脉是一个有实体的概念，并不抽象。腹主动脉正常位于腹部正中，但是按压的时候，出现弥漫，在肚脐两侧能摸到搏动。

“用毫针，必先按而在久应于手，乃刺而予之”是这段中最重要的话。告诉我们，穴位不是量出来的，而是用手边按边找出来的，找到“应于手”的位置，再下针。“应于手”的概念很广，指下的部位僵硬、跳动、陷下都是“应于手”。“取此者，用毫针”说明毫针在当时应用并不是很广泛。

论痛第五十三

黄帝问于少俞曰：筋骨之强弱，肌肉之坚脆，皮肤之厚薄，腠理之疏密，各不同，其于针石火焫之痛何如？肠胃之厚薄坚脆亦不等，其于毒药何如？愿尽闻之。少俞曰：人之骨强、筋弱、肉缓、皮肤厚者，耐痛，其于针石之痛，火焫亦然。

黄帝曰：其耐火焫者，何以知之？少俞答曰：加以黑色而美骨者，耐火焫。黄帝曰：其不耐针石之痛者，何以知之？少俞曰：坚肉薄皮者，不耐针石之痛，于火焫亦然。

黄帝曰：人之病，或同时而伤，或易已，或难已，其故何如？少俞曰：同时而伤，其身多热者，易已；多寒者，难已。

黄帝曰：人之胜毒，何以知之？少俞曰：胃厚、色黑、大骨及肥者，皆胜毒；故其瘦而薄胃者，皆不胜毒也。

这一篇的内容，了解就行，我认为没有实际的临床意义。

天年第五十四

黄帝问于岐伯曰：愿闻人之始生，何气筑为基，何立而为楯，何失而死，何得而生？岐伯曰：以母为基，以父为楯；失神者死，得神者生也。

“失神者死，得神者生也”是中医里非常经典的话，如果病人仍有神采，症状再严重都有救治的余地。挑选家具也一样，有些家具一看就有神韵，见了以后就想买回家。现在钱都变成一堆数字的账，花了买一件好东西也挺值得。

黄帝曰：何者为神？岐伯曰：血气已和，荣卫已通，五脏已成，神气舍心，魂魄毕具，乃成为人。

黄帝曰：人之寿夭各不同，或夭寿，或卒死，或病久，愿闻其道。岐伯曰：五脏坚固，血脉和调，肌肉解利，皮肤致密，营卫之行，不失其常，呼吸微徐，气以度行，六腑化谷，津液布扬，各如其常，故能长久。

黄帝曰：人之寿百岁而死，何以致之？岐伯曰：使道隧以长，基墙高以方，通调营卫，三部三里起，骨高肉满，百岁乃得终。

黄帝曰：其气之盛衰，以至其死，可得闻乎？岐伯曰：人生十岁，五脏始定，血气已通，其气在下，故好走。二十岁，血气始盛，肌肉方长，故好趋。三十岁，五脏大定，肌肉坚固，血脉盛满，故好步。四十岁，五脏六腑十二经脉，皆大盛以平定，腠理始疏，荣华颓落，发颇斑白，平盛不摇，故好坐。五十岁，肝气始衰，肝叶始薄，胆汁始灭，目始不明。六十岁，心气始衰，苦忧悲，血气懈惰，故好卧。七十岁，脾气虚，皮肤枯。八十岁，肺气衰，魄离，故言善误。九十岁，肾气焦，四脏经脉空虚。百岁，五脏皆虚，神气皆去，形骸独居而终矣。

《内经》说，人到四十岁开始爱坐着。但是，现代人从十几二十岁就爱坐着不动，这样身体会衰弱得很快。像我练拳的师兄，功夫练得好，现在六七十岁了，见了年轻人还要比划两下。通过锻炼，身体的状态会好很多，旁人乍一看一般猜不出实际年龄。

“好”甲骨文

好，《说文解字》：“美也。从女、子。”

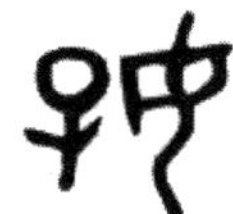

“好”金文

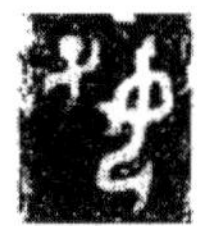

“好”秦代

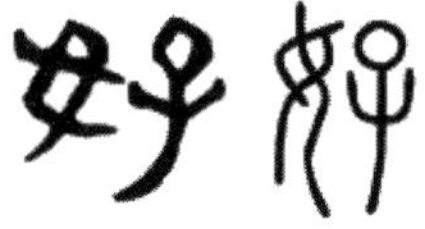

“好”（《说文解字》）

现在许多人谓之好或有妻有子谓之好，或男女搭配谓之好，这都是臆断，以现代人思维理解古人。其实，在远古人眼里，能生孩子的女人就是“好”。从所有的甲骨文图形可以看出，“好”字都是妇女看护哺育自己的孩子的情景，或怀抱或背负或嬉戏，或原地逗留或怀抱孩子行走。

由此引申出美好、喜好等含义。

黄帝曰：其不能终寿而死者，何如？岐伯曰：其五脏皆不坚，使道不长，空外以张，喘息暴疾；又卑基墙，薄脉少血，其肉不实，数中风寒，血气虚，脉不通，真邪相攻，乱而相引，故中寿而尽也。

逆顺第五十五

黄帝问于伯高曰：余闻气有逆顺，脉有盛衰，刺有大约，可得闻乎？伯高曰：气之逆顺者，所以应天地、阴阳、四时、五行也；脉之盛衰者，所以候血气之虚实有余不足也。刺之大约者，必明知病之可刺，与其未可刺，与其已不可刺也。

黄帝曰：候之奈何？伯高曰：《兵法》曰：无迎逢逢之气，无击堂堂之阵。

这一篇引用了《孙子兵法》：“善用兵者，避其锐气，击其惰归，此治气者也。以治待乱，以静待哗，此治心者也。以近待远，以逸待劳，以饱待饥，此治力者也。无邀正正之旗，无击堂堂之阵，此治变者也。”《孙子兵法》这段原文也能用来当作治病的治则，那个时期，各种学问之间关联性很强。

《刺法》曰：无刺熇熇之热，无刺漉漉之汗，无刺浑浑之脉，无刺病与脉相逆者。

我们小时候天冷进山，会把枯树枝捡来烧火，火势烧旺了，火焰可以窜得非常高，这就叫“熇”。“漉”同鹿，鹿很机敏，一有风吹草动就跑走了，加上三点水形容汗水像奔跑的鹿一样。“浑”是浑浊的水，只有足够大的水流才能把泥沙都冲刷下来，所以浑水一般水量很大，借此形容脉盛。

这段告诉我们，病邪强势的时候，先不要针刺，这是原则，既保护医生，也避免给病人造成麻烦。

根据我的经验，正在壮热的病人，如果治疗效果不好，可以让他先热一段时间再治，效果就会好很多。

黄帝曰：候其可刺奈何？伯高曰：上工，刺其未生者也；其次，刺其未盛者也；其次，刺其已衰者也。下工，刺其方袭者也；与其形之盛者也；与其病之与脉相逆者也。故曰：方其盛也，勿敢毁伤，刺其已衰，事必大昌。故曰：上工治未病，不治已病，此之谓也。

上工治病，不会在病邪正盛的时候治疗，而是在病邪未生、未盛、已衰的时候治疗。所以，现在常说“治未病”的“未病”解释成病邪未生、未盛更贴近《内经》。

五味第五十六

黄帝曰：愿闻谷气有五味，其入五脏，分别奈何？伯高曰：胃者，五脏六腑之海也，水谷皆入于胃，五脏六腑，皆禀气于胃。五味各走其所喜，谷味酸，先走肝，谷味苦，先走心，谷味甘，先走脾，谷味辛，先走肺，谷味咸，先走肾。谷气津液已行，营卫大通，乃化糟粕，以次传下。

黄帝曰：营卫之行奈何？伯高曰：谷始入于胃，其精微者，先出于胃之两焦，以溉五脏，别出两行，营卫之道。其大气之抟而不行者，积于胸中，命曰气海，出于肺，循喉咽，故呼则出，吸则入。天地之精气，其大数常出三入一，故谷不入，半日则气衰，一日则气少矣。

黄帝曰：谷之五味，可得闻乎？伯高曰：请尽言之。五谷：秔米甘，麻酸，大豆咸，麦苦，黄黍辛。五果：枣甘，李酸，栗咸，杏苦，桃辛。五畜：牛甘，犬酸，猪咸，羊苦，鸡辛。五菜：葵甘，韭酸，藿咸，薤苦，葱辛。

五色：黄色宜甘，青色宜酸，黑色宜咸，赤色宜苦，白色宜辛。凡此五者，各有所宜。五宜：所言五宜者，脾病者，宜食秔米饭牛肉枣葵；心病者，宜食麦羊肉杏薤；肾病者，宜食大豆黄卷猪肉栗藿；肝病者，宜食麻犬肉李韭；肺病者，宜食黄黍鸡肉桃葱。

五禁：肝病禁辛，心病禁咸，脾病禁酸，肾病禁甘，肺病禁苦。

肝色青，宜食甘，秔米饭牛肉枣葵皆甘。心色赤，宜食酸，犬肉麻李韭皆酸。

脾色黄，宜食咸，大豆豕肉栗藿皆咸。肺色白，宜食苦，麦羊肉杏薤皆苦。肾色黑，宜食辛，黄黍鸡肉桃葱皆辛。

这一篇可以帮助了解当时的饮食谷物。要注意，这里的五脏是中医概念的“五脏”，不要跟西医解剖学的脏器联系起来解释《内经》。

水胀第五十七

黄帝问于岐伯曰：水与肤胀、鼓胀、肠覃、石瘕、石水，何以别之？岐伯答曰：水始起也，目窠上微肿，如新卧起之状，其颈脉动，时咳，阴股间寒，足胫瘇，腹乃大，其水已成矣。以手按其腹，随手而起，如裹水之状，此其候也。

黄帝曰：肤胀何以候之？岐伯曰：肤胀者，寒气客于皮肤之间，鼜鼜然不坚，腹大，身尽肿，皮厚，按其腹，窅而不起，腹色不变，此其候也。

黄帝曰：鼓胀何如？岐伯曰：腹胀身皆大，大与肤胀等也，色苍黄，腹筋起，此其候也。

黄帝曰：肠覃何如？岐伯曰：寒气客于肠外，与卫气相搏，气不得荣，因有所系，癖而内著，恶气乃起，瘜肉乃生。其始生也，大如鸡卵，稍以益大，至其成也，如怀子之状，久者离岁，按之则坚，推之则移，月事以时下，此其候也。

石瘕何如？岐伯曰：石瘕生于胞中，寒气客于子门，子门闭塞，气不得通，恶血当泻不泻，衃以留止，日以益大，状如怀子，月事不以时下，皆生于女子，可导而下。

黄帝曰：肤胀鼓胀可刺邪？岐伯曰：先泻其胀之血络，后调其经，刺去其血络也。

这一篇把疾病细分成了好几类，对于内科的意义更大，与针灸临床没有太多关系，了解就行。

贼风第五十八

黄帝曰：夫子言贼风邪气之伤人也，令人病焉，今有其不离屏蔽，不出室穴之中，卒然病者，非必离贼风邪气，其故何也？岐伯曰：此皆尝有所伤，于湿气藏于血脉之中，分肉之间，久留而不去。若有所堕坠，恶血在内而不去。卒然喜怒不节，饮食不适，寒温不时，腠理闭而不通。其开而遇风寒，则血气凝结，与故邪相袭，则为寒痹。其有热则汗出，汗出则受风，虽不遇贼风邪气，必有因加而发焉。

黄帝曰：今夫子之所言者，皆病人之所自知也。其毋所遇邪气，又毋怵惕之所志，卒然而病者，其故何也？唯有因鬼神之事乎？岐伯曰：此亦有故邪留而未发，因而志有所恶，及有所慕，血气内乱，两气相搏。其所从来者微，视之不见，听而不闻，故似鬼神。

《内经》将看不见、听不到的病邪比喻成鬼神，根本上还是认为这属于生理疾病。可见，古人是不迷信的。

黄帝曰：其祝而已者，其故何也？岐伯曰：先巫者，因知百病之胜，先知其病之所从生者，可祝而已也。

“先巫”是对巫的尊敬，古时的巫是部落中最有学问的人，通常是部落的首领。

巫知道压制疾病的方法，知道疾病的根源，因此可以祝说病人的病由。

卫气失常第五十九

黄帝曰：卫气之留于腹中，稸积不行，苑蕴不得常所，使人支胁胃中满，喘呼逆息者，何以去之？伯高曰：其气积于胸中者，上取之；积于腹中者，下取之；上下皆满者，傍取之。黄帝曰：取之奈何？伯高对曰：积于上者，泻人迎、天突、喉中；积于下者，泻三里与气街；上下皆满者，上下取之，与季胁之下一寸；重者，鸡足取之。诊视其脉大而弦急，及绝不至者，及腹皮急甚者，不可刺也。黄帝曰：善。

“鸡足”是一种针刺方法。

黄帝问于伯高曰：何以知皮肉气血筋骨之病也？伯高曰：色起两眉薄泽者，病在皮；唇色青黄赤白黑者，病在肌肉；营气濡然者，病在血气；目色青黄赤白黑者，病在筋；耳焦枯受尘垢，病在骨。黄帝曰：病形何如？取之奈何？伯高曰：夫百病变化，不可胜数，然皮有部，肉有柱，血气有输，骨有属。

黄帝曰：愿闻其故。伯高曰：皮之部，输于四末；肉之柱，在臂胫诸阳分肉之间，与足少阴分间；血气之输，输于诸络，气血留居，则盛而起，筋部无阴无阳，无左无右，候病所在；骨之属者，骨空之所以受液而益脑髓者也。

经脉分阴阳，但是经筋不分阴阳，所以治病的时候“以知为数，以痛为腧”即可。

黄帝曰：取之奈何？伯高曰：夫病变化，浮沉深浅，不可胜穷，各在其处，病间者浅之，甚者深之，间者少之，甚者众之，随变而调气，故曰上工。

病人不会按照教材生病，所以中医治病要有大的思维，掌握治病的原则。这样，碰到没见过的疾病，也能治疗。比如弟子周玉珍亲属的两岁小朋友，右手食指缺血性坏死，到北京儿童医院等几个三甲医院都要截肢，我坚持用火针治疗。这没有任何先例可以借鉴，治疗两个月，小朋友的手指保住了，连新指甲都长出来了。

疾病有千变万化，我有一定之规。

黄帝问于伯高曰：人之肥瘦大小寒温，有老壮少小，别之奈何？伯高对曰：人年五十已上为老，三十已上为壮，十八已上为少，六岁已上为小。黄帝曰：何以度知其肥瘦？伯高曰：人有脂、有膏、有肉。黄帝曰：别此奈何？伯高曰：䐃肉坚，皮满者，脂。䐃肉不坚，皮缓者，膏。皮肉不相离者，肉。

“肥”楚系简帛文字

“肥”秦系简牍文字

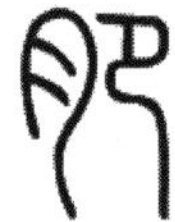

“肥”(《说文解字》)

肥，《说文解字》：“多肉也。从肉从卪。”

清代段玉裁《说文解字注》：“多肉也。从肉卪。铉等曰。肉不可过多。故从卪。符非切。十五部。按各本此篆在部末。葢因夺落而补缀之也。”

但仔细分析楚系及秦系简牍文字，都是以刀割肉的象形，无一例外。许慎看到的小篆字体已经有了变形，结果造成误读误解。因为他没看到楚系及秦系简牍文字，我们不能苛求他，但也没必要迷信古人的解释。

“膏”指比肉高的部位。

膏，甲骨文作，由（高）和（肉）构成，表示生长在肉上面的油脂。

《说文解字》：“膏，肥也。从肉，高声。”

黄帝曰：身之寒温何如？伯高曰：膏者其肉淖，而粗理者，身寒，细理者，身热。脂者其肉坚，细理者热，粗理者寒。

黄帝曰：其肥瘦大小奈何？伯高曰：膏者，多气而皮纵缓，故能纵腹垂腴。肉者，身体容大。脂者，其身收小。

黄帝曰：三者之气血多少何如？伯高曰：膏者，多气，多气者，热，热者耐寒。肉者，多血则充形，充形则平。脂者，其血清，气滑少，故不能大。此别于众人者也。

黄帝曰：众人奈何？伯高曰：众人皮肉脂膏，不能相加也，血与气，不能相多，故其形不小不大，各自称其身，命曰众人。

黄帝曰：善。治之奈何？伯高曰：必先别其三形，血之多少，气之清浊，而后调之，治无失常经。是故膏人纵腹垂腴，肉人者，上下容大，脂人者，虽脂不能大者。

这一篇主要是把人的胖瘦进行了分类，了解就行。

玉版第六十

过去，古人认为重要的文字应该记录在玉石上，但是我看了很多文物及资料，只在天津博物馆藏有一个玉柱上刻了45个字的《行气玉铭》。这一类的文物很少见，是因为玉的密度比较高，当时的技术、工具难以在玉上雕刻，刻成一件作品的造价非常高。由此，能知道这一篇《玉版》的重要性。

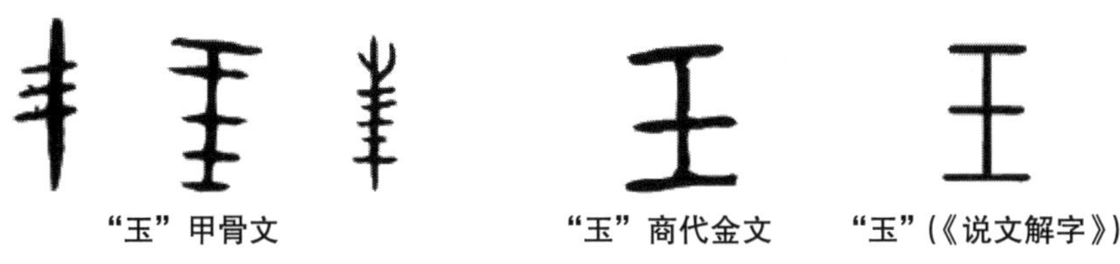

“玉”甲骨文　　“玉”商代金文　　“玉”(《说文解字》)

黄帝曰：余以小针为细物也，夫子乃言上合之于天，下合之于地，中合之于人，余以为过针之意矣，愿闻其故。岐伯曰：何物大于天乎？夫大于针者，惟五兵者焉。五兵者，死之备也，非生之具。且夫人者，天地之镇也，其不可不参乎？夫治民者，亦唯针焉。夫针之与五兵，其孰小乎？

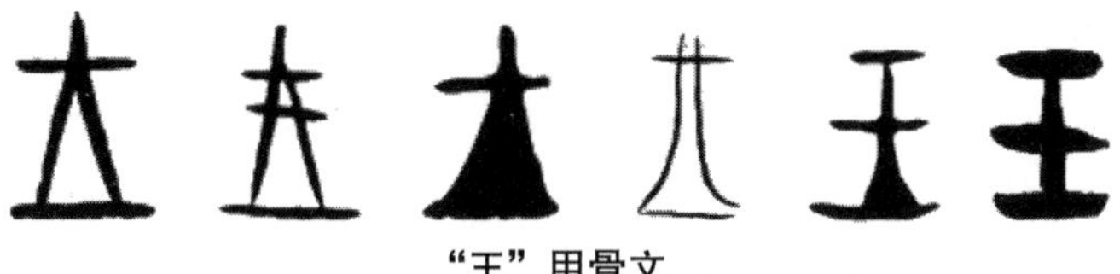

“王”甲骨文

这一篇开头，黄帝看似在向岐伯请教，但仔细去读好像有挖苦老师的意味。黄帝认为，“九针”就是个小物件儿，而老师岐伯却夸大其词描述它的重要性。

岐伯说，兵器比针大，但是不常用，兵器能保家卫国，针能治病祛邪，反问黄帝哪个更重要呢？

“王”商代晚期　“王”西周早期　“王”(《说文解字》古文）　“王”(《说文解字》)

黄帝曰：病之生时，有喜怒不测，饮食不节，阴气不足，阳气有余，营气不行，乃发为痈疽。阴阳不通，两热相搏，乃化为脓，小针能取之乎？岐伯曰：圣人不能使化者，为之邪不可留也。故两军相当，旗帜相望，白刃陈于中野者，此非一日之谋也，能使其民，令行禁止，士卒无白刃之难者，非一日之教也，须臾之得也。夫至使身被痈疽之病，脓血之聚者，不亦离道远乎。夫痈疽之生，脓血之成也，不从天下，不从地出，积微之所生也。故圣人自治于未有形也，愚者遭其已成也。

“玉”和“王”字形近意殊。有的考古专家解释说：“小篆玉是王，古时没有玉字，玉字是后来才有的，王腰里佩带了玉石才有了玉字。”各行各业这种笑话很多，中医界也不例外。其实，“玉”的甲骨文就像有丝线串玉石作为配饰，而“王”字的甲骨文和金文都是斧钺的白描，代表王权。字形抽象简化后形近，所以混淆了。

黄帝曰：其已形，不予遭，脓已成，不予见，为之奈何？岐伯曰：脓已成，十死一生，故圣人弗使已成，而明为良方，著之竹帛，使能者踵而传之后世，无有终时者，为其不予遭也。黄帝曰：其已有脓血而后遭乎，不导之以小针治乎？岐伯曰：以小治小者其功小，以大治大者多害，故其已成脓血者，其唯砭石铍锋之所取也。

治疗痈疮，过去用砭石、铍针切开排脓，实际上火针的效果也不错。但是，如果尚未成脓，不可针刺。

黄帝曰：多害者其不可全乎？岐伯曰：其在逆顺焉。黄帝曰：愿闻逆顺。岐伯曰：以为伤者，其白眼青黑，眼小，是一逆也；内药而呕，是二逆也；腹痛渴甚，是三逆也；肩项中不便，是四逆也；音嘶色脱，是五逆也。除此五者为顺矣。

要注意，痈疽病人出现这五种情况，才算逆症。

黄帝曰：诸病皆有逆顺，可得闻乎？岐伯曰：腹胀，身热，脉小，是一逆也；腹鸣而满，四肢清，泄，其脉大，是二逆也；衄而不止，脉大，是三逆也；咳且溲血脱形，其脉小劲，是四逆也；咳，脱形身热，脉小以疾，是谓五逆也，如是者，不过十五日而死矣。

其腹大胀，四末清，脱形，泄甚，是一逆也；腹胀便血，其脉大，时绝，是二逆也；咳，溲血，形肉脱，脉搏，是三逆也；呕血，胸满引背，脉小而疾，是四逆也；咳呕腹胀，且飧泄，其脉绝，是五逆也。如是者，不及一时而死矣。工不察此者而刺之，是谓逆治。

这些内容是过去行医的经验，可供参考。现在，西医对各个疾病的发展、变化总结得更好。

提到呕血，给大家提供一个临床经验，有些病人针刺以后，没有伤及内脏、颈部，但是会咳出血来。我已经遇上十几例这样的病人，其中年轻人居多，至于为什么？不知道。其他医生扎针有没有出现这样的情况？我也不知道。但至少这些病人后续没有出现任何问题。

黄帝曰：夫子之言针甚骏，以配天地，上数天文，下度地纪，内别五脏，外次六腑，经脉二十八会，尽有周纪。能杀生人，不能起死者，子能反之乎？岐伯曰：能杀生人，不能起死者也。黄帝曰：余闻之则为不仁，然愿闻其道，弗行于人。岐伯曰：是明道也，其必然也，其如刀剑之可以杀人，如饮酒使人醉也，虽勿诊，犹可知矣。

黄帝曰：愿卒闻之。岐伯曰：人之所受气者，谷也。谷之所注者，胃也。胃者，水谷气血之海也。海之所行云气者，天下也。胃之所出气血者，经隧也。经隧者，五脏六腑之大络也，迎而夺之而已矣。

《甲乙经》中“迎而夺之”写作“逆而夺之”。“逆而夺之”在《九针十二原》中也出现过，读《内经》要把重复出现、语义相似的语句、段落联系起来，可以帮助解读《内经》。

黄帝曰：上下有数乎？岐伯曰：迎之五里，中道而止，五至而已，五往而脏之气尽矣，故五五二十五而竭其输矣，此所谓夺其天气者也，非能绝其命而倾其寿者也。

针灸学中对手三里、五里的解释，并不十分准确。按照常规的解释，将一里等同于一寸，足三里在膝下三寸无疑，但是手三里在曲池下两寸并非三寸，手五里亦存在这样的问题。

直到我看到一句话，“取天容者，无过一里”。因为天容穴在颈部，这句话告诫医生针刺天容穴的深度不要超过一寸。我才明白手三里指进针的深度可达三寸，手五里可刺进五寸，而足三里是刺脉的位置，刺进三寸下刚好是血脉，也可以用针刺深度来解释。用针刺深度来解释针灸学中的手三里、手五里的“里”最为恰当。

黄帝曰：愿卒闻之。岐伯曰：阈门而刺之者，死于家中；入门而刺之者，死于堂上。黄帝曰：善乎方，明哉道，请著之玉版，以为重宝，传之后世，以为刺禁，令民勿敢犯也。

“入门而刺之者，死于堂上”这种情况在北京某医院就发生过，病人针刺完，出门就倒地了。经常有类似的新闻，某位司机突发胸痛，在去世前靠边停车拉住手刹，如果病人中有这样的情况，医生没辨别出来，给扎针了，最后病人出了问题，说不清楚的。临床一定要谨慎、小心。

五禁第六十一

黄帝问于岐伯曰：余闻刺有五禁，何谓五禁？岐伯曰：禁其不可刺也。黄帝曰：余闻刺有五夺。岐伯曰：无泻其不可夺者也。黄帝曰：余闻刺有五过。岐伯曰：补泻无过其度。黄帝曰：余闻刺有五逆。岐伯曰：病与脉相逆，命曰五逆。黄帝曰：余闻刺有九宜。岐伯曰：明知九针之论，是谓九宜。

黄帝曰：何谓五禁？愿闻其不可刺之时。岐伯曰：甲乙日自乘，无刺头，无发蒙于耳内。丙丁日自乘，无振埃于肩喉廉泉。戊己日自乘四季，无刺腹去爪泻水。庚辛日自乘，无刺关节于股膝。壬癸日自乘，无刺足胫。是谓五禁。

“发蒙”“去爪”都是针刺方法。“振埃”字面的意思是把灰尘抖落，引申为治疗外疾。这一段的内容，我认为比较牵强，不实际。

黄帝曰：何谓五夺？岐伯曰：形肉已夺，是一夺也；大夺血之后，是二夺也；大汗出之后，是三夺也；大泄之后，是四夺也；新产及大血之后，是五夺也。此皆不可泻。

大出血后不宜针刺，但是我认为经期可以针刺，但是要注意刺激量不宜过大。

黄帝曰：何谓五逆？岐伯曰：热病脉静，汗已出，脉盛躁，是一逆也；病泄，脉洪大，是二逆也；著痹不移，䐃肉破，身热，脉偏绝，是三逆也；淫而夺形身热，色夭然白，及后下血衃，血衃笃重，是四逆也；寒热夺形，脉坚搏，是谓五逆也。

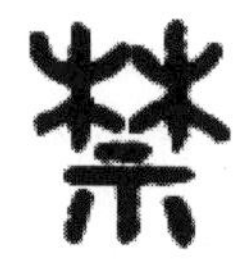
“禁”金文大篆

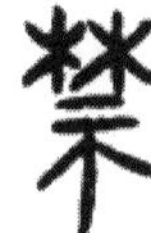
“禁”金文

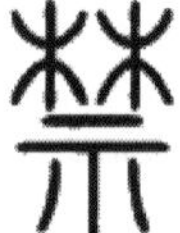
“禁”（《说文·示部》）

《说文·示部》:“禁，吉凶之忌也。从示、林声。”

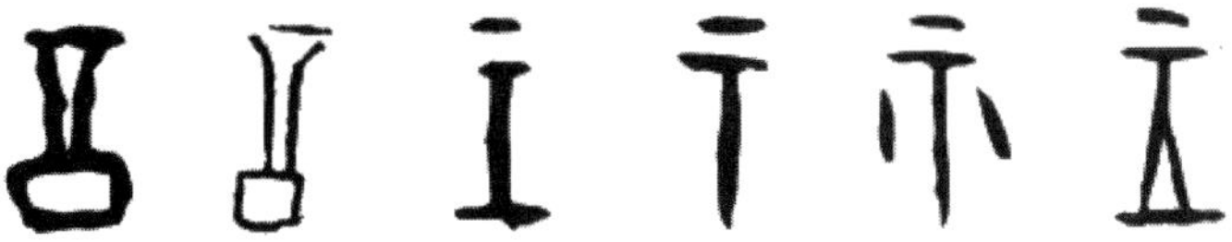

“示”甲骨文

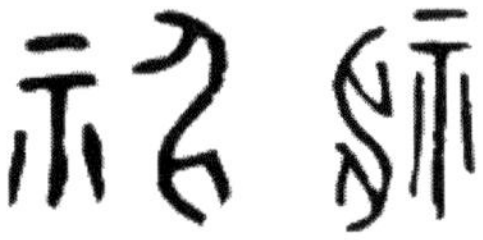

“神”金文

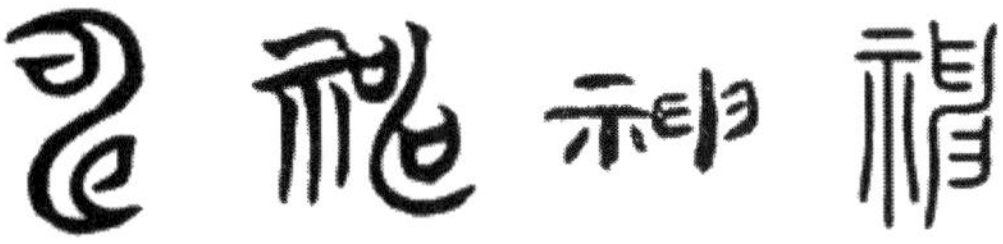

“神”(《说文·示部》)

“示”，甲骨文本意是祭祀天地或祖先的祭台，表示神圣不可亵渎，所以“神”字也从“示”。

“禁”，表示古代皇家园林神圣，普通人不可进入，更不可随意砍伐、狩猎。中国皇家园林始于殷商，据《史记·殷本纪》记载:“大聚乐戏于沙丘，以酒为池，悬肉为林，使男女倮相逐其间，为长夜之饮。”但这样的园林只供统治阶层娱乐，普通人肯定是禁止入内的。

动输第六十二

黄帝曰:经脉十二，而手太阴，足少阴、阳明独动不休，何也?岐伯曰:足阳明胃脉也。胃为五脏六腑之海，其清气上注于肺，肺气从太阴而行之，其行也，以息往来，故人一呼脉再动，一吸脉亦再动，呼吸不已，故动而不止。

十二经脉中，手太阴、足少阴、阳明三条脉跳动不休，即血脉所在。根据下文，此处的阳明应为足阳明脉。

黄帝曰:气之过于寸口也，上十焉息，下八焉伏?何道从还?不知其极。

古人认为，跳动为“气”，在寸口摸到了脉动，所以说“气之过于寸口也”。

岐伯曰:气之离脏也，卒然如弓弩之发，如水之下岸，上于鱼以反衰，其余气衰散以逆上，故其行微。

黄帝曰:足之阳明何因而动?岐伯曰:胃气上注于肺，其悍气上冲头者，循咽，上走空窍、循眼系，入络脑，出顑，下客主人，循牙车，合阳明，并下人迎，此胃气别走于阳明者也。故阴阳上下，其动也若一。故阳病而阳脉小者为逆;阴病而阴脉大者为逆。故阴阳俱静俱动若引绳，相倾者病。

黄帝曰：足少阴何因而动？岐伯曰：冲脉者，十二经之海也，与少阴之大络，起于肾下，出于气街，循阴股内廉，邪入腘中，循胫骨内廉，并少阴之经，下入内踝之后，入足下，其别者，邪入踝，出属、附上，入大指之间，注诸络，以温足胫，此脉之常动者也。

这一篇与现在解剖学结合起来看，就是描述动脉的循行。但是当时通过体表观察动脉循行，存在局限性。

黄帝曰：营卫之行也，上下相贯，如环之无端，今有其卒然遇邪气，及逢大寒，手足懈惰，其脉阴阳之道，相输之会，行相失也，气何由还？岐伯曰：夫四末阴阳之会者，此气之大络也，四街者，气之径路也。故络绝则径通，四末解则气从合，相输如环。黄帝曰：善。此所谓如环无端，莫知其纪，终而复始，此之谓也。

我认为，这一段内容有些类似现代医学中侧支循环建立的概念。

“如环无端”这词用得很漂亮，正好形容人体的血液循环。古人能认识到人体的血液循环在当时非常先进，但也受限于时代，导致将十二经脉强行构建成一个循环系统。

五味论第六十三

黄帝问于少俞曰：五味入于口也，各有所走，各有所病。酸走筋，多食之，令人癃；咸走血，多食之，令人渴；辛走气，多食之，令人洞心；苦走骨，多食之，令人变呕；甘走肉，多食之，令人悗心。余知其然也，不知其何由，愿闻其故。少俞答曰：酸入于胃，其气涩以收，上之两焦，弗能出入也，不出即留于胃中，胃中和温，则下注膀胱，膀胱之胞薄以濡，得酸则缩绻，约而不通，水道不行，故癃。阴者，积筋之所终也，故酸入而走筋矣。

黄帝曰：咸走血，多食之，令人渴，何也？少俞曰：咸入于胃，其气上走中焦，注于脉，则血气走之，血与咸相得则凝，凝则胃中汁注之，注之则胃中竭，竭则咽路焦，故舌本干而善渴。血脉者，中焦之道也，故咸入而走血矣。

黄帝曰：辛走气，多食之，令人洞心，何也？少俞曰：辛入于胃，其气走于上焦，上焦者，受气而营诸阳者也，姜韭之气薰之，营卫之气不时受之，久留心下，故洞心。辛与气俱行，故辛入而与汗俱出。

黄帝曰：苦走骨，多食之，令人变呕，何也？少俞曰：苦入于胃，五谷之气，皆不能胜苦，苦入下脘，三焦之道皆闭而不通，故变呕。齿者，骨之所终也，故苦入而走骨，故入而复出，知其走骨也。

黄帝曰：甘走肉，多食之。令人悗心，何也？少俞曰：甘入于胃，其气弱小，不能上至于上焦，而与谷留于胃中者，令人柔润者也，胃柔则缓，缓则虫动，虫动则令人悗心。其气外通于肉，故甘走肉。

五行、五味的理论，了解就行。要注意过去的食物种类与现在不同，现在人普遍认为辛味同辣味。实际上，辣椒原产于中拉丁美洲热带地区的墨西哥和哥伦比亚，明朝末年才传到中国。在《内经》成书的年代，中国还没辣椒，古蜀人用茱萸提供辣味。

阴阳二十五人第六十四

黄帝曰：余问阴阳之人何如？伯高曰：天地之间，六合之内，不离于五，人亦应之。故五五二十五人之政，而阴阳之人不与焉。其态又不合于众者五，余已知之矣。愿闻二十五人之形，血气之所生，别而以候，从外知内何如？岐伯曰：悉乎哉问也，此先师之秘也，虽伯高犹不能明之也。黄帝避席遵循而却曰：余闻之，得其人弗教，是谓重失，得而泄之，天将厌之，余愿得而明之，金柜藏之，不敢扬之。岐伯曰：先立五形金木水火土，别其五色，异其五形之人，而二十五人具矣。

那个时期，五行学说流行，医学、政治都要与五行结合，所以，才有了很经典的一句话“天地之间，六合之内，不离于五”，现在的中医界也一样。

黄帝曰：愿卒闻之。岐伯曰：慎之慎之，臣请言之。

“臣”字的象形是一个大眼睛，代表看人脸色的人。“臣”是象形字，是“目”的变形。臣，甲骨文作，像一只眼睛。有的甲骨文突出眼珠的球状。金文承续甲骨文字形。篆文作。造字本义是看人眼色行事。

《说文解字》：“臣，牵也。事君也。象屈服之形。凡臣之属皆从臣。”

木形之人，比于上角，似于苍帝。其为人，苍色，小头，长面，大肩背，直身，小手足，有才，好劳心，少力，多忧劳于事。能春夏不能秋冬，感而病生。足厥阴佗佗然。大角之人，比于左足少阳，少阳之上遗遗然。左角（一曰少角）之人，比于右足少阳，少阳之下随随然。钛角（一曰右角）之人，比于右足少阳，少阳之上推推然。判角之人，比于左足少阳，少阳之下栝栝然。

火形之人，比于上徵，似于赤帝。其为人赤色，广剧，锐面小头，好肩背髀腹，小手足，行安地，疾心，行摇，肩背肉满，有气轻财，少信，多虑，见事明，好颜，急心，不寿暴死。能春夏不能秋冬，秋冬感而病生，手少阴核核然。质徵之人，比于左手太阳，太阳之上肌肌然。少徵之人，比于右手太阳，太阳之下慆慆然。右徵之人，比于右手太阳，太阳之上鲛鲛然。质判之人，比于左手太阳，太阳之下支支颐颐然。

土形之人，比于上宫，似于上古黄帝，其为人黄色，园面，大头，美肩背，大腹，美股胫，小手足，多肉，上下相称，行安地，举足浮，安心，好利人，不喜权势，善附人也。能秋冬不能春夏，春夏感而病生，足太阴敦敦然。大宫之人，比于左足阳明，阳明之上婉婉然。加宫之人，比于左足阳明，阳明之下坎坎然。少宫之人，比于右足阳明，阳明之上枢枢然。左宫之人，比于右足阳明，阳明之下兀兀然。

金形之人，比于上商，似于白帝，其为人方面，白色，小头，小肩背，小腹，小手足，如骨发踵外，骨轻，身清廉，急心，静悍，善为吏。能秋冬不能春夏，春夏感而病生，手太阴敦敦然。钛商之人，比于左手阳明，阳明之上廉廉然。右商之人，比于左手阳明，阳明之下脱脱然。大商之人，比于右手阳明，阳明之上监监然。少商之人，比于右手阳明，阳明之下严严然。

水形之人，比于上羽，似于黑帝。其为人黑色，面不平，大头，广颐，小肩，大腹，动手足，发行摇身，下尻长，背延延然，不敬畏，善欺绐人，戮死。能秋冬不能春夏，春夏感而病生。足少阴汗汗然。大羽之人，比于右足太阳，太阳之上颊颊然。少羽之人，比于左足太阳，太阳之下纡纡然。众之为人，比于右足太阳，太阳之下洁洁然。桎之为人，比于左足太阳，太阳之上安安然。是故五形之人二十五变者，众之所以相欺者是也。

五形人的分类，了解就行。

黄帝曰：得其形，不得其色，何如？岐伯曰：形胜色，色胜形者，至其胜时年加，感则病行，失则忧矣。形色相得者，富贵大乐。

“形”“色”要相得相应，脉与病也要相得相应。

黄帝曰：其形色相当胜之时，年加可知乎？岐伯曰：凡人之大忌，常加九岁，七岁，十六岁，二十五岁，三十四岁，四十三岁，五十二岁，六十一岁，皆人之大忌，不可不自安也，感则病行，失则忧矣。当此之时，无为奸事，是谓年忌。

这些年岁有大忌，就像西方人避讳“13”一样，属于迷信。

黄帝曰：夫子之言，脉之上下，血气之候，以知形气奈何？岐伯曰：足阳明之上，血气盛则髯美长；血少气多则髯短；故气少血多则髯少；血气皆少则无髯；两吻多画。足阳明之下，血气盛则下毛美长至胸；血多气少则下毛美短至脐，行则善高举足，足指少肉，足善寒；血少气多则肉而善瘃；血气皆少则无毛，有则稀枯悴，善痿厥足痹。

这一段说，足阳明脉气血充足的人，胡子浓密。实际上，胡子的疏密有先天的因素。过去，居住在中原地区的汉族人胡子普遍不如北方游牧民族的胡子浓密，所以将他们称为“胡人”。

足少阳之上，气血盛则通髯美长；血多气少则通髯美短；血少气多则少髯；血气皆少则无须，感于寒湿则善痹，骨痛爪枯也。足少阳之下，血气盛则胫毛美长，外踝肥；血多气少则胫毛美短，外踝皮坚而厚；血少气多则胻毛少，外踝皮薄而软；血气皆少则无毛，外踝瘦无肉。

足太阳之上，血气盛则美眉，眉有毫毛；血多气少则恶眉，面多小理，血少气多则面多肉，血气和则美色。足太阳之下，血气盛则跟肉满，踵坚；气少血多则瘦，跟空；血气皆少则喜转筋，踵下痛。

手阳明之上，血气盛则髭美；血少气多则髭恶；血气皆少则无髭。手阳明之下，血气盛则腋下毛美，手鱼肉以温；气血皆少则手瘦以寒。

手少阳之上，血气盛则眉美以长，耳色美；血气皆少则耳焦恶色。手少阳之下，血气盛则手卷多肉以温；血气皆少则寒以瘦；气少血多则瘦以多脉。

手太阳之上，血气盛则多须，面多肉以平；血气皆少则面瘦恶色。手太阳之下，血气盛则掌肉充满；血气皆少则掌瘦以寒。

根据毛发的浓淡来判断气血的盛衰，并不绝对。作为过去中原地区的人观察到的一个经验，只限于那个时空，作为参考即可。

黄帝曰：二十五人者，刺之有约乎？岐伯曰：美眉者，足太阳之脉气血多；恶眉者，血气少；其肥而泽者，血气有余；肥而不泽者，气有余，血不足；瘦而无泽者，气血俱不足，审察其形气有余不足而调之，可以知逆顺矣。

黄帝曰：刺其诸阴阳奈何？岐伯曰：按其寸口人迎，以调阴阳，切循其经络之凝涩，结而不通者，此于身皆为痛痹，甚则不行，故凝涩。凝涩者，致气以温之，血和乃止。其结络者，脉结血不和，决之乃行，故曰：气有余于上者，导而下之，气不足于上者，推而休之；其稽留不至者，因而迎之，必明于经隧，乃能持之。寒与热争者，导而行之；其宛陈血不结者，则而予之。必先明知二十五人，则血气之所在，左右上下，刺约毕也。

“按其寸口人迎”“切循其经络之凝涩，结而不通者”，这些治疗前的触诊，需要医生具有很敏感的触觉，大成拳的站桩和推手是一个很好的训练。

五音五味第六十五

从事针灸临床工作的人对《内经》中五行的内容基本可以忽略，在针灸治疗上没有太多的实际意义，但是五行学说是中国人绕不开的话题。《论语》里说“四体不勤，五谷不分”。之所以会有“五谷”，就是因为当时五行学说深入人心，农作物都取“五”数。实际上，这也跟中国人“中原”的概念有关，四方加上正中央正好是五数。所以，河南人常说“中”，细想也有历史、人文的关联。

右徵与少徵，调右手太阳上。左商与左徵，调左手阳明上。少徵与大宫，调左手阳明上。右角与大角，调右足少阳下。大徵与少徵，调左手太阳上。众羽与少羽，调右足太阳下。少商与右商，调右手太阳下。桎羽与众羽，调右足太阳下。少宫与大宫，调右足阳明下。判角与少角，调右足少阳下。钛商与上商，调右足阳明下。钛商与上角，调左足太阳下。

上徵与右徵同，谷麦，畜羊，果杏，手少阴，藏心，色赤，味苦，时夏。上羽与大羽同，谷大豆，畜彘，果栗，足少阴，藏肾，色黑，味咸，时冬。上宫与大宫同，谷稷，畜牛，果枣，足太阴，藏脾，色黄，味甘，时季夏。上商与右商同，谷黍，畜鸡，果桃，手太阴，藏肺，色白味辛，时秋。上角与大角同，谷麻，畜犬，果李，足厥阴，藏肝，色青，味酸，时春。

大宫与上角同，右足阳明上。左角与大角同，左足阳明上。少羽与大羽同，右足太阳下。左商与右商同，左手阳明上。加宫与大宫同，左足少阳上。质判与大宫同，左手太阳下。判角与大角同，左足少阳下。大羽与大角同，右足太阳上。大角与大宫同，右足少阳上。右徵、少徵、质徵、上徵、判徵。右角、钛角、上角、大角、判角。右商、少商、钛商、上商、左商。少宫、上宫、大宫、加宫、左角宫。众羽、桎羽、上羽、大羽、少羽。

最早的古琴只有五根弦，对应“宫、商、角、徵、羽”五音。中国的很多乐器实际上是从国外传入的，琵琶来自印度，最早来自两河流域，唢呐来自土耳其，但古琴是中国本土乐器。

黄帝曰：妇人无须者，无血气乎？岐伯曰：冲脉、任脉皆起于胞中，上循背里，为经络之海。其浮而外者，循腹右上行，会于咽喉，别而络唇口。血气盛则充肤热肉，血独盛则澹渗皮肤，生毫毛。今妇人之生，有余于气，不足于血，以其数脱血也，冲任之脉，不荣口唇，故须不生焉。

黄帝曰：士人有伤于阴，阴气绝而不起，阴不用，然其须不去，其故何也？宦者独去何也？愿闻其故。岐伯曰：宦者去其宗筋，伤其冲脉，血泻不复，皮肤内结，唇口不荣，故须不生。

黄帝曰：其有天宦者，未尝被伤，不脱于血，然其须不生，其故何也？岐伯曰：此天之所不足也，其任冲不盛，宗筋不成，有气无血，唇口不荣，故须不生。

古人可能观察男女之间明显的差别在月经，所以从这个角度来解释女性不长胡子的原因，比较牵强，也没有实际的意义。现在，通过西医的研究发现受激素的影响，有些女性激素分泌紊乱，也会长胡子。

中医在这方面认识不足，有时代的原因。但我认为，当时能这样去解释，而不借用鬼神，已经属于先进的思想了。

黄帝曰：善乎哉！圣人之通万物也，若日月之光影，音声鼓响，闻其声而知其形，其非夫子，孰能明万物之精。是故圣人视其颜色，黄赤者多热气，青白者少热气，黑色者多血少气，美眉者太阳多血，通髯极须者少阳多血，美须者阳明多血，此其时然也。夫人之常数，太阳常多血少气，少阳常多气少血，阳明常多血多气，厥阴常多气少血，少阴常多血少气，太阴常多血少气，此天之常数也。

百病始生第六十六

黄帝问于岐伯曰：夫百病之始生也，皆生于风雨寒暑，清湿喜怒。喜怒不节则伤脏，风雨则伤上，清湿则伤下。三部之气，所伤异类，愿闻其会。岐伯曰：三部之气各不同，或起于阴，或起于阳，请言其方。喜怒不节则伤脏，脏伤则病起于阴也；清湿袭虚，则病起于下；风雨袭虚，则病起于上，是谓三部。至于其淫泆，不可胜数。

黄帝曰：余固不能数，故问先师，愿卒闻其道。岐伯曰：风雨寒热，不得虚，邪不能独伤人。卒然逢疾风暴雨而不病者，盖无虚，故邪不能独伤人。此必因虚邪之风，与其身形，两虚相得，乃客其形，两实相逢，众人肉坚。其中于虚邪也，因于天时，与其身形，参以虚实，大病乃成，气有定舍，因处为名，上下中外，分为三员。

人处在“恬淡虚无”的状态时，卫气会比较强盛。而人在受情绪干扰时，卫气的循行受阻，容易受邪生病。

是故虚邪之中人也，始于皮肤，皮肤缓则腠理开，开则邪从毛发入，入则抵深，深则毛发立，毛发立则淅然，故皮肤痛。留而不去，则传舍于络脉，在络之时，痛于肌肉，其病时痛时息，大经乃代。留而不去，传舍于经，在经之时，洒淅喜惊。留而不去，传舍于输，在输之时，六经不通，四肢则肢节痛，腰脊乃强。

这段描写的是邪气从表入里的过程。

留而不去，传舍于伏冲之脉，在伏冲之时，体重身痛。留而不去，传舍于肠胃，在肠胃之时，贲响腹胀，多寒则肠鸣飧泄，食不化，多热则溏出糜。留而不去，传舍于肠胃之外、募原之间，留著于脉，稽留而不去，息而成积。或著孙脉，或著络脉，或著经脉，或著输脉，或著于伏冲之脉，或著于膂筋，或著于肠胃之募原，上连于缓筋，邪气淫泆，不可胜论。

邪气进入人体后，会停留在各个部位。

“伏冲之脉”就是冲脉。

黄帝曰：愿尽闻其所由然。岐伯曰：其著孙络之脉而成积者，其积往来上下，臂手孙络之居也，浮而缓，不能句积而止之，故往来移行肠胃之间，水凑渗注灌，濯濯有音，有寒则䐜，䐜满雷引，故时切痛。其著于阳明之经，则挟脐而居，饱食则益大，饥则益小。其著于缓筋也，似阳明之积，饱食则痛，饥则安。其著于肠胃之募原也，痛而外连于缓筋，饱食则安，饥则痛。其著于伏冲之脉者，揣揣应手而动，发手则热气下于两股，如汤沃之状。其著于膂筋，在肠后者，饥则积见，饱则积不见，按之不得。其著于输之脉者，闭塞不通，津液不下，孔窍干壅，此邪气之从外入内，从上下也。

手按住“伏冲之脉”，会有搏动，松手的时候能感觉到一股热流向下肢漫延。这说的就是腹主动脉，手按压住腹部的时候，动脉血流受阻，松开后血流恢复正常，下肢就会感觉到一股热流。这些内容结合现在的解剖、生理，更容易理解，不要把《内经》神秘化。

我当时在中日友好医院的针灸科工作，跟神经内科在同一层。两个科室的病房在一起，共用一个医生办公室，同一个护理组，每天早晨一起交接班多年。中西医之间相处非常融洽有诊断上的疑难问题，随时可以向西医同事请教，有治疗上的困难西医随时请我们治疗，他们亲友有病也找我们帮忙治疗。在这种工作环境下必须要学习现代医学，我和著名神经内科专家王国相、杨秉贤老师都很熟，学习起来非常方便。所以我的神经内科比较专业，后来还专门在神经内科进修三个月。我认为，有了现代医学的知识，再加上中医的思维和技术，才是现代中医的优势。

黄帝曰：积之始生，至其已成奈何？岐伯曰：积之始生，得寒乃生，厥乃成积也。黄帝曰：其成积奈何？岐伯曰：厥气生足悗，悗生胫寒，胫寒则血脉凝涩，血脉凝涩则寒气上入于肠胃，入于肠胃则䐜胀，䐜胀则肠外之汁沫迫聚不得散，日以成积。

“汁沫迫聚不得散”相当于现代医学的无菌性炎症，造成局部组织缺血后，人会感受到肌肉紧张不适，所以要用针把这些部位扎开，解除紧张、压迫。血液恢复供应，这些不适就消失了。

子宫肌瘤就是典型的“日以成积”。现代医学习惯用“静止”的眼光看待人体，认为子宫肌瘤必须要切除。中医会考虑有聚有散，通过疏通经脉、鼓舞阳气，帮助积聚散开。这是中、西医看待疾病不同的思维。

卒然多食饮，则脉满，起居不节，用力过度，则络脉伤，阳络伤则血外溢，血外溢则衄血，阴络伤则血内溢，血内溢则后血。肠胃之络伤，则血溢于肠外，肠外有寒，汁沫与血相抟，则并合凝聚不得散而积成矣。卒然外中于寒，若内伤于忧怒，则气上逆，气上逆则六输不通，温气不行，凝血蕴裹而不散，津液涩渗，著而不去，而积皆成矣。

外中于寒，内又被情绪所伤，会导致气逆，又引起气血津液凝滞，最后成为积聚，相当于肿瘤。

以前“脑出血”叫作“脑溢血”就是从《内经》里这一段衍生出来的。以前，这一类疾病的病人很少见，又叫“脑血管意外”。不像现在病人这么多。

黄帝曰：其生于阴者奈何？岐伯曰：忧思伤心；重寒伤肺；忿怒伤肝；醉以入房，汗出当风伤脾；用力过度，若入房汗出浴，则伤肾。此内外三部之所生病者也。黄帝曰：善。治之奈何？岐伯答曰：察其所痛，以知其应，有余不足，当补则补，当泻则泻，毋逆天时，是谓至治。

曾经，有学员问我站桩后出汗，能不能喝水？我就很奇怪，现在人禁忌怎么这么多？大家多注意《内经》里提到的这些禁忌就行了。

行针第六十七

黄帝问于岐伯曰：余闻九针于夫子，而行之于百姓，百姓之血气各不同形，或神动而气先针行；或气与针相逢；或针已出气独行；或数刺乃知；或发针而气逆；或数刺病益剧。凡此六者，各不同形，愿闻其方。

临床中，遇见的情况多种多样。有的病人针还没扎上，会先紧张；有的病人针一扎上，就有针感；有的病人针扎完，过了很久才见疗效……有个病人，几年前来找我治鼻炎，扎了一次，感觉难受就没再来。最近又来找我治别的病时，告诉我，当时扎完过了一周才见到效果，到现在几年过去一直都没事。

至于扎完针，出现气逆、病益剧都属于治疗不当导致的情况。

岐伯曰：重阳之人，其神易动，其气易往也。黄帝曰：何谓重阳之人？岐伯曰：重阳之人，熇熇蒿蒿，言语善疾，举足善高，心肺之脏气有余，阳气滑盛而扬，故神动而气先行。

黄帝曰：重阳之人而神不先行者，何也？岐伯曰：此人颇有阴者也。黄帝曰：何以知其颇有阴也？岐伯曰：多阳者多喜；多阴者多怒，数怒者易解，故曰颇有阴。其阴阳之离合难，故其神不能先行也。

黄帝曰：其气与针相逢奈何？岐伯曰：阴阳和调而血气淖泽滑利，故针入而气出，疾而相逢也。

黄帝曰：针已出而气独行者，何气使然？岐伯曰：其阴气多而阳气少，阴气沉而阳气浮，沉者内藏，故针已出，气乃随其后，故独行也。

黄帝曰：数刺乃知，何气使然？岐伯曰：此人之多阴而少阳，其气沉而气往难，故数刺乃知也。

有人理解“以知为数，以痛为腧”，把“知”解释成痊愈，是错误的。“知”是病人的知觉，在此处特指针感。

我遇到的影视剧演员、舞蹈演员、音乐家的知觉都非常敏感，治疗这一类人时宜浅刺。

黄帝曰：针入而气逆者，何气使然？岐伯曰：其气逆与其数刺病益甚者，非阴阳之气，浮沉之势也，此皆粗之所败，工之所失，其形气无过焉。

这些都是古人的解释，了解就行。

上膈第六十八

黄帝曰：气为上膈者，食饮入而还出，余已知之矣。虫为下膈。下膈者，食晬时乃出，余未得其意，愿卒闻之。岐伯曰：喜怒不适，食饮不节，寒温不时，则寒汁流于肠中。流于肠中则虫寒，虫寒则积聚，守于下管，则肠胃充郭，卫气不营，邪气居之。人食则虫上食，虫上食则下管虚，下管虚则邪气胜之，积聚以留，留则痈成，痈成则下管约。其痈在管内者，即而痛深，其痈在外者，则痈外而痛浮，痈上皮热。

这一段解释人体寄生虫的疾病，了解就行。

黄帝曰：刺之奈何？岐伯曰：微按其痈，视气所行，先浅刺其傍，稍内益深，还而刺之，毋过三行，察其沉浮，以为深浅。已刺必熨，令热入中，日使热内，邪气益衰，大痈乃溃。伍以参禁，以除其内，恬憺无为，乃能行气，后以咸苦，化谷乃下矣。

我毕业实习的时候，东直门带教我的高洪宝老师教过我“熨”法。治疗体虚的病人，用加热的粗盐袋热敷小腹。这个方法效果很好，但是没办法创收，所以知道的人不多，用的人也少。

忧恚无言第六十九

黄帝问于少师曰：人之卒然忧恚，而言无音者，何道之塞？何气不行？使音不彰？愿闻其方。少师答曰：咽喉者，水谷之道也。喉咙者，气之所以上下者也。会厌者，音声之户也。口唇者，音声之扇也。舌者，音声之机也。悬雍垂者，音声之关也。颃颡者，分气之所泄也。横骨者，神气所使主发舌者也。故人之鼻洞涕出不收者，颃颡不开，分气失也。是故厌小而薄，则发气疾，其开阖利，其出气易，其厌大而厚，则开阖难，其气出迟，故重言也。人卒然无音者，寒气客于厌，则厌不能发，发不能下，至其开阖不致，故无音。

寒气客于会厌，会影响发声。

黄帝曰：刺之奈何？岐伯曰：足之少阴，上系于舌，络于横骨，终于会厌。两泻其血脉，浊气乃辟，会厌之脉，上络任脉，取之天突，其厌乃发也。

这一段写得过于烦琐，天突是任脉穴，任脉与咽喉直接相连，文中却从足少阴脉绕到任脉，再取天突穴，思路过于复杂，天突穴只是作为咽喉疾病的局部取穴。而实际临床中，我治疗这一类疾病，不取天突穴，真正治疗的时候不一定要按照书本取穴、操作。

寒热第七十

黄帝问于岐伯曰：寒热瘰疬在于颈腋者，皆何气使生？岐伯曰：此皆鼠瘘寒热之毒气也，留于脉而不去者也。黄帝曰：去之奈何？岐伯曰：鼠瘘之本，皆在于脏，其末上出于颈腋之间，其浮于脉中，而未内著于肌肉，而外为脓血者，易去也。

这是中医的病机学说。

黄帝曰：去之奈何？岐伯曰：请从其本引其末，可使衰去而绝其寒热。审按其道以予之，徐往徐来以去之，其小如麦者，一刺知，三刺而已。

黄帝曰：决其生死奈何？岐伯曰：反其目视之，其中有赤脉，上下贯瞳子，见一脉，一岁死；见一脉半，一岁半死；见二脉，二岁死；见二脉半，二岁半死；见三脉，三岁而死。见赤脉不下贯瞳子，可治也。

眼球上有赤脉的人不少，但是我到现在都没见过一条脉上下贯穿瞳孔的人，建议根据这一段内容可以联合眼科医生做一个课题研究。

邪客第七十一

黄帝问于伯高曰：夫邪气之客人也，或令人目不瞑不卧出者，何气使然？伯高曰：五谷入于胃也，其糟粕、津液、宗气分为三隧，故宗气积于胸中，出于喉咙，以贯心肺，而行呼吸焉。营气者，泌其津液，注之于脉，化以为血，以荣四末，内注五脏六腑，以应刻数焉。卫气者，出其悍气之慓疾，而先行于四末、分肉、皮肤之间，而不休者也，昼日行于阳，夜行于阴，常从足少阴之分间，行于五脏六腑，今厥气客于五脏六腑则卫气独卫其外，行于阳，不得入于阴。行于阳则阳气盛，阳气盛则阳跻满，不得入于阴，阴虚，故目不瞑。

黄帝曰：善。治之奈何？伯高曰：补其不足，泻其有余，调其虚实，以通其道，而去其邪：饮以半夏汤一剂，阴阳已通，其卧立至。黄帝曰：善。此所谓决渎壅塞，经络大通，阴阳得和者也，愿闻其方。伯高曰：其汤方以流水千里以外者八升，扬之万遍，取其清五升煮之，炊以苇薪，火沸，置秫米一升，治半夏五合，徐炊，令竭为一升半，去其滓，饮汁一小杯，日三，稍益，以知为度。故其病新发者，复杯则卧，汗出则已矣；久者，三饮而已也。

这是半夏秫米汤的煎煮、服用法，治疗失眠。

“复杯则卧”，药喝下去就睡着了。可能当时生活环境简单，人比较单纯，失眠相对好治，见效也快。

黄帝问于伯高曰：愿闻人之肢节，以应天地奈何？伯高答曰：天圆地方，人头圆足方以应之；天有日月，人有两目；地有九州，人有九窍；天有风雨，人有喜怒；天有雷电，人有音声；天有四时，人有四肢；天有五音，人有五脏；天有六律，人有六腑；天有冬夏，人有寒热；天有十日，人有手十指；辰有十二，人有足十指，茎垂以应之，女子不足二节，以抱人形；天有阴阳，人有夫妻；岁有三百六十五日，人有三百六十五节；地有高山，人有肩膝；地有深谷，人有腋腘；地有十二经水，人有十二经脉；地有泉脉，人有卫气；地有草蓂，人有毫毛；天有昼夜，人有卧起；天有列星，人有牙齿；地有小山，人有小节；地有山石，人有高骨；地有林木，人有募筋；地有聚邑，人有䐃肉；岁有十二月，人有十二节；地有四时不生草，人有无子。此人与天地相应者也。

古人借助自然来理解人体。

黄帝问于岐伯曰：余愿闻持针之数，内针之理，纵舍之意，扞皮开腠理，奈何？脉之屈折，出入之处，焉至而出，焉至而止，焉至而徐，焉至而疾，焉至而入？六腑之输于身者，余愿尽闻其序，别离之处，离而入阴，别而入阳，此何道而从行？愿尽闻其方。岐伯曰：帝之所问，针道毕矣。

黄帝曰：愿卒闻之，岐伯曰：手太阴之脉，出于大指之端，内屈，循白肉际，至本节之后太渊，留以澹；外屈，上于本节下。内屈，与诸阴络会于鱼际，数脉并注，其气滑利，伏行壅骨之下，外屈出于寸口而行，上至于肘内廉，入于大筋之下，内屈上行臑阴，入腋下，内屈走肺。此顺行逆数之屈折也。心主之脉，出于中指之端，内屈，循中指内廉以上，留于掌中，伏行两骨之间，外屈，出两筋之间，骨肉之际，其气滑利，上行三寸，外屈出行两筋之间，上至肘内廉，入于小筋之下，留两骨之会，上入于胸中，内络于心脉。

这一段中，手太阴之脉的循行方向与《经脉》篇中相反，与《本输》篇相同。

这篇中也有“出”“留”“注”“行”“入”，但是内容上比《本输》篇更加复杂，说明这一篇成文的时间早于《经脉》篇，但晚于《本输》篇，在两者之间。

黄帝曰：手少阴之脉独无腧，何也？岐伯曰：少阴，心脉也。心者，五脏六腑之大主也，精神之所舍也，其脏坚固，邪弗能容也，容之则伤心，心伤则神去，神去则死矣。故诸邪之在于心者，皆在于心之包络。包络者，心主之脉也，故独无腧焉。

“手少阴之脉独无腧，何也？”是《邪客》篇中最著名的一句话，当时的手太阴之脉还没有腧穴，相当于刚成立一个部门，人员尚未齐全。是现代流行的经脉腧穴理论体系形成的一个过渡阶段。

我对“心主”这个词，颇有异议，心包络代心受邪，应该为心的仆人才对，心才是真正的主人。

中国人有一种思维习惯，每个朝代都有奸臣遭后人唾弃，但对皇帝比较“宽容”。就像人人喊打秦桧，却少有人指责宋高宗。

黄帝曰：少阴独无腧者，不病乎？岐伯曰：其外经病而脏不病，故独取其经于掌后锐骨之端。其余脉出入屈折，其行之徐疾，皆如手太阴心主之脉行也。故本腧者，皆因其气之虚实疾徐以取之，是谓因冲而泻，因衰而补，如是者，邪气得去，真气坚固，是谓因天之序。

黄帝曰：持针纵舍奈何？岐伯曰：必先明知十二经脉之本末，皮肤之寒热，脉之盛衰滑涩，其脉滑而盛者，病日进；虚而细者，久以持；大以涩者，为痛痹；阴阳如一者，病难治，其本末尚热者，病尚在；其热已衰者，其病亦去矣。持其尺，察其肉之坚脆、大小、滑涩、寒温、燥湿。因视目之五色，以知五脏，而决死生；视其血脉，察其色，以知其寒热痛痹。

黄帝曰：持针纵舍，余未得其意也。岐伯曰：持针之道，欲端以正，安以静，先知虚实，而行疾徐，左手执骨，右手循之，无与肉果，泻欲端以正，补必闭肤，辅针导气，邪得淫泆，真气得居。

“持针之道”针刺是道，而非一种技术。“欲端以正，安以静”很像我们大成拳站桩时的状态。

“左手执骨，右手循之”左手握住“骨头”是形容左手握持的力度，而非真正的骨头。

“无与肉果”说明疾病所在比较深，不在浅表。

黄帝曰：扦皮开腠理奈何？岐伯曰：因其分肉，在别其肤，微内而徐端之，适神不散，邪气得去。

这几句话形容的是治病时的状态，不容易理解。就像我读《大成拳论》一样，开始理解不了，练出一点功夫以后再读《大成拳论》，才能体会到练功的感觉就像书里写的一样，但也是只能用抽象的语言描述。

黄帝问于岐伯曰：人有八虚，各何以候？岐伯答曰：以候五脏。黄帝曰：候之奈何？岐伯曰：肺心有邪，其气留于两肘；肝有邪，其气流于两腋；脾有邪，其气留于两髀；肾有邪，其气留于两腘。凡此八虚者，皆机关之室，真气之所过，血络之所游，邪气恶血，固不得住留，住留则伤筋络骨节，机关不得屈伸，故拘挛也。

再强调一下，读《内经》里的肝、心、脾、肺、肾跟西医解剖学的脏器不同，读古书不能以今律古。

通天第七十二

黄帝问于少师曰：余尝闻人有阴阳，何谓阴人？何谓阳人？少师曰：天地之间，六合之内，不离于五，人亦应之，非徒一阴一阳而已也，而略言耳，口弗能偏明也。黄帝曰：愿略闻其意，有贤人圣人，心能备而行之乎？少师曰：盖有太阴之人，少阴之人，太阳之人，少阳之人，阴阳和平之人，凡五人者，其态不同，其筋骨气血各不等。

黄帝曰：其不等者，可得闻乎？少师曰：太阴之人，贪而不仁，下齐湛湛，好内而恶出，心抑而不发，不务于时，动而后之，此太阴之人也。少阴之人，小贪而贼心，见人有亡，常若有得，好伤好害，见人有荣，乃反愠怒，心疾而无恩，此少阴之人也。太阳之人，居处于于，好言大事，无能而虚说，志发于四野，举措不顾是非，为事如常自用，事虽败，而常无悔，此太阳之人也。少阳之人，諟谛好自贵，有小小官，则高自宣，好为外交，而不内附，此少阳之人也。阴阳和平之人，居处安静，无为惧惧，无为欣欣，婉然从物，或与不争，与时变化，尊则谦谦，谭而不治，是谓至治。

这几段对人的描写很实际，咱们尽量朝“阴阳和平之人”努力。

古人善用针艾者，视人五态乃治之，盛者泻之，虚者补之。

黄帝曰：治人之五态奈何？少师曰：太阴之人，多阴而无阳，其阴血浊，其卫气涩，阴阳不和，缓筋而厚皮，不之疾泻，不能移之。少阴之人，多阴而少阳，小胃而大肠，六腑不调，其阳明脉小，而太阳脉大，必审而调之，其血易脱，其气易败也。太阳之人，多阳而少阴，必谨调之，无脱其阴，而泻其阳，阳重脱者易狂，阴阳皆脱者，暴死不知人也。少阳之人，多阳而少阴，经小而络大，血在中而气在外，实阴而虚阳，独泻其络脉则强，气脱而疾，中气不足，病不起也。阴阳和平之人，其阴阳之气和，血脉调。宜谨诊其阴阳，视其邪正，安其容仪，审有余不足，盛则泻之，虚则补之，不盛不虚，以经取之，此所以调阴阳，别五态之人者也。

人的性格会影响到人体的气血。临床中，治疗性格开朗、大度的病人，针感会很好，疗效也好；相对来说阴郁、吝啬的病人，针感会差，疗效也不好。当然，医生对病人的印象可能对疗效也有一定的影响。

“不盛不虚，以经取之”这两句话之前解释过，“经”是平常的意思，用常规的方法来治疗。如果按某些学者解释成，取本经的穴位，放在此处则解释不通。

黄帝曰：夫五态之人者，相与毋故，卒然新会，未知其行也，何以别之？少师答曰：众人之属，不如五态之人者，故五五二十五人，而五态之人不与焉。五态之人，尤不合于众者也。黄帝曰：别五态之人奈何？少师曰：太阴之人，其状黮黮然黑色，念然下意，临临然长大，腘然未偻，此太阴之人也。少阴之人，其状清然窃然，固以阴贼，立而躁崄，行而似伏，此少阴之人也。太阳之人，其状轩轩储储，反身折腘，此太阳之人也。少阳之人，其状立则好仰，行则好摇，其两臂两肘，则常出于背，此少阳之人也。阴阳和平之人，其状委委然，随随然，颙颙然，愉愉然，暶暶然，豆豆然，众人皆曰君子，此阴阳和平之人也。

这一段对这几种形态的人描写得很形象，用词也非常贴切，大家可以从文字中体会。

官能第七十三

黄帝问于岐伯曰：余闻九针于夫子众多矣，不可胜数。余推而论之，以为一纪，余司诵之，子听其理，非则语余，请正其道，令可久传，后世无患，得其人乃传，非其人勿言。岐伯稽首再拜曰：请听圣王之道。

这一篇开头，黄帝开始给岐伯讲课。

黄帝曰：用针之理，必知形气之所在，左右上下，阴阳表里，血气多少，行之逆顺，出入之合。谋伐有过。知解结，知补虚泻实，上下气门，明通于四海，审其所在，寒热淋露荥输异处，审于调气，明于经隧，左右支络，尽知其会。寒与热争，能合而调之；虚与实邻，知决而通之；左右不调，把而行之；明于逆顺，乃知可治。阴阳不奇，故知起时，审于本末，察其寒热，得邪所在，万刺不殆。知官九针，刺道毕矣。

黄帝说的都是治疗原则，不难理解，但是一般医生很难把这些原则落到实处。

明于五腧，徐疾所在，屈伸出入，皆有条理。言阴与阳，合于五行，五脏六腑，亦有所藏，四时八风，尽有阴阳，各得其位，合于明堂，各处色部，五脏六腑，察其所痛，左右上下，知其寒温，何经所在。审皮肤之寒温滑涩，知其所苦，膈有上下，知其气所在，先得其道，稀而疏之，稍深以留，故能徐入之。

如果不懂临床，这段话读起来就像天书一样，看得似懂非懂，无法落实。

“徐疾”可以做两种解释，一是脉动的快慢，一是针刺手法的快慢。根据下文“屈伸出入”，解释成脉更合适。针刺中的徐疾补泻实际上是更晚期才出现的毫针手法，而《内经》中如果没有特指，都为九针，从这个角度也不应当注解成针刺手法。

很多人受最后这句话“先得其道，稀而疏之，稍深以留，故能徐入之”的影响，认为“稀而疏之”，用针的数量越少越好，最好一根针就能解决所有问题。但临床中，并不是所有的疾病都能一两针解决问题，没必要奉为圭臬。

大热在上，推而下之；从下上者，引而去之；视前痛者，常先取之。大寒在外，留而补之；入于中者，从合泻之。针所不为，灸之所宜。上气不足，推而扬之，下气不足，积而从之，阴阳皆虚，火自当之。厥而寒甚，骨廉陷下，寒过于膝，下陵三里。阴络所过，得之留止。寒入于中，推而行之，经陷下者，火则当之。结络坚紧，火之所治。不知所苦，两跻之下，男阳女阴，良工所禁，针论毕矣。

用针之服，必有法则，上视天光，下司八正，以辟奇邪，而观百姓，审于虚实，无犯其邪，是得天之露，遇岁之虚，救而不胜，反受其殃。故曰：必知天忌，乃言针意。法于往古，验于来今，观于窈冥，通于无穷，粗之所不见，良工之所贵，莫知其形。若神髣髴。

后世誊抄这一篇可能出现了错漏，《素问·八正神明论》中有对这一段的注释，内容上与此处有出入，我认为《素问·八正神明论》更为准确，可以用它来注释修正这段原文，后期讲到的时候再细说。

由此也能知道，《灵枢》的成文时期早于《素问》。

邪气之中人也，洒淅动形，正邪之中人也，微先见于色，不知于其身，若有若无，若亡若存，有形无形，莫知其情。是故上工之取气，乃救其萌芽，下工守其已成，因败其形。

能在疾病萌芽时入手治疗的医生是上工，但是很多人还认识不到这个问题，都认为把骨头接起来的医生更伟大，提醒修刹车的人反倒不被当回事。

是故工之用针也，知气之所在，而守其门户，明于调气，补泻所在，徐疾之意，所取之处。泻必用员，切而转之，其气乃行，疾而徐出，邪气乃出，伸而迎之，摇大其穴，气出乃疾。补必用方，外引其皮，令当其门，左引其枢，右推其肤，微旋而徐推之，必端以正，安以静，坚心无解，欲微以留，气下而疾出之，推其皮，盖其外门，真气乃存，用针之要，无忘其神。

用针最重要的还是"无忘其神"，这需要医生自身的修养。如果不练功夫，我也不知道怎么去体会"神"，怎么"调气"，可能更聪明的人能做到吧。历代的针灸名家，大多都练功夫，也就是下文说的"导引行气"。像华佗、孙思邈、马丹阳……

雷公问于黄帝曰：《针论》曰：得其人乃传，非其人勿言。何以知其可传？黄帝曰：各得其人，任之其能，故能明其事。雷公曰：愿闻官能奈何？黄帝曰：明目者，可使视色；聪耳者，可使听音；捷疾辞语者，可使传论；语徐而安静，手巧而心审谛者，可使行针艾，理血气而调诸逆顺，察阴阳而兼诸方；缓节柔筋而心和调者，可使导引行气；疾毒言语轻人者，可使唾痈咒病；爪苦手毒，为事善伤者，可使按积抑痹。各得其能，方乃可行，其名乃彰。不得其人，其功不成，其师无名。故曰：得其人乃言，非其人勿传，此之谓也。手毒者，可使试按龟，置龟于器下，而按其上，五十日而死矣。手甘者，复生如故也。

每个人的能力不同，想成为针灸医生需要心灵手巧，其他"言语轻人""爪苦手毒"的人可以去做祝由、按摩。

论疾诊尺第七十四

黄帝问于岐伯曰：余欲无视色持脉，独调其尺，以言其病，从外知内，为之奈何？岐伯曰：审其尺之缓急、小大、滑涩，肉之坚脆，而病形定矣。

前面说过，"尺"是尺肤，诊尺肤的方法现在几乎失传了。

视人之目窠上微痈，如新卧起状，其颈脉动，时咳，按其手足上，窅而不起者，风水肤胀也。尺肤滑，其淖泽者，风也；尺肉弱者，解㑊；安卧脱肉者，寒热不治；尺肤滑而泽脂者，风也；尺肤涩者，风痹也；尺肤粗如枯鱼之鳞者，水泆饮也；尺肤热甚，脉盛躁者，病温也，其脉盛而滑者，病且出也。

现在的望诊，基本上就望脸色和舌苔为主，《内经》里还要望眼睛、颈动脉、尺肤，较之现在更细致。

尺肤寒，其脉小者，泄、少气也。尺肤炬然先热后寒者，寒热也。尺肤先寒，久持之而热者，亦寒热也。肘所独热者，腰以上热；手所独热者，腰以下热。肘前独热者，膺前热；肘后独热者，肩背热。臂中独热者，腰腹热；肘后廉以下三四寸热者，肠中有虫。掌中热者，腹中热；掌中寒者，腹中寒。鱼上白肉有青血脉者，胃中有寒。尺炬然热，人迎大者，当夺血。尺紧，人迎脉小甚，则少气，悗有加，立死。

目赤色者病在心，白在肺，青在肝，黄在脾，黑在肾。黄色不可名者，病在胸中。诊目痛，赤脉从上下者，太阳病；从下上者，阳明病；从外走内者，少阳病。诊寒热，赤脉上下至瞳子，见一脉，一岁死；见一脉半，一岁半死；见二脉，二岁死；见二脉半，二岁半死；见三脉，三岁死。诊龋齿痛，按其阳之来，有过者独热，在左左热，在右右热，在上上热，在下下热。

这些内容写得比较直白，容易理解，不再赘述。

诊血脉者多赤多热，多青多痛，多黑为久痹，多赤、多黑、多青皆见者，寒热，身痛而色微黄，齿垢黄，爪甲上黄，黄疸也。安卧，小便黄赤，脉小而涩者，不嗜食。人病，其寸口之脉，与人迎之脉小大等，及其浮沉等者，病难已也，女子手少阴脉动甚者妊子。

脉诊验孕在这一段就有具体的内容。怀孕以后生理出现变化，是很正常的现象，中医验孕并不是虚而不实的理论。林飏大夫和王云涛大夫在这方面研究得就比较深入。

婴儿病，其头毛皆逆上者必死，耳间青脉起者掣痛，大便赤瓣飧泄，脉小者，手足寒，难已；飧泄，脉小，手足温，泄易已。

有赖于现代医学的技术，以前婴儿必死的情况，如今很少见了。

四时之变，寒暑之胜，重阴必阳，重阳必阴，故阴主寒，阳主热，故寒甚则热，热甚则寒，故曰寒生热，热生寒，此阴阳之变也。故曰：冬伤于寒，春生瘅热；春伤于风，夏生后泄肠澼；夏伤于暑，秋生痎疟；秋伤于湿，冬生咳嗽，是谓四时之序也。

“澼”指腹泻时的声音。

刺节真邪第七十五

黄帝问于岐伯曰：余闻刺有五节，奈何？岐伯曰：固有五节，一曰振埃，二曰发蒙，三曰去爪，四曰彻衣，五曰解惑。黄帝曰：夫子言五节，余未知其意。岐伯曰：振埃者，刺外经，去阳病也；发蒙者，刺腑输，去腑病也；去爪者，刺关节之支络也；彻衣者，尽刺诸阳之奇输也；解惑者，尽知调阴阳，补泻有余不足，相倾移也。

黄帝曰：刺节言振埃，夫子乃言刺外经，去阳病，余不知其所谓也。愿卒闻之。岐伯曰：振埃者，阳气大逆，上满于胸中，愤瞋肩息，大气逆上，喘喝坐伏，病恶埃烟，饲不得息，请言振埃，尚疾于振埃。黄帝曰：善。取之何如？岐伯曰：取之天容。黄帝曰：其咳上气，穷诎胸痛者，取之奈何？岐伯曰：取之廉泉。黄帝曰：取之有数乎？岐伯曰：取天容者，无过一里，取廉泉者，血变而止。帝曰：善哉。

我在《玉版》篇中就是借用这一段的“取天容者，无过一里”来解释手三里、手五里穴位命名的问题。

黄帝曰：刺节言发蒙，余不得其意。夫发蒙者，耳无所闻，目无所见，夫子乃言刺府输，去府病，何输使然，愿闻其故。岐伯曰：妙乎哉问也。此刺之大约，针之极也，神明之类也，口说书卷，犹不能及也，请言发蒙耳，尚疾于发蒙也。黄帝曰：善。愿卒闻之。岐伯曰：刺此者，必于日中，刺其听宫，中其眸子，声闻于耳，此其输也。黄帝曰：善。何谓声闻于耳？岐伯曰：刺邪以手坚按其两鼻窍而疾偃，其声必应于针也。黄帝曰：善。此所谓弗见为之，而无目视，见而取之，神明相得者也。

刺听宫后，针感传导到眼睛，叫“中其眸子”。

岐伯还提到了一个技术，用手按住两侧鼻孔，迅速躺下，耳朵中会有声音应针而响。

黄帝曰：刺节言去爪，夫子乃言刺关节支络，愿卒闻之。岐伯曰：腰脊者，身之大关节也；肢胫者，人之管以趋翔也；茎垂者，身中之机，阴精之候，津液之道也。故饮食不节，喜怒不时，津液内溢，乃下留于睾，水道不通，日大不休，俯仰不便，趋翔不能。此病荥然有水，不上不下，铍石所取，形不可匿，常不得蔽，故命曰去爪。帝曰：善。

“铍石”是铍针和砭石的简称，两者都是外科排脓放血的工具。

黄帝曰：刺节言彻衣，夫子乃言尽刺诸阳之奇输，未有常处也。愿卒闻之。岐伯曰：是阳气有余，而阴气不足。阴气不足则内热，阳气有余则外热，两热相抟，热于怀炭，外畏绵帛近，不可近身，又不可近席。腠理闭塞，则汗不出，舌焦唇槁腊干嗌燥。饮食不让美恶。黄帝曰：善。取之奈何？岐伯曰：取之于其天府、大杼三痏，又刺中膂，以去其热，补足手太阴，以去其汗，热去汗稀，疾于彻衣。黄帝曰：善。

针刺治疗发热的疗效就像脱衣服那么快，具体的方法看原文就行，写得很清楚。

黄帝曰：刺节言解惑，夫子乃言尽知调阴阳，补泻有余不足，相倾移也，惑何以解之？岐伯曰：大风在身，血脉偏虚，虚者不足，实者有余，轻重不得，倾侧宛伏，不知东西，不知南北，乍上乍下，乍反乍复，颠倒无常，甚于迷惑。黄帝曰：善。取之奈何？岐伯曰：泻其有余，补其不足，阴阳平复。用针若此，疾于解惑。黄帝曰：善。请藏之灵兰之室，不敢妄出也。

黄帝曰：余闻刺有五邪，何谓五邪？岐伯曰：病有持痈者，有容大者，有狭小者，有热者，有寒者，是谓五邪。黄帝曰：刺五邪奈何？岐伯曰：凡刺五邪之方，不过五章，痹热消灭，肿聚散亡，寒痹益温，小者益阳，大者必去，请道其方。

凡刺痈邪，无迎陇，易俗移性，不得脓，诡道更行，去其乡，不安处所乃散亡，诸阴阳过痈所者，取之其输泻之。凡刺大邪，曰以小，泄夺其有余，乃益虚。剽其通，针其邪，肌肉亲，视之毋有，反其真，刺诸阳分肉间。凡刺小邪曰以大，补其不足，乃无害。视其所在迎之界，远近尽至，其不得外，侵而行之，乃自费，刺分肉间。凡刺热邪，越而沧，出游不归，乃无病，为开通，辟门户，使邪得出，病乃已。凡刺寒邪曰以温，徐往疾出，致其神，门户已闭，气不分，虚实得调，其气存也。

这一段原本是韵文，但是用文学化的方式写自然科学，读起来像歌赋一样，显得不够严肃，可能被故意打乱成现在的样子。可以查找到后人恢复的版本。

黄帝曰：官针奈何？岐伯曰：刺痈者用铍针；刺大者用锋针；刺小者用员利针；刺热者用镵针；刺寒者用毫针也。

“官针”指国家针刺标准。

请言解论，与天地相应，与四时相副，人参天地，故可为解。下有渐洳，上生苇蒲，此所以知形气之多少也。阴阳者，寒暑也，热则滋雨而在上，根荄少汁。人气在外，皮肤缓，腠理开，血气减，汗大泄，肉淖泽。寒则地冻水冰，人气在中，皮肤致，腠理闭，汗不出，血气强，肉坚涩。

当是之时，善行水者，不能往冰；善穿地者，不能凿冻。善用针者，亦不能取四厥。血脉凝结，坚搏不往来者，亦未可即柔。故行水者，必待天温冰释，冻解，而后水可行，地可穿也。人脉犹是也，治厥者，必先熨调和其经，掌与腋、肘与脚、项与脊以调之，火气已通，血脉乃行，然后视其病，脉淖泽者，刺而平之，坚紧者，破而散之，气下乃止，此所谓以解结者也。

古人通过观察芦苇来判断环境的湿度，借此来比喻人体；用天寒地冻的环境比喻人体。都是借用自然来理解、解释人体的变化。

用针之类，在于调气，气积于胃，以通营卫，各行其道。宗气留于海，其下者注于气街，其上者走于息道。故厥在于足，宗气不下，脉中之血，凝而留止，弗之火调，弗能取之。

“用针之类，在于调气”这句话非常经典，也很重要，类似的话在《内经》里出现了很多次，一定要记住。

用针者，必先察其经络之实虚，切而循之，按而弹之，视其应动者，乃后取之而下之。六经调者，谓之不病，虽病，谓之自已也。一经上实下虚而不通者，此必有横络盛加于大经，令之不通，视而泻之，此所谓解结也。

用针之前，先要观察经络的虚实，按住经脉之后还要弹一下，观察它的跳动。从这句话来看，经脉不可能是看不见、摸不着的。

经脉不通畅，要把压住它的横络、筋结扎开，这叫做解结。

上寒下热，先刺其项太阳，久留之，已刺则熨项与肩胛，令热下合乃止，此所谓推而上之者也。上热下寒，视其虚脉而陷之于经络者取之，气下乃止，此所谓引而下之者也。

肩背、项部容易出现问题，可以在局部热敷，热感向下传导，病就好了。

大热遍身，狂而妄见、妄闻、妄言，视足阳明及大络取之，虚者补之，血而实者泻之，因其偃卧，居其头前，以两手四指挟按颈动脉，久持之，卷而切推，下至缺盆中，而复止如前，热去乃止，此所谓推而散之者也。

“以两手四指挟按颈动脉，久持之”，这个方法千万不要尝试，同时按住两侧颈动脉，会导致心脏停跳，非常危险。

黄帝曰：有一脉生数十病者，或痛、或痈、或热、或寒、或痒、或痹、或不仁，变化无穷，其故何也？岐伯曰：此皆邪气之所生也。黄帝曰：余闻气者，有真气，有正气，有邪气，何谓真气？岐伯曰：真气者，所受于天，与谷气并而充身者也。正气者，正风也，从一方来，非虚风也。邪气者，虚风也，虚风之贼伤人也，其中人也深，不能自去。正风者，其中人也浅，合而自去，其气来柔弱，不能胜真气，故自去。

此处“正气”指符合四时气候刮来的风，“正气”在不同的篇章，有不同的含义。之前也说过，中医常挂在嘴边的“正气存内，邪不可干”是主观想法，跟现代人普遍的理解不同。

虚邪之中人也，洒淅动形，起毫毛而发腠理。其入深，内抟于骨，则为骨痹。抟于筋，则为筋挛。抟于脉中，则为血闭不通，则为痈。抟于肉，与卫气相抟，阳胜者则为热，阴胜者则为寒，寒则真气去，去则虚，虚则寒。抟于皮肤之间，其气外发，腠理开，毫毛摇，气往来行，则为痒。留而不去，则痹。卫气不行，则为不仁。

虚邪偏客于身半，其入深，内居荣卫，荣卫稍衰，则真气去，邪气独留。发为偏枯。其邪气浅者，脉偏痛。虚邪之入于身也深，寒与热相抟，久留而内著，寒胜其热，则骨疼肉枯，热胜其寒，则烂肉腐肌为脓，内伤骨，内伤骨为骨蚀。有所结，中于筋，筋屈不得伸，邪气居其间而不反，发为筋瘤。

有所结，气归之，卫气留之，不得复反，津液久留，合而为肠瘤，久者数岁乃成，以手按之柔。有所结，气归之，津液留之，邪气中之，凝结日以易甚，连以聚居，为昔瘤，以手按之坚。有所结，深中骨，气因于骨，骨与气并，日以益大，则为骨瘤。有所结，中于肉，宗气归之，邪留而不去，有热则化而为脓，无热则为肉瘤。凡此数气者，其发无常处，而有常名也。

这是中医对肿瘤的认识。

卫气行第七十六

黄帝问于岐伯曰：愿闻卫气之行，出入之合，何如？岐伯曰：岁有十二月，日有十二辰，子午为经，卯酉为纬，天周二十八宿，而一面七星，四七二十八星，房昴为纬，虚张为经。是故房至毕为阳，昴至心为阴，阳主昼，阴主夜。故卫气之行，一日一夜五十周于身，昼日行于阳二十五周，夜行于阴二十五周，周于五脏。

是故平旦阴尽，阳气出于目，目张则气上行于头，循项下足太阳，循背下至小指之端。其散者，别于目锐眦，下手太阳，下至手小指之端外侧。其散者，别于目锐眦，下足少阳，注小指次指之间。以上循手少阳之分下至小指次指之间。别者以上至耳前，合于颔脉，注足阳明，以下行至跗上，入五指之间。其散者，从耳下下手阳明，入大指之间，入掌中。其至于足也，入足心，出内踝下，行阴分，复合于目，故为一周。

是故日行一舍，人气行于身一周与十分身之八；日行二舍，人气行于身三周与十分身之六；日行三舍，人气行于身五周与十分身之四；日行四舍，人气行于身七周与十分身之二；日行五舍，人气行于身九周；日行六舍，人气行于身十周与十分身之八；日行七舍，人气行于身十二周与十分身之六；日行十四舍，人气二十五周于身有奇分与十分身之二，阳尽于阴，阴受气矣。其始入于阴，常从足少阴注于肾，肾注于心，心注于肺，肺注于肝，肝注于脾，脾复注于肾为周。是故夜行一舍，人气行于阴藏一周与十分藏之八，亦如阳行之二十五周，而复合于目。阴阳一日一夜，合有奇分十分身之二，与十分藏之二，是故人之所以卧起之时有早晏者，奇分不尽故也。

黄帝曰：卫气之在于身也，上下往来不以期，候气而刺之，奈何？伯高曰：分有多少，日有长短，春秋冬夏，各有分理，然后常以平旦为纪，以夜尽为始。是故一日一夜，水下百刻，二十五刻者，半日之度也，常如是毋已，日入而止，随日之长短，各以为纪而刺之。谨候其时，病可与期；失时反候者，百病不治。故曰：刺实者，刺其来也；刺虚者，刺其去也。此言气存亡之时，以候虚实而刺之。是故谨候气之所在而刺之，是谓逢时。病在于三阳，必候其气在于阳而刺之；病在于三阴，必候其气在阴分而刺之。

水下一刻，人气在太阳；水下二刻，人气在少阳；水下三刻，人气在阳明；水下四刻，人气在阴分。水下五刻，人气在太阳；水下六刻，人气在少阳；水下七刻，人气在阳明；水下八刻，人气在阴分。水下九刻，人气在太阳；水下十刻，人气在少阳；水下十一刻，人气在阳明；水下十二刻，人气在阴分。水下十三刻，人气在太阳；水下十四刻，人气在少阳；水下十五刻，人气在阳明；水下十六刻，人气在阴分。水下十七刻，人气在太阳；水下十八刻，人气在少阳；水下十九刻，人气在阳明；水下二十刻，人气在阴分。水下二十一刻，人气在太阳；水下二十二刻，人气在少阳；水下二十三刻，人气在阳明；水下二十四刻，人气在阴分。水下二十五刻，人气在太阳，此半日之度也。从房至毕一十四舍，水下五十刻，日行半度；从昴至心，亦十四舍，水下五十刻，终日之度也。回行一舍，水下三刻与七分刻之四。

大要常以日之加于宿上也，人气在太阳，是故日行一舍，人气行三阳与阴分，常如是无已，与天地同纪，纷纷盼盼，终而复始，一日一夜水下百刻而尽矣。

这篇是根据循环学说构建的理论，了解就行，不必深究。

九宫八风第七十七

太一常以冬至之日，居叶蛰之宫四十六日，明日居天留四十六日，明日居仓门四十六日，明日居阴洛四十五日，明日居上天四十六日，明日居玄委四十六日，明日居仓果四十六日，明日居新洛四十五日，明日复居叶蛰之宫，曰冬至矣。

太一日游，以冬至之日，居叶蛰之宫，数所在日，从一处，至九日，复反于一，常如是无已，终而复始。

太一移日，天必应之以风雨，以其日风雨则吉，岁美民安少病矣。先之则多雨，后之则多旱。太一在冬至之日有变，占在君；太一在春分之日有变，占在相；太一在中宫之日有变，占在吏；太一在秋分之日有变，占在将；太一在夏至之日有变，占在百姓。所谓有变者，太一居五宫之日，病风折树木，扬沙石，各以其所主，占贵贱。因视风所从来而占之。风从其所居之乡来为实风，主生长养万物；从其冲后来为虚风，伤人者也，主杀，主害者。谨候虚风而避之，故圣人日避虚邪之道，如避矢石然，邪弗能害，此之谓也。

是故太一入徙立于中宫，乃朝八风，以占吉凶也。风从南方来，名曰大弱风，其伤人也，内舍于心，外在于脉，其气主为热。风从西南方来，名曰谋风，其伤人也，内舍于脾，外在于肌，其气主为弱。风从西方来，名曰刚风，其伤人也，内舍于肺，外在于皮肤，其气主为燥。风从西北方来，名曰折风，其伤人也，内舍于小肠，外在于手太阳脉，脉绝则溢，脉闭则结不通，善暴死。风从北方来，名曰大刚风，其伤人也，内舍于肾，外在于骨与肩背之膂筋，其气主为寒也。风从东北方来，名曰凶风，其伤人也，内舍于大肠，外在于两胁腋骨下及肢节。风从东方来，名曰婴儿风，其伤人也，内舍于肝，外在于筋纽，其气主为身湿。风从东南方来，名曰弱风，其伤人也，内舍于胃，外在肌肉，其气主体重。此八风皆从其虚之乡来，乃能病人，三虚相抟，则为暴病卒死。两实一虚，病则为淋露寒热。犯其雨湿之地，则为痿。故圣人避风，如避矢石焉。其有三虚而偏中于邪风，则为击仆偏枯矣。

最早“中风”指外风。到金元以后，基本上变成内风了。实际上，细问中风的病人，很多人发病前都有受风、受寒的经历。

这几句话一定要牢记，尤其是练功之时：“谨候虚风而避之，故圣人日避虚邪之道，如避矢石然，邪弗能害，此之谓也。”

九针论第七十八

黄帝曰：余闻九针于夫子，众多博大矣！余犹不能寤，敢问九针焉生，何因而有名？岐伯曰：九针者，天地之大数也，始于一而终于九。故曰：一以法天，二以法地，三以法人，四以法四时，五以法五音，六以法六律，七以法七星，八以法八风，九以法九野。

黄帝曰：以针应九之数奈何？岐伯曰：夫圣人之起天地之数也，一而九之，故以立九野，九而九之，九九八十一，以起黄钟数焉，以针应数也。

一者，天也。天者，阳也。五脏之应天者，肺也。肺者，五脏六腑之盖也，皮者，肺之合也，人之阳也。故为之治针，必大其头而锐其末，令无得深入而阳气出。

二者，地也。地者，土也。人之所以应土者，肉也。故为之治针，必筩其身而员其末，令无得伤肉分，伤则气竭。

三者，人也。人之所以成生者，血脉也。故为之治针，必大其身而员其末，令可以按脉勿陷，以致其气，令邪气独出。

四者，时也。时者，四时八风之客于经络之中，为瘤病者也。故为之治针，必筩其身而锋其末，令可以泻热出血，而痼病竭。

五者，音也。音者，冬夏之分，分于子午，阴与阳别。寒与热争，两气相搏，合为痈脓者也。故为之治针，必令其末如剑锋，可以取大脓。

六者，律也。律者，调阴阳四时而合十二经脉，虚邪客于经络而为暴痹者也。故为之治针，必令尖如氂，且员其锐，中身微大，以取暴气。

七者，星也。星者，人之七窍。邪之所客于经，舍于络，而为痛痹者也。故为之治针，令尖如蚊虻喙，静以徐往，微以久留，正气因之，真邪俱往，出针而养者也。

八者，风也。风者，人之股肱八节也。八正之虚风，八风伤人，内舍于骨解腰脊节腠理之间，为深痹也。故为之治针，必薄其身，锋其末，可以取深邪远痹。

九者，野也。野者，人之节解皮肤之间也。淫邪流溢于身，如风水之状，而溜不能过于机关大节者也。故为之治针，令尖如梃，其锋微员，以取大气之不能过于关节者也。

黄帝曰：针之长短有数乎？岐伯曰：一曰镵针者，取法于巾针，去末半寸，卒锐之，长一寸六分，主热在头身也。

“巾针”可能是过去的缝衣针。

二曰员针，取法于絮针，筩其身而卵其锋，长一寸六分，主治分间气。

之前说过，“筩”是中空的，就像注射器针头一样。

三曰鍉针，取法于黍粟之锐，长三寸半，主按脉取气，令邪出。

有人把黍解释成高粱，我认为值得商榷，高粱最早是从非洲引进的，高粱米颗粒比较大，而黍子和谷子（粟）的颗粒基本一样大。所以高粱的可能性不大。

四曰锋针，取法于絮针，筩其身，锋其末，长一寸六分，主泻热出血。五曰铍针，取法于剑锋，广二分半，长四寸，主大痈脓，两热争者也。六曰员利针，取法于氂针，微大其末，反小其身，令可深内也，长一寸六分。主取痈痹者也。七曰毫针，取法于毫毛，长一寸六分，主寒痛痹在络者也。八曰长针，取法于綦针，长七寸，主取深邪远痹者也。九曰大针，取法于锋针，其锋微员，长四寸，主取大气不出关节者也。针形毕矣。此九针大小长短之法也。

病邪的位置深，所用的针具也需长。至于“远痹”，我认为是指病程长的痹证。

这一篇回到九针，基本上把《九针十二原》的内容重复了一遍。

黄帝曰：愿闻身形应九野奈何？岐伯曰：请言身形之应九野也，左足应立春，其日戊寅己丑；左胁应春分，其日乙卯；左手应立夏，其日戊辰己巳；膺喉首头应夏至，其日丙午；右手应立秋，其日戊申己未；右胁应秋分，其日辛酉；右足应立冬，其日戊戌己亥；腰尻下窍应冬至，其日壬子。六腑及膈下三脏应中州，其大禁，大禁太一所在之日，及诸戊己。凡此九者，善候八正所在之处。所主左右上下身体有痈肿者，欲治之，无以其所直之日溃治之，是谓天忌日也。

形乐志苦，病生于脉，治之以灸刺。形苦志乐，病生于筋，治之以熨引。形乐志乐，病生于肉，治之以针石。形苦志苦，病生于咽喝，治之以甘药。形数惊恐，筋脉不通，病生于不仁，治之以按摩醪药。是谓五形志也。

身体看着很健康，但是情志痛苦的人，疾病常在血脉。情绪比较平和、愉悦，但是颈肩腰腿有问题的人，是典型的病生于筋。身体看着很健康，情绪也很乐观的人，疾病常在肉。身体不好、情绪也不好的人就不要针刺了，适合吃汤药。

醪是过去的米酒，真正好的酒有养生的功效。但是现在好酒太少，大多是勾兑的，有害物质很多，真正的好酒适量饮用不容易致病。

五脏气：心主噫，肺主咳，肝主语，脾主吞，肾主欠。六腑气：胆为怒，胃为气逆为哕，大肠小肠为泄，膀胱不约为遗溺，下焦溢为水。五味所入：酸入肝，辛入肺，苦入心，甘入脾，咸入肾，淡入胃，是谓五入。五并：精气并肝则忧，并心则喜，并肺则悲，并肾则恐，并脾则畏，是谓五精之气并于脏也。五恶：肝恶风，心恶热，肺恶寒，肾恶燥，脾恶湿，此五脏气所恶也。五液：心主汗，肝主泣，肺主涕，肾主唾，脾主涎，此五液所出也。五劳：久视伤血，久卧伤气，久坐伤肉，久立伤骨，久行伤筋，此五久劳所病也。五走：酸走筋，辛走气，苦走血，咸走骨，甘走肉，是谓五走也。五裁：病在筋，无食酸；病在气，无食辛；病在骨，无食咸；病在血，无食苦；病在肉，无食甘。口嗜而欲食之，不可多也，必自裁也，命曰五裁。五发：阴病发于骨，阳病发于血，以味病发于气，阳病发于冬，阴病发于夏。五邪：邪入于阳，则为狂；邪入于阴，则为血痹；邪入于阳，抟则为癫疾；邪入于阴，抟则为喑；阳入于阴，病静；阴出之于阳，病喜怒。五藏：心藏神，肺藏魄，肝藏魂，脾藏意，肾藏精志也。五主：心主脉，肺主皮，肝主筋，脾主肌，肾主骨。

又是五行学说关联的内容，附一张《吕氏春秋》的五行相配表。当时春季对应脾，夏季对应肺，五脏与五行的对应跟现在不一样。所以，对五行学说没必要胶柱鼓瑟。

《吕氏春秋》五行相配表

宇宙事物 \ 阴阳五行	阳气腾	阳气长	阴阳争	阳气日衰	阴气盛
	木	火	土	金	水
季节	春	夏	季夏	秋	冬
天干	甲乙	丙丁	戊己	庚辛	壬癸
五方	东	南	中	西	北
五色	青	赤	黄	白	黑
五帝	太皞	炎帝	黄帝	少皞	颛顼
五神	句芒	祝融	后土	蓐收	玄冥
五虫	鳞	羽	倮	毛	介
五音	角	徵	宫	商	羽
五味	酸	苦	甘	辛	咸
五臭	膻	焦	香	腥	朽
五祭	户	灶	中霤	门	行
五脏	脾	肺	心	肝	肾
五数	八	七	五	九	六
五谷	麦	菽	稷	麻	黍
五畜	羊	鸡	牛	犬	彘

阳明多血多气，太阳多血少气，少阳多气少血，太阴多血少气，厥阴多血少气，少阴多气少血。故曰：刺阳明出血气，刺太阳出血恶气，刺少阳出气恶血，刺太阴出血恶气，刺厥阴出血恶气，刺少阴出气恶血也。

足阳明太阴为表里，少阳厥阴为表里，太阳少阴为表里，是谓足之阴阳也；手阳明太阴为表里，少阳心主为表里，太阳少阴为表里，是谓手之阴阳也。

岁露论第七十九

黄帝问于岐伯曰：经言夏日伤暑，秋病疟，疟之发以时，其故何也？岐伯对曰：邪客于风府，病循膂而下，卫气一日一夜，常大会于风府，其明日，日下一节，故其日作晏。此其先客于脊背也，故每至于风府则腠理开，腠理开则邪气入，邪气入则病作，此所以日作尚晏也。

这一段特别强调风府，这个位置容易受风。

卫气之行风府，日下一节，二十一日，下至尾底，二十二日，入脊内，注于伏冲之脉，其行九日，出于缺盆之中，其气上行，故其病稍益早，其内搏于五脏，横连募原，其道远，其气深，其行迟，不能日作，故次日乃稸积而作焉。

这一段内容值得再研究。

黄帝曰：卫气每至于风府，腠理乃发，发则邪入焉。其卫气日下一节，则不当风府，奈何？岐伯曰：风府无常，卫气之所应，必开其腠理，气之所舍节，则其府也。

黄帝曰：善。夫风之与疟也，相与同类，而风常在，而疟特以时休，何也？岐伯曰：风气留其处，疟气随经络沉以内搏，故卫气应乃作也。帝曰：善。

提到疟疾，大家都知道屠呦呦研究员。但实际上，真正在非洲推广青蒿素的人是我的好友逯春明。据友人介绍，他当时在非洲，为了推销青蒿素，故意感染疟疾，住进当地医院后，用自备的青蒿素治好了自己的疟疾，才让青蒿素被当地的医生认可，借此推广开来。

黄帝问于少师曰：余闻四时八风之中人也，故有寒暑，寒则皮肤急而腠理闭，暑则皮肤缓而腠理开，贼风邪气因得以入乎？将必须八正虚邪，乃能伤人乎？少师答曰：不然。贼风邪气之中人也，不得以时，然必因其开也，其入深，其内极病，其病人也，卒暴；因其闭也，其入浅以留，其病也，徐以迟。

黄帝曰：有寒温和适，腠理不开，然有卒病者，其故何也？少师答曰：帝弗知邪入乎？虽平居，其腠理开闭缓急，其故常有时也。黄帝曰：可得闻乎？少师曰：人与天地相参也，与日月相应也。故月满则海水西盛，人血气积，肌肉充，皮肤致，毛发坚，腠理郄，烟垢著，当是之时，虽遇贼风，其入浅不深。至其月郭空，则海水东盛，人气血虚，其卫气去，形独居，肌肉减，皮肤纵，腠理开，毛发残，膲理薄，烟垢落，当是之时，遇贼风则其入深，其病人也卒暴。

《内经》说"人与天地相参"，不是董仲舒说的"相应"。"天人相应"存在迷信的成分，"相参"更为实际，这是两个含义完全不同的词汇，要分清楚。

人体的气血与月亮的盈亏存在联系。一般认为，月缺的日子，病人多，症状也更严重。建议可以开展相关的课题，对大医院门诊病例进行统计，观察心脑血管疾病的发病率与月亮的关系，其实这项工作通过卫生管理部门协调很容易完成，统计数字出来后可以发布病情预警。

黄帝曰：其有卒然暴死暴病者，何也？少师答曰：得三虚者，其死暴疾也；得三实者，邪不能伤人也。黄帝曰：愿闻三虚。少师曰：乘年之衰，逢月之空，失时之和，因为贼风所伤，是谓三虚。故论不知三虚，工反为粗。帝曰：愿闻三实。少师曰：逢年之盛，遇月之满，得时之和，虽有贼风邪气，不能危之也，命曰三实。

黄帝曰：善乎哉论！明乎哉道！请藏之金匮。然此一夫之论也。

“三虚”指岁气不足的虚年、亏缺不圆的月亮、气候失和的季节，“三实”刚好相反。还是提到了月亮，但是现在缺乏疾病与月亮盈亏的数据研究。

黄帝曰：愿闻岁之所以皆同病者，何因而然？少师曰：此八正之候也。黄帝曰：候之奈何？少师曰：候此者，常以冬至之日，太一立于叶蛰之宫，其至也，天必应之以风雨者矣。风雨从南方来者，为虚风，贼伤人者也。其以夜半至者，万民皆卧而弗犯也，故其岁民少病。其以昼至者，万民懈惰而皆中于虚风，故万民多病。虚邪入客于骨而不发于外，至其立春，阳气大发，腠理开，因立春之日，风从西方来，万民又皆中于虚风，此两邪相抟，经气结代者矣。故诸逢其风而遇其雨者，命曰遇岁露焉。因岁之和，而少贼风者，民少病而少死；岁多贼风邪气，寒温不和，则民多病而多死矣。

我一直认为，中医是农业社会的产物，所以《内经》中出现了很多节气、气候相关的内容。

黄帝曰：虚邪之风，其所伤贵贱何如？候之奈何？少师答曰：正月朔日，太一居天留之宫，其日西北风，不雨，人多死矣。正月朔日，平旦北风，春，民多死。正月朔日，平旦北风行，民病多者，十有三也。正月朔日，日中北风，夏，民多死。正月朔日，夕时北风，秋，民多死。终日北风，大病死者十有六。正月朔日，风从南方来，命曰旱乡；从西方来，命曰白骨，将国有殃，人多死亡。正月朔日，风从东方来，发屋，扬沙石，国有大灾也。正月朔日，风从东南方行，春有死亡。正月朔日，天和温不风，籴贱，民不病；天寒而风，籴贵，民多病。此所谓候岁之风，䝨伤人者也。二月丑不风，民多心腹病；三月戌不温，民多寒热；四月巳不暑，民多瘅病；十月申不寒，民多暴死。诸所谓风者，皆发屋，折树木，扬沙石，起毫毛，发腠理者也。

风调雨顺的时候，农作物收成好，粮食价格低贱，百姓不容易生病；气候不好的时候，农作物收成差，价格上涨，百姓也容易生病。从米价能判断气候，也能判断人是否容易生病。

大惑论第八十

黄帝问于岐伯曰：余尝上于清冷之台，中阶而顾，匍匐而前，则惑。余私异之，窃内怪之，独瞑独视，安心定气，久而不解，独转独眩，披发长跪，俛而视之，后久之不已也。卒然自止，何气使然？岐伯对曰：五脏六腑之精气，皆上注于目而为之精。精之窠为眼，骨之精为瞳子，筋之精为黑眼，血之精为络，其窠气之精为白眼，肌肉之精为约束，裹撷筋骨血气之精而与脉并为系，上属于脑，后出于项中。故邪中于项，因逢其身之虚，其入深，则随眼系以入于脑，入于脑则脑转，脑转则引目系急，目系急则目眩以转矣。邪其精，其精所中不相比也则精散，精散则视歧，视歧见两物。目者，五脏六腑之精也，营卫魂魄之所常营也，神气之所生也。故神劳则魂魄散，志意乱，是故瞳子黑眼法于阴，白眼赤脉法于阳也。故阴阳合揣而精明也。目者，心之使也，心者，神之舍也，故神分精乱而不揣。卒然见非常之处，精神魂魄，散不相得，故曰惑也。

黄帝上台阶的时候，突然晕眩，趴伏下来，很疑惑，问岐伯怎么回事。岐伯说，这是后项受邪了。

黄帝曰：余疑其然。余每之东苑，未曾不惑，去之则复，余唯独为东苑劳神乎？何其异也？岐伯曰：不然也。心有所喜，神有所恶，卒然相感，则精气乱，视误，故惑，神移乃复，是故间者为迷，甚者为惑。

黄帝在这里扮演了一个迷信的角色，说自己每次去到东苑，就不舒服。岐伯告诉他，这是生理的问题。

黄帝曰：人之善忘者，何气使然？岐伯曰：上气不足，下气有余，肠胃实而心肺虚。虚则营卫留于下，久之不以时上，故善忘也。黄帝曰：人之善饥而不嗜食者，何气使然？岐伯曰：精气并于脾，热气留于胃，胃热则消谷，谷消故善饥。胃气逆上，则胃脘塞，故不嗜食也。

黄帝曰：病而不得卧者，何气使然？岐伯曰：卫气不得入于阴，常留于阳，留于阳则阳气满，阳气满则阳蹻盛，不得入于阴则阴气虚，故目不得瞑矣。

黄帝曰：病目而不得视者，何气使然？岐伯曰：卫气留于阴，不得行于阳，留于阴则阴气盛，阴气盛则阴蹻满，不得入于阳则阳气虚，故目闭也。

黄帝曰：人之多卧者，何气使然？岐伯曰：此人肠胃大而皮肤涩，而分肉不解焉。肠胃大则卫气留久，皮肤涩则分肉不解，其行迟。夫卫气者，昼日常行于阳，夜行于阴，故阳气尽则卧，阴气尽则寤。故肠胃大，则卫气行留久；皮肤涩，分肉不解，则行迟。留于阴也久，其气不精，则欲瞑，故多卧矣。其肠胃小，皮肤滑以缓，分肉解利，卫气之留于阳也久，故少卧焉。

黄帝曰：其非常经也，卒然多卧者，何气使然？岐伯曰：邪气留于上膲，上膲闭而不通，已食若饮汤，卫气久留于阴而不行，故卒然多卧焉。

这都是解释的内容，了解就行。

黄帝曰：善。治此诸邪，奈何？岐伯曰：先其脏腑，诛其小过，后调其气，盛者泻之，虚者补之，必先明知其形志之苦乐，定乃取之。

痈疽第八十一

痈疽跟人体的营养状况有很大的关系，现代人营养过剩，这类病也相对少见了。

黄帝曰：余闻肠胃受谷，上焦出气，以温分肉，而养骨节，通腠理。中焦出气如露，上注溪谷：而渗孙脉，津液和调，变化而赤为血。血和则孙脉先满溢，乃注于络脉，络脉皆盈，乃注于经脉。阴阳已张，因息乃行，行有经纪，周有道理，与天合同，不得休止。切而调之，从虚去实，泻则不足，疾则气减，留则先后。从实去虚，补则有余，血气已调，形神乃持。余已知血气之平与不平，未知痈疽之所从生，成败之时，死生之期，或有远近，何以度之，可得闻乎？

岐伯曰：经脉流行不止，与天同度，与地合纪。故天宿失度，日月薄蚀；地经失纪，水道流溢，草萓不成，五谷不殖；径路不通，民不往来，巷聚邑居，别离异处。血气犹然，请言其故。夫血脉营卫，周流不休，上应星宿，下应经数。寒邪客于经络之中，则血泣，血泣则不通，不通则卫气归之，不得复反，故痈肿。寒气化为热，热胜则腐肉，肉腐则为脓，脓不泻则烂筋，筋烂则伤骨，骨伤则髓消，不当骨空，不得泄泻，血枯空虚，则筋骨肌肉不相荣，经脉败漏，熏于五脏，脏伤故死矣。

这一段描述了从痈疽变成骨髓炎的过程，与现代医学基本能对应上。

黄帝曰：愿尽闻痈疽之形，与忌日名。岐伯曰：痈发于嗌中，名曰猛疽。猛疽不治，化为脓，脓不泻，塞咽，半日死；其化为脓者，泻已则含豕膏，无冷食，三日而已。发于颈，名曰夭疽。其痈大以赤黑，不急治，则热气下入渊腋，前伤任脉，内熏肝肺，熏肝肺，十余日而死矣。

阳气大发，消脑留项，名曰脑烁。其色不乐，项痛而如刺以针，烦心者，死不可治。发于肩及臑，名曰疵痈，其状赤黑，急治之，此令人汗出至足，不害五脏。痈发四五日，逞焫之。发于腋下赤坚者，名曰米疽。治之以砭石，欲细而长，踈砭之，涂以豕膏，六日已，勿裹之。其痈坚而不溃者，为马刀挟瘿，急治之。发于胸，名曰井疽，其状如大豆，三四日起，不早治，下入腹，不治，七日死矣。发于膺，名曰甘疽。色青，其状如榖实菰𧄍，常苦寒热，急治之，去其寒热，不治，十岁死，死后出脓。发于胁，名曰败疵。败疵者，女子之病也，久之，其病大痈脓，其中乃有生肉，大如赤小豆。治之，剉陵翘草根各一升，以水一斗六升煮之，竭为取三升，则强饮厚衣，坐于釜上，令汗出至足已。发于股胫，名曰股胫疽。其状不甚变，而痈脓搏骨，不急治，三十日死矣。发于尻，名曰锐疽。其状赤坚大，急治之。不治，三十日死矣。发于股阴，名曰赤施，不急治，六十日死。在两股之内，不治，十日而当死。发于膝，名曰疵疽，其状大痈，色不变，寒热而坚，勿石，石之者死，须其柔，乃石之者，生。

得益于社会生产力的进步、百姓营养状况得到改善、抗生素的研发使用等因素，文中这段描述痈疽的情况，现在都不常见了。

诸痈疽之发于节而相应者，不可治也。发于阳者，百日死；发于阴者，三十日死。发于胫，名曰兔啮，其状赤至骨，急治之，不治害人也。发于内踝，名曰走缓，其状痈也，色不变，数石其输，而止其寒热，不死。发于足上下，名曰四淫。其状大痈，不急治之，百日死。发于足傍，名曰厉痈，其状不大，初如小指发，急治之，去其黑者；不消辄益，不治，百日死。发于足指，名脱痈，其状赤黑，死不治；不赤黑，不死。治之不衰，急斩之，不则死矣。

黄帝曰：夫子言痈疽，何以别之？岐伯曰：营气稽留于经脉之中，则血泣而不行，不行则卫气从之而不通，壅遏而不得行，故热。大热不止，热胜则肉腐，肉腐则为脓，然不能陷于骨髓，骨髓不为燋枯，五脏不为伤，故命曰痈。黄帝曰：何谓疽？岐伯曰：热气淳盛，下陷肌肤，筋髓枯，内连五脏，血气竭，当其痈下，筋骨良肉皆无余，故命曰疽。疽者，上之皮夭以坚，状如牛领之皮。痈者，其皮上薄以泽。此其候也。

这一段论述痈与疽的鉴别。

下 篇

跟师心得感悟

听师父讲《黄帝内经》笔记（一）

师父在上午诊病间隙，为时事愤慨，下午读到“帝曰：余闻上古圣人”说，你看又是圣人，我们也要读上古圣人之学。《大学》即大人之学，是指明事理，与之相对的小人，不是从道德意义上来说，无关善恶，而是境界问题。《论语·季氏篇》：“君子有三畏：畏天命，畏大人，畏圣人之言。小人不知天命而不畏也，狎大人，侮圣人之言。”刘再复《中国贵族精神的命运》中论述，贵族精神的对立项并不是平民精神，而是痞子精神、流氓精神。

张之洞在《劝学篇》中写：窃惟古来世运之明晦，人才之盛衰，其表在政，其里在学。听师父解读《黄帝内经》，读同时期的文献，重返先秦。上学时觉得先秦文学古奥，如今却感到亲切。子曰：甚矣吾衰也！久矣吾不复梦见周公。（《论语·述而》）于孔子而言，周公是他心心念念的圣人。师父也有心心念念的圣人之道。黄帝曰：阴阳者，天地之道也，万物之纲纪，变化之父母，生杀之本始，神明之府也，治病必求于本。（《素问·阴阳应象大论》）

山之南，水之北，谓之阳。中国有诸多城市包含“阳”字，沈阳、咸阳、洛阳等。中医是农业社会的产物，人们从采集果实到游牧，再定居下来，讲究居处的风水，要有山，有水，种植耕作，静静观察自然，看树的影子，有日晷，有阴阳。温暖的、高的、动的、表的，是阳，反之是阴。阳化气，比如膀胱化气；阴成形，比如露水。

读到《素问·金匮真言论》“故曰：阴中有阴，阳中有阳”这一段时，师父说，阴和阳是相对而言的，是矛盾又统一的，可以从高下、内外、表里、雌雄等层面来分。这和《老子》当中“有无相生，难易相成，长短相形，高下相倾，声音相和，前后相随”有相通之处。对于“故背为阳，阳中之阳，心也。背为阳，阳中之阴，肺也”这一句，师父和张亮讨论，这和脏腑理论是矛盾的，且为何心为阳中之阳，而肺为阳中之阴呢。无果，暂且搁置。“为冬病在阴，夏病在阳，春病在阴，秋病在阳，皆视其所在，为施针石也。”师父说，皆视其所在，就是位置，为施针石，说明当时针刺和砭石是常用的方法。

下面“帝曰：五脏应四时，各有收受乎？”这一段，师父说，这段文字应该成于汉代，因为汉代流行五行，这就是一种分类的方法，中医就是将所有的病分到五脏六腑中，又援物比类，把季节、星宿、声音、颜色乃至情绪等分门别类地联系起来。但中医的心和西医的心不是一种概念，而是比之大得多，比如中医认为心主神志，是无形的，偏于抽象的，是靠智慧得来的，不好理解；而西医则认为心就是一个泵，是用来供血的，这是从实验室解剖得来的，是有形的，好学。其他肝、脾类同。同时，一种病又可能由不同的原因形成，如《素问·咳论》，“五脏六腑皆令人咳，非独肺也”，有十一种不同的咳嗽，分别有相应的治疗方法。又如《素问·痹论》，中医粉都知道“风寒湿三气杂至，合而为痹也”，风、寒、湿各自偏胜形成不同的痹，在不同季节受到风寒湿的侵袭，又有不同的症状。实际上后面还有好多内容。

所以治疗痹症不要光考虑到风寒湿三气，必须考虑到五脏六腑。

不仅咳嗽、痹症如此，所有疾病的治疗都应该这样考虑，既要考虑局部也要考虑整体，这是一种既细分又综合的思维。想想先人在一片混沌之中，想要认识自然和自身时，必然是有经纬，有纲纪，把所见、所感、所闻等统统联系起来，“故远者，司外揣内，近者，司内揣外”。

师父说，《素问·阴阳应象大论》中“气穴”一词用得好，比腧穴好，就是气居住的地方。《周易》：上古穴居而野处，后世圣人易之以宫室，上栋下宇，以待风雨。比如东北的“地窨子”就是在地下挖出长方形土坑，再立起柱脚，架上高出地面的尖顶支架，覆盖兽皮、土或草而成的穴式房屋。西北地区人们现在还住窑洞，北方也还有储存大白菜的窨子。读到此处，师父说，突然就和《素问·气府论》联系起来了，“督脉气所发者二十八穴”“任脉之气所发者二十八穴”等。通过经络，将体表和脏腑联络起来，“有诸内必形于诸外”。师父问张亮，湖北大冶铜矿，上面是不是长着一种草，可以指示出下面有铜。张亮查，名为铜锈草。师父说，楚国当时为何能问鼎中原，就是有铜，可以造出先进的武器。《左传•僖公十八年》：郑伯始朝于楚，楚子赐之金，既而悔之，与之盟曰：“无以铸兵！”故以铸三钟。

“阴胜则阳病，阳胜则阴病，阳胜则热，阴盛则寒。”师父说，这是具体的阴阳，从阴阳平衡的角度来说的，而“凡阴阳之要，阳密乃固”是抽象的阴阳，两句所论的维度不一样。

“气味辛甘发散为阳，酸苦涌泄为阴”，师父说，这是中医开药所遵循的。跟诊之后，我和时敬鹏师弟一起去张静妹妹那里喝茶。每年入冬前后，我会肚子胀，“浊气在上，则生䐜胀”，并导致腰疼，穿袜子都够不着，水肿，昏沉，感觉沉重不堪、心烦意乱。先喝橘红柑普，力旋师姐提醒我说，陈皮行气，我喝了这个茶很快就打嗝，你要是身体虚的话，就别喝。我答，师父说了，我身体不虚。喝了一个小时左右，感觉头脑清明，前所未有的饿，而且有点兴奋，和力旋师姐不停聊天。张静妹妹说，看你刚进来时就病恹恹的，现在恢复正常了。刚好，大概半月前，喝了朋友买的此种茶，也是陈皮包裹着普洱茶，而且他泡了整整一颗，我喝了大半晚上，可是就跟喝水一样，没有什么特别感觉。但这一晚上，直到半夜，我还在打嗝，一点睡意也没有，的确是有点无力，但身上轻松。不愧是道地药材。我也感受到药材在身体当中横冲直撞，先是腹部不那么胀了，后是脸上不那么硬了，手上不太肿了。

“思伤脾”，师父说，典型的就是林黛玉。“怒胜思”，你让她发怒，她反而就不会有那么多思虑了。

“风胜湿”，师父忽然就忆起童年时的一件特别快乐的事，说小时候不爱干活，爱捉鱼，还被奶奶批评：你看你表弟捡了多少粪。冬天，稻田的水渠里面有水，有鱼，但是很难捉到，一天夜里，刮起了大风，想到水渠里的水肯定被风刮干了，早晨赶快跑过去看，果然捡了好多鱼。

另外一件关于鱼的趣事是，小时候师父初冬时节坐在逆水而上的木船上（大人在河边拉纤），看到河面上远处一个小白点，便跳下木船跑过去，果然是一条几斤重的大鲤鱼，是别人在河中炸鱼遗留下来的。回去路上碰到人，说：小孩捡条大鱼。师父举此例是说要对颜色敏感，小时候老远就能分辨出水面上鱼肚白和玉米皮的不同颜色。“察色按脉，先别阴阳”，察色很重要，要能看出患者气色微细的差别。

“年五十，体重，耳目不聪明矣”，师父说今天来的那位患者，刚五十多岁，但视力很不好，耳目不聪明矣。

“智者察同，愚者察异”，师父说，可以和“知其要者，一言而终”相联系。

“是以圣人为无为之事，乐恬憺之能，从欲快志于虚无之守，故寿命无穷，与天地终，此圣人之治身也。”师父说，无为无不为，不是什么都不做，而是做自己喜欢的，恬淡虚无，率性而为，而尽量不去干那些自己不愿意干的事。齐执度《拳学新编》所提“合意运动”，就是这个意思，站桩就是合意运动，“人身动用可分两种，合意之动用为有益之运动，不合意之动用为无益之运动”。

“金匮”，师父说，读 gui，这是中医常用的一个字，但字典上只剩下“kui”。字典上：〈古〉又同“柜”gui。“真言”，《庄子》《内经》都强调真人、真知、真气等，说明世间没有多少真东西，假的太多。

“冬不按蹺”，冬天少运动，早卧晚起，必待日光，典型的如熊，和人一样是恒温动物，但要冬眠。“夫四时阴阳者，万物之根本也，所以圣人春夏养阳，秋冬养阴，以从其根，故与万物沉浮于生长之门。”秋天，植物保存种子，枝叶枯萎零落，待来年春天，依靠种子“发陈”，推陈出新，天地俱生，万物以荣。“暮春三月，江南草长，杂花生树，群莺乱飞。”

一患者住在北京的女儿家，看病，但特别想回老家内蒙古看看，其女儿本拦着不让，但执意要回。现重返北京，说，在内蒙古受寒，睡不着，喝了一小杯啤酒，胃就不舒服。师父说，要么说昭君出塞，是去苦寒之地，气候不一样，过去中原的人一般不愿意到长城北边去。“北风雁急浮云秋，万里独见黄河流。”

一男性患者，因在脸上施火龙灸，把皮肤灸破了，后长了许多小疙瘩，发痒。师父说，头为诸阳之会，不宜灸，不宜用火，要灸，也得配合灸足三里。明代医家杨继洲在《针灸大成》中专门有文章论述《头不多灸策》。《外台秘要》中记载："凡人年三十以上，若不灸三里，令人气上眼暗、所以三里下气。"实际上《千金翼方·针灸卷·二十八》原文是这样写的："人年三十以上，若灸头不灸足三里，令人气上眼暗，所以三里下气也。"古人早有论述。

一男性患者，刚满三十岁，颈部反弓，不宁腿，身上硬，在医院已经看了两年多。师父开玩笑说，比尔·盖茨为针灸大夫贡献了大量客户。久坐、伏案、离不开电脑、经筋紧张，造成了许多病。

一在医院药房工作的女孩儿（执业药师），突发右耳耳聋一天，耳鸣，没有在医院输液治疗，直接来找师父扎针，病历上显示，来此扎了四次，耳鸣好转，声音变小，听力正常了。自述在医院这种病见多了，都知道怎么治，但效果没有说的那么好。

我和张亮、时敬鹏一起听师父讲《黄帝内经》，师父讲着讲着就想起一些好玩的事，说还是要有听众，有氛围。此情此景，让我想起子路、曾皙、冉有、公西华侍坐，孔子让大家谈各自的志向。（曾皙）曰："莫春者，春服既成，冠者五六人，童子六七人，浴乎沂，风乎舞雩，咏而归。"夫子喟然叹曰："吾与点也！"

侍诊近一年时间，作为一个毫无中医基础的弟子，前半年，我基本处于茫然之中；后半年，才渐渐明白师父在说什么，在临床的病例中，师父喜欢引用《内经》中的话，言简意赅，一语中的，慢慢地，师父就开始给弟子讲《黄帝内经》、讲医理。此文以及后面附录此前文章的链接，记录了师父讲《内经》的一些片段，或许对喜欢中医的朋友有一定的参考价值。

先补上上周的内容，隔了近十天再回忆，不免疏漏，见谅。亚威师兄从密云赶来，力旋师姐从学校赶来，加上张亮师弟和我，一起围坐在桌前听师父讲《素问·阴阳应象大论》后半部分和《素问·阴阳离合论》《灵兰秘典论》。师父讲课不是一字一句去读，而只讲要旨，"每有会意，便欣然忘食"。讲到最后，师父说要区分一些概念，比如命门，一是指眼睛，《灵枢·根结》写："太阳根于至阴，结于命门。命门者，目也。"一是指腰部的命门之火。师父说，后者指的是练功的状态，比如现在我的神就是收敛着的，腰部发热，小腹暖和，就像冬天汽车座椅上有加热装置，这就是命门之火，是练功才能到达的境界，你和没有练过功的人讲，就好像跟小孩谈论《红楼梦》，赵括纸上谈兵一样，他们没有体会过，便无法理解。

我心中纳罕，明明师父前所未有讲得不亦乐乎，为何神反倒是收敛着，而不是发散的呢。没来及细想，要送师父出门。后来慢慢明白，把神收回来，并不是什么都不做，在那枯坐、发呆，而是专注于一件事，心无旁骛。就像伟峰师兄所说，站桩让人的心变得强大，不会轻易被外界所打扰。

师父说，三折肱知为良医（《左传·定公十三年》），有病不治，常得中医（《汉书·艺文志·方技略》，语境为："经方者，本草石之寒温，量疾病之浅深，假药味之滋，因气感之宜，辩五苦六辛，致水火之齐，以通闭结，反之于平。及其失宜者，以热益热，以寒增寒，精气内伤，不见于外，是所独失也。故谚曰：'有病不治，常得中医。'"

在何绍奇先生的《读书析疑与临证得失》中解释：与其让医生胡乱医一通，没病添病，有病加重，反而把身体给弄坏了，还不如不治。这样的医生当然不是"上工"，但还不失为中等水平的医生。

比如我们看到的许多"腰突"患者，与其积极手术治疗，反倒不如自己在家卧床静养好。

一位从保定来的老太太，初诊，说是膝盖疼，医院建议其做手术换人工关节，她害怕，又询问了一些做过此类手术的病人，说效果并没有那么好，便来针刺。师父说，这挺好，知道去问一问。虽是初诊，但师父也用粗针，老太太特别能忍，且一次拔针时，突然冒出黑血来，师父说,《内经》上有记载,《素问·刺腰痛》,"刺解脉，在郄中结络如黍米，刺之血射以黑，见赤血而已"。针完，老太太即说感到轻松。对于"腰突""椎管狭窄"等病人，师父说，应该做一个大数据调查，主要是以病人为主，看那些做过手术的人在一两年内，效果怎么样，同时，没做过手术的病人，情况又如何。两相对照，再去做出评价与反思。老太太的女儿也同样膝盖不舒服，尤其是爬楼梯时感到疼痛，师父为其诊治后，让张亮带着她去爬楼梯，感觉一下效果，结果不疼了。

张亮师弟此前曾记载一则做过"腰突"手术的病例，读着触目惊心：跟诊，第一位患者是位六十多岁的女性，扶着一个老年人助行器慢慢地走进来，坐下后说上周扎完之后右腿的那种窜痛没有了，触碰也有感觉了。虽然活动还是有些受限，但比上周好多了，这位老人三年做了三次腰椎手术，曾 10 天内做了 2 次，花了近 30 万，自费十多万，可如今仍然直不起腰，腿痛、麻，需要靠助行器行走，这个手术做得有何意义？师父说他写《筋柔百病消》就是因为曾经有一位农民腰椎术后截瘫求助于他，无奈手术已经造成不可逆的损害，所以师父想通过这本书来改变患者乃至大夫的思维，让更多的人避免"被手术"。每次有颈椎病或者腰痛的患者来就诊，师父都会叮嘱患者一定别手术，刚开始跟着师父的时候觉得这么说太偏激，后来才慢慢体会到师父的一片苦心，师父常说腰突手术的失败率看似不高，但是落到某一位患者身上就是 100%，就是一辈子。也建议那些准备做腰突手术的患者们手术前找一些做过的打听一下再做决定。

师父提到当下大家热议的“换头术”，说这手术是在一具尸体上进行，其成功没有什么意义，有本事的话，先把那些高位截瘫的患者治好，把他们断了的神经、脊髓连接起来，使之能够恢复正常，再奢谈把两个不同的人的头和身连接起来。

一女性患者，一般是和其 81 岁母亲一起前来针刺，这次老太太没来，说，其又感到头晕，不知道什么缘故引起的，她也没出门。师父提到《灵枢·本脏》记载：“有其不离屏蔽室内，无怵惕之恐，然犹不免于病，何也？”岐伯回答，这真是个难题，“五脏者，所以参天地，付阴阳，而连四时，化五节者也。五脏者，固有小大、高下、坚脆、端正、偏颇……”，“心小则安，邪弗能伤，易伤以忧；心大则忧不能伤，易伤于邪。……”师父说，心小则安，但为何易伤以忧呢？不能解释的，也不勉强。但整体上，那些从一些病名如左心室肥大、肝大、肺气肿等可以看出，五脏皆小者，少病。那位每次来治疗的老太太，总高兴地说效果很好，哪哪不疼了，其心端正。

一位因心脏不适而只能坐着睡觉的患者，来找师父针刺过多次，这一次来，终于见到他开心的笑容和轻松的表情，他说，上次针刺完，回家后，感觉到热气从脚底往上涌动，特别舒服。师父说，一方面是针刺的效果，一方面或许是《灵枢·岁露论》当中说的“三实”，“逢年之盛，遇月之满，得时之和”，人会觉得很舒服。但若是“三虚”，“乘年之衰，逢月之空，失时之和”，人就会哪哪都不舒服。

一从青岛来的 77 岁患者，还未进诊室的门，便闻其声“神仙，神医”（师父很反感“神医”的称呼！但不会当面指出）。但见他眉飞色舞，说自己此前因大便排不净，特别痛苦，经师父扎针后，立竿见影，排便痛快，神清气爽。师父再次为其针刺时，用粗针扎环跳穴，不像别的患者那样喊疼，老先生直喊舒服，说师父扎针扎得舒服。师父说，以前他也不明白，扎针怎么还会舒服，但贺老曾跟他说过，扎针要让病人感到舒服，现在知道，这是针刺的境界问题。后来随访这位老先生，得知，这种病伴随了他一辈子了，早在上中学时就产生了，如果再往前追溯，那就是他刚出生后没多久，得了疹后痢，拉肚子，拉得身子都软了，正逢战争年月，也无处医治，后在一村民手中得到一点白粉，可能是罂粟，由此止住痢疾，得以续命。但长大后，肠胃不适，长痔疮。他曾做过六次痔疮手术，但没有根除，不敢再做了。后来在 2015 年 10 月，找师父扎过五次针，扎第二次时，即见到明显效果。回到青岛两三个月后，老毛病又犯了。2016 年春天时，在青岛某医院的针灸科，治疗一个疗程，没解决问题。又在社区找了一位大夫针灸，扎了 10 次，有一些效果，但不明显，针完不舒服，就像呼吸时出现岔气一般。2017 年这次来找师父之前，他先去北京二龙路医院做了检查，医生说其肛肠确实有问题，但也没什么好的办法。他跟医生说了胥大夫的扎针思路，医生说，这方法是对症的。师父建议其扎针治疗，再配合站桩，以解决根本问题。

师父说，什么叫中医，严格来讲应该叫汉医才对。因为我们还有蒙医、苗医、藏医等传统医学。就如“气功”一词，是20世纪50年代，被应用于临床，而广泛地流传开来，但当时定名时，是“无以名之，姑以名之”，于是许多人就在这两个字中兜圈子。李立知在《对气功疗法的一些体会》一文中指出：“常常有人顾名思义地把气功理解为练气，于是专在‘气’上用功夫，以致发生了各种流弊。”

师父常常强调考据，一个定义、概念，要去查文献上最早是出自哪里。从初始的地方去找。师父拿出一片竹简，问我们是古物还是后来伪造的。无人能断定，师父便说，你观察这个竹简的断面，如果是新竹子被折断，会是什么样，一定是有刺，而这个断面明显是在岁月中糟朽而成。师父提到，有本书《流沙坠简》(罗振玉、王国维合撰)。又说，典、册二字，像不像一支支竹简插在那里。

聊到出土的八千年前的骨笛，师父和力旋特别投机，畅谈古代的乐器，如战国的筑是什么样，“高渐离击筑，荆轲和而歌，为变徵之声，士皆垂泪涕泣”(《战国策·燕册三·荆轲刺秦王》)，师父说前日在市场见到一乐器，才得知是筑，可惜没买下来。除了骨笛，贾湖遗址还发现了狗、酿酒处方，美国人还根据此处方生产了贾湖城啤酒。又提，商代青铜器上已经出现了十字架。而红十字，是由五个正方形构成的，最早是教会医院所用。又及，瑟瑟发抖，想到如按琴瑟弦，是死脉。《素问·玉机真脏论篇》：“真肝脉至，中外急，如循刀刃责责然，如按琴瑟弦，色青白不泽，毛折，乃死。”又及，今日之古琴，就是琴，是为了与从西方传来的钢琴等有所区别，就如古诗，原本就叫诗，是新诗产生后，才称古诗。又及鸣金收兵，金发出来的声音是尖锐的，传得远。而出兵时，要敲鼓，鼓舞士气，鼓声让人热血沸腾。从物理角度解释，即是波长的问题。所谓进化论，并不准确，应该如严复所翻译的《天演论》，人的许多本能在演化，但不是在进化，相反是退化，而大成拳就是恢复人的良知良能。又及，诗三百，一言以蔽之，思无邪，即不加掩饰。素问，就是，朴素的问答，所记载的也都是原本朴实的东西，如经脉，摸得着，但许多人一辈子不知道脉即是经脉。又及，一寸的短针，其长度和一英寸差不多。

师父说当下课本中的针灸理论，出了好多问题。说到朱兵的《系统针灸学》和黄龙祥的《中国针灸学术史大纲》，感慨写书不易，是耗心血之事。黄龙祥在此书后记中写道：长时期高强度的阅稿、校稿、打字，我先后患了颈椎病、棘突炎、肩周炎(至今肩功能尚未完全恢复)，又没能及时治疗与休息，严重时痛得彻夜难眠，却未敢一日稍懈，硬是坚持了下来。师父的《筋柔百病消》一书，成书也颇为不易，常常是夜里睡着觉，想到一点内容，就起来记下来。一位前来就诊的体育老师，从顺义来，临走时，师父问开车了吗？患者答，没有，想着扎针后，让身体休息，不看手机，不开车，好好体会一下针感，并说在读《筋柔百病消》，虽然上学时学过解剖学和运动学，但觉此书还是很难，一次从三亚回北京的飞机上，三个小时的行程，只读了十几页。师父说，这真是读者当中的知音。

师父分析了这一段内容。“故邪风之至，疾如风雨，故善治者治皮毛，其次治肌肤，其次治筋脉，其次治六腑，其次治五脏。”师父说，这就是古人在认识身体时所分的层次，由表及里，而且这里没有提经络，提的是脉。“水谷之寒热，感则害于六腑”，师父说，吃了凉的，喝了凉茶，就伤胃，难受。“地之湿气，感则害皮肉筋脉”，师父说，西安那位患类风湿的女性，就是因居处靠近水房，特别潮湿，鞋子放在地板上，过一夜，会留下湿印，湿气伤害到筋。“故善用针者，从阴引阳，从阳引阴，以右治左，以左治右，以我知彼，以表知里，以观过与不及之理，见微得过，用之不殆。”师父说，这就是缪刺，“缪”这里要读（jiu），是交互的意思。比如《后汉书·舆服志上》论述到：“乘舆、金根、安车、立车，轮皆朱斑重牙，贰毂两辖，金薄缪龙，为舆倚较。”刘昭注：“徐广曰：‘缪，交错之形也，较在箱上。’”《后汉书·舆服志上》：“猎车，其饰皆如之，重辋缦轮，缪龙绕之。”

“以表知里”，即司外揣内。“见微得过，用之不殆”，师父说，学中医得有这个感觉，是微细的东西，说不清道不明，是一种感觉。“病之始起也，可刺而已；其盛，可待衰而已。”师父说，这就是因势利导，和《灵枢·逆顺》所说的一样，“伯高曰：《兵法》曰：无迎逢逢之气，无击堂堂之阵。《刺法》曰：无刺熇熇之热，无刺漉漉之汗，无刺浑浑之脉，无刺病与脉相逆者。”“故因其轻而扬之”，师父说这就是解表；“因其重而减之”，师父说这就是泻下；“因其衰而彰之”师父说这就是补益。“审其阴阳，以别柔刚，阳病治阴，阴病治阳，定其血气，各守其乡。”师父说，这明显就是一段韵文，《内经》中有大量韵文，如“粗守形，上守神，神乎神，客在门”的断句问题，有人断成“神乎，神客在门”，就是不知这是韵文。“血实宜决之”，师父说，这就是放血。又提到“六不治”，不是不给治，而是不好治。《史记·扁鹊仓公列传》曰：“人之所病，病疾多；而医之所病，病道少。故病有六不治：骄恣不论于理，一不治也；轻身重财，二不治也；衣食不能适，三不治也；阴阳并，脏气不定，四不治也；形羸不能服药，五不治也；信巫不信医，六不治也。有此一者，则重难治也。”师父又提，恶于针石者，不可与言至巧也。

“是故三阳之离合也，太阳为关，阳明为阖，少阳为枢。”但书上写成“太阳为开”，后又在按语中说，《太素》俱作“关”。师父详细为我们画了何为关、阖、枢，并强调，如果“太阳为开”，那就是病理状态，书上正文之中应该直接改过来，不然会误导读者。按语中还引用了杨上善解释的关、阖、枢，简单说，关就是门栓，主禁者也；阖是门扉，主关闭也；枢是门轴，主转动者也。师父说为什么会把“关”误传为“开”呢，可能是在唐代，“关”有一种写法与“开”的写法很相近。师父说，做学问要这样做。又说“咳”为何与“孩”的右半边相同呢。《史记·扁鹊仓公列传》中有这样的句子：“先生之方能若是，则太子可生也；不能若是而欲生之，曾不可以告咳婴之儿。”查甲骨文，咳的本义是婴儿笑，而不会说话的婴儿的呵呵地笑，和咳嗽有类同之处。

“结阳者，肿四肢”，师父提到曾经治疗过的一位老人，四肢肿，师父为其用火针治疗，能流出水来，好一些，但过段时间又肿了，去医院查，为肿瘤晚期，低蛋白导致水肿。师父说《内经》全部都是从临床中来，无鬼神。而师父也是先有了大量的临床经验后，才反过来读《内经》，于是很多东西就一下子对应上了。

师父说《灵枢·本输》的三焦，大概可以对应上男性的前列腺，是水道，“我本将心向明月，奈何明月照沟渠”，类似于沟渠。在《灵枢·营卫生会》中，“上焦如雾，中焦如沤，下焦如渎”。两处的三焦概念是不一样的。又提命门的概念区分，不再赘述。

“至道在微，变化无穷”。又提林亿《素问序》中，“仁宗念圣祖之遗事，将坠于地，乃诏通知其学者，俾之是正”，皇帝下令要把这至精至微之道传下去。《中庸》中讲，致广大而尽精微，此语在画论中常见被引用，想想中国的山水画，中国的文化彼此是互通的。又说西方人是商业思维，是贸易，要扩张；中国人讲情感，是农业社会，安土重迁，认为人和人之间是互信的，请大夫是叫“请先生”，中医是这样一种社会关系来的，重师传，所以师徒之间也讲情感。

大略讲的是这些。

刚过去的这周六，一上午看了29位病人，师父都不得喘息，但看到最后，也依然和刚开始一样，不会觉得厌烦、疲惫。听课的为力旋、敬鹏、张亮和我。师父讲书法的原则、笔法和针法是一样的，和练拳也一样，顿挫、轻重、虚实等，张旭从“始吾见公主担夫争路，而得笔法之意。后见公孙氏舞剑器，而得其神”，练拳当中也有“争力”。师父说，针法借鉴书法，是胡光老师提的。在胡光大夫曾举办的一期高级研修班有这样一项内容：文史哲医易艺的借鉴以及书法针法的感悟。师父提到，“机触于外，巧生于内，手随心转，法从手出”，不是按照技术来要求的。

当日来看诊的一位患者，平时打坐、站桩，非常敏感。师父便说到张锡纯，很聪明，1904年中国废科举，兴学校，他成为盐山县唯一可教代数和几何学的教员。他有一篇文章《论医士当用静坐之功以悟哲学》。

“余闻精光之道，大圣之业，而宣明大道，非斋戒择吉日，不敢受也。”针道是精光大道，要严肃对待，要有恭敬之心。又言“恍惚之数”，医学无法准确衡量，而西医试图用工业革命的思维来量化人的身体。《老子》：道之为物，惟恍惟惚。惚兮恍兮，其中有象；恍兮惚兮，其中有物。窈兮冥兮，其中有精；其精甚真，其中有信。股市、人的身体、社会都是恍惚的。

对于《素问·六节藏象论》中的“藏”，到底是脏还是藏，师父嘱咐张亮可以写一篇论文研究。

师父说到中医外科不发展，但华佗时就可以开腹、开颅，华佗的徒弟吴普也活了很大年岁。推测中国人不喜欢做手术，而是司外揣内，就像人们议论国是，但其中有多少秘密的内容是普通百姓不可能知道的，过许多年才能解密，所以都是揣测，就像手术室外等候的家属，在猜测手术室内发生了什么一样。中医看病就是如此，很难，人心隔肚皮，要尽可能了解真实的情况。西医的片子，等于隔着毛玻璃在看里面。美国打伊拉克就像是做手术，以为把独裁政府推翻就可以了，但推翻后呢，陷入更大的混乱之中。而此前伊拉克究竟是什么状况，我们并不了解，网上有视频，张召忠谈：伊拉克人民生活水平曾令人羡慕，结婚就发两辆奔驰！

师父今日所谈《内经》不多，而谈了历史、政治、社会、文学、哲学，纵横恣肆，师父说这些内容看似与治病无关，实则也很重要，嘱咐我们弟子要多涉猎。既要读书广博，又要静坐、站桩，能有所体悟。师父将所学融会贯通，说“转朱阁，低绮户，照无眠”，月圆时让人精力旺盛，所以无眠。雾满拦江曾写过一篇文章：《读了那么多书，却过不好自己的一生》。我觉得学中医一个很大的好处是，让人有切身的体会，这样读书，进益良多，师父就是这样将天文、地理、人事，浑束为一，这也是古之学者为己的状态。

（徐新芳）

听师父讲《黄帝内经》笔记（二）

总是要等到跟诊前，才知道功课只做了一点点；总是要等到跟诊后，才知道该念的书都没有念。

师父平时常说，这些腿疼、腰疼等经筋病好治，那些肾病、心脏病、糖尿病等内科病不好治。我点点头，但也不甚明了。直到家人也患上内科病，我问师父怎么办，师父长叹一声说，好好站桩吧！周四，从修洋师兄所在的医院出来，拿到确诊的化验单，尽管我心中早已有数，但仍然免不了难过。走在路上，感觉周围的车、人都消失了，空空荡荡，只有冬天的风吹过那光秃秃的树。到了地铁，我把化验单的照片给景利师兄发过去，原本只是要跟他简单说一下情况，因为是他介绍我去找修洋师兄的，可是突然之间就抑制不住地大哭，边哭边向他诉说委屈，都不知道胡乱说了些什么，害得他也跟着着急。现在平静地接受，想起伟峰师兄所说的，站桩是稳住你的心，不要让它被任何人、事动摇。我的心被这张化验单搅乱了，迷失在上面的各种数据中，产生无边的妄想。

这样的场景，我在书中也看到，因为疾病而产生的悲情，特别容易俘获读者，于是我们一次又一次陷落，却不曾真正审视我们的生命：我们如此放纵自己，又如此恐惧死亡，于是发明了疾病，发明了药物，以延迟那终究会到来的虚无。可是我们的祖先不是这样活的，他们在生活中注意养生，而对于死亡，又如此洒脱，真的是“纵浪大化中，不喜亦不惧。应尽便须尽，无复独多虑”。经过此事，再听师父讲《内经》，我的心态完全不一样了，以前总觉得反正我也当不成医生，也练不成武功高手，最多就是听一听，记一记，为师父整理一些文字，得过且过；现在则感到，我为什么不好好跟着师父学，争取能看病，为什么不好好站桩，让自己变得更强大，而不是这也害怕，那也不敢，畏葸不前。伟峰师兄最近在群里面给我们弟子的家人讲站桩，讲到愿力，我以前很反感什么在佛前发愿之类，现在则知道，当心里面有了一种强烈的愿望，再去做一件事情，完全不一样，再苦再难，都会坚持。

师父讲《黄帝内经》，因为并不是事先准备好的，而是有很多临场的发挥，尤其是当力旋师姐、张亮师弟回应师父，那师父就能讲得更开阔，信息量很大。我之前就想尽可能地多记、多整理，但这样文章就显得杂乱无序，所以从这期开始，我就拎重点，方便大家把握师父讲的大框架。

1. 拳道之大，实为民族精神之需要

师父早上一来，就说，今天要重点讲阴阳，元代医学家朱丹溪提出的“阳常有余，阴常不足”观点，影响或者说误导了之后几百年的中医发展。当年师父曾经就这个问题请教李可老先生，他老人家就说，这个观点是错的。并嘱咐好好学习清代医家吴鞠通的《医医病书》，吴鞠通在书中针对朱丹溪“阳常有余，阴常不足论”的观点做出了批评：“前人有阳常有余、阴常不足之论，创为补阴之说。不知阳本该大，阴本该小，前已论之矣。窃思阴苦有余，阳苦不足也。如一年三百六十日，除去夜分日光不照之阴一百八十日。昼分日光应照之阳实不足一百八十日也，盖有风云雨雪之蔽，非阳数较缺乎？一也。再，人附地而生，去天远，去地近，湿系阴邪，二也。君子恒少，小人恒多，三也。古来治世恒少，乱世恒多，四也。在上位恒少，在下位恒多，五也。故三教圣人未有不贵阳贱阴者，亦未有不扶阳抑阴者，更未有不尊君父而卑臣子者。阳畏其亢，藏者则吉。坤之初六曰：履霜坚冰至。圣人示戒之早如此，概可知矣。”

其实，这不仅是中医的问题，也跟历史、社会有莫大的关系，宋代重文轻武，尚武精神的失落，导致整个民族缺乏阳刚之气，从宋词、理学可见一斑。若以此观之，赵明诚“缒城宵遁”，或许不是偶然的事件，李清照感喟自己的丈夫苟且偷生，写下《夏日绝句》：生当作人杰，死亦为鬼雄。至今思项羽，不肯过江东。诗句间磊落的大丈夫气正是自宋代以来至今所缺少的。伟峰师兄此前摘录过师父在《大成拳：禅拳合一的中国武术》一书中写的：今日所谓“阴盛阳衰”之情形，非谓“女强男弱”之意，而是说人性中光明磊落的一面少了，阴柔之术的一面偏多了，使人好谋钻营，追名逐利，而不计人生在世之于他人、于社会、于国家、于天下的责任和义务。

《哈佛中国史》写到宋代，用了“转型”一词。以前我也注意到，一些画家，越过元明清，直追汉唐精神，但并不知是为何。现在则明白，从宋代开始，整个中国社会、中国文化有一个大的转折，就是重文轻武。此书论述到隋代发明的科举制度，在唐代得到了统治者的重视，目的是为了抑制军事贵族的政治权力，但 90% 的唐代官员不是通过科举考试取得官职的。而宋代，每年有数十万人参加科举考试。“对于儒士来说，一个新的职业——职业文官——和一个新的士大夫阶层产生了，这个职业和阶层的家庭出身范围更为广泛。社会认同这些官员是国家精英，这种观念持续了近千年。”是从宋代开始，才产生了大量手无缚鸡之力的文弱书生，此前，王羲之是右军将军，李白是佩剑的游侠，王昌龄、岑参、高适都是戍守边防的将士……灌注在他们的书法、诗歌当中的浩荡气息，不是只在书斋里练就的。

尚武精神，对于中国文化的重要，早在台湾学者龚鹏程先生的《武艺丛谈》中就有阐释，但那时我并不能懂，如今才略有体会。他在自序中写，尚在少年时，从文字上获得一些武林掌故、技击佚闻，便真的练将起来，而且有很多收获，“例如我因练拳习武而需略知医药经脉之学；因练功行气而需略知内养修道之学，开启了我对医学与道学的认识……可是毕竟我这三十年间主要活动的场域不在江湖、不在武林，而是在所谓的学术界、文化界。在这些地方，武术乃是支流甚或末流，一般人不懂也不关心。文人学者，袖手雅谈而已。对于武术竟能关联于中国文学、医学、药学、儒道佛学、帮会史、社会史等，大抵均无概念，不知此乃欲了解中国社会与文化之秘钥。”

由此，我们再去体会王芗斋老先生所论，就知那绝不是虚言：“拳道之大，实为民族精神之需要，学术之国本，人生哲学之基础，社会教育之命脉，其使命要在修正人心，抒发情感，改造生理，发挥良能，使学者神明体健，利国利群，故不专重技击一端也，若能完成其使命，则可谓之拳，否则是异端耳。”

师父有时说到武术，正说得高兴，忽然打住，发一顿感慨，你们也不好好站桩，说了你们也体会不到，如果伟峰在，他能懂。师父现在教站桩，名义上是养生，但师父是多么想让更多人知道其背后的精神、意感。

2. 治病和修汽车

关于师父修理加湿器和看病之间的关系，张亮师弟已经详细写了：《言不可治者，未得其术也》，不赘述。师父还提到，骨关节是人的运动系统，如果出现疼痛，就像汽车坏了，得去修理，这时就要一步一步分析，是哪出了问题，分析的思维是基础，虽然简单，也很重要。只是许多骨科大夫分析错了，他们把本来许多属于软组织（中医称之为“经筋”）的问题归结到骨头上，所以就要动手术。比如所谓的“腰突”“股骨头坏死”及“退行性膝关节病变”等。即便他们知道不是骨头的问题，是软组织出了问题，也没有理想的解决的办法。而中医，通过分析，认为主要是经筋出了问题，而不是骨头的问题，用针刺的方法，消除了疼痛的原因，就治好了。在《素问·生气通天论》写道：因于湿，首如裹，湿热不攘，大筋緛短，小筋弛长，緛短为拘，弛长为痿。师父说，緛短就是紧（短缩）了，扎松了就好了；弛长就是瘫软，难治。

正说着和修理汽车相关的内容，所长带来了两位贵宾，一是一位做手术的骨科大夫，但也会开方子，还抄过二十多遍《神农本草经》；一恰好是开过汽车修理厂的老板。师父和他们聊得特别开心，因为有很多共鸣，说到当下“腰突”手术、换人工关节的手术都泛滥了，这位骨科大夫说，首先，很多人不需要做手术，因为只是老化了，而不都是病，再怎么治，也无法恢复到年轻时的状态；其次，即便做手术，其中也不一样，有的大夫会考虑患者身体的协同性，会挑人工关节，看是否适合；而有的大夫就像流水线上的工人，不管三七二十一，一天做十多台手术，机械地给病人做手术。

说到这里，开汽车修理厂的客人说，这跟修汽车一样啊。有时汽车只是有一点小毛病，但工人不愿意修，因为没有利润可赚，非让换零件，比如换发动机，但换上了新的发动机，其他的零件与之不匹配，于是统统换一批。这不仅是对资源的极大浪费，更是劣币驱逐良币。师父在微博上也分享过一个视频，关于用小夹板固定术治疗骨折，只花几百块钱，好用且不贵，但因为亏损，所以无法维持。小夹板的应用可追溯至晋代葛洪的《肘后备急方》，小夹板固定系统以小夹板为主，辅以棉花、棉垫和绷带等材料，通过绷带对夹板的约束力、夹板对患肢的杠杆力和棉垫对骨折端的效应力，形成局部外固定力学系统。小夹板固定在发挥其独特的固定作用外，当然也有一定的缺陷，这里就不详细讨论了。小夹板在长期的应用中，已经很成熟。而有的病人也以为，贵的就是好的，所以有的患者也选择收费贵的手术。

师父说自己为什么一直宣传针刺治疗“腰突”、关节病，就是实在不忍心看到许多病人，本不必做手术，却要承受手术之苦。

3. 师父讲《内经》部分

这一次主要讲了《素问·五脏生成》《素问·五脏别论》《素问·异法方宜论》，听课的为力旋、张亮和我，妮娜师姐也听了一会，因故未听完。

(1) 就上次“九野为九脏，故形脏四，神脏五”继续讨论了一下。“黄帝问曰：余闻方士，或以脑髓为脏，或以肠胃为脏，或以为腑。敢问更相反，皆自谓是。不知其道，愿闻其说。岐伯对曰：脑、髓、骨、脉、胆、女子胞，此六者，地气之所生也，皆藏于阴而象于地，故藏而不泻，名曰奇恒之府。夫胃、大肠、小肠、三焦、膀胱，此五者，天气之所生也，其气象天，故泻而不藏。此受五脏浊气，名曰传化之腑，此不能久留，输泻者也。魄门亦为五脏使，水谷不得久藏。所谓五脏者，藏精气而不泻也，故满而不能实。六腑者，传化物而不藏，故实而不能满也。所以然者，水谷入口，则胃实而肠虚；食下，则肠实而胃虚。故曰实而不满，满而不实也。”

首先师父说，注意这里是在凑成九个，就跟经脉，原来是 11 条，后来成 12 条，也是在凑，而督脉、任脉只能被搁到奇经八脉之中一样。另外，究竟是“脏”还是“藏”，可以讨论，书中不该简化成“脏”，尤其连“藏象”都简化了“脏象”，这是不对的，应该是《六节藏象论》。简而言之，五脏就是“藏而不泄”，六腑就是“泄而不藏”。师父说，在读《内经》时，要以经解经，下面的注释少看，容易被误导。就跟“凡十一脏取决于胆”，有的学者认为，应该是“凡土脏取决于胆”，因为古代是竖排的，所以“十一”可能是“土”，师父说，不能理解成“土”，意思上解释不通，而且若是“土脏”，前面不该用“凡”。可以大胆假设，但必须小心求证。

(2) 关于五行，汉代非常流行，最早是在《尚书·洪范》中出现的，非常朴实：“水曰润下，火曰炎上，木曰曲直，金曰从革，土爰稼穑。润下作咸，炎上作苦，曲直作酸，从革作辛，稼穑作甘。”但中医中的五行生克制化，就很机械。另外在形意五行拳当中的五行，王芗斋老先生说了：亦无五行生克之论，不过指五行为五种力之代名词，劈崩钻炮横，是五种力量的状态。

(3)《内经》中主要讲了三种脉法，一是独取寸口，二是人迎寸口比较脉法，三是遍诊法。“寸”，是指事字，原本就指寸口到手腕这段距离，你看它的甲骨文就知道了，后来才被借用成度量衡。《说文解字》：“尺，十寸也。人手却十分动脉为寸口。十寸为尺。尺，所以指尺规矩事也。从尸，从乙。乙，所识也。周制，寸、尺、咫、寻、常、仞诸度量，皆以人之体为法。凡尺之属皆从尺。”我们的尺骨也是如此，师父说，我的小臂从肘横纹到腕横纹 25cm，恰好是汉代的一尺左右，汉代一尺约为 21.35 ～ 23.75cm。

(4)“肝之合筋也，其荣爪也”，我们看到“爪”，往往误以为筋说的就是肌腱，其实不止，还包含骨骼肌等。后一段“多食辛，则筋急而爪枯”，可以看出，这里的筋就是骨骼肌。“是故多食咸，则脉凝泣而变色。多食苦，则皮槁而毛拔……”这一段应该不单是指食物的味道，药性很可能从此来，就是中药当中的五味。

(5)“故色见青如草兹者死，黄如枳实者死”这一段，师父一看就乐了，说，这跟鉴藏的观念是一样的，一般说来那些颜色发死、发暗、没有生机的东西，多是假的。“生于心，如以缟裹朱”，缟是白色的绢，朱是朱砂，用白绢裹着朱砂，这不就是白里透红，隐隐的，收敛的，这是生的颜色。若是通红的，就成虚阳外越了。

师父说，从这一段可以看出，望诊很重要，所谓“察色按脉”，今天我们过于重视脉诊，而忽视望诊了。

(6) 下一段，“卧出而风吹之，血凝于肤者为痹，凝于脉者为泣，凝于足者为厥”，师父说，人走路时受风，一般没事，因为阳气在外护卫，而睡觉时若受风就容易生病，这都是从临床来的。“人有大谷十二分，小谿三百五十四名，少十二俞，此皆卫气所留止，邪气之所客也，针石缘而去之。”师父读到这，特别兴奋，说，以前没留意这句话，这说明经络跟卫气的关系很重要啊。刚好可以把人体跟军事联系起来，喜峰口战役知道吧，那附近还有一个铁门关，卫气就像卫兵一样，邪气是“客”，不该在这，针石让邪气离开，而不是反客为主。《日瓦戈医生》这部电影看过吧，男主人公的大房子被征用，六个家庭住进来，反客为主。不赘述，自己去看。有一个穴位，上关，又名客主人。现在教科书将“太谿”“后谿”中的“谿”写成“溪”，这是错误的。“若高山之与深谿。”（《吕氏春秋·察微》）。“不临深谿，不知地之厚也。”（《荀子·劝学》）。古文里面无水曰谿。比如现在简体字的《黄帝内经》这样印刷：“肉之小会为溪，肉之大会为谷。”所以一般中医学者便如此解释：“溪是指山谷间的小溪，水注川曰溪。谷者，泉出通川为谷。因此溪是水注入河流，谷是泉水出而通于河流。”殊不知在繁体字的《黄帝内经》中是这样写的：“肉之大会为谷，肉之小会为谿，肉分之间，谿谷之会，以行荣卫，以会大气。”

力旋师姐说，之前一位朋友给她扎针，难受了三天，还去拍片，幸好不是气胸。师父说，上工平气，中工乱脉，下工绝气危生。扎不好，就伤正气，跟战争中一样，打不好，反倒让自己受伤。

(7) 下一段，“心烦头痛，病在鬲中”，师父说，病在膏肓，应该是病在鬲肓。《素问·刺禁论》写道：“黄帝问曰：愿闻禁数。岐伯对曰：藏有要害，不可不察。肝生于左，肺藏于右，心部于表，肾治于里，脾为之使，胃为之市。鬲肓之上，中有父母，七节之旁，中有小心。从之有福，逆之有咎。”

(8)“五色微诊，可以目察”，即上文望诊。“女子同法”，因为《内经》主要以男子为主体来论述。

(9)“黄帝问曰：余闻方士，或以脑髓为脏，或以肠胃为脏，或以为腑，敢问更相反”，师父说，注意，华佗就是方士，是给统治者出主意的，曹操找他来，不光是为自己治病，还为了不让他为别人所用。这句话表明，过去的学说是很乱的，《内经》就是试图融汇各家学说，统一起来，但还是出现自相矛盾之处。

(10)“帝曰：气口何以独为五脏主？”师父说，这就是独取寸口，是中医主要的脉法。“凡治病必察其上下，适其脉候，观其志意，与其病能。拘于鬼神者不可与言至德，恶于针石者不可与言至巧。”师父说这两种情况并不是不给他看病，只是不跟他讨论讲解医学理论和针石的技巧。而后面“病不许治者，病必不治，治之无功矣”，就不必治了。这是有层次的。

(11)“医之治病也，一病而治各不同”，师父说，不同地域的人体质不一样，同样的病治疗方法也不一样。按照《内经》理论，东边的人，吃鱼虾多，应该用砭石。现在好多人得痛风，或许放点血会有好处，大家可以研究。西方“水土刚强”，想想那西安来的类风湿患者，用那么多粗针，能忍，估计秦人在战场上中了箭也照样能打，是生理因素决定的。南方“水土弱”，楚楚动人，宜微针，看那两位武汉来的小伙子，虽然身体很棒，但只能用细针，其中一位用过一次粗针，但忍受不了。中央者，“其治宜导引按跷”，导引就是练功，按跷主要是指按摩，明代医家吴昆注：“按，手按也；跷，足蹻也。”指按摩中的手按法与足踩法。“故圣人杂合以治，各得其所宜”，圣人应该都掌握这些治疗方法，选择合适的施用。

（徐新芳）

听师父讲《黄帝内经》笔记（三）

师父坐在太师椅上，神色庄重，垂目，面对四位手执拜师帖的新弟子。多么熟悉的场景，去年此时，还是在这间教室，索建华师姐、张亮、智鹏、哲招师弟和我，一同拜师，在这一晚，师父说要成立养东书院，不是武馆，是书院。当时作为新弟子的我们，在晚宴时坐在师父身边，无比局促、紧张，更疑惑跟着师父在书院可以学什么，怎么学。

在过去的一年中，我和张亮每周末一起侍诊，我最常对他说的话就是：张亮，我肩疼；张亮，我又被冻着了；张亮，你会不会心情低落……师父说我是“小人长戚戚”，和师父这位“大人”一比较，确实如此。师父说，“大人”和“小人”是境界问题，非关道德。“大人”可能就像师父这样很强大，但不凌人，而是让人感到亲切温暖，又有正气。师父是如何练成“君子坦荡荡”的呢？这是我们需要思考的问题，也是我们努力的方向。

当我想要去总结这一年跟师所学，原本要感慨，针刺也不会，站桩也不多，忽然想到黄帝内经上写的，冬三月，若已有得。我得到了什么呢，是心态的改变。回首来时路，身心是一天天在变得纠结、不安，像一条不断结冰的河，而遇到师父后，在师父的熏陶下，这条河在不知不觉中层层冰释。就像那位来自西安、患有类风湿关节炎的大学老师，她因住的地方靠近水房，很潮湿，身体的关节一点点恶化，四处求医，却总是失望，后在微博上关注到师父，翻遍了师父所有的微博文章，于去年 6 月来就诊，师父用粗针为其治疗，半年来，她感到自己的身体一点点变好。

上周，我去景利师兄出诊的地方，看他问诊、开方子、给病人扎针。上午天气不太好，只来了三个病人，所以大部分时间我们都在聊天。师兄说，跟着师父，是要学他的思想，可以用三个词概括，即洒扫（做事的能力）、应对（待人接物、与人交流）、进退（对事情的判断），这是“本”，不要舍本逐末。下午，雾霾散去，病人呼啦都来了，师兄跟他们打招呼，让他们稍安勿躁，然后从容地问病人的饮食起居、诊脉、揉腹、扎针等。在师兄的身上，我看到了他传承自师父的针刺理路，也看到了一个青年中医大夫与病人之间的那份亲和、温暖。忙了大半个下午，终于把病人都送走了，师兄又和我聊起病人的经历和故事，感慨，每一个人都是不易的，有着自己人生的跌宕和悲喜。包括师父，也会有烦心事，会遇到困境，而如何从无尽的烦恼中超脱出来，只能是修行、不住，然后把心思和精力投入到有意义的事情当中。师兄说你们真幸运，一开始就可以在门诊跟着师父，在病人身上看到疗效，对中医产生信心，这信心是很重要的，不似我们，毕业后在医院，完全按照西医的那一套去做，很容易产生对自我所学的怀疑。

景利师兄的一番话，让我想到，跟着师父学习的这一年就接近于传统的师徒传承方式，与我们上学时被动地接受知识是不一样的。书本上的知识并不等同于学问，不能在实践中应用，便只是“两脚书橱”。在我修习古典文学的大学四年时光中，特别想去做学问，但一直不得门径，最后放弃，工作后以做新闻为主，把曾经喜爱的诗词全然抛开。跟在师父身边侍诊的日子里，师父不经意中提到《诗经》中一句诗，或者提到某一位诗人，让我又将过去的知识翻腾出来，它们原本只是僵化的文字，借由师父，再次进入我的生活中，以如此鲜活、生动的姿态，这常常让我感动不已。也是师父，教会了我考据。在这美好的元旦之夜，师父和我们一起喝酒、唱歌，我想起师父曾问我，“觥筹交错”是什么意思，我含糊道，就是一起高兴地喝酒。师父说，觥是盛酒器，1959年，山西的石楼桃花庄出土了一件商龙纹觥，人们知道觥是长这个样子的；筹是酒筹，觥和筹交错在一起，说明人们喝多了。

觥是一种盛酒或饮酒器,《诗经》屡见其名，如《七月》：“称彼兕觥”。觥最早出现在商代中晚期，一直沿至西周中期，西周后期逐渐消失。其形制有盖，有流，有鋬，下有方座或四足。觥的纹饰多极精美，大多有生动的动物花纹，在当时应是最贵重的器物。龙纹觥是商后期盛酒器。原器通高19厘米，长44厘米，1959年出土于山西省石楼桃花庄，现藏于山西省博物馆。

师父就是这样把先秦的历史、器物信手拈来，让我们切切实实地感知中国文明的源头。在经筋班上，师父指着甲骨文说，商代的文字。商代，在我们头脑中是多么久远而模糊的过去，跟我们当下有什么关系呢。有一天，看完病人，接近中午了，师父的一位同学来访，并邀请师父中午一起吃饭。我心想，这一吃饭不知道到什么时候了，下午还能不能继续讲《内经》呢。谁知，师父毫不客套地说，不行，下午要讲课，没空出去吃饭。同学就有点讪讪地，从兜里拿出一些钱币，请师父鉴定。师父说，我车里有金错刀币。冒着大风去车里拿，在后备厢翻找了一会，没找到，在后座上找到一只鸡缸杯，送给同学；回到诊室，又把盛着墨的小碗，擦干净，送给同学；又从抽屉中翻找出一只商代的玉器，我和张亮研究过，类似蝾螈或者蜥蜴，又送给了同学。

对于金石、字画、拓片，师父抱持的态度是欣赏、鉴定，以及汲取其中蕴含的丰厚的文化，与当下许多藏家为了升值而收藏艺术品，完全不一样。白谦慎老师写过一本小书《吴大澂和他的拓工》，呈现出同光时期金石学家和拓工的互动关系，让我看到了传统士大夫的文化生活。师父收了新字画，一定拿出来给我们弟子欣赏，这也是师父的文化生活，古今并无不同。吴大澂是吴湖帆的祖父，前一阵子，苏州博物馆举办“梅景传家——清代苏州吴氏的收藏”这一展览，从祖孙二人所递藏的青铜器、玉器、书画、碑帖、古籍、文房等物品上，展现的是文化在一代代具体的人之上的传承。师父也在做这样的事情，沾溉莘莘，如春风化雨。

这一次讲《内经》，师父从《素问·移精变气论》一直讲到了《素问·脉要精微论》，听课的为大师兄及其爱人、亚威师兄、力旋师姐、张亮和我。讲课之前，师父让我们看喷墨打印复制的韩滉《五牛图》和王羲之的《兰亭序》，质量非常好，在外行眼里，几可乱真，大师兄还拿出放大镜来看墨迹。

《素问·移精变气论》中讲道，祝由也能治病，原因是“往古人居禽兽之间，动作以避寒，阴居以避暑，内无眷慕之虑，外无伸宦之形，此恬憺之世，邪不能深入也”。就是说当时的人朴素，心思单纯，没有太多忧虑，多半是受寒邪，通过祝由这种看起来是迷信的方式，也能治病。人心不古，随着文明的发展，有了青铜、城市、商业、文字，人和人之间的关系不再朴实，精神方面的疾病增多，复杂的社会不适合祝由。相比城市，山里面相对朴实，师父不止一次说过，在他从小长大的十里画廊，你若说一句谎话，这一辈子也不再有人相信你。师父说在山里待着学中医会有感觉，向我们展示他手上因为砍乌拉草而留下的疤，并问我们，什么叫“动如脱兔”，说了他的亲历过的，在草丛中忽然窜出来的兔子就像炮弹一样。

“余欲临病人”中的“临”字，延展开来，就是中医在看病时，应该有足够强大的气场，让患者一看就信你。“上古使僦贷季，理色脉而通神明，合之金木水火土四时八风六合，不离其常，变化相移，以观其妙，以知其要，欲知其要，则色脉是矣。”僦贷季相传为岐伯的三世祖师，色、脉并重，“以观其妙”可与《老子》“故常无欲以观其妙。常有欲以观其徼”相联系来理解，指的是一种模糊思维，人体是模糊的，是黑箱子。“色以应日，脉以应月”，“色”对应的是太阳，“脉”对应的是月亮，所以“色”更重要。

“暮世治病也则不然”，“暮”，师父说你们看这个字的甲骨文，就是太阳落到草里，非常形象。“粗工凶凶，以为可攻”，师父提到针灸课本中的一段内容：

据《左传》记载，鲁成公十年（公元前 581 年），晋景公病，秦国太医令医缓来诊，医缓说：“疾不可为也，在肓之上，膏之下，攻之不可，达之不及，药不治焉。”晋朝杜预注解，“攻”指艾灸，“达”指针刺。

师父先为我们画图，说明肓之上，膏之下，是一处空腔，类似于器物鬲（此处读 li），有三个中空的足，用来添柴火来烧煮。杜预的解释错了，“攻”不仅仅指艾灸，汤药也可以攻。在后一章《素问・汤液醪醴论》中，即出现“当今之世，必齐毒药攻其中”。

师父说，学中医不要迷信课本，要学考据。比如在《诗经・角弓》中写道：“骍骍角弓，翩其反矣。兄弟婚姻，无胥远矣。”何为角弓，朱熹解释为“角弓，以角饰弓也”。师父说，“角”是“校”的意思，把牛角当作量器。而弓在平时未上弦时，会反张，“角弓反张”，此时，就要校弓，以此比喻兄弟之间要搞好关系。

“治之要极，无失色脉，用之不惑，治之大则。逆从倒行，标本不得，亡神失国。去故就新，乃得真人。”师父说，你看，色脉诊错了，能“亡神失国”，多么严重，而得当，就能“移精变气”，对病人产生这么大的影响。现代社会缺乏朴素的东西，什么是“素”，没有染色的丝。“闭户塞牖，系之病者，数问其情，以从其意，得神者昌，失神者亡。”把门窗关起来，询问病人，观察病人的神，还是强调“不离色脉”，并且要专一，要安静。

《素问・汤液醪醴论》中，“针石，道也。精神不进，志意不治，故病不可愈。

今精坏神去，荣卫不可复收。何者？嗜欲无穷，而忧患不止，精气驰坏，荣泣卫除，故神去之而病不愈也。”这里强调病人精神的重要性，张仲景在《伤寒论》序中也感慨：竞逐荣势，企踵权豪，孜孜汲汲，惟名利是务，崇饰其末，忽弃其本，华其外而悴其内。皮之不存，毛将安附焉？《太素》云：精神越，志意散。师父说，站桩正可以凝神定意。

《素问·脉要精微论》，“头者，精明之府，头倾视深，精神将夺矣！背者，胸中之府，背曲肩随，府将坏矣！腰者，肾之府，转摇不能，肾将惫矣。膝者筋之府，屈伸不能，行则偻附，筋将惫矣。骨者髓之府，不能久立，行则振掉，骨将惫矣。”师父说，这本来是说病后出现的状态，但现在的情况是反过来，人们低头看手机，眼睛近视，精神萎靡，久坐，这种生活状态必然会导致生病。

歧路亡羊，很多人身体感知到了不舒服，但不知道该怎么办，我也曾这样迷惘过。跟在师父身边，学习中医和传统文化，看起来零零碎碎，不成系统，但很多收获都是不期然而然。师父是通过他的言行，在生活的点滴小事中感染弟子。这一次在经筋班中，张静妹妹给大家泡茶，在后厨张罗，还在晚宴上唱歌，活跃气氛，大家在一起其乐融融的状态，让人由衷地感到幸福，让原本孤立、封闭的我们在师父的感召下，心在一起。大师兄虽然很严厉，但是他是个好人，为书院操心无数，所以新入门的弟子不要害怕他。张亮就不用说了，天天被我欺负。热心的佳宁师姐见到我，说我气色好了很多，脸上也有了笑意，还在分别时给我一个大大的拥抱。力旋、桑黎丽、晓丽师姐，在我初入师门无所适从时，给我最温暖的回应。景利、景文、修洋、王云涛师兄，在我遇到难题时，无私地帮助我。伟峰师兄，在前面探路，带领我们；王憨师姐，我们通过文字而惺惺相惜。

感谢师父，感谢同门，愿 2018 年我们在养东书院共同成长。

（徐新芳）

读《内经》，多识于草木鸟兽之名

前一阵子，可能是讲到湿气，师父说，早晨在山中走路，走在最前面的人，衣服会首先被草上的露水打湿。陶渊明说，道狭草木长，夕露沾我衣。衣沾不足惜，但使愿无违。潜意识中，总觉得那个在山中走在最前面的人就是师父，对医、武，师父体会到了其中深意，想让我们也跟上来，但我们总认为“白露未晞”“道阻且长”，就在那顾盼徘徊。

我是在反思我自己时，想到了上述场景。师父问我，最近站桩了吗？我答，没怎么站。问是站着感觉难受，还是懒散？答，懒散。师父说，站桩能让你活得更舒服些，以前教拳的老师看到弟子站桩，以那种反讽的语气跟弟子说，站什么桩啊？以此考验弟子是不是心志坚决。从被动地作为一个听课的学生，到主动地跟上师父的节奏，我觉得自己走了好久，现在还这么松松垮垮，得过且过。景利师兄说，练功要过三关，爱人、孩子、事业。我没过的是自己这一关。在读到“太过则令人解㑊（四肢懈怠，懒于行动），脊脉痛而少气不欲言”，师父对我说，这种状态你应该有很深的体认。在座的大师兄、力旋师姐、张亮都笑了。我感觉好羞愧，由此想到，可能就是在这种弱弱的状态里待太久了，习惯了，以前是不知怎么改变，现在是知道怎么可以变得更强，也不敢或者不愿去改，这可能就是所谓的习气。师父说，春困秋乏夏打盹，睡不醒的冬三月，长夏还湿。言下之意，如果就按着这季节来过，没有精神，人能做成什么呢？

一患者在扎针后，咨询师父，站桩时静不下来怎么办。师父说，意念是最难控制的，很难做到什么都不想，尽量少想；有的人为了达到清静，会持咒、念佛，我是让自己半闭着眼睛，视而不见，听而不闻；其实不站桩时也是意念纷纷，只是不注意罢了，站桩后就会察觉到，而且站桩会让人变得敏感，敏感不是坏事，可以避免很多不好的，比如沾凉水，以前不觉得凉，但会受寒，那是麻木，感知不到。待病人走出诊室，师父说，平时你们也不问问题。

一老年女性患者，进到诊室，师父说：“好久没来了！”患者答：“是，五年没来了，您怎么看着比之前还年轻呐。”师父笑说：“十年前，别人见我动不动喊：小伙子！真烦，谁是小伙子啊，后来再也没人这么喊了。”回到正题，此患者是2011年和2012年来此就诊过几次，来治疗“腰突”，病历中有亚勤师姐记的，字字娟秀。患者自诉，当时都动不了，扎几次好了，后来就没什么事，这次是照顾家人，累到了，又感觉不舒服。扎几次就可以管五年，这才是真治病啊。此病例让师父也很振奋。师父有时念叨，某某患者也不来了，也不知道是效果不好，还是治好了，反正就是不来了。由此可以看出，医患之间的信任、沟通、反馈很重要。

此次讲《内经》，是从《素问·平人气象论》到《素问·三部九候论》，还是在讲脉法，师父说，脉法不是我的长项，我们过一遍，拣一些重要的来讲。

“平人者，不病也。常以不病调病人，医不病，故为病人平息以调之为法。”平人就是没有病的人，气血平调，以此为标准来调病人的呼吸和脉。“医不病”，师父特意强调，医生没有病，才可以为有病之人平气。可与《灵枢·根结》“上工平气，中工乱脉，下工绝气危生”相参照。“尺热曰病温，尺不热脉滑曰病风”，师父说，尺，就是尺肤，你看这里不是光摸寸口脉，现在很少人摸尺肤，东西都丢了。张仲景就曾批判过当时的一些大夫“相对斯须，便处汤药，按寸不及尺，握手不及足”。

“平人之气常禀于胃，胃者平人之常气也，人无胃气曰逆，逆者死。”师父说，胃气很重要，没有胃气，就是逆。在后一篇中，黄帝和岐伯讨论五实五虚可以令病人致死，也有能痊愈者，是什么原因，岐伯说，“浆粥入胃，泄注止，则虚者活；身汗得后利，则实者活”，就是说能吃点粥，胃气恢复的，就可以活下来。师父说，所以人们发烧后要喝点粥。“春胃微弦曰平，弦多胃少曰肝病，但弦无胃曰死”，师父说，这里面的“弦”，只有一个读音（xián），有人非得读作（xuán），世道之衰也。另外，这里的弦是指弓弦，是正常的脉，是生理状态。《玉机真脏论》中写了：春脉者，肝也，东方木也，万物之所以始生也，故其气来耎弱轻虚而滑，端直以长，故曰弦，反此者病。而中医药大学的统编教材《中医学基础》将弦描述“如按琴弦”，如按琴瑟弦是病理状态，是肝的死脉，把死脉误当正常脉了。这一篇后面就写到了“真肝脉至，中外急，如循刀刃责责然，如按琴瑟弦，色青白不泽，毛折，乃死”。“脏真散于肝，肝藏筋膜之气也”，师父说，你们看这里是筋膜之气，西医有“腰背肌筋膜炎”，这个名起得很恰当。

“胃之大络，名曰虚里，贯鬲络肺，出于左乳下，其动应衣”这一段，最后“乳之下，其动应衣，宗气泄也”十一个字，全元起本没有，《甲乙经》也没有。师父说，全元起本很重要，杨上善的《黄帝内经太素》更重要，我们现在用的本子是王冰编的，王冰是在杨上善去世三十年左右才出生的，他不仅改变了《内经》原来的顺序，还加进去很多内容，所以要去查更早的《太素》有没有这句。去查，《太素》里面有，但顺序不一样，是在更后面一些。这是版本问题。

“尺缓脉涩，谓之解㑊安卧”，师父问，涩脉是什么感觉？如轻刀刮竹。师父用毛笔杆当竹，拿起一把小刀来刮，发出一种刺耳的声音，并说哪那么神秘，只是没有人真拿刀去刮，又没有生活经验，所以一定要动手去体会艰涩不畅的感觉。“妇人手少阴脉动甚者，妊子也。”师父说，你看这里孕脉摸的是手少阴，怀孕了体温高一些或者便秘都是好事，最怕腹泻的，易流产。

师父提到，“腰重如带五千钱”，说，这里的钱是五铢钱，铢就是计量单位，锱铢必较。又涉及秦国的度量衡，说最近在市场上看到秦国的权，就是秤砣，要价贵，没买，但其文化价值多么重要。上次讲的《脉要精微论》中，“以春应中规，夏应中矩，秋应中衡，冬应中权”。

又提到最近买了许多原始瓷器，造型古朴，怎么看怎么好看，收藏的人很少，还有漆器、铜镜、汝窑的特大号奁，说到这些师父就特兴奋，可惜言语无法传达，师父微博上有这些古玩的图片，可去看。

师父又说，最近悟到，书法一定要有力度，舞蹈、诗词也一样。师父背诵毛泽东《沁园春·雪》，评其很有气势，在1945年发表时，曾引起上下震动，蒋介石为此很生气，让陈布雷征集词作，但没有一首能在气势上超过那一首。师父说有人评价王芗斋祖师爷是内在的气势高。

“夫平心脉来，累累如连珠，如循琅玕，曰心平……前曲后居，如操带钩，曰心死。”师父说，“连珠”“带钩”，这又跟收藏有关系，并在网上搜索带钩，告诉我们是什么样的，来体会“前曲后居”。“平肺脉来，厌厌聂聂，如落榆荚，曰肺平，秋以胃气为本。”师父说，你们可以想象一下榆钱落时那种飘飘荡荡的感觉，北京到处是榆树，你看“榆”的发音（yu），多余。“平肝脉来，耎弱招招，如揭长竿末梢，曰肝平，春以胃气为本。”师父以毛笔来示范揭长竿末梢。“平脾脉来，和柔相离，如鸡践地，曰脾平，长夏以胃气为本。”师父说，形意拳有“裹、践、蹚”三种发力方法，践就是马践踏的那种感觉。“病肾脉来，如引葛，按之益坚，曰肾病。”师父说，见过葛吗，山里面有，到处生根，只要接触到土地的枝条，就能生出气根来。《诗经》中有《采葛》，“彼采葛兮，一日不见，如三月兮！”我们以前就用葛藤来捆东西，葛藤的纤维可以做衣服，古代老百姓就是布衣，穿的就是麻葛衣服，富贵人家可以穿丝绸、皮毛，你看锦衣卫这词，能穿上锦衣的卫士也不多，而棉花是宋代才从印度引入的。葛根可以当食物，有葛根粉。《诗经》里的植物很丰富，可以找来相关的书读一读。

“帝瞿然而起，再拜而稽首曰：善。”瞿然是惊悟貌，师父说，你看瞿这个字多形象，是鸟头上的两只大眼睛。

“衢”是四通八达的道路，师父说，曾有一韩国留学生这样给他解释这个字：一只大鸟，走到十字路口，太繁华，不知往哪走。一个韩国留学生对汉字有如此深的体悟，让师父决意要搞懂汉字的本义。

“是故风者百病之长也”，师父说，这是我们常提的吧，“当是之时，可汤、熨及火、灸、刺而去之”，这是五种方法。“弗治，肝传之脾，病名曰脾风，发瘅，腹中热，烦心出黄，当此之时，可按可药可浴。”师父说，注意“烦心出黄”，在古代一些文献中，脾病好多出现“黄”，跟现在我们说的肝病的症状一样，《素问·刺禁论》：“肝生于左，肺藏于右，心部于表，肾治于里，脾为之使，胃为之市。”有一种说法就认为，古代的肝对应的是今天的脾，古代的脾对应的今天的肝，如果是这样，就能解释脾病导致“烦心出黄”。“浴”也是一种方法，就是熏蒸，有患者开玩笑说熏蒸是：“清蒸活人辣子鸡”。师父说这个笑话是一位老患者说的，这位患者年轻时曾给北京名医金针王乐亭磕头拜师学习针灸，你说给他扎针有多难。

“故病有五，五五二十五变，及其传化。传，乘之名也。”师父说，这就是一种理论，得病不按书本上来，看病也是，千万别按图索骥。在瑞士曾遇到一个翻译，说："患者说话不按语法来说，我听不懂。"

"大骨枯槁，大肉陷下"，师父说，你看那些晚期肿瘤的病人，就是这种状态，看着很难受，又治不了。得经筋病的都是有些不舒服的正常人。

"脏气者，不能自致于手太阴，必因于胃气，乃至于手太阴也。"师父说，这纯属理论化，为摸寸口脉找根据。

"黄帝曰，凡治病，察其形气色泽，脉之盛衰，病之新故，乃治之，无后其时。形气相得，谓之可治。"师父说，你看顺序是先察"色"，再按"脉"，然后是问诊。曾有一女孩，尚未到三十岁，备孕时去检查，医生说其某指标低，建议做试管婴儿。来师父这就诊，师父说其面色皖白，阳气不足，调过来就好了，哪至于如此年轻就做试管婴儿。

"黄帝问曰：余闻九针于夫子，众多博大，不可胜数，余愿闻要道……"师父说，这出现九针，很可能就是解释《灵枢·九针十二原》的。"故人有三部，部有三候，以决生死，以调虚实，而除邪疾。"师父说，《灵枢·经脉》有类似说法"经脉者，所以能决死生，处百病，调虚实，不可不通"。而在全元起本中，《三部九候论》这一篇本来就叫《决死生》。

"以左手足上去踝五寸按之，庶右手足当踝而弹之，其应过五寸以上，蠕蠕然者不病。"师父在经筋班上曾让学员动手去摸过，还是那句话，一定要动手。

（徐新芳）

九针，从南方来

《流感下的北京中年》一文引发的恐慌尚未完全消散，专家预测"3月新一轮流感即将卷土重来"的消息又让人们心头一紧。师父读到"皮者，脉之部也，邪客于皮则腠理开，开则邪入客于络脉，络脉满则注于经脉，经脉满则入舍于腑脏也，故皮者有分部，不与而生大病也"（《素问·皮部论》），说，这正解释了此位东北患者因开窗通风且不穿衣服而受风寒，从感冒到肺炎、ICU、插管、人工肺直至去世，病邪从门户洞开的皮肤而长驱直入络脉、经脉、脏腑的过程。也由此印证了，人体的三阳经一定是"太阳为关，阳明为阖，少阳为枢"，绝不是"太阳为开"。关就是门栓，阖是指门扇，枢就是门轴。

我们的先人是如此聪慧，拿身边最简单的事物来比喻身体的经脉，太阳经就似门栓，阳明经似门扉、门扇，少阳经似门枢、门轴。犹记得师父讲到《素问·阴阳离合论》“太阳为关”时，我看到书上写的是“太阳为开”，便提醒师父，师父严厉地说，书上写错了，尽管在此篇的按语中提出杨上善的《太素》中是“太阳为关”，但在正文和语译当中仍坚持错的说法，误导了许多人。此话真如当头棒喝。接着，师父又在纸上为我们画“关、阖、枢”，把一带而过的概念落到实处。其实稍微一想，很多古装片中都有这样的镜头，敌人攻打城池，城中的人关闭城门，敌人强攻不下，又架起梯子想从城墙上攻入。师父的治疗思路是整体调整，针刺足太阳膀胱经，即是让这守卫身体的门栓气血通畅，不要轻易被病邪侵入。

“是故百病之始生也，必先客于皮毛”，这古老而朴素的话语，仍指导着我们今天的生活。“邪之始入于皮也，泝然起毫毛，开腠理；其入于络也，则络脉盛色变；其入客于经也，则感虚乃陷下；其留于筋骨之间，寒多则筋挛骨痛，热多则筋弛骨消，肉烁䐃破，毛直而败。”师父说，“其留于筋骨之间，寒多则筋挛骨痛”，这描述的正是陕西那位患有类风湿的杨女士的情况。每次她来京治疗，我几乎都能见到，看她年纪轻轻就四肢关节变形、疼痛，走路受限，心里挺难过的。有时她手上拎着包，我想帮她提，她要强，坚持自己拿，上台阶也不让人扶。有时她扎完针还得着急赶火车，说有许多课要上。最近她在微博上记述了自 2017 年 6 月至今在师父这里治疗的情况，原来她的病况比我想象的还要严重，关节疼痛七八年，持续恶化，以至面临瘫痪的可能，四处求治无效，仍必须带病工作。自陕西来京求治，师父为其用粗针，每次都扎很多针，她强忍着，满头大汗，而师父也常常累得右手都没劲了。就是在大夫和患者的彼此信任和坚持中，她身体的关节由僵硬渐至柔软，“最开始扎前是僵死、堵塞、疼、木、沉重等；扎一段时间后是僵、堵、木、沉慢慢减退，疼痛增加但肌肉变得敏感知觉了（我理解是僵死的被激活了），腿上会冒出凉气；再继续扎各种症状、疼痛等就消退了，关节的活动度增加”，我们跟诊的弟子，无不由衷为她感到高兴。

这周还有一位患有不安腿和颈椎反弓的男生，在经过几个月的治疗后，有了明显的改善。他一脸欣喜地说：最近是我这几年最舒服的时候。我回想起他在去年 10 月初诊时，满目愁容，带着多张片子，说在几家知名医院治疗一两年，无效。师父看着他的病历本，也很感慨，这才刚满三十岁，本应是身体最好的时候，工作没几年，身体就累成这样，以后还有很长的路要走。后来，我在一次经筋班上看到他，当时觉得眼熟。这一次，他说已经好很多了，不知道还需不需要扎，师父按了按他的背部，还是比较硬，说，再扎一段，争取让不舒服的症状都消除。他询问，平时是否可以按摩，因为腿难受时，就敲打，能舒服点。师父说，按摩的作用不是太大，因为问题出在深层，要用长针才能达到。《素问・刺要论》中明确写了：“病有浮沉，刺有浅深，各致其理，无过其道。过之则内伤，不及则生外壅，壅则邪从之。浅深不及，反为大贼，内动五脏，后生大病。故曰：病有在毫毛腠理者，有在皮肤者，有在肌肉者，有在脉者，有在筋者，有在骨者，有在髓者。”师父一句话总结：病在哪就扎哪。

这句看似简单好懂的话，在实际治疗疾病时，却并不是那么容易掌握。犹记得，任尔康老先生的亲戚，患头痛病，在武汉扎针三年无效，师父扎了几次，很快见好，原因就是病在深层次，在当地治疗时扎得太浅，就是“不及”。当然，也不能“过之”。师父让我们读刘玉书先生著的《针刺事故救治与预防》，就是让弟子谨慎再谨慎，虽然针刺总体来说很安全，但仍然要时刻保持如临深渊、如履薄冰的状态，不能掉以轻心，所以师父让我们平时站桩培养定力、耐力、感知力等，以做到神无营于众物，静志观病人，无视左右。

《素问·刺禁论》论述了战国、秦汉时期禁刺的若干部位和误刺后所产生的各种不良后果。对于开篇所写“肝生于左，肺藏于右，心部于表，肾治于里，脾为之使，胃为之市”，师父说，“肝生于左”就是指生长于左边，不可附会为气机生化，因为此篇名为《刺禁论》，全篇讲的就是当时的人体解剖知识及针刺禁忌。因为后面接着就讲：“刺中心，一日死，其动为噫。刺中肝，五日死，其动为语。刺中肾，六日死，其动为嚏。刺中肺，三日死，其动为咳。刺中脾，十日死，其动为吞。刺中胆，一日半死，其动为呕。”在《素问·血气形志》中，有这样的论述：“欲知背俞，先度其两乳间，中折之，更以他草度去半已，即以两隅相拄也，乃举以度其背，令其一隅居上，齐脊大柱，两隅在下，当其下隅者，肺之俞也。复下一度，心之俞也。复下一度，左角肝之俞也。右角脾之俞也，复下一度，肾之俞也，是为五脏之俞，灸刺之度也。”在这里，明确写道：“左角肝之俞也”，这和前文“肝生于左”的论述是吻合的。

对于这些针刺禁忌，师父说，也要考虑到过去用的针很粗，消毒也不严格，所以禁忌也多。但是文中“无刺大醉”“无刺大怒”“无刺大劳人，无刺新饱人，无刺大饥人，无刺大渴人，无刺大惊人”对今天的针灸大夫来说，仍具有现实意义。

《素问·针解》主要解释《九针》，师父说，针灸界最大的问题是针具，天天用毫针，而不知九针。

师父常跟我们弟子谈考古、文物、文化遗址，就是追本溯源，了解中国文明初生时的状况，其中尤为关注与中医相关的内容。距今八千年前的跨湖桥遗址出土的一些骨器和木器，据浙江大学地球科学系教授柳志青认为，其中一些骨锥、骨钉形器和木锥、木钉形器的造型与后来的针灸用针十分相似，并由此推断：八千年前的跨湖桥人已经懂得用针灸祛除疾病，比山东日照龙山文化遗址墓葬发掘的砭石早了 4000 年。他说，中医界普遍认为，砭石治病来源于我国东部沿海以渔业为主的民族。《黄帝内经》曾记载说："其民食鱼而嗜咸，皆安其处，美其食。鱼使人热中。盐者胜血。故其民皆黑色疏理，其病皆为痈疡，治宜砭石。故砭石者，亦从东方来。"也就是说，东部沿海的渔民很喜欢吃咸鱼，因为吃鱼容易让人体内产生热毒，致使长出一些脓疮，而砭石疗法刚好可以治这种热毒。从当时的古地理环境看，萧山跨湖桥文化遗址就在海边，具有发明早期针灸的环境和条件。目前的考古研究表明，当时的跨湖桥人不仅懂得制造世界上最早的独木舟和渔网，也掌握了世界上最早的制盐技术，那么凭他们的聪明才智也完全可以掌握早期针灸治疗技术。然而在跨湖桥文化遗址出土的文物中，专家们并没有发现砭石。

对此，柳志青通过对大量出土骨器和木器的对比研究，终于在出土文物中发现了一些与砭石相同形状的器物，主要有骨锥、骨钉形器、木钉形器。柳教授告诉记者，古代针灸针具品种有"九针"，其中，"锋针"针身呈三棱形，针尖三面有刃，现代多用于"放血疗法"，而跨湖桥文化遗址出土的一些骨锥呈三棱形，与锋针造型极为相似。"鍉针"通常用金属、硬木或骨制成，其尖部尖而不锐，一般不用力是刺不进皮肤的。在跨湖桥遗址出土的骨钉形器有的是由骨壁较厚的肢骨锯切、精磨而成，造型圆润、规整，器壁光亮，尖部较钝，因为长期被使用，骨钉形器表面还呈现出一种有如玉器被长期把玩后的包浆状。它的作用与鍉针类似，都是着重于用力刺压穴位皮肤，但不刺破，而同期出土的木钉形器也是同样构造。跨湖桥文化遗址出土的针灸针具比山东日照龙山文化遗址墓葬发掘的砭石早了4000年，而且从跨湖桥文化遗址的文化层分布来看，其"针灸针具"尖部还有一个形状演变过程，这说明古人的针灸技术也在不断探索完善。

师父说，我很钦佩柳志青教授的学问，一位地球科学系教授居然对《黄帝内经》中的九针这样了解。唯一遗憾的是柳志青教授把跨湖桥遗址当成了《黄帝内经》时代的东方。跨湖桥遗址出土了"锋针""鍉针"，正印证了九针从南方来。因为《黄帝内经》成书的区域是以黄河流域为中心的，浙江在其南。"南方者，天地之所长养，阳之所盛处也。其地下，水土弱，雾露之所聚也。其民嗜酸而食胕，故其民皆致理而赤色，其病挛痹，其治宜微针。故九针者，亦从南方来。"（《素问·异法方宜论》）

"虚实之要，九针最妙者，为其各有所宜也。"师父说，一定是九针，不单单是毫针。

《素问·病能论》，师父读到"帝曰：善。有病颈痈者，或石治之，或针灸治之，而皆已，其真安在？岐伯曰：此同名异等者也。夫痈气之息者，宜以针开除去之，夫气盛血聚者，宜石而泻之，此所谓同病异治也"，说同样的病，有的用砭石治，有的用针灸治，这才是同病异治的最初含义。还是这一篇当中，"帝曰：善。有病身热解惰，汗出如浴，恶风少气，此为何病？岐伯曰：病名曰酒风。帝曰：治之奈何？岐伯曰：以泽泻、术各十分，麋衔五分，合以三指撮为后饭”，师父说，你看《内经》主要讲用针，但该用药就用药，其他地方不提用药，就是指用针。下一篇《素问·奇病论》，“帝曰：病胁下满气逆，二三岁不已，是为何病？岐伯曰：病名曰息积，此不妨于食，不可灸刺，积为导引服药，药不能独治也”，师父说，这里同样说得很清楚，不可灸刺，要用导引和服药，单独服药治不好。

从师学习越久，越佩服师父的“俱视独见”以及纵横联想。有些很细小的地方，师父也能看出问题。“人之不得偃卧者何也”，注释当中将“偃”解释为“僵也”，师父说，应该解释成安卧才对。课后我去查，发现《说文解字》中是这样解释的，“偃，僵也。从人，匽声”，可是甲骨文中的造字本义却是：在宜人的户外隐匿处卧倒休息。由此可知，师父的直觉是对的。又及，读到“泝泝然寒栗”，师父让我们查“泝”的读音，为四声“su”。

师父又问我们，知道为什么是寒栗吗，如果有生活经验就会知道，栗子成熟时节，你若穿布鞋站在树下，栗子能把鞋底刺穿了。色厉内荏中的荏是指紫苏，因为它的枝株质脆，很容易断，没生活经验只能瞎解释。又及，“脉至如交漆”，师父说，如胶似漆，古代的漆是很黏的，不是我们今天用的油漆。望闻问切，切脉是在最后，不是最重要的，一定只是参考。

又及，“膈肓之上，中有父母，七节之傍，中有小心”，师父说，七节指的哪，小心又指什么，今天也搞不清楚了，这些东西深究也没什么意义，要把精力放在最有用的地方，《内经》即便全背下来，却搞不懂，一点用处也没有，《法华经》文辞优美，但全是比喻，不是本质。又及，《内经》当中有错简，师父说，中医和武术当中也存在很多错误，历史也是，各个领域都一样，所以不能只依赖文字，现在找资料很容易，有想法可以，但不是标新立异，关键是要有自己的见地，临床、文字、考据都得结合起来。

读到“《上经》者，言气之通天也。《下经》者，言病之变化也。《金匮》者，决死生也。《揆度》者，切度之也。《奇恒》者，言奇病也。所谓奇者，使奇病不得以四时死也。恒者，得以四时死也。所谓揆者，方切求之也，言切求其脉理也。度者，得其病处，以四时度之也”，师父说，《上经》《下经》《金匮》《揆度》《奇恒》，《内经》汇集了这些更早的医学资料，所以有好多学说、学派在里面，甚至前后有矛盾处；古今药名也在变，药很复杂，将木通改名为关木通，但木通为木通科，而关木通为马兜铃科，有毒，将传统方药龙胆泻肝丸等处方中的原方木通改为关木通，造成许多患者肾衰竭。

师父读《内经》，也不忘自己的患者，读到“帝曰：人有病头痛，以数岁不已，此安得之，名为何病？岐伯曰：当有所犯大寒，内至骨髓，髓者，以脑为主，脑逆，故令头痛，齿亦痛，病名曰厥逆。帝曰：善。”便想起，这不就是山西那位患头疼的女孩，忘记问她，是否曾受大寒？“内至骨髓”，不好治，不知道有没有牙疼。

师父读到“所谓少气善怒者，阳气不治，阳气不治则阳气不得出，肝气当治而未得，故善怒，善怒者，名曰煎厥”，说，《生气通天论》中也出现过“煎厥”，可以结合起来看。我一点印象也没有，课后去查，果然有，“阳气者，烦劳则张，精绝，辟积于夏，使人煎厥”。这些艰涩、深奥的字词、概念，经师父的讲述，变得鲜活起来，《内经》也不再只是一部久远的书，而关乎当下。“正气存内，邪不可干”“阳气者，若天与日”“虚邪贼风，避之有时，恬淡虚无，真气从之，精神内守，病安从来”，这些师父常常提起的《内经》中的句子，不仅仅是听，还要真正落实在生活当中。

六祖言“诸佛妙理，非关文字”，学中医，亦如是。

（徐新芳）

刺家不诊，听病者言，此以得针之神者为言

听师父讲课永远不觉得厌倦。永远有多远？师父说：吾道一以贯之。

师父说读内经要带着审视的眼光，宇宙是黑箱，人体是黑箱，股市是黑箱。所以治病也好，炒股也好，许多判断都不是那么一清二楚，很多东西都是混沌的、含混的、模糊的。所以需要一种综合判断的思维，需要直觉，需要练功锻炼敏锐的反应和洞察力，方能做到“俱视独见”，尽量少犯错误。

近日跟诊，一个年轻女孩特别怕针，第一次来扎针，师父只能用最细最短的针来治疗。第二次来，女孩说，我怎么觉得扎完针后变聪明了。师父笑说，扎针后脑部供血好，头脑就会清明，反应也会快。

大概一个月前，一瘦弱的女生来调理身体，这次来，说长了十斤肉，特别开心。可外表上根本就看不出来。与之相反的状况也有，一四十多岁的女性，扎针本来是调理妇科方面的疾病，但没想到的是腰部细了五六厘米。师父说，针灸太神奇了。

一位六十五岁的女性，因为吃某种保健品而全身过敏，吃了一些抗过敏的药，消下去了，但没过多久身上的疙瘩又起来了，这次来找师父扎针是第三次复发，实在太难受了，连耳朵里面都过敏了，扛不住，都快不想活了。一边述说病情，一边感慨后悔死了。

一女性患者长期失眠，师父让我们摸一下患者的头皮，发现特别松软，都能提起来。患者的女儿说她妈“虚头巴脑”的。师父说，这词倒是很贴切。正常的人

头皮和头骨是连在一起的，比较紧，很实在。当然有头疼的患者头皮过于紧，也不正常。

一音乐学院教师来治疗腰疼，患者是青岛人，体质看起来很好，可是超级敏感，师父用最短最细的毫针扎，患者也疼得受不了。师父说，搞艺术创作的都敏感，不敏感也做不好。

师父的一位老家的人以前来扎过针，感觉很不错，这次偕其爱人来治疗，一见面特别热络，师父也很高兴。患者主要是肩胛骨附近疼痛，疼了多年，经常晚上被疼醒。师父看到患者的腰部曲度几乎没有了，就把腰部也顺便扎了，然后患者的丈夫又说尾骨附近也不舒服，让再扎扎。师父按照要求都给予治疗，然后又用整复手法牵拉脊柱。治疗完又站着聊了一会，这对小夫妻就出去了。可是没多久，患者的丈夫敲门，说他爱人觉得不舒服，师父说可能是刚才扎得比较重，有点晕针。这是我第一次遇到这种状况，看到患者躺在椅子上，特别难受的样子，一下子紧张得不得了。师父见多了，能够从容应对。将她扶到床上，她自己觉得是心脏疼，头晕。师父一边帮她揉，一边告诉她，是肋间肌抽筋导致的，不可能是心脏疼。然后让患者休息，我们继续给病人看病，就听着患者冲丈夫发脾气。师父说，一位著名外科大夫北京军区总医院王全贵曾在一次针刀沙龙和我说过，不怕病人大喊大叫，就怕病人闷声不吭，那才危险。后来师父又让张亮帮着给患者继续揉，然后才得知，患者前一日刚从巴黎出差回来，很劳累，且还没倒过时差，加之是第一次扎针，因为是熟人，师父就扎得比较重，种种因素凑在一起，所以就导致晕针。休息了一会，患者没事，起来回家了。师父说，春夏确实要浅刺。

师父说，“若是他人母，定用白虎汤”。叶天士给自己母亲治疗伤寒，小心翼翼，怕母亲身体受不了攻伐力量强的白虎汤，结果老也治不好，这就是有所顾忌反而影响了自己的判断。所以“欲瞻病人目制其神”，医生看病就该像“鹰瞻”一样，居高临下，不管你是高官巨富还是平民百姓，不要受这些外在因素的干扰，才能治好病，才能做到下针如有神。《素问·长刺节论》写“刺家不诊，听病者言”后面的注释中说明了，“此以得针之神者为言，非谓刺家概不必诊也”。

师父说，这么多年我没有走太多弯路，跟许多老师去学习，连在胡同里的无照行医者那里都去观摩学习，民间的确有高人。读黄龙祥《中国针灸学术史大纲》，让我明白了经脉、络脉，而不是继续在虚无缥缈的经络中打转；跟随选杰夫子练习大成拳的同时，和张宝琛师兄学习按摩，练成按摩高手了，再以针代指，把从武术当中习得的内功应用在针灸和按摩上，效果比不练内功的要好太多；要想成为针灸高手，先要成为按摩高手，要想成为按摩高手，先要成为武术高手，当然成为武术高手更好，这里强调的主要是内功修炼。此外，学习鉴定古玩、考据，和诊断疾病是相通的；读书，广泛涉猎，知人事。

记得刚拜师没多久，就到了丙申猴年春节，师父在行知堂和弟子聚会，桑黎丽师姐带了一些写春联的纸，师父就给弟子写“福”字。这两年来，眼看着师父的书法越写越好，潇洒自如。周日，师父指着字帖里吴昌硕的小篆说，你们看他的字好在哪里，其实就是力度和自由。

（徐新芳）

气血有盛衰，针刺有浅深

常常跟着师父胥老师在御源堂诊所出门诊，加上平日每天泡在医院，有机会见到针灸治疗各种疾病的过程，亲眼见到针灸实实在在的疗效，着实令人振奋，但我始终有一个困惑，随着见到的病例增多，越来越凸显出来：为什么看起来几乎一样的疾病或者症状，同样的针刺方法，有的人疗效显著，有些却变化不大？比如很常见的面瘫，在我所在医院针灸门诊的治愈率近 70%，那另外 30% 的人呢？我注意到有些面瘫还是新发不久的，病程并不长，按经验来说没可能啊！或许你会说这是个体差异，没办法，天下肯定有你治疗不了的病和人。可是我想知道为什么，如果治疗跟预想的效果不一样，它的原因在哪里。

这个疑惑留在心里，草蛇灰线，伏延千里，回过头看师父推荐的书籍，包括《针灸学术史大纲》《经脉源流论》等，是黄龙祥、赵京生、严建民等一批针灸史学家对经脉源流和含义的研究。从针灸的源头开始往下梳理，其间还掺杂读了薛立功、刘春山等学者发掘《黄帝内经》十二经筋理论并应用到临床的书籍，以及董福慧、宣蛰人等西医学者，用脊柱学科和软组织学说等现代解剖理论，融汇于针灸治疗的书籍和资料（许多珍贵的资料未公开出版或是已成绝版，是师父将早年留存的印发给我们），还听了赵百孝教授的“筋脉肉皮骨”的层次论。各位大家，各有各的理论和针法，有一些观点闪耀其间，互相似有共通之处，在提示着一些应该被注意的重点，如：解结，膀胱经自主调节作用，督脉的重要性，刺脉法，诊脉法，经筋与脏腑、经脉与脏腑的关系。

而所有这些都说到一个共同的东西，就是“气血有盛衰，病位有浅深”。人和人的差异，病和病的差异，应该就在这里。

病在哪个层次就在这个层次上治疗

先说病位有浅深，针灸不传之秘在针刺浅深。针刺浅深，是基于对人体疾病浅深层次的深刻认识，是医师长久实践后的精确把握，而不是教科书上“针刺1～2寸”的模糊概括。《黄帝内经》就提到“病深针浅”的问题，说明针刺浅深对治疗效果影响极大。《黄帝内经》时期把疾病层次分为：皮脉肉筋骨，认为在皮治皮，在脉治脉……意思是病在哪个层次就在这个层次上治疗，分得很清楚，不仅如此，前辈们还发明了不同的针具。现在延续下来的针法很多是采用其一点进行发挥，如头针、腹针刺在皮。经筋疗法、针刀、圆利针法等偏于刺筋和肉的层次。刺络法专刺血脉，还有“专注刺激神经三十年”的脊髓神经根疗法和韩院士发明的电针疗法（外国人很喜欢这个，因为操作简单，原理说得清楚，还有数据，研究起来方便），等等不一而足。很奇怪的是，各种针法虽然治疗的层次不同，针刺浅深不一，却都能独立出来，自成体系。一种理论从皮肤到内脏的疾病治好一片的比比皆是，不同针法治疗的疾病谱有交叉覆盖，说明了什么？说明了人体各层次之间是沟通的并且可以双向调节的，理论上说你选哪一条路都可以到达目的地的，可是为什么你还不行？因为你太迷信理论了，看似圆满的理论，实施起来各种不顺，就像段誉的六脉神剑，时有时无的，其实要明白，每个针法有而且必须是有侧重和局限的层次，举个例子：静脉曲张，火针比刺络放血效果好，是因为火针灼烧皮肤血管促进了皮肤血管的修复和回缩，只是伴随着放了一些瘀血减轻血管负担，这是不是比单一放血疗法好很多呢？

跟诊时，我发现病位较浅的疾病，如外感病，或者因为久坐缺少运动导致的亚健康状态，轻度抑郁焦虑等情绪障碍，师父多以膀胱经和督脉的针刺为主，针刺常在皮筋肉之间，以松筋疏通，激发太阳膀胱经和督脉阳气为主，多大面积快速浅刺，患者感觉疼痛少，治疗后周身轻松，情绪畅快，阳气振奋，表邪自解；皮肤的湿疹、痘痘、带状疱疹、疱疹后遗神经痛，多用火针治疗局部，针及皮肤而止；鼻炎多采用局部深刺，加上膀胱经督脉浅刺振奋阳气，另师父将一文献报道的（师父也是文献达人）下关穴长针透刺用于难治性鼻炎中，效果更佳。而同一种疾病，如面瘫，许多保守的浅刺法之下，或许掩盖了面部深层筋结未解，导致气血不畅，肌肉恢复困难的事实，当然还有其他深层原因，下面会提到。这些实践都说明了，病有浅深，故针刺有浅深。

不明气血不可以为明医

有一句话，不明气血不可以为明医，说明了解气血情况对治疗的重要性。《黄帝内经》讲人体生理，主要是从阴阳气血角度讲，脏腑理论倒是其次，因为阴阳气血对人体的概括更全面。同样的病，不同的人气血盛衰也是不同的，如难治的面瘫病人，多有脾胃之气不足，中气下陷，或是肝气郁结等因素，整个人的气血很难调动到面部，故恢复很慢。医院里见到老先生治疗很多患者加了双侧风池穴深刺（危险请勿模仿），大椎芒针，深刺双侧足三里，就有调气血的意思。师父治疗的，如子宫肌瘤，多发的小肌瘤、偏于宫寒的效果好而且疗效稳定。肥胖痰湿盛的，肌瘤大，时间长的效果慢而且容易反复，什么原因？气血流通不畅，加上气血不足，针刺是可以疏通气血，通过师父指力和手法也可以局部温补，但气血亏耗日久常常比宫寒麻烦许多，而肥胖者和肝气郁滞者配合中药和针刺一起则效果更好一些。

记忆很深刻的，有一位膀胱癌晚期广泛转移的女性病人，被癌痛折磨，不思饮食，非常的瘦弱，当时出于家属强烈要求，帮忙患者减轻病痛，师父主要针刺调理胃气，后患者进食竟然在一点点改善，疼痛也逐渐减轻，虽然最后病人还是去世了，但家属还是挺感激的，因为这几个月间让患者“少遭罪”。由此可见胃气决生死，也决定病情轻重转归。

师父调气血多见于三个方面，一鼓荡气血，典型的如膀胱经浅刺，看似针刺浅，其实指力深厚。亲身体验的感受是，针刺的感觉都是成片的，如石投水，针完后患者很容易困倦思睡，常常嘱其充分休息，之后身体多很快恢复（我昏睡过去一下午），而且比针前更加精神。这多为启动膀胱经自主调节系统，鼓荡气血，重新构建平衡。二是补泻气血，主要是调气，如腰骶部疾病，胃寒，妇科盆腔疾病，多补法，常常针后病人觉得局部发热，一位因喝凉啤酒，自诉胃部“有一坨冰”的患者治疗后“冰化了，胃暖了”。三是疏通气血，前面提到的，把人体的气血鼓荡起来了，重新平衡了，该补的补了，该泻的泻了，剩下的就该疏通一下道路了，局部的筋结啊，血痹啊通过针刺来疏通，经筋理论和刺络法这时就有很多具体的用法，师父在内经针刺的课程里有很详尽的介绍，这里不尽述了。

（程延君）

跟师诊记：第一次与胥老师见面，全然拜服

随着雾霾的远去，一场瑞雪不期而至。年关将近，今天，是 2012 年最后一次跟随胥荣东老师出诊学习，总觉得应该写个小结，留待自己不时温习。

从 8 月 29 日第一次跟胥老师学习至今，已经有五个月了。记得第一次见面，是张佩钧老师帮我引荐过去的。胥老师很客气，简单试了我的几个手法，夸奖了几句，提了点小问题。我当时很高兴能够得到胥老师的“认可”。按胥老师后来的说法，我做手法时“很傲慢”，“踌躇满志”，尽管我自己并未察觉。胥老师给我“建议”后，见我并未不高兴，就试探性的又加重了语气，提出了更尖锐的问题，见我依然能欣然接受，才把我的发力方法全然推翻（那是我做推拿最为自负的方面），然后

在我身上演示传授。那是我们第一次见面，我便全然拜服，决心踏踏实实学习。后来我才领悟到，胥老师教学生用的是推手的方法，一直在“试力”，试探性地挖掘学生的潜力和接受能力。当说者，不少一句；不当说者，不多说一句，怕学生接受不了。如此用心良苦，让我时常感到惭愧。

五个月学习的点点滴滴已无法赘述，不如总结一下我所能理解的胥老师的一些观点，仅供同门参考，不到之处，还望胥老师和同门批评指正。

好的中医大夫应当精通针灸、推拿、中药

胥老师常说的一个观点就是“好的中医大夫应当精通针灸、推拿、中药等治疗方法，不可偏执其一”(因为我是学针灸推拿专业的，胥老师尤其怕我执着，遂反复叮嘱)。其实这个观点已经是老生常谈了，但真正能熟知“针、灸、推、药”的医师已是寥寥无几，更不用说“精通”二字了。

傍晚和一个留在某三甲医院的同学聊天，还提到了治病的问题。综合医院强调专科，某个科室就是要把这个科室涉及的疾病研究到极致，甚至是把一种治疗方法研究到极致。最终的结果就是，失掉了对“人”的判断，都是在和“病名”打交道，而不是和一个活生生的“生命”打交道。甚至会形成一种所谓的“标准化治疗”，治疗方式千篇一律，对“非标准化”的病人往往束手无策。可怕的是对这种“束手无策”很坦然。

思考疾病背后的原因，不被“病名”束缚

胥老师给我的最大启发是“思考疾病背后的原因”，不要轻易下诊断，对别人下的诊断也要进行思考。这五个月里，有两个被诊断为老年痴呆症的患者。其中一位是陕西的老人，治疗三次，即从最初的不认识自己家，到能够在北京自己倒地铁去治病；近期还有一位老人，针刺两次，从起初的表情呆滞，已经变成两目微有神，反应明显比以前敏捷。这两位患者都是“中风后遗症”患者，均无活动障碍及言语障碍。胥老师的判断是脑供血不足导致的记忆力下降、反应下降、表情呆滞，并不足以判定为“老年痴呆”，但如果不及时治疗，预后会很危险(目前对这种疾病的认识就是自我康复疗养，并没有特别有效的针对性治疗，好多家属也因为没有好办法而只能任其发展)。胥老师从颈项、肩部、枕部寻找筋结，配合百会、四神聪等穴进行针刺治疗，并让这些老人自己站桩进行自我调整。治疗效果均佳。

对于抑郁症患者，胥老师更像是一位“知音”，完全抛开了这个病名，从身体角度去考虑患者“心情压抑”的真实原因。心情长期压抑的人，在脊柱两侧和腹部往往能找到明显的筋结，或有明显的脊柱小关节紊乱。患者自觉颈肩沉重疼痛，像背着麻袋一样感到很“压抑”，后背酸痛僵紧，总觉得一口气吸不满，心情烦躁压抑，总想发脾气。再进一步可能会有严重的失眠、频繁的头痛，导致心情焦虑。这是一个社会问题，是一个需要大部分人都“很努力”的时代，工作、家庭让很多人身心疲惫。所以身体出问题后，很多人会很焦虑，进而可能会言语失控，伤害到家人朋友，导致大家的不理解，进而更加焦虑和烦躁。最终就像一个恶性循环一样，越来越焦虑，越来越抑郁。而往往化验检查，最终都会得到一个“身体基本健康”的诊断，甚至堂而皇之地告诉患者“身体没病，建议看看心理门诊”。如果我们始终把着眼点放在“焦虑、抑郁”上，我们将看不到身体筋结实实在在的“刚僵难调”，我们也将离疾病的本质越来越远，最终把病人推向“抑郁症”的深渊，毁掉的不只是一个人，可能是一个幸福的家庭。

胥老师门诊里最大的“乐趣”，就是一些“苦大仇深”的病人朋友给我们表演“变脸”，有些患者扎针前后表情会有明显变化，本来很“紧凑”的脸，针刺后变得舒展了；或复诊之时，原本一个不爱说话的人变得开朗了，开始愿意沟通了；或本来说话很“冲”的人，说话时忍不住自己会笑了。这都是针刺治疗后身心放松的表现。

站桩去，把心站得很柔软

胥老师对我们说得最多的一句话是“得站桩”，这句话几乎成了赵州从谂禅师的“吃茶去”，几乎对每个人都说了N多遍。起初很不理解，觉得胥老师夸大了站桩的好处。直到后来，自己面对二十几个病人体力不支时，才明白“得站桩”三字的真正含义。大成拳在大家的眼里是很刚猛的拳术，胥老师教我们站桩的心法却是“要把心站得很柔软”、推手“要懂得让着对方，不丢不顶”，以至于一个学员在练习了一段时间后，对妻子更加谦让了，再后来妻子都变得比以前柔顺了，自称是“对丈夫不好意思发火了”。站桩有如此好处，让我不禁想起了一句话“专气致柔，能婴儿乎？”医者有如此柔软之心，面对病人才能不会有烦恼，才能用正能量去治病。

我是属于比较愚钝的，站桩始终没有找到这种“让心柔软”的感觉。直到上个月去了趟云培山，听上正下道法师唱华严字母，才从中体会到了对世人的“柔软的心”是怎样的一个状态。进而想到了胥老师是怎样给一个幼儿扎针，怎样给一个虚弱的人进行针刺。他是用心在持针，而不是用手在做“标准化流程”。对待不同状态下的病人，胥老师有时手如握虎，有时手指轻拈，每一针深浅、徐疾、用力大小都是根据病人而定的，需要非常用心才能体会到细微的差别。此中利益，都是从站桩推手中来。胥老师在进行治疗时、在讲课时、在教学时，无不是运用大成拳的道理，用心在沟通交流。跟师学习中，真正明白了什么是“心医”。

以前听上正下道法师说，“出家人不过春节，因为那不是出家人的节日。好多禅师大年三十儿都抱头痛哭，甚至抽自己嘴巴子，‘怎么又过了一年还没有开悟！’”。起初听到这句话时只是心生敬仰，并未有太大的触动。近一月跟诊略疏，自己诊病颇顺手，好多杂症应手而愈。今日复次跟师学习，发现跟胥老师仍有天壤之别，虽已名义上为入室弟子，却还没有望见胥老师道法上的门楣，不禁心中悲戚，惶惶不已。

已近年关，老天都“开雾”了。试问自己：什么时候才能在医学的道路上开悟啊。写个跟师小结，一方面感谢胥老师的谆谆教诲，一方面不时鞭策自己懒惰的习性，与同门共勉。

（李景利）

跟师诊记：治神——一项长期复杂的身心修炼内容

关于针刺“治神”，早在《黄帝内经》中就多有论述。如《素问·宝命全形论》：“凡刺之真，必先治神”，说明“治神”是进行针刺最基本的要求，在针刺治疗中居首要地位。《灵枢·九针十二原》中也说：“粗守形，上守神”，守形是指守刺法，守神则是指重视施术者及病人的精神状态，进而体察针刺时的细微变化。

考据“治”字

关于“治”字，胥老师曾详细考据过，现摘录如下。

据《说文》注释，“治”的本意是山东的一河流名称。《辞源》注释曰：管理、梳理，惩处，较量，与乱相对（特指政治清明安定）。在与《素问》成书年代基本相同的诸多著作中，“治”字的语义比较接近。如《论语·宪问》一书中记载道：“祝鱼它治宗庙，王孙贾治军旅”，此处做主管讲；《诗·邶风·绿衣》：“绿兮丝兮，女所治兮。”此处做修饰讲；《孟子·告子下》：“禹之治水，水之道也”，此处做修治讲；《孟子·滕文公上》：“劳心者治人，劳力者治于人”，此处做管理讲；《荀子·解蔽》：“仁者之思也恭，圣人之思也乐，此治心之道也”，此处做修养讲；《史记·扁鹊仓公列传》：“血脉治也，而何怪”，此处做正常讲。由此可见，在《素问》的成书年代，“治”字均为长期治理之意，而非临时之举措。“治神”应该像“治宗庙”“治军旅”“治水”“治人”和“治心”一样，是一项长期复杂的身心修炼内容。（摘自《针刺治神与导引行气》）

此指“治”字而言，关于“神”，笔者认为应包含以下几个层面。

一个合格的针灸医生，好的修养极为重要

从医生角度讲，“神”可以指医生的个人修养及精神气度。《灵枢·官能》明确指出“语徐而安静，手巧而心审谛者，可使行针艾”;《灵枢·邪客》也说:“持针之道，欲端以正，安以静，先知虚实而行疾徐”。孙思邈在《大医精诚》中也提出:“夫为医之法，不得多语调笑，谈谑喧哗，道说是非，议论人物，炫耀声名，訾毁诸医”。可见作为一个合格的针灸医生，不但要有很好的知识储备和临床经验，好的修养也是极为重要的。

不仅如此，医生如果自己满面病容或一脸疲惫，也不容易让患者有信赖感。在跟随师父学习和侍诊过程中，常见师父利用闲暇时间养神静坐，平时做事也是对每一个细节都要求尽善尽美。对我们更是从衣着、形体、神态、话语等方面严格要求，以期做到神态谦和，心思缜密。

医者，时时刻刻“定住神”

在进行针刺时，施术者当专其精神，应做到“神无营于众物”。如《灵枢·终始》提出:“魂魄不散，专意一神，精气之分，毋闻人声，以收其精，必一其神，令志在针”，窦汉卿在《标幽赋》中也提出针刺时要“目无外视，手如握虎；心无内慕，如待贵人”。有一次师父在御源堂出诊时，另一个老师来看望师父，中途病人较多，便顺手帮学生为师父递针，几次速度稍慢，师父说了句“怎么回事？”，抬头一看不是学生，赶忙向对方道歉，此则是在进行针刺时要“一其精神”。然而，守神切忌呆板凝滞，应为“念念明了”之守神，可能会忽略惯性的东西，但于病人每一刻的身体变化必须了然于心，同时对外界事物又不能茫然无知。师父进行针刺时，门外有人或有什么声音均能清楚觉察到，有时甚至会提醒我们有人敲门。

“医不自治”之说由来已久，在古代，医生家里有病人往往也是互请同道前来诊治。一方面互补不足，更主要的原因还是怕掺杂太多个人感情在内，影响治疗。作为针灸医生，面对自己家人或朋友得病时，有因“恨病”而刺激量过重，导致疾病加剧者；也有因对方惧痛而不忍针刺，导致疗效不佳者。所以为医者当时时刻刻能“定住神”，不可操之过急，更不可对疾病有“必将其斩草除根而后快”之心。中医讲调病治病，亦在于此。

明白病人之所苦，解其心结，安其心神

针刺守“神”，还要守病人的“神”，包括病人的心理状态及身体状态。若病人急匆匆地赶来诊治，师父一般都会先让病人等一会儿，待病人从急躁的状态下定下神儿来，再进行针刺。包括师父自己，也从不在浮躁的心态下为病人进行针刺。

关于治病心态,《素问·五脏别论》说:“病不许治者，病必不治，治之无功矣”。师父很少主动提出为人治疗，并一再告诫我们，即使是自己朋友，除非危急重症，否则一定是病人主动要求治疗，才能诊治，否则治之无功，反易招怨。

在针刺治疗前，首先要明白病人之所苦，解其心结，安其心神。《灵枢·师传》:

“人之情，莫不恶死而乐生。告之以其败，语之以其善，导之以其所便，开之以其所苦，虽有无道之人，乌有不听者乎？”师父面对每一个“奇特”的症状时，往往是先肯定、思考、再通过治疗去印证。久而久之，不但能说出病人所苦，且能用病人熟识的行业语言进行沟通，消除与病人的距离感和疑虑，往往被病人当成“知音”。

如在御源堂诊所有一六旬老妪前来就诊，自诉双膝关节疼痛不适。夜晚睡觉时，向左翻身，则感觉膝盖向左“掉下来”，惊且疼痛，向右亦然。师父首先肯定其膝盖存在问题，并详细指明病灶所在，在膝周筋结处针刺，一次而愈。后老人携二女同来，治疗其他疾病，自诉每次治疗后都能高兴好几天。

当然，在进行针刺时，医者不可僵守自己精神，还要时时刻刻体察病人的身体变化及针下感觉。对待第一次针刺的患者，师父往往会先安抚，并说明针刺并不像想象中疼痛。《素问·举痛论》明确指出：“惊则心无所倚，神无所归，虑无所定，故气乱矣”。对待惧怕针刺和针刺紧张的患者，胥老师总是“商量着”治疗，时时观察病人的承受能力及身体变化。从跟师学习的第一天始，我最疑惑的就是“刺激量”的问题，往往我觉得病人体质很虚时，师父还要加大刺激量，而往往我觉得刺激量不够时，师父已经结束了治疗，效果却都很好。此为临床经验，需权衡病情缓急和患者身心承受能力。

针刺过后，师父对病人的医嘱常是“多休息，多站桩”，起初不以为意，后来读《素问·刺法论》时，见其中多处论述“刺毕，静神七日，勿大醉歌乐”“静神七日，慎勿大怒”“令七日洁，清静斋戒”“令静七日，心欲实，令少思”“勿大悲伤”等，此为针刺治疗后病人“治神”以增强远期疗效的方法。若一味多思多虑、情绪大起大落，很容易造成疗效不佳，甚至可造成疾病加重。

心里要清净，手底下要细细感觉

初为医生，往往容易顾此失彼，且社会经验不足，医疗经验欠缺，于临床中很难做到游刃有余，故于诊治各事项应中规中矩。及其随着工作经验及社会阅历逐渐丰富，在“守神”“治神”方面，在不失本质的前提下，可根据实际情况有所变通。

如师父对于不同病人，可表现不同状态。有时极其严肃、有时诙谐幽默、有时鼓励、有时轻呵、有时劝导、有时安抚。心结重者，鼓励、呵斥、劝导时常有之；执着重者，开玩笑、讲故事，完全不似以上所写之“守神”状态。如以此评判师父，则师父医术可不学矣。但观察其状态，可知师父手上和心里完全没有懈怠，没有随着谈话而影响治疗。师父私底下也曾严肃告诫我们：不管与病人说什么，心里要清净，手底下要细细感觉，要时时刻刻体察病人状态。说话只是为了打开病人心结，缓和严肃的氛围以减少病人紧张，同时又能通过谈话来体会病人的承受能力和心理状态。此为更高一层次的守神，不可不知。

作为学生，我常喜欢做一个“局外人”来观察师父的治疗过程。师父面对筋结较紧或疾病偏于“实证”的患者时，神态往往会很严肃凝重，持针时也是“手如握虎”；给儿童或虚弱的患者扎针时，常会不自觉地流露出慈祥的表情，且持针有若拈花，用师父引用《灵枢·九针十二原》中的话说叫“若妄之”。对待不同状态下的病人，每一针深浅、徐疾、用力大小都是不同的，需要非常用心才能体会得到。初学者应多加模仿熏习，但又不可过分执着于外在表现，如师父自己对神态的变化都没有注意过，若一味执着于此，不免又落入僵化古板的窠臼，于医道也愈去愈远。此只是为初学者提供一个“由外观心”的方法而已。

综上所述，“针刺治神”是一个漫长的修炼过程，需要在长期的临床实践和生活中不断完善、不断摸索。同时应结合站桩、打坐等方法来锻炼自己“事烦心不烦，事乱心不乱”的功夫，时时刻刻让自己的神处在一种清净状态下。

（李景利）

跟师诊记：膝关节骨性关节炎

患者李某，男，62 岁。一年半前无明显诱因于行走时出现左膝关节绞索、疼痛，不能屈伸，就诊于某三甲医院按摩科，诊断为骨性关节炎、骨质增生，进行按摩理疗，效佳。

其后发作频率增高，双膝均出现绞索、疼痛，游移不定。早期推拿治疗效果可维持数日，及至后来，疗效仅可维持到下楼，即疼痛如初。因平日工作常需出差，致使无法正常工作，每次出差均需带爱人或下属陪同，走路时绞索症状频发。

因病程较长，性情亦有所改变，甚至冬日在家时不愿喝水，怕去洗手间需要走路；平日打车，司机将车停的稍远即心情不快，不愿多走一步。某三甲医院请院内相关科室专家会诊，包括数名留德专家，建议行关节镜手术治疗。因不愿手术，多方寻求，后就诊于胥荣东主任医师门诊，于双膝行针刺治疗，以长针透刺为主。一次治疗后，患者即觉双膝疼痛、僵紧感明显减轻，其妻惊叹患者走路姿势亦有所变化（因膝盖病变时间较长，患者平时走路双膝关节活动度较小，呈僵紧状态）。其后治疗数次，患者可独自出差，未再出现绞索现象。女儿在日本生产，患者自己可带 260 斤行李独自前往。生活起居恢复正常。

牧樵按：膝关节骨质增生为中老年人骨骼退行性病变的必然结果，是一种病态下的正常生理状态，不同个体骨质增生程度有所不同。经过临床实践，我们发现不是骨质增生越重，所表现的症状越重，二者相关性不成正相关，且增生是慢性长期过程，其疾病却时有反复。所以我们可以认定，患者所出现的关节疼痛、绞索、僵紧不完全由骨质增生引起，大部分症状可能与周围软组织病变有关。经过对周围软组织进行治疗，疗效肯定，也恰恰说明了这一点。《灵枢·终始》明确提出：在骨守骨，在筋守筋。在观察膝关节手术后患者的状态时，也发现有部分患者确实能够缓解，但远期疗效不佳。可能与进行关节腔手术时打破了周围软组织病态平衡，从而缓解了症状有关，但并未完全解决软组织问题。

膝关节是人体较大而复杂的屈曲关节。它所受到的应力大，结构稳定而又灵活，好多韧带都走行在关节深部。《灵枢·官针》曰：病浅针深，内伤良肉；病深针浅，病气不泻。对于疾病初期，病变病位较浅，且病变范围较小，休息后或按摩理疗后症状迅速缓解，及至反复发作后，按摩效果不明显，可能与病位深在有关，按摩理疗等手段不能直接作用于“病所”，所以在治疗膝关节疾病时，选择方法也很重要。

膝部退行性骨性关节炎在中医属痹症范畴。《素问·痹论》：痹在于骨则重；在于脉则血凝而不流；在于筋则屈不伸；在于肉则不仁；在于皮则寒。《素问·长刺节论》：病在骨，骨重不可举，骨髓酸痛，寒气至，名曰骨痹。由此可以看出，膝关节病变所出现的疼痛、僵紧、无力、麻木、感觉障碍、冷痛、屈伸活动障碍、膝关节变形等不一定均与“骨”有关，可能大部分病变在“筋、肉”的范畴。

关于刺法,《灵枢·官针》明确提出：短刺者，刺骨痹，稍摇而深之，致针骨所，以上下摩骨也；输刺者，直入直出，深内之至骨，以取骨痹；关刺者，直刺左右，尽筋上，以取筋痹……或曰渊刺。可见针刺部位之深，且“致针骨所，以上下摩骨”，显然是一种动态治疗，与现在普遍应用的“穴位留针”不尽相同，且“直入直出”，也明确指出不必留针。治疗膝关节退行性病变，教科书上常用的配穴为“阳陵泉、阴陵泉、犊鼻、足三里、梁丘、血海、委中、承山等”，多在膝关节周围取穴，恰恰避开了最紧的筋结，对于病变较严重者疗效不佳，可想而知。且只取少数穴位留针治疗，刺激量明显不够，难以达到理想效果也在所难免。

《灵枢·九针十二原》曰：“疾虽久，犹可毕也。言不可治者，未得其术也”。好多病人颈椎、腰椎、膝关节手术后依然痛苦异常，但问其为何选择手术时，往往无奈答曰“做过针灸，不管用”。其实不是针灸无效，而是医生没有治好，所以作为一个医生，面对自己没有治好的病时，尤当细心思索、努力探求，不可将病人置于无望之地，视“无效”为正常疗效。

（李景利）

跟师诊记：针刺治疗高血压验案举隅

颈椎是连接头部和身体的重要通道，其病变可以从多方面影响大脑对身体和情绪的支配。随着人们伏案工作时间的增多、户外运动的减少，越来越多的人开始受到颈椎病的困扰。常见的症状有：头痛、眩晕、心悸、失眠、健忘、耳鸣、偏头痛、嗜睡等。颈椎病的潜在危害尚有：猝然晕倒、高血压、吞咽障碍、视力障碍、颈心综合征等。

颈椎病变，尤其是颈椎上段，刺激颈交感神经使颈内动脉神经与椎动脉神经兴奋性增高，可导致丘脑下部的后部缩血管中枢与延髓外侧的加压区受到影响，并不断发出异常冲动，引起交感神经兴奋性增高，血管平滑肌收缩增强，血管口径变小，血流阻力增大，而发生高血压。且血压升高和降低与颈椎疾病发作症状基本同步。颈椎不舒服时血压升高，服用降压药的效果不明显。而且还会出现头昏、头晕、记忆力减退、全身无力等症状。

目前西方医学界尚认为高血压需终身服药，暂不能完全治愈。很多西方学者对针刺治疗高血压持怀疑态度，甚至认为针灸治疗高血压的研究应该终止。国内有文献研究报道，穴位贴敷对持续降压有效，耳尖放血对高血压危象迅速降压有效。国内常用针刺降压组穴为：涌泉、风池、百会、肝俞、心俞、曲池、太冲、足三里、内关、血压点（位于颈后部，第六、七颈椎棘突之间左右各旁开 2 寸处）。

对于颈性高血压的治疗，有些学者提出针刺夹脊穴及颈椎牵拉复位有效。其中针刺夹脊穴可以舒解颈枕部筋结，促进颈部气血运行，提高大脑供血；颈椎牵拉复位可增宽椎体间隙，减少椎间孔序列异常，解除脊神经和椎动脉的压迫，纠正小关节的脱位或半脱位。缓解椎动脉管和颈肌的痉挛，促进血管扩张而血压下降。如此针刺配合颈椎牵拉复位治疗颈性高血压，对于颈椎病变引起的高血压，能取得较满意的疗效。

跟随胥荣东主任医师出诊的数月间，亲见数十位高血压患者通过针刺治疗，最终血压平稳而减药、停药。其针刺夹脊穴时不完全拘泥穴位，随筋结刺之，某些老年患者不做颈部的手法复位，亦能取得较好疗效，现略举隅，以供参考：

高某，女，68 岁。高血压四年余，最高可达 200/140mmHg，服海捷亚降压治疗，服药血压基本平稳。平素胃肠不适、排空差，胃脘隆起，家人诉患者夜间打鼾较重。胥老师为其针刺治疗（颈部、腹部筋结穴位为主），每周一次，几近半年。停药后血压一直平稳，且胃脘部变平，打鼾消失。至今半年未复发。

刘某，男，51 岁，高血压数年，并伴有颈椎病，颈枕部僵紧不适。胥老师为其颈部及枕下筋结处行针刺治疗，并进行手法牵拉复位。每周一次，共治疗三次，血压恢复正常而停药，至今三年未复发。

同类病例不再赘述。尚有一典型病例未能进行完整治疗，略陈述于下：某男，30余岁，为一包工头。平素血压波动大，血压升高时自觉颈枕部僵紧疼痛，自己用拳头击打颈项部略舒适，服用降压药基本无效。在洗浴中心按摩颈部，血压能下降趋于正常，屡试不爽。后听说胥荣东主任医师能治疗此类型的高血压，遂就诊于御源堂，针刺两次后未再复诊。此病例虽记录不完全，但血压升高时服用降压药无效，反而颈部按摩能使血压下降趋于正常，是一例较典型的颈性高血压病例，值得我们对高血压治疗方法进行重新思考。

（李景利）

跟师诊记："刺有浅深"

《素问·刺要论》曰："病有浮沉，刺有浅深，各致其理，无过其道，过之则内伤，不及则生外壅，壅则邪从之。浅深不得，反为大贼，内动五脏，后生大病。故曰：病有在毫毛腠理者，有在皮肤者，有在肌肉者，有在脉者，有在筋者，有在骨者，有在髓者。"

作为针灸学子，当年令我最困惑的一个疑问就是怎样去把握"针刺深浅与疗效"之间的关系，通过跟胥老师学习一年多的临床体会，观察胥老师用针特点与疗效，侍诊之余总结一些病例，试解《官针》篇最后一段中的"五刺"，不当之处还望指正。

·半刺

"半刺者，浅内而疾发针，无针伤肉，如拔毛状，以取皮气，此肺之应也"。肺主气，司呼吸，散卫气，朝百脉而主治节，是为"相傅之官"。现代人不好劳作，形寒饮冷，卫气输布失常者多见，常有畏寒肢冷，四末不温等症状。胥老师在临床治疗中，注重对"督脉、夹脊穴、膀胱经后背两条分支经脉"进行针刺，所用手法为"半刺"，深度2～3分，如拔毛状，往往能起到神奇效果。

如患者胡某，女性，41岁，首诊为2013年10月6日，主诉：晨起腰酸背痛、乏力、怕冷，面色萎黄，情绪急躁，视物昏花，半身冷半身热，下午背部、腰以下凉。舌质暗红，舌体胖大，苔厚腻。既往多次手术史。行针刺治疗，以背部穴位及局部经筋为主，佐以手法整复脊柱。2013年10月13日复诊，诉：上次针刺后下半身冒凉气，腰痛愈，膝关节疼痛。继续治疗。针刺五次后复诊，自诉：已不再出冷汗，改为出热汗，且半边身凉症状缓解，时感觉上肢有热流通过，仍半边身出汗较多。此为近期记录患者，观察胥老师为其针刺，除局部针刺松解筋结外，每次胥老师都会针刺督脉、夹脊穴、膀胱经为其振奋阳气，输布卫气。

不仅如此，胥老师还特别注重火针治疗哮喘及皮肤病的应用，其刺法也可归类于“半刺”。常见皮肤病应用的有痤疮、毛囊炎、湿疹、扁平疣、带状疱疹、银屑病等。胥老师治疗哮喘取穴仍然是“督脉、夹脊穴、膀胱经”，用火针促其输布卫气、温肺散寒，也是肺主皮毛理论的应用，往往能数次见功；治疗皮肤病则多是局部取穴，惟治疗带状疱疹，火针后需拔罐放血。自己用针体会，治疗痤疮时，丘疹型痤疮往往一两次就能见到明显效果，脓包型痤疮及结节型痤疮往往次数较多，但针刺后的部位不易复发。火针治疗湿疹，效果也很好。去年跟胥老师学习时，有一患者耳部湿疹，反复不愈，且不堪其“痒”，胥老师于局部用火针治疗，三次而愈。自己在用火针治疗湿疹时，病人诉说感觉过瘾、舒服，往往令家属难以理解。我自己也曾有“被火针”过的经验，感觉就像是在拔汗毛，疼痛较轻，心理压力较大。查阅相关文献，火针止痒效果肯定。

· 豹文刺

“豹文刺者，左右前后针之，中脉为故，以取经络之血者，此心之应也”。豹文刺有点类似刺络放血，胥老师在临床过程中，很少刻意使用放血疗法。对于静脉曲张患者，胥老师多用火针点刺 2 ～ 3 分于其脉上，往往可使瘀血自然排出（亦不刻意追求放血），效果甚佳。我老家有一个患者，五十余岁女性，双下肢静脉曲张严重，自觉下肢沉重冷痛，白天活动时需要常年用绑腿把小腿勒紧，已十余年。夏天为其火针一次后，即再无下肢冷痛沉重，绑腿去除，每月针刺两三次，至今效佳，屈曲静脉有所平复。

研究生阶段，在宋坪老师的指导下，我在皮肤科病房做过几个月的“刺血疗法治疗银屑病”的疗效观察，应用豹文刺法，刺络放血后大多数病人皮损恢复加快，且自觉心情愉悦，瘙痒减轻。中医认为“心主血脉，在志为喜”，现代研究少量放血能产生“欣快感”，有一定的“成瘾性”，美国开国总统华盛顿就酷爱放血疗法，最终由于一次医疗事故失血过多，死于放血疗法（西方早期放血疗法主要是从大静脉放血，和中医放血疗法本质上是完全不同的两个体系）。

· 关刺

“关刺者，直刺左右尽筋上，以取筋痹，慎无出血，此肝之应也”。“尽筋”为筋之尽头，“筋”相当于现代我们常说的骨骼肌，尽筋也就是附着于骨上的肌腱。《素问·长刺节论》：“病在筋，筋挛节痛，不可以行，名曰筋痹”，可见筋痹是以痛症和活动障碍为主。胥老师在治疗颈椎病、肩周炎、膝关节疾病、腰椎间盘突出、股骨头坏死等疾病时特别注重对尽筋的针刺，从不同角度进行筋结松解，对于活动障碍或疼痛较重者，往往能取得立竿见影的效果。

· 合谷刺

“合谷刺者，左右鸡足，针于分肉之间，以取肌痹，此脾之应也。”合谷刺属于“斜刺法”，即针身与皮肤呈 45° 角左右，多沿肌肉走行刺入。胥老师在治疗经筋损伤或肌肉僵硬紧张时，常使用合谷刺法。如腰肌劳损、颈椎病、肩周炎、小腿痉挛、面瘫等。

· 输刺

“输刺者，直入直出，深内之至骨，以取骨痹，此肾之应也。”输刺可以结合“短刺”去理解，“短刺者，刺骨痹，稍摇而深之，致针骨所，以上下摩骨也”。针刺部位最深，达到骨膜的深度。《素问 · 长刺节论》：“病在骨，骨重不可举，骨髓酸痛，寒气至，名曰骨痹”。从病症上来说，筋痹与骨痹症状相似，都是以关节疼痛、活动不利、功能障碍为主，治疗时输刺、关刺往往并用。股骨头坏死、膝关节退行性骨关节炎、腰椎管狭窄、腰椎间盘突出等常用此法。近期有一河北老乡，膝关节疼痛难行，医院要求做双膝人工关节置换术，后由亲戚推荐到胥老师处针刺治疗，一次即可行走，两次而愈。

《灵枢 · 官针》：“病浅针深，内伤良肉，皮肤为痈；病深针浅，病气不泻，反为大脓。病小针大，气泻太甚，疾必为害；病大针小，气不泄泻，亦复为败”。可见，在治疗疾病过程中，针刺深浅与针具选择尤为重要，学者不可不知。

（李景利）

跟师诊记：针刺治疗老年痴呆症病例

老年痴呆症，又称阿尔茨海默病（AD），是一种起病隐匿的进行性发展的神经系统退行性疾病。临床上以记忆障碍、失语、失用、失认、视空间技能损害、执行功能障碍以及人格和行为改变等全面性痴呆表现为特征。65 岁以前发病者，称早老性痴呆；65 岁以后发病者称老年性痴呆。

中医古籍对“老年痴呆”的论述多见于“健忘”“痴呆”“呆病”“呆痴”等相关记载中，并已经认识到“老年痴呆”与“髓海不足”的密切关系。如《灵枢 · 海论》曰：“脑为髓之海”，“髓海不足，则脑转耳鸣，胫痠眩冒，目无所见，懈怠安卧”。

清代医家王清任在《医林改错 · 脑髓说》中论述：“灵机记性不在心在脑”，“灵机、记性在脑者，因饮食生气血，长肌肉，精汁之清者，化而为髓，由脊骨上行入脑，名曰脑髓。盛脑髓者，名曰髓海。”并阐发小儿的发育过程及老年智力的衰退现象，其谓：“小儿无记性者，脑髓未满；高年无记性者，脑髓渐空”。

《灵枢·海论》曰：“脑为髓之海，其输上在于其盖，下在风府”，明确指出针刺调整“髓海”的腧穴所在。元代滑寿《难经本义》言：“髓自脑下注于大杼，大杼渗入脊心，下贯尾骶，渗诸骨节”。提出脊髓与脑髓相通的特性，对后世认识及治疗“髓海”病变提供新思路。

孙某，女，62岁，失眠数年，每夜能睡3～4个小时，右眼睑不自主跳动3年（头部外伤后出现），近一年短期记忆明显下降，话语重复，看人目光呆滞。于2014年3月26日于新郑市人民医院做CT，显示：左额叶软化灶、轻度脑萎缩。诊断为：老年痴呆症。胥老师于4月5日、6日两次为其针刺，以督脉、夹脊穴、百会、四神聪、颈枕部筋结（约为风池、翳风、失眠点附近）、眼周筋结为主，同时配合整脊手法一次。治疗后患者明显头脑觉得清醒，右眼部肌肉跳动减轻。治疗二十余日随访，女儿代诉：针刺后患者一直很高兴，表情较前丰富，患者自诉像“换了个头”一样，睡眠也明显改善，睡眠时间能睡到5～7个小时，记忆力较前有所改善。

任某，女，62岁，首诊：2012年9月18日，自诉：头脑昏沉，辨别方向障碍2年余，近期于家门口出现三次不能辨别家的位置，手里拿着手机不知道怎样使用。高血压病史十余年，口服降压药控制；2002年轻微脑梗死，无明显后遗症；2007年腰部手术后（具体不详，未见明显瘢痕），夜间小腿抽筋，一直吃钙片，不能缓解；失眠，每日可睡两三个小时。查体：大椎处有一明显凸出硬结，直径在10cm左右，比正常皮肤高出近3cm。

治疗：大椎筋结深刺，督脉、夹脊穴浅刺，颈枕筋结、百会、四神聪直刺，腰骶筋结、下肢膀胱经筋结透刺，整脊手法每周一次。针刺一次后小腿抽筋缓解，未再服用钙片；治疗三次后，病人可自行从通州坐地铁到城里看病，每晚可安睡七八个小时；针刺数次后血压平稳下降，降压药由每日三种，变为十余日吃一片，血压一直很平稳；大椎穴附近的硬结由僵硬变得柔软，体积也略有缩小变平。后因诸症无碍、兼回家心切，终止治疗。

2013年12月，因眼睛视物模糊、流泪、飞蚊症，于某眼科医院就诊，服用中药后出现严重失眠，于2014年2月，再次寻求胥老师诊治，针刺一次后睡眠恢复正常，小孩夜间啼哭，都未醒转。针刺数次后眼睛模糊、流泪缓解，尚有飞蚊症。2014年4月24日回访，老人称自2012年9月首次治疗后，未再出现记忆及认知方面的问题。

牧樵按：此两例患者均为老年痴呆症早期，虽迁延日久，但病变尚浅。两例患者针刺时，共同的针刺部位为：百会、四神聪；颈枕部筋结；督脉、夹脊穴。其中百会、四神聪具有醒脑开窍的作用，颈枕部筋结直接影响大脑供血，虽《灵枢·海论》曰："脑为髓之海，其输上在于其盖，下在风府"，但临证之时往往不可拘泥一穴，单纯针刺风府危险性大，且疗效往往不理想。通过针刺督脉、夹脊穴提升阳气，改善气血运行。

第二例任姓患者，大椎附近有凸起硬结，由长期低头劳作所致，直接影响到颈肩气血运行及大脑供血，大脑长期供血不足易导致失眠、健忘、脑萎缩、高血压等，医生对颈椎查体及治疗时尤当关注。

（李景利）

跟师诊记：疾病初愈防复发

近日跟诊胥荣东主任医师，一日内四十余患者，竟有四五人诉"经治疗身体明显好转，后因劳动过度等原因，病情加重"，在此简略记录如下，仅供医患参考：

一位五十余岁老妪，主因腰痛、颈肩疼痛求诊胥老师，经几次针刺治疗后，症状基本缓解。前几日去邮局取一包裹，体积略大较为沉重，因思身体已愈，且离家不远，遂肩扛回去，走到半路渐感吃力，终打车回去。后身体酸痛，休息两日方缓解，幸喜并无复发。

牧樵按：久病、大病过后需将养时日，方可做体力劳动，年龄稍大者尤当慎重。我去年诊治一六旬老妇，腰椎间盘突出、腰椎骨质增生，腰臀部疼痛困重，入夜加重，喜重按，甚者用脚踩方觉舒服。症状已有数年。针刺七八次后，症状消失大半，尚时有隐隐疼痛，但不影响生活。后其家里装修，前15日搬东西、擦洗等体力劳动，腰臀部未觉疼痛加重，患者自思大病已去，遂"肆无忌惮"，不想20日左右突然疼痛，因装修未完，忍痛又干了20余日，复诊时已疼痛剧烈，几乎不可触碰，行动亦非常艰难。当日针刺一次后嘱多休息勿着凉，至晚间疼痛剧烈，后病人与家属商量，于翌日做手术治疗，具体不详。后余知之，深以为憾。

另一位30岁左右患者，因颈肩腰背僵硬疼痛就诊，治疗数次后已无任何不适。自思疾病已愈，可以"正常生活"了，熬夜上网后，于翌日诸症复作，虽不甚重但也已明显觉得不适，复诊时见胥老师很是不好意思，称以后再不敢熬夜。

中医认为"阳入于阴谓之眠"，人在睡眠状态下，阳气从体表深入体内，对身体进行“养护”，调整脏腑机能。所以好多时候服药或针刺、点穴治疗后，会有困倦、喜睡等表现。入夜不寐，阳气浮越于外，易耗损阳气，对于久病初愈之人，尤为不利。

关于疾病初愈，将养不慎而复发，古人早有论述，《重订广温热论·温热复症疗法》虽是讲温热复症，但复发病因对于大部分疾病，几乎都适用。

（李景利）

跟师诊记：针刺治疗儿童膝关节病

近期家长携一10岁小姑娘于胥老师处求诊，家长代诉：右膝关节反复肿痛八年。患者于2岁时无明显诱因出现右膝关节肿痛，多方诊治效果不佳，且无法确诊，5岁时行关节镜探查手术，未予明确诊断，且症状未好转，怀疑脑源性疾病所致，具体不详。后经中医推拿治疗，未见好转。由于右膝不适，患者现在家休学，平素情绪低落、喜哭。查体：右膝关节肿大屈曲，右下肢略长于左下肢，右小腿腓肠肌紧张。

治疗：右阴陵泉、犊鼻等处寻筋结刺之，脊柱牵拉复位。

一周后复诊家长诉“孩子右膝肿痛较前明显减轻，且比以前爱笑了，情绪不再像之前低落”，在诊室里与胥老师主动说话，治疗前后均面带笑容。治疗时疼痛也极力忍耐，并无哭闹。

胥老师按：此患者儿时右膝肿痛很可能就是一个局部经筋损伤引起，未得到有效治疗，导致后来行走膝关节受力不均匀，局部反复肿痛。局部经筋针刺起到一个松解经筋、化瘀通络的作用。患者情绪低落一方面是由于长期疾病困扰所致，还有一方面原因是患者两膝关节承重不同，导致走路时背部紧张，脊柱形成侧弯，尤其在胸椎段有关节紊乱时，容易在两肩胛骨间区形成筋结，导致肺气不宣、情绪低落。牵拉复位后部分筋结可自行松解，呼吸顺畅，情绪恢复正常。

牧樵按：治疗儿童患者经筋病，消除其对针刺恐惧感是非常重要的一个环节。首先尽量不留针，其次尽量用短针，而不必追求过强的针感，经筋病更强调针至病所，比单纯气至病所效果更佳。

下肢关节疾病，如膝关节、踝关节等长时间不愈，需积极治疗，否则在行走时身体两侧受力不均匀，长时间易导致骨盆不正及脊柱关节紊乱等。在脊柱中，腰骶、骨盆可以看作是地基，颈胸椎算是上层建筑，骨盆倾斜、旋转等，颈胸椎关节容易出现小关节紊乱、甚至脊柱侧弯，脊柱两侧也容易形成筋结；但如果把下肢踝关节、膝关节看作地基的话，行走时下肢长期受力不均，人的骨盆、脊柱肯定会受牵连。治疗时也不应只是单纯治疗下肢关节疾病，应整体调理。

人体疾病可分为形、神两方面，此患者是形先病，迁延不愈导致神情落寞，郁郁寡欢。通过对身体的治疗、形体的调整，情绪不调自调，不治而自治。

（李景利）

诊余随笔：类风湿关节炎

患者女性，58岁，类风湿关节炎反复发作30余年。曾尝试针灸、汤药、激素、蜂疗等治疗方法，反复发作并加重。三年前病情加重，导致瘫痪在床，周身疼痛，小腿肌肉萎缩，于协和治疗，服“骨化三醇胶丸”和钙片等，具体不详，半年后缓解，可勉强生活自理。

2013年2月2日首诊，患者呈慢性病容，体态瘦弱，肘关节、膝关节肿大，右手四指严重变形。自诉：周身关节疼痛，颈项、腰部疼痛僵直，踝关节活动不利，因腰、膝、踝关节疼痛僵硬，活动受限，已多年不能下蹲。睡眠较差，每于夜间关节刺痛加重，严重影响睡眠及心情，服用安眠药无效。平时周身怕冷，尤其关节部位，总感觉有冷风游走。糖尿病史，胰岛素控制不佳，具体不详。

予内功针刺治疗：颈肩、腰部、百会、四神聪、肘、膝关节，脚踝（腰部、肘、膝关节长针透刺）。针刺后，患者自觉轻松，腰部松软尤其明显。次日变天，夜间仍可安睡，疼痛未明显发作。

2013年2月8日，患者第二次就诊，自诉：膝关节、肘关节疼痛明显减轻，脚踝疼痛减轻，腰部疼痛减轻仍偶有发作，睡眠可，夜间疼痛不剧烈。脚踝疼痛相对较重。

治疗同前，加刺右侧小指、上臂尺侧。

2013年2月24日，患者第三次就诊，诉四肢疼痛减轻明显，上次针刺后腰部酸胀多日，现劳累后腰部偶有疼痛。

治疗同前。针刺膝部时患者疼痛剧烈。

2013年3月3日，患者第四次就诊，自诉：周身疼痛减轻，睡眠已无障碍。左下肢膝外侧疼痛。

治疗同前。此次针刺，患者感觉疼痛剧烈，针刺左膝时，疼痛不能忍耐。停止余下治疗。

2013年3月12日，患者反馈：自己无意中发现已可以下蹲，需手指按地辅助站起。腰部、膝盖、肘部疼痛也已基本消除。关节无冷感。未做任何内科治疗的情况下，血糖近日控制平稳，用胰岛素已减量。希望继续针刺治疗。

此后患者长期治疗，现频率平均约为每月一次，未有明显反复。

胥老师所授之内功针刺，对于慢性疼痛性疾病的散结、消肿、止痛、恢复功能效果较好，刺激量根据患者身体情况而定。首次针刺时，患者周身关节僵硬疼痛，边针刺，边观察，针刺二百余针，患者未表现出恐惧和疼痛，针刺后立觉轻松，无疲惫感及晕针现象；随着治疗，原有疼痛症状减轻后，针刺时患者表现出明显疼痛。中医认为类风湿关节炎属于“痹症”范畴,《素问·痹论》:“风、寒、湿三气杂至，合而为痹”,“痛者寒气多，其不痛不仁者，病久入深，荣卫之行涩，经络时疏，故不通，皮肤不营，故为不仁”。所以“痹”者,“闭”也，患者关节部位筋结较重较深，气血瘀滞不通，所以才会有明显的僵硬、疼痛、恶风、活动受限，针刺时痛感也较轻，也就是胥老师常说的“麻木不仁”的状态。后来功能逐渐恢复，开始有明显的痛觉，以致痛不可忍，其实是好转的表现。此患者体质羸弱、患病多年，但自始至终针刺后无任何疲惫感，对不同病人刺激量需在实际操作中逐渐体会。患者血糖平稳、胰岛素减量，可能有针刺调节整体功能的功效，但我更加倾向于患者疼痛减轻，睡眠好转，脏腑功能得以提升，血糖自降。

（李景利）

胥按：弟子李景利（字牧樵）是北京中医药大学针灸推拿系七年制研究生毕业，他的跟诊学习笔记——“跟师诊记”，更有专业性，因为我对自己的针法已经习以为常，反倒讲不出什么来，这好比老司机，你问他如何开车，他会不知从何说起，因为开车已经成为习惯了，不用动脑子。倒是作为一个专业的旁观者，更容易看出我针刺的特色，会对大家有所启发，在某种程度上，更有指导意义。

凡学之道，严师为难

春节假期，心是散的，见到师父，心才收回来。

师父在回答一位患者关于站桩的问题时说，站桩让人既敏感又稳定。过去的一个月，对我而言，是如此不稳定。起先是师父见我怕冷，嘱我喝真武汤，喝了之后，不仅感到身体温暖，更是活力迸发。接着，去了一趟天津，赶上雪后大风天，那叫一个冷，之后便如霜打的茄子。断断续续喝药，身体如战场，寒热在那拉锯，有时早晨醒来，四肢关节疼痛，鼻塞，像全身都感冒了一般，虽然难受，但却从中感知到身体的存在。

因为去天津，耽误了一节课，便听师父讲课的录音，这一次课讲的多半是《礼记》，师父说《礼记》代表那个时代的社会文化状态，跟《内经》好多语句类似，比如“故圣人参于天地，并于鬼神”“东风解冻，蛰虫始振，鱼上冰”。那天特别累，回来便躺床上，不知怎么就想到先过一遍录音，听听师父讲了啥，谁知跟平时听课不太一样，虽只有声音，但却能感到这声音的每一处转折，越听越觉得师父讲的好有意思啊。

后来无意中看到张定浩写《孟子》的三种读法：文学的读法、历史的读法，以及对我们每个人最重要的读法即哲学的读法。“这里所说的哲学，并非现代学科体系中定义的哲学，而是回到‘哲学’一词的原意，即爱智慧，为什么要爱智慧呢？因为要认识你自己。因此，所谓哲学的读法，就不同于之前提到过的西学的读法，它既牵扯到对《孟子》的理解，进而涉及对当时社会文化整体的理解，更关乎我们对于自我生命的体会。”

师父读《黄帝内经》，读《礼记》，读《庄子》，都是哲学的读法，师父将他行医的经验和生命的体会都糅合在一起，真正是金玉良言。《礼记·檀弓上》：孔子蚤作，负手曳杖，消摇于门，歌曰：“泰山其颓乎！梁木其坏乎！哲人其萎乎！”既歌而入，当户而坐，子贡闻之曰：“泰山其颓，则吾将安仰？梁木其坏，哲人其萎，则吾将安放，夫子殆将病也。”师父说，我们老提哲学，是从这来的，哲人，应该就是伟大的人。

《礼记·曲礼》：“君有疾饮药，臣先尝之。亲有疾饮药，子先尝之。医不三世，不服其药。”师父说，当个医生很不容易。诊所里有一位小有名气的医师想学师父的治疗技术，但又担心师父不肯教真的，便委托一位工作人员拍摄师父扎针的录像。师父知道后说，对于快针针刺，没有任何保守，都是真教，唯恐大家学不会。“天晴日头出，雨下地上湿，尽情都说了，只恐信不及。”

师父说当医生得懂考据。针是金属，师父就特别留意青铜器、钱币等，最近在市场上收了一枚金错刀，上面有金丝“一刀”，师父说，一刀平五千，就是五千个五铢钱,《金匮要略》里面有“腰以下冷痛，腹重如带五千钱，甘姜苓术汤主之”，汉代张衡《四愁诗》有“美人赠我金错刀，何以报之英琼瑶”，这些都要了解。

《礼记》中也常见跟收藏有关的,“有圭璧金璋，不粥于市”，师父说，有弄璋之喜、弄瓦之喜，知道什么意思么。“琐碎”原本指什么，指的是玉的声音。学传统文化，越学越好玩。

师父一次在上海见到中国针灸学会经筋诊疗专业委员会副主任委员刘春山教授，坐在那里，很有派头。这时旁边一人对其说：老胥比你大一岁。他噌一下站起来说，您坐，您坐。师父说，仅仅因为我比他大一岁，这就是礼，这就是教养。师父说孔子当年特别不想见到阳货，但阳货给他送礼后，他还要亲自回礼，且打听好了趁阳货不在家时去送，结果在半路上碰见了。“阳货欲见孔子，孔子不见，归孔子豚。孔子时其亡也，而往拜之，遇诸涂。”

师父说，现在许多人不懂礼，包括一些中医学者，师父感慨世道衰落，人心不古。

“君无故玉不去身，大夫无故不彻县，士无故不彻琴瑟。”师父说，玉器，是汉代以前的好，唐代的俗，明代的粗，清代的烦琐。

“玉不琢，不成器；人不学，不知道。”“凡学之道，严师为难。师严然后道尊，道尊然后民知敬学。”师父说，师道尊严就出自这里，师不严就麻烦了，人不恭敬的话，也学不好。扎针也是，朋友随便说给我扎扎吧，效果就不好，若规规矩矩来挂号，当回事，那状态就不一样。“善学者，师逸而功倍，又从而庸之；不善学者，师勤而功半，又从而怨之”，师父说，善于学习的人，老师应该是很闲在的，就像我教伟峰，教了之后，他在山里练几个月，回来再教；若是教得太勤，反而效果不好，埋怨我没有教真的。

“善问者，如攻坚木，先其易者，后其节目，及其久也，相说以解”，师父说，一块木板，要先找薄的地方钻，我们学不了爱因斯坦，他说：“我受不了这样的科学家——他拿起一块木板，寻找最薄的部位，在容易钻孔的地方，钻上许许多多孔。”

“善待问者如撞钟，叩之以小者则小鸣，叩之以大者则大鸣，待其从客，然后尽其声。不善答问者反此。此皆进学之道也。”擅长答问的人如同被撞的钟。师父说，轻轻叩钟，还是使劲敲钟，全在于自己。

“记问之学，不足以为人师。”师父说，看见了吧，现在都是记问之学，跟两脚书橱一样，没什么用，分分钟就能从网上查出来。把知识消化了能用，才是真正的知识。

“君子曰：礼乐不可斯须去身。致乐以治心，则易直子谅之心油然生矣。易直子谅之心生则乐，乐则安，安则久，久则天，天则神。天则不言而信，神则不怒而威。”师父说，中国文化一直强调宁静、安静，从地名上就能看出来：长安、宁夏、辽宁。针推系讲“是动病”“所生病”，但一直没解释清楚，争来争去，大家多以《难经》为标准，其实《难经》里面有大量的错误解释，《内经》本身也有解释错的。“是动则病”，就是因为中国人喜欢静，所以一动就成为动乱，“是动病”，就是这经脉有异常的波动，不该跳的跳了，本来平和地跳动，现在剧烈跳动了，这都是病态。这在《灵枢·经脉》篇中有清晰明确的论述：“脉之卒然动者，皆邪气居之，留于本末；

不动则热，不坚则陷且空，不与众同，是以知其何脉之动也。”“以左手足上，去踝五寸按之，庶右手足当踝而弹之，其应过五寸以上，蠕蠕然者不病；其应疾，中手浑浑然者病。”《素问·三部九候论》“所生病”就是这条经脉能治的病。就这么简单，一下子通了。

师父说，学医面对的是人，需要大的思维，并不是完全按照《内经》来扎针，也借鉴了当今西医的先进思维，比如刺激神经根。一位学员的弟弟，才四十岁出头，年前时脑出血，这位学员焦虑地问师父，能不能来扎针，师父说越早治疗越好。学员说，其没有度过危险期，尚不能坐。师父说，危险当中蕴藏着机会，这就是危机。学员听命，带弟弟来，师父用粗针扎，很疼，但效果好，第二次扎针时患者就可以自己从轮椅上走到诊疗床边。

最近还有一位在美国从事核物理研究的教授因耳鸣来找师父扎针，效果也很好，并在微信朋友圈用古文写了治病的经历，称师父为“神医”。前两天一女生携其母亲来扎针，说这位核物理教授正是她介绍来的，且他原本并不信中医，所以在那条朋友圈的最后，他写“非亲身经历而不能信也”。

在《素问·举痛论》开篇，黄帝问曰：余闻善言天者，必有验于人；善言古者，必有合于今；善言人者，必有厌于己。如此则道不惑而要数极，所谓明也。今余问于夫子，令言而可知，视而可见，扪而可得，令验于己而发蒙解惑，可得而闻乎？师父读到这里说，“发蒙解惑”就是我的工作。作为一个从未学习过中医的弟子，真如童蒙一般，有幸遇见师父这样的明师，才斗胆写下这些文字。

年三十晚上，众家团圆之时，爸爸却在他工作的江边小屋里，和妈妈起了争执。妈妈嘱咐我先回去，我确实也不便在场，出门来，想到离家还有六七里夜路，妈妈一个人回去不安全，就在门口徘徊。河水结冰尚未消融，鱼儿都在河底，天上既无月亮，也无星辰，才想起这是月末，还是岁末。在无声无光之中，想到师父讲的“动作以避寒”，便练习起了摩擦步。此时，师父在千里之外他的家乡，王芗斋老先生的家乡距离我不过二百多里地，想起师父说的许多话，也记起伟峰师兄刚从山里出来，拿着几页王芗斋老先生的话语录一句句揣摩。时空以这样的方式交汇。苏轼写“人生到处知何似，应似飞鸿踏雪泥。泥上偶然留指爪，鸿飞那复计东西”。师父说，张仲景看了多少病人，已经不重要，重要的是他留下了一本《伤寒论》。

师父在网上有教学课，并且还有实操演示。为我们创造了一个学习传统文化的生活场域，让文字不再生硬，把远古拉至眼前，热气腾腾。

（徐新芳）

师父教给我们的，是“活泼泼”的生活态度

周六下午加完班，直奔东文诊所，师父教的暑假一期经筋班，正在开课。天气闷热，我也感觉到了热，这是多么不易。原本最近心绪很差，不想见人，可是当知道一位远方的师姐托人带了礼物给我，我这一天就惦记着此事。本来想拿了礼物就走，结果被小唐师姐拉过去，让我晚上替她侍诊。

患者多半是本次暑期经筋班的学员，昨天已经站了一天桩，进到诊室就反馈昨天下午站桩后的各种反应，站桩、扎针之后，睡眠好、胃口好之类，也有学员形容针感，从腰部直接窜到脚底，像炸弹一样炸开。一位中年男性学员，昨晚在课后去赴宴，北京的同学请他吃饭，他胃口大开，吃了好多，而且觉得特别香，同学问他，你是几天没吃饭了吗？而且因为痛风，他之前也不敢喝酒，昨儿居然喝了白酒八两和许多啤酒，痛风也没发作，脚后跟没疼。师父说，你这说出去谁信哪，跟神话似的。

又有一八岁男孩，妈妈带着他从广西来学习，之前的经筋班我也见过，因为这个孩子个子比较小，看上去才五六岁，好动，有一次课上，我就老看着他，怕他走丢了。最怕这些孩子来扎针，哭闹起来按都按不住。可这小家伙自己嗖一下跳到诊疗床上，师父给他扎的时候，他也疼得只躲，但不闹，太勇敢了。他妈妈反馈，扎针后，孩子的口腔溃疡好了，吃饭时不那么疼了。这位远道而来的中年女学员，学了之后，给患有半身不遂的家人按摩，居然给治好了，但把她也累得够呛，有点虚脱了。

师父的老乡来看诊，我只觉得这名字很熟，他问我是不是也在御源堂跟诊，我说是，然后就想起来，上次他带着爱人来扎针，因为师父觉得是老家的人，相对其他初诊的患者，刺激量大了些，当时也没事，过了一会，我去外面叫号时，看到她躺在椅子上，晕针了。跟师父说了之后，扶她进来，师父帮忙按揉了一会，因为还有其他患者在等，张亮师弟又带她到旁边的诊室休息，并按揉。后来才得知，前一天她刚从巴黎出差回来，坐了十多个小时的飞机，还没倒过时差来，而且是第一次扎针，也很紧张。问起他爱人的近况，他说因为住在外地，再过半个月她出差到北京，到时来扎针，这次是她主动要求来的。

还看到了那位南中医的娇弱小师妹，这次壮实了不少。第一次见她，应该是一年半之前，她妈妈带着她从南京来，一边扎针一边上经筋班，就在旅馆过的春节。当时只觉得这真是一位操碎了心的母亲，寸步不离自己的女儿，因为她分不清方向。扎了几次后，她说可以自己坐地铁了，那个开心的样子，仿佛还在眼前。但

她的母亲还没适应过来，一次我去叫号，小师妹自己坐在候诊区，她妈妈去洗手间了，她犹豫了一下，就跟着我去了诊室。过了一会，只听着外面一个焦灼的声音：你见到我女儿了吗？打开诊室的门，她见到自己的宝贝女儿，脸上如释重负，扑通扑通的心才定下来。后来，她们回南京了，师父让我去随访，但一直联系不上，渐渐就淡忘了。

上次经筋班，又看到了她，她要拜师，她谈自己这一年多来艰难的经历，谈学佛的体会，满座皆惊，对生命的认识、修行的体会太深刻了。尽管师父常常让我们读《坛经》、读南先生的书等，我嘴上答应着，实则心里是抗拒的，是较劲的，就像孙悟空，不大闹天宫、不被压在五指山下五百年，哪肯轻易跟着师父去取经。有一次师徒聚会，我没去，是事后才知的，不知哪位师兄让师父写经，师父有求必应，欣然写了好多张，然后又说，给新芳也写一张。当我拿到那张写着“一切有为法，如梦幻泡影，如露亦如电”，既感动，又触动，觉得佛法不再那么遥远，那么虚幻。

小师妹拜师的那天晚上，我提前走，在酒店大厅等车来，小师妹的妈妈正一个人坐在那里，安然地等待。随意聊天，她说起最初女儿生病，就是高中军训，在雨里跑步，后来就开始浑身疼，浑身都是筋结，失眠，脾胃虚弱，四处求医，光整脊治疗好像就做了三十多次。三年高中生涯就在痛苦中度过，还好，在读大学期间，小师妹就能拜师学习，美好的青春年华刚刚开始。我也是在 16 岁高中军训时，第一次晕倒，隔一段时间，病一次，到大学，不过参加了两三天的军训，被送医院，下病危通知，工作、结婚，情况依然没有改善，反而随着年龄增长，愈来愈重。一直到遇见师父，2016 年初，就是在东文诊所，就是在这间教室，学习了站桩，一切才有了转机。

师父常说，我身体并不是那么弱，还是心结没有打开。确实，通过最近观察自己的情绪，我发现，长久以来，我是在如此不甘心中走过来的，我误以为自己很弱，误以为我没有机会去追求自己想要的，因为即便去追寻，也总是失败。十多年来，身体和心就是在这样的恶性循环中，彼此影响。我耿耿于怀自己的工作、自己的家庭，都不够理想。如果一切可以重来，多好；如果可以早点遇见师父，多好。

看诊完毕，师父继续画画，师父最近真是着迷了，往常伟峰师兄来，师父会带着大家练拳，但此刻，师父的心思全在画中，就跟小孩似的，在其中玩得不亦乐乎，每天长进都非常大，兴致勃勃，豁然贯通。我拿了一张兰花图，请师父题字，师父画了一朵绽放的花，一朵含苞待放的花，并一语双关，题上我的名字：新芳。抱着师父的画作上地铁，时不时打开看一看，心里觉得好温暖。杯子里装的是张静妹妹泡的茶，在那没喝够。

在师父这里，一切都不晚。记得一位朋友编辑了摩西奶奶的一本书《人生永远没有太晚的开始》，卖得很好，那时我只觉得这不过是一句安慰人的心灵鸡汤罢了。师父将这句话变成了现实。师妹刘月发微博说："两天没来书院，师父的画突飞猛进，求得两幅并拍照给朋友看，有的不相信这是习作二次的成绩，一位眼尖的专业画家说：这鹰的羽毛苍润松秀，笔墨趣味又极富质感，腕下的功夫非一般人所为，应该是你师父的风格。"

无论是写书法，还是画画，师父起步就有自己的风格，就有力度，就有神，因为有三十年的武功打底。

师父说他画画就跟感觉练拳试力一样，虽然不会画，但是敢画，下笔要大胆。上周三，同事要带着朋友去找师父看诊，临去之前说，是腰疼，这种状况是不是很快能见效。我说对，一般扎一次症状就有所缓解。说完，我心里又纠结，万一没有立竿见影的效果怎么办。那天预报有暴雨，我心事重重去跟诊。同事带着朋友进来，是一位女士，我也认识，只见她小心翼翼扶着腰进来，走路都有点吃力，也不敢坐，因为坐下之后再想起来就困难，已经十天了，也请人按摩，但好像更加重了，一脸忧虑。师父用 0.35mm × 75mm 的长针针刺患者腰骶部，然后请她下来走走试试，她依然处在之前的紧张中，扶着坐起来，慢慢下来，走了几步，然后说轻松好多了，又坐下，再站起来，也不费力了。我心里也跟着轻松了，也开始明白，其实扎一次就能取得这么好的效果，并不是那么容易，看着师父很随意，其实既有之前打下的站桩的基础，也有当下的审慎的判断，比如通常师父喜欢用粗针扎腰部，但此时若用，很可能产生激惹效应，可能使症状加重。

周二，师父教我们站桩。练习摩擦步时，师父说我走得像不倒翁；推手时，师父说我肩膀没沉下来，也不会动胯。原来人心里想是一回事，落到身上是另外一回事。扎针、写字、画画、学佛，都一样。上周日跟诊，一位师妹的母亲来就诊，说起最近的一件事，她在街上看到夫妻打架，她最见不得男人打女人，于是上去就给了那男人一脚。她自己都有点吃惊，也有点后怕，因为她身体并不好，两年前刚大病一场，去年开始站桩调理，身体就发生了很多不可思议的变化，比如以前走路爱摔跤，现在则很稳。师父说，武侠不是虚幻的，站桩后人气盛，便会路见不平拔刀相助。

带着师姐送的礼物，带着师父画的画，回了家，觉得这个家也不是原来想的那么糟糕，也没必要那么焦虑。师父已经告诉给我们大道：站桩，未来还有什么可怕。除了自己的家人，还有师父，以及师父给你营造的世界，让你无论投入多么热烈的情感都不为过，因为师父就是那么兴味十足，忘了所有机心。

（徐新芳）

遇见师父，人生有了一个大的转折

近来跟诊，一位病人请师父调桩，师父让其颈肩放松，不用那么刻意，站桩就像休息一样，随意一些，但又不是真的随意，还得认真，这就是心法，写文章、画画都是如此。

因为有一阵没跟诊了，听到师父说“心法”二字，颇为触动。拜师学习，就是这样在日常的生活里，一点一滴地学习师父的智慧和思维方式。

在看病的时候，师父常常问病人是哪的人，以把握刺激量，我们听得都很多了，便不甚在意。最近师父在当归中医学堂讲《灵枢·师传》，讲到顺养，“黄帝曰：顺之奈何？岐伯曰：入国问俗，入家问讳，上堂问礼，临病人问所便”，忽然发现，师父问病人从哪来，不正是这句话的现场版吗？地理、气候、物质生活、体质、性情、心理，和病人短短几分钟的接触里，师父将这些都考虑在内了。

一名天津武清男子来治病，师父探察他的背部，颈肩部的皮肤就跟牛皮一样，腰部皮肤是正常的。师父用粗针扎，问其能受得了吗？病人回：受不了也得忍着。师父说，注意地名带有“武”字的，武清、武功、武威，这些地方的人绝大多数都很强悍、能忍。

一对母女从安徽来，师父用长针扎，病人能忍，但基本已经到极限了。师父说，刚好，安徽属于中部，再往南，估计就受不了长针了。

许多人惧怕扎针，因为怕疼，可是疼是有作用的。在讲到《灵枢·周痹》时，师父说里面有一句话非常有名，可以借用来说明针刺的作用。原句如下：风寒湿气，客于外分肉之间，迫切而为沫，沫得寒则聚，聚则排分肉而分裂也，分裂则痛，痛则神归之。师父说，扎针就好比是“分裂则痛，痛则神归之”，后面接着是“神归之则热”，扎针之后，病人常常会感到发热。虽然是断章取义，但可以让我们更好地理解针刺。师父常说，都知道要“治神”，但有多少人知道什么是“治神”，怎么就达到“治神”的境界了？

很多病人，师父都嘱咐，除了扎针，最好配合站桩，这样精神就会起来。一位患有半身不遂的病人，迷上了站桩，一天可以站四个小时，站得精气神特别足。他跟师父说，除了站桩，我没有退路了。一位师妹来扎针，特别开心地告诉师父，最近体检，发现乳腺增生没有了，还有子宫肌瘤也变小了，有空的时候一天可以站四五个小时。同时，一位学员给师父发来私信，说坚持站桩，右肾囊肿没了。这些例子都好像传奇一样。当黄帝问岐伯“五乱者，刺之有道乎”，岐伯答“有道以来，有道以去”，疾病的发生有规律，祛除也有规律。师父说，中医用发展、变化的眼光看问题，西医就是用静止、孤立的眼光看问题，比如见到子宫肌瘤之类疾病，西医就认为不可逆，只有手术。

每周二，是站桩平日班上课的日子。大家一起站，坚持一个小时没问题，可回到家，一个人的时候，就很难坚持。师父说，站桩比较枯燥，能坚持下来的，一是病人，不得不站，二是喜欢练拳的。站完桩，师父教我们一个炮拳的动作，每个人都打得不一样，师父说，你们都到前边来看看，如果你是教拳的，你承认这是你教的吗？

在微博上，师父看到一位德高望重的先生练习太极拳的视频，说，练得和公园老大爷差不多。我问：那真正的太极拳是什么样的？师父答：已经丢了，开始的时候肯定是能用的。大成拳也是如此，不过三四代人，有些东西已经失传了，就像教你们炮拳这个动作，你们做出来的给后人看，他们还能知道是在干什么吗？中医和武术都这样，真东西不多，要想得着，得痴迷才行。古代更是如此，“余闻先师，有所心藏，弗著于方”，有些真东西并不写出来，而是记在心里，比如农村过去盖房子，没有图纸；而现在有互联网，学东西很方便，却不当回事了。

师父在当归中医学堂讲解《灵枢》时说，现在我们还能读到《黄帝内经》，很不易，最近我研究《内经》的成书年代，或许迟至西晋初年。乍听觉得离我们很远，西晋太康二年的猿啸青萝琴，我曾经弹过，那声音完美极了。美国 1977 年发往太空的“旅行者 2 号”内置唱片，播放过管平湖先生用猿啸青萝弹奏的《流水》。

三言两语，师父就带领我们穿梭在时空之中。

黄帝想听听他的老师岐伯“心藏”的东西，作为准则来奉行，上以治民，下以治身，传于后世。岐伯赞叹说，这是考虑长远的提问，“夫治民与自治，治彼与治此，治小与治大，治国与治家，未有逆而能治之也，夫惟顺而已矣。顺者，非独阴阳脉气之逆顺也百姓民众皆欲顺其志也。”师父说，中医一直强调顺养，因势利导；西医是“抗”。最近，央视著名主持人逝世，观众为之扼腕叹息，其妻子在微博上发布的消息之中有“抗癌”字眼。

黄帝又想听“四时之气”，岐伯说：“春生、夏长、秋收、冬藏，是气之常也，人亦应之。”师父说，前半句我们都知道，后面“人亦应之”却往往忽略。中国人的思维是顺应自然，西方人的思维则是征服自然。

最近跟诊，一位四十岁左右的男性患者，他自己说，自去年 11 月份开始腹泻至今，每天两三次，在医院做了检查，吃了很多药，也做过艾灸，但效果不好，暴瘦三十斤。师父让他趴到治疗床上。他的妻子说，我再补充一些内容，他之前喜欢到健身房锻炼，锻炼完吃很多鸡蛋，还熬夜，说他也不听。师父说，这就是过度消耗身体，导致阳气不足，阳虚就不能气化，所以会泻，不光膀胱有气化的功能，肠子也有。健身房是从西方传来的，名为健身，准确地说是扩大肌容量，是在一种强盗思维下产生的，要练肌肉，要展示力量。

师父给患者扎完针，我准备出去叫下一个患者，但被师父示意等一下，然后师父就跟患者详细阐述了很多，建议他可以选择通过站桩锻炼身体，站桩可以养阳气，这才是根本。

同一天，一位女患者因颈肩不适来就诊，我带她进到诊室，直接推门而进，忘记上一位患者还未收拾妥当，还好是一位相熟的患者，他也不在意。这位女患者述说自己的不适，然后尚未出诊室的这位男患者转过来，说，是不是左肩不适带得头也不舒服，跟我的症状一样。师父说，这真是同病相怜，彼此能体会对方的感受。一句话让大家都笑起来。说完这些，女患者又说自己还有骨质疏松，不知道是不是因为以前做过手术的缘故。师父就说，关系应该不太大，站桩可以改善骨质疏松的情况。这位女患者听了，特别高兴，说终于找到解决这些身体问题的办法啦。

在场的我，听了真的很动容。前一阵子在地铁上，我跟景文师兄、张亮师弟说起最近的工作，有诸多不如意之处。景文师兄就问我，那你后悔从报社出来吗？我想了想，说，我不后悔，跟着师父学中医之后，人生有了一个大的转折。

马上又到经筋班的立冬集中班了，两年前，我去立冬班补年初落下的课，产生了拜师的想法，由于怯懦，犹豫了很久，后来终于鼓起勇气走出这一步，然后顺理成章开始跟诊，在师父身边学习，从敬畏、紧张到渐渐熟悉、放松，不知不觉中，内心也有了很多改变。很多东西没有经历，是很难想象的，跟着师父，从这些病人身上，可以说见到了人生百态，还有从师父处事的态度上，一点点耳濡目染，最难改的心性和习气，也在悄然发生着变化。

最近，由于我爱人的奶奶生病，我周末便去给她按摩，顺便教家里人，如何用按摩来保健。他们说我以前气色很差，这两年就跟换了个人似的。他们的家里一箱子西药，降血糖的、降血脂的、降血压的、缓解痛风的，以前我也不好意思说什么，现在他们自己也意识到了，便问我，什么病可不可以扎针，我说可以啊，我见过师父这么治。

在单位，我同事总取笑我，你跟着胥老师都学啥了，我们让你帮忙扎针，你都不会。是啊，我好像什么都没有学会，但我见过师父这么治，那么多的疾病，我都跟着师父见过了，知道师父怎么治，我唯一拥有的就是我见过的。

师父要送一本书给一位弟子，在书上题字，要先拿毛笔在废纸上练习一下。我刚把上午的挂号小条都扔到垃圾袋里了，情急之下，张亮就拿了一张印有针刺注意事项的纸张。师父说：这还能用，找废纸来。我又去垃圾袋里把挂号小条捡了回来。师父说：俭以养德。

钱穆先生在《中国历史研究法》一书中写：内心的品德学养，即成为其人之人格境界，亦即是人生真理所在。此项真理可以反求诸己，故有如宋儒所云：“不识一字，亦可还我堂堂地做个人”。讲学术而可以讲到不识一字，此亦中国学术之独著精神处。

师父看完诊开车回家，门口有人拦着，没注意就开出去了，这人跟在后面追，原来是那位来自武清的患者，要把自家种的玉米面给师父，以此作为感谢。

患者感激大夫，把自己的病给治好了。弟子感激师父，因为师父把道传给了弟子，尊师的实质是重道。作为半路出家的人，跟着师父出诊，我不知道外面的世界是什么样的，想要去看看。看了外面的繁华之后，愈加觉得师父的可贵。师父常讲一个“喝茶去”的故事，还套用此典故，给弟子题字“站桩去”。师父传的道，都在这三个字里了。

（徐新芳）

人生转弯处，老师为我掌了舵

我愿以一则病案作为缘起，将对胥老师的感恩娓娓道来。

2012 年 1 月，王女士因耳鸣就诊，并带着高中阶段的儿子前来面见老师。王女士表示耳鸣已持续一段时间，并叙述周围朋友因长时间耳鸣导致的烦躁，最后医院诊断为“抑郁症”，并被要求服用抗抑郁药物，于是王女士十分恐惧。老师对其劝慰一番，告诉她：“好多疾病导致的情绪的波动并非真正的抑郁，所以服用药物一定要慎重，何况中医对于耳鸣的治疗是有效的。”患者对针刺很敏感，行针罢，再刺激颈部经筋之时，其腹中有发热之感，颇为奇异。

王女士此行还有另一个目的，就是熏陶她的儿子学中医。孩子今年高一，学业负担较重，些许迷茫，对未来的规划是“理工类”，老师评价其理想太过于泛泛，没有实际的针对性，将热门的专业进行比较，并勉励其学习中医。老师举厚朴中医学堂、当归中医学堂为例，好多事业有成的人转而投身中医的公益事业之上，显然，其追逐的不可用金钱来衡量，是对中医美好的发现吸引着他们。最后，老师打包票：“你学了中医，将来我都可以带你。”

我们站在一旁惊叹老师的一片春蚕之心。

现在不妨谈谈我自己，我的父亲李若现二十岁走上临床，主攻肛肠疾病，治疗手段多半是手术，一些疾病亦使用小针刀，可以说是典型的“外科医生”，2002 年父亲认识了胥老师，从此开始走上中医的道路，父亲说老师改变了他很多，我亦然！与老师未谋面前，父亲在家中谈论起老师的时候，我满怀“世外高人”之感，对老师仰慕不已；2008 年高考前，我第一次见到了老师，父亲令我称呼“爷爷”，胥老师又不肯，左右为难，我就默默地走到了一边，从此，我和父亲成了“师兄妹”。现在回想当日，诊室雅集了善用放血疗法的王本正老师，以及推拿高手，是一次高水准的学术交流，初生牛犊怕是并不懂这种机会的难能可贵。最后在老师的指导下，我选择了针灸推拿。毕业后我正式跟师学习，在我人生转弯的时候，是老师为我掌了舵。

及至今日，我在中医的道路上跌跌撞撞地走过了 7 年，其中近 2 年的周末时间在御源堂中医诊所跟随老师学习。老师的种种好处言语表达不尽，无论怎样的篇幅所记录的也只是个例。

第一次见老师的时候，好多话听不懂，回去揣摩三四天才品出些许味道，直到现在依然如此。老师擅长引用经典讲笑话，无论古今，虽是文字游戏也要弄清楚来龙去脉才体会它的笑点。闲聊之时，老师随便地说什么样的人可以成事呢，接着就引经据典“善用人者为之下！”跟诊之后，翻阅《老子》，才知道这句话出自六十八章（议兵），“善为士者，不武；善战者，不怒；善胜敌者，不与；善用人者，为之下。是谓不争之德，是谓用人之力，是谓配天，古之极也”。我读老师的文章的体会，要完全明白就要不停地检索，“字、词、句、段”里面学问多多，刚刚读到《诗经》美文，忽然又来了现代的战斗机，甚至于机身长度都精确无误；老师考据文字，又通晓现代机械，建议电梯某个部位加上弹簧以防止倒转，减少事故的发生……因为我的无知，老师特地送我许多书，甚至买书钱，并不厌其烦地嘱咐我多读书，关切之情令人动容。

用老子的这句“是以圣人被褐而怀玉”形容老师，再合适不过，单表面意思而言，老师衣着朴素，行动出入完全没有架子，而且老师痴迷收藏，身边常常佩戴古玉；寓意更深的话，无论针灸还是老师待人接物的方式都是“返璞归真”“大道至简”，没有矫揉，没有造作。待人接物？之所以用问号，因为至今对我而言没有一个形容词是合适的，老师还没出手，单单几句话就已经令病人五体投地的信服，这种行为艺术，这种人格魅力，用什么词语都不够全面。老师做事永远那么细心周到，就像中国女乒一样让人安心。

提到老师对我的好，就说也说不完，我常常想：老师对学生的勉励、指导，甚至是呵斥都是那么的难得，在这个实用冷漠的社会里，没有任何血缘关系，或许因为缘分二字铸成的师生情真的很美好，甚至于浪漫。回想两年间肃立在老师身旁，心中常常暖意涌动，老师不仅为我选择了专业方向，给予我中医的思维、知识，老师更为我推开了一扇门，让我从狭隘闭塞中走出来，看到了更加鲜活的世界……

老师常常说，现在喝喝茶，练练功就是美好的生活，并且希望自己八十多岁的时候也可以像老前辈一样身体健朗，“埋头苦吃”，延年益寿，为此，我愿为老师祷念“阿弥陀佛”！

（李亚勤）

胥按：中医学习和其他自然科学有所不同，如果没有老师言传身教，很难深入学习，甚至连路都会走错。

跟师学为人处世、待人接物之道

我是北京中医药大学的学生，所以有机缘认识了胥老师。在没见老师之前，学习可以说是浑浑噩噩，与一直接受的现代教育无异，老师上课教，下课了就自己看书学学，书是书，课是课，知识是知识，我们记忆了很多知识。对中医学的体会，对中医大夫的体会都无震撼身心之处。

一个人功夫可以这么高，眼睛可以这么亮

因为学校安排实习，有机会近距离接触到胥老师，才知道，原来中医针灸效果可以这么好，一个人功夫可以这么高，眼睛可以这么亮。胥老师身上有种气场，很多人第一次和他接近的时候都会很紧张，现在明白了，《论语》中说，“君子有三变：望之俨然，即之也温，听其言也厉。”

刚开始学习，就是看嘛，我天性比较木讷，看也是傻乎乎地看：啊，这病人效果好；啊，老师是扎了这些地方；啊，老师是这么教人站桩的……惊讶于老师治病的效果，也感叹老师的功夫厉害。

有一天，我推荐我太极拳的恩师张老师来找胥老师治病，前面有一位家长带着孩子来诊治，张老师恰好看到了胥老师给孩子做按摩时的那种慈爱、柔软之心，赞叹不已。在回去的路上，张老师对我说：“这个老师太难得了，现在这么好的老师实在是太少了，你要跟他学东西，一定要好好学，你最好能拜他为师！”

拜师？一个古老的名词，对于一个一直接受全日制现代教育的我来说，很陌生。张老师和我说，在以前，尤其是传统文化如武术、中医以及很多行业，其实都是要拜师才算真正开始学习的，通过拜师仪式与师父结成师徒关系，谓之“拜师学艺”。古代说天地君亲师，师的地位崇高如斯。即俗谚所谓“生我者父母，教我者师父”，父母给了这血肉之身，师父给你真正的本事，他不仅教你知识，还教你吃饭的本事，甚至更多。在古代，要想学习一门技艺，一定是要经过拜师，之后才有可能登堂入室。后来，在我的请求下，张老师从中花大力气做媒，有幸拜在师父门下。

有几分恭敬，学几分东西

拜师之后，学习还是一样的学习。后来张老师问我："你跟胥老师学到了什么？"我回答，我学了这个病怎么怎么治疗，最近站桩又有什么体会。张老师摇摇头，叹息道："跟师不是这么跟的，佛门里有句话，利益从恭敬中求，你们要想跟师父学到东西，必须要恭敬师父啊，有几分恭敬，学几分东西，师父把你当弟子，你有把师父真正当师父吗？有真正把师父放到心里吗？不是有个形式就可以的，拜师之后一定从心里把师父当师父啊。"张老师的话振聋发聩，才真正惊醒我，原来跟师学习，自己要树立正心正念，提起精神，认真严肃对待。其实不是师父需要恭敬，而是我们自己要恭敬起来，才有可能学到师父的东西啊。

自此，跟师父关系越来越近，"听其言也厉"，师父开始批评了。在旁边递针，病人要翻身了，不知道马上去拿枕头垫上，师父说："不知道考虑别人，自我惯了，心中没人"；冬天诊所很凉，病人脱衣服扎针时感觉冷，不知道帮病人盖上点衣服，光在边上看的，师父说："自我！"；穿衣服不够合理，穿白大褂最下面的扣子没扣，师父说："在工作的时候要规范、庄重，也是自己庄重"；烧水泡茶，茶嘴对着玻璃，容易发生爆炸，师父说："做事不细心，不细致"；有时候病人太多，师父说："干活太慢，速度太慢，要勤快"；事情一多，心就乱了，师父说："定力不够，要多站桩"；与人交往，师父说："一定要尊重别人"……师父开始严厉起来，纠正自己每次的过失、偏差，后来才知道，这对以后的为人处世，待人接物非常非常重要。跟师，非止于学技艺也，师父纠正自己做人做事中的毛病、缺陷，让自己在以后的人生道路上少走弯路。有段时间每次跟诊回来，揣摩的都是今天又干了什么错事，以后应该怎么做。

其实师父不仅对我们严格，对自己更严格，师父有很多好习惯，比如吃饭必定要吃干净，丝毫不浪费。有时候诊所有小虫子飞进来，师父一定是轻轻地放它们出去。和师父相处，经常默然无语，静心养神。师父考虑问题，既严谨，又全面，常常想人之未想，有时候出完门诊回来的路上，和师父同车回来，突然会听到师父说一声："呀，今天那位患者应该……处理会更好"。后来知道师父有"每日必三省吾身"的习惯，随时检点自己的过失行为。很多圣贤说的道理，都能在他身上体现，能够看到传统文化不是单纯从知识层面，而活生生的通过师父身上展现，学在身上，用在身上。师父常说的一句话："古之学者为己，今之学者为人"，师父学以致用，以身力行，知行合一，作为弟子的我们当细心揣摩，深思学习啊。

师父敲打着我的手说："你们要重道啊！"

和师父后来接触久了，在师父身边熏陶，才知道师父的可敬、可爱。师父内心朴实，道德高尚，在弟子面前不拿架子，不虚伪，嬉笑怒骂，皆得自然，有时候会在我们面前展示他收集来的好茶、美玉，很骄傲地为我们介绍他的宝贝，其憨态喜悦之情，难以尽述。我们也在旁边偷偷欣赏，开开眼界。师父对于他当年很多辛苦得来，学来的东西毫无保留传授出去，有一次我正在站桩，师父敲打着我的手说："你们要重道啊！"师父当年学习不易，很多东西弥足珍贵，看到弟子不好好学，实在是心痛不已。

对于师徒关系，王芗斋老夫子在《大成拳论》提出："盖以人之相与，尚精神、重感情，不在形式之称谓。果有真实学术授人，我虽不以师居，而获其益者，谁不怀德附义而师事之，是师之名亡而实存也，又何损焉？若以异拳瞽说以欺世，纵令拜门称弟，而明达者一旦觉其妄，且将痛恶之不置，此又何师之有？师名虽存而实亡矣。"师父对于师徒关系，其实也不拿架子，不太重形式，更重内在真实情感，遇明师实在不易，遇到明师更要以恭敬心、重法的心、感恩的心去求学，去熏陶，去咀嚼，去回味，慢慢师父的东西自然会在内心里有体会。

跟师父学不仅仅是学技艺也，学针灸，学拳，学中医，任何东西学到最后其实是学道了。芗老在《大成拳论》中说："拳之一道，学之得当有益身心，更可补助一切事业之不足"；开篇更言"拳道之大，实为民族精神之需要，学术之国本，人生哲学之基础，社会教育之命脉，其使命要在修正人心，抒发情感，改造生理，发挥良能，使学者神明体健，利国利群，故不专重技击一端也，若能完成其使命，则可谓之拳，否则是异端耳。"言出说拳必有修正人心，抒发情感之功，让我们不仅身体健康，心灵更加完善，其实何止拳道，其实中医亦是如此，传统文化更是如此，有幸能跟师父学习，既要重视学习技艺，更要在学习过程中修正身心，日久必能变化气质。

（郑景文）

我做过最正确的决定，就是拜师

不知道从什么时候开始，我从别人口里小李大夫变成了李大夫，也养成了无论去哪都随身带针的习惯，每次假期回家都有各种各样的病人等着我扎针，回想起这几年的经历，我想我做得最正确的决定就是拜胥老师为师。

认识老师是三年前，那时我大三，懵懵懂懂，学了三年中医，仍然不知道中医到底怎么回事，怎么才能看好病，最害怕的事就是家里亲戚或同学打电话来向我咨询病情，一度曾后悔选择中医。后来经郑景文师兄推荐，并在我的太极拳恩师张老师引荐下开始跟师父学习，才开始慢慢找到了中医的门在哪，慢慢地开始试着给同学和家里人治一些小病，慢慢地重新爱上中医。这几年小试牛刀，不能说疗效特别好，但是也或多或少的为他人减轻了些痛苦。记录了 2 则治疗过的病例和大家一起分享。

病例一

患者董某，女，70 岁，因结肠息肉在我实习的医院的消化科住院治疗，我当时在该科实习。患者腹部时有疼痛，右侧颞部麻木，连带双眼视物模糊，头晕，下嘴唇疼痛，右半边舌头发苦，双膝关节疼痛（自诉双膝犹如绷带缠裹）屈伸受限，下蹲困难，屈膝 30 度左右疼痛加剧，右足踇外翻，行走时右足背疼痛，既往第十二胸椎压缩性骨折，右膝关节曾行交叉韧带修补术。头颅 CT 提示陈旧性脑梗死，双膝 X 线片提示双膝重度骨性关节炎，请神经内科及关节科会诊，神经内科建议针灸治疗，关节科建议行双膝人工关节置换手术。由于带教老师是西医，所以要求我为其扎针治疗。

第一次治疗，毫针快速针刺颈部夹脊、天柱、风池、翳风及右颞部麻木区域，眼周丝竹空、鱼腰、攒竹、太阳等穴，双膝关节髌骨周围压痛点，重点在胫骨内上髁压痛处，右足背疼痛处，以上均为快针，不留针，下嘴唇麻木处毫针点刺放血，第一次治疗后，患者诉右颞部麻木较前减轻，视物模糊的症状得到明显改善，膝关节疼痛明显减轻，下蹲较前轻松，继续治疗约 5 次后患者出院，此时右颞部麻木、头晕、视物不清的症状消失，下嘴唇略有疼痛，程度较前减轻，右半边舌头偶尔发苦，双膝关节疼痛完全消失，行走自如，因右膝关节曾行手术，下蹲时右膝关节仍受限，但疼痛基本缓解。右足背疼痛在治疗 2 次后完全消失。患者出院 4 个月后曾联系过我，以上症状基本维持在出院时的状态，没有反复。

病例二

患者是位老先生,（由于时间比较久，当时没有及时记录，老先生姓什么已经记不得了）因大便十天未解以肠梗阻收入外科治疗，当时我在外科转科学习，老先生既往有肺癌病史，入院后一直腰痛，夜间比较剧烈，吃去痛片无效，肌注曲马朵缓解，有时曲马朵也止不住疼，需要用杜冷丁才能止痛，经带教老师同意我开始给老先生针刺治疗，因为一直没有排气，老先生腹部膨隆，俯卧比较困难，我让老先生侧卧，在腰部棘上韧带及夹脊，膀胱经使用毫针快速针刺，刺激比较强，老先生说局部酸胀比较明显，腹部采用毫针斜刺浅刺。第二天上班时护士就告诉我说昨天晚上一晚上腰部都没有疼，没有用止痛药，还是没有排气。此后每天下午我都会给老先生治疗1次，包括周六日，这期间基本没有用止痛药。很遗憾的是老先生的骨扫描结果提示肺癌骨转移，第2、3腰椎椎体受累，考虑各种其他因素，带教老师没有让我继续给其针刺治疗，我也因为转科结束，前往其他科室继续学习，后来得知这位老先生选择出院了，我也就没有再得到过他的消息。

我性格内向，平时话不多，跟师三年，都是在旁边默默地观察师父的言行举止，扎针、练拳时的动作，神情。师父对细节要求很高，我又比较粗心，诊室人一多我就有点手忙脚乱，顾前不顾后，每次跟诊前都要在脑海里想好几遍可能出现的问题，跟诊时小心再小心，生怕出差错，久而久之，做事情考虑的也就越来越周全了。粗心的毛病也基本上改掉了。跟师父时间越久，就越能感受到师父身上传来的正能量，逐渐改变身上的一些陋习，这些变化对我的人生产生了巨大的影响，不仅是技术的提高，更是心境、气质上的升华。感恩师父！

（李　冰）

古人顺养，长生久视；今人持手机，头倾视深

师父在当归中医学堂讲《灵枢》系列课程（Ⅰ），已经讲了六次课，讲的是《寿夭刚柔》《官针》以及《本神》的开头两段。师父讲课已臻佳境，有听者反馈如下。

网友@高野和歌（胥注：刘俊霖）：胥老师，学生听了您的《灵枢》解真是茅塞顿开，叹为观止，惊为天人，希望能早日拜您为师。

此话听起来或许会让人觉得浮夸，但就像《灵枢》中所写的，“余闻人之生也，有刚有柔，有弱有强，有阴有阳”，在中医看来，每个人的生理都是不一样的，体质是有差异的，有柔弱有刚强。同样，对于同一堂课，每个人的感受也是不一样的；在现场听，和通过视频看，感觉又不一样，时过境迁，当时的空气、当时的夜色，都已消散。

而听课、跟师学习，就是在这一天天的积累和熏习中，去进步。所谓高山仰止，景行行止，有这样一个榜样，给你努力的方向。师父说话很含蓄，要进入到师父的语境，开始的时候得主动亲近师父，每周都有很多机会，全看自己的选择，师父不可能追着赶着你去学习。见面多，熟悉了，也就知道怎么跟师了。

师父无论讲课，还是看病，都是处在一个自然、朴素的状态，讲课时滔滔不绝，可能越讲灵感越多，话头越多，有一些平时讲过，有一些我们弟子也都没听

过；给病人看病时，则专注于病人，诊室里哪怕一点异动，都逃不过师父的耳目，跟诊的弟子可能一上午都不用怎么说话，只用看师父的手势和眼神来做事。看病的间隙，师父读读字帖，把玩一个小物件，或者刷微博，看到有意思的，就让我们也跟着看看。大部分的时候，我们仨都是沉默的。反正医学上的知识，师父不用讲，张亮一看便懂；师父讲一大箩筐，我也听不懂。虽然听不懂，但每个周日的跟诊，却是我心里最干净而不杂乱的时刻。你看着四面八方的病人来，听着各人陈述自己的痛苦，又看着他们在师父的治疗下变得舒缓喜悦，就忘记了我。师父给弟子写过很多张“制心一处”，在师父跟前，他的强大而温暖的气场，他的智慧，你自动地就能制心一处。而师父不在跟前，唯有自己有意识地改变习气，站桩时好好站桩，工作时好好工作，吃饭时好好吃饭，时时处处，修正自己的行为，修正自己的心。

这个过程不是那么顺畅的，明白了这个道理，却需要一步步迈过很多坎，尤其是心中的坎。师父说我的身体郁结不通，应该是心里有结没有打开。观自己心，一上午的时间，就杂念四起，纷纷扰扰，一会低落，一会兴奋，周围的人会影响你，天气会影响你，过去的事也会影响你。而在过去的不自知的几十年里，你积累的情绪，层层叠叠，你看的书，你经历的事，你自外界收到的信息，都成了你身体的记忆，情绪的记忆，里面有美好的，但也会藏污纳垢，你得直面，你得辨别，你得清理，才能通透、圆融、无碍。

当明白了师父告诉我们的这个大道，再去听师父讲《灵枢》，看师父的微博，就会贯穿起来，知道师父到底在讲啥，意会师父的幽默、有趣，自动补充师父讲了半截就打住的话锋。

“风寒伤形，忧恐忿怒伤气”，师父说，风寒伤形很好理解，耳朵就能被冻掉，因为耳朵的血液循环不好，所以不要在耳朵上扎针或者放血。

“形有缓急，骨有大小，肉有坚脆，皮有厚薄”，师父说，这是非常直观的。“形与气相任则寿，不相任则夭。”之前一位师妹的爱人，因面瘫来找师父扎针，他看起来非常高大壮实，但扎针效果不好，师父说他这是典型的形胜气，其实他的身体很虚，可以先吃点汤药。师妹找景利师兄开药，吃了药之后再扎针，一扎就通下去了，效果立竿见影。如果拿车来比喻，形胜气，好比是拖拉机；气胜形，好比是跑车，自重轻，动力好。“形充而皮肤缓者则寿”，师父说，你想想齐白石、张大千，是不是就这种皮肤缓的状态，所以得以长寿。“若形充而颧不起者骨小，骨小则夭矣”，师父说，典型的就是满月脸，都看不见颧骨了。“平人而气胜形者寿”，师父说，练大成拳，一定会气盛，站桩让人的肌肉松软、有力，是内敛平和的，这是中国人的审美。西方的审美是肌肉崇拜，一定是那种向外夸示竞争的状态。师父说，心要静，没事多写写字。“病而形肉脱”，师父说，年初有一位八十多岁得了肾癌的老太太来扎针，瘦得皮包骨，大肉尽脱，建议她去站桩，老人家真听进去了，站了几个月，长了十七八斤，本来之前腿疼走路都费劲，现在去国外旅游了，我都觉得不可思议。站桩、扎针也可以减肥，近来见到了四五位女士，原本只是调理身体，没想到腰间赘肉跟着减少了。

讲《本神》，师父说,《黄帝内经》一直在强调神，守神，治神。“神”字，偏旁是示，和祭祀有关系；申，本义是雨天的闪电，总之是超出人的理解的。中国的神和外国的神概念不一样。“德、气、生、精、神、魂、魄、心、意、志、思、智、虑”，师父说，中国的文化会分得这么细，印度文化分得更细，中国文化受印度影响很大。

“天之在我者德也，地之在我者气也”，师父说，中国人心中是有天、地，所以强调尊重自然，西方人认为人是主宰，所以比较狂妄，改造自然。“故智者之养生也，必顺四时而适寒暑，和喜怒而安居处，节阴阳而调刚柔，如是则僻邪不至，长生久视。”，师父说，上古之人，春秋皆度百岁，而动作不衰，长生久视，想想李见宇先生，练大成拳，八十多岁了还能和小伙子打。现在的人恰恰相反，天天抱着一部手机，头倾视深，违背这些古人传下来的道理。最近一位来看病的患者讲：有位西医大夫，很自信，亲自为八十岁的老父亲做前列腺手术，结果老人没从手术台上下来。这不就是违背自然么，这么大年纪了根本没必要做这个手术。包括所谓“腰突”“膝关节病”，基本都不需要手术，扎针效果很好。之前有一位做过膝关节置换手术的患者来扎针，师父开玩笑说，您家里肯定有钱。其家人说，换两个人工关节花了二十万，但上下楼还不行。师父说，怪我们宣传得不够。病人把两个膝盖露出来，给我们拍照留资料。过去了这么久，那两条竖着的瘢痕时不时还在眼前晃动。

师父说，和田玉为什么珍贵，因为是经过风吹日晒、水流冲刷，最后剩下来的部分。中国先秦典籍、唐诗宋词也是这么在历史中淘洗出来的，一定是有它的价值和意义。我们今天一方面不理解古人所处的境况，一味苛求古人；另一方面，我们的科技如此发达，互联网上的知识获取那么方便，但不能融会贯通，你还不如古人认识得深刻，还不如古人有见地，这是最可悲的。现在很多人做学问很麻烦，像藤葛禅，不究竟，或者口头禅，光说不练，一本正经地在那胡说八道，认为自己什么都懂，所知障严重。

“不要笨用功，不要浮聪明”。师父说，有的人自以为很聪明，做错了也认识不到，不悔改。有人说佛教不完美，或许是这样，但你的资质尚未达到能够修正释迦牟尼建立的这一思想体系，你就老实去修就是了。王芗斋也是，孔子也是，人类几千年才出这样一个人，夫子之墙数仞，不得其门而入，不见宗庙之美，百官之富。

师父前一阵子去拜访他的书法老师王先生，请老师谈文化、思想、艺术等。印象最深的是王先生谈到教育，说教育一方面是环境的影响，一方面就是好的老师，不单指学校传授知识的老师，而是能在品性、人格、文化修养方面引导你的老师，所以要拜师，要跟师学习，这在当下往往被忽略。

每周，听师父讲课，跟师父学站桩，看师父写字，随师父出诊，何其有幸！

（徐新芳）

毒药攻邪，五谷为养——中医和生活分不开

师父说，上大学二年级时，教室里挂了一位女同学的书法作品“燕草如碧丝，秦桑低绿枝。”

当你坐火车从北京到陕西时，你就会发现，燕北的草在料峭春寒之中尚且如碧丝时，秦地的桑树已经绿叶满枝了。你看，伟峰就是秦国人。曾国藩、左宗棠是楚国人，著名学者于建嵘也是楚国人，最近老在外漂泊，有点老庄的感觉，自由不受束缚。芈月是从楚国嫁到秦国。“荆楚”之地，看这两字的构成，都是树木，最早比较穷，但出美女，故曰楚楚动人。

读到“肺病者，喘咳逆气，肩背痛，汗出，尻阴股膝髀腨胻足皆痛”，师父因“髀”提到《战国策》中的芈月（宣太后），在面对来求救的韩国使节时，毫不避讳地拿和先王的闺阁之事来做比喻：

楚围雍氏五月。韩令使者求救于秦，冠盖相望也，秦师不下崤。韩又令尚靳使秦，谓秦王曰：“韩之于秦也，居为金笔，出为雁行。今韩已病矣，秦师不下崤。臣闻之，唇揭者其齿寒，愿大王之熟计之。”宣太后曰：“使者来者众矣，独尚之之言是。”召尚子入。宣太后谓尚子曰：“妾事先王也，先王以其髀加妾之身，妾困不疲也；尽置其身妾之上，而妾弗重也，何也？以其少有利焉。今佐韩，兵不众，粮不多，则不足以救韩。夫救韩之危，日费千金，独不可使妾少有利焉。”

每次听师父讲《内经》，都似回到了战国时代，纵横捭阖，无所不包。师父说，要多读与《内经》同时期的文献，熟知其词句、章法和思维，以便更好地理解《内经》。战国时期的人，思维是很活跃的，你们现在思想都被禁锢了。漫画《讽刺与幽默》看过吗？我什么都看，有一期是华君武画的一个装在罐子里的人，后来把罐子打碎了，这个人还保持那种蜷缩的姿势。你们读五年大学，就类似这样被装在了罐子里。要破除迷信，要有“六经注我”的自信。

当时听课者为张力旋、刘颖（皆为北中医毕业生）、弟子周玉珍及一位不具名老者，师父便从“自信”开始讲起，认为当下的中医黑其实是对中国传统文化没有自信。中国的文化是好的，汉字也是好的，汉字和中医的渊源很深，三千多年来皆广泛使用，一直未曾中断。两河流域文明约在七千年前，虽然很早，但中断了，学界有一种学说“泛巴比伦主义”，认为全人类文明都由此而来，我不同意这种理论，我们中华文明是独立起源的。文明和大河有关，中国也是两河流域（长江和黄河），《内经》所针对的主要是黄河流域，诊病时要注意地域和环境，“上知天文，下知地理，中知人事”。莎士比亚写的戏剧，不过五百年前，但一般英国人已经读不懂了。我们现在读先秦古籍，还能看懂，中国的文化太厉害了。以汉字“電”为例，其含义一直都没有变化，下雨时看到打雷闪电，于是有此字，新出现的与之有关的事物，与其他语素合成就可，如“电灯”“电话”“电脑”等。

近代以来，西方的器物、制度、思想、文化，包括医药，传至中国，国人盲目崇拜，并对自身文化进行贬斥。清末民初，明治维新的成功以及日本废除汉医，引发中国的中医废存之争、反中医浪潮。在遇见师父之前，对于中西医，我也同样心存疑虑，莫衷一是。现在常有“觉今是而昨非”之感，并不是简单以优劣来论断，而是当了解中西医各自的理论基础以及对身体的认知，在感情和实践的层面，就更愿意接受中医。况且，中医在许多方面确有可以说是神奇的疗效，如师父所说的用火针来治疗哮喘，效果很好，不必吃药；又如“腰突”，不必手术，扎针就能治好，师父在网上找到“腰突”词条，一长串，说看起来太高级了，可这一理论本就是子虚乌有，而一般骨科大夫习惯了手术倾向，能手术就手术，忽略了最重要的前提，这病人该不该手术，就像在军事上，如何打是技术问题，而这仗该不该打，是应该先决断而又最难决断的。

师父提到一条微博上的观点，说，很多的社会问题就是懒造成的，养生也是，很多病不一定需要去医院，但现实是医院人满为患，反正可以报销。站桩就是一种最省事又不麻烦别人的方式，而针刺，除了一根针和酒精，其他什么都可以没有，就能治病，这是针刺的优势。师父提到朱琏和李鼎铭，他们为中医、针灸的延续做出了极大的贡献。李鼎铭曾为毛泽东治疗关节炎，开了四副中药，取得了很好的效果。朱琏本是学西医出身，1944 年随延安民间针灸医生任作田先生学习针灸，1951 年，编撰出版《新针灸学》，1955 年，毛泽东主席接见朱琏，晚餐时说：“今天——是祝针灸万岁！”“针灸不是土东西，针灸是科学的，将来世界各国都要用它。”1972 年尼克松访华，美代表团目睹了中国医生在无影灯下为病人开胸切肺，却根本不用麻药，而是用针麻，于是在美国掀起一股“针灸热”。师父说，为什么“针灸热”至今也不消退，是因为疗效好，针刺是汉民族唯一独有的，谁也夺不走，针灸和大成拳都是中国传统文化的代表。

今日所讲《内经》是从《素问·经脉别论》到《素问·血气形志》。简单提一下师父讲的要点。

“诊病之道，观人勇怯骨肉皮肤，能知其情，以为诊法也。”人的惊恐、动静会引起经脉血气的变化，所以诊病时要观察人的勇怯、骨肉、皮肤等。

在具体的针刺实践当中，就涉及不同体质的人，刺激量不同。今天一个还在读书的女孩来就诊（一位经筋班学员的女儿），因为焦虑、紧张而用喝酒的方式放松，以至于有了酒精依赖，且产生心悸、心慌等症状。师父在询问时，她的手就不自主地抖动。师父为其针刺，用小短针，她直呼“我的天呐！”。而一保定来的老太太，师父直接用粗针，老太太很能忍，似乎若无其事。周玉珍说，第一次扎针，也感觉好疼，躺了一个星期，有点不敢来了，后来第二次扎，就没那么疼了。师父说，或许有的病人觉得疼，吓得不敢来；有的是效果不好，不来；有的效果好，不再来了。刺激量很难掌握，很矛盾，病人怕针，刺激得轻，可没效果，所以有时也无法一味迁就病人。

“故春秋冬夏，四时阴阳，生病起于过用，此为常也。”师父说，一直找“过用”这个词，原来在这。强调一下，现代人多数都在透支身体。李可老夫子在济南曾说，有钱人身体都不好，因为过用。周玉珍在 IT 行业工作，她说一年当中，总会听到好几个人说身边年纪轻轻的朋友过劳死。师父说，人本是动物，现在快成盆栽了。城市生活也出了很多问题，光怪陆离，五色令人目盲，五音令人耳聋，五味令人口爽，驰骋田猎令人心发狂。开车就相当于过去的驰骋田猎。你们有机会，一定要到山里去住几天，体会万籁俱寂的感觉。老子提倡小国寡民，是小其国，寡其民，鸡犬之声相闻，民至老死不相往来，也就不会有那么多事了。要善用其心，不要被物奴役，耗散精气。

“肝主春，足厥阴少阳主治，其日甲乙，肝苦急，急食甘以缓之。心主夏，手少阴太阳主治，其日丙丁，心苦缓，急食酸以收之。脾主长夏，足太阴阳明主治，其日戊己，脾苦湿，急食苦以燥之。肺主秋，手太阴阳明主治，其日庚辛，肺苦气上逆，急食苦以泄之。肾主冬，足少阴太阳主治，其日壬癸，肾苦燥，急食辛以润之。开腠理，致津液，通气也。”这一段当中的“食甘以缓之”“食酸以收之”等，与内科开药有关。

“心病者，日中慧，夜半甚，平旦静。”师父说，管过病房的都知道，病人一般白天没什么事，半夜就会厉害，所以管病房很累，睡不好。

“心病者，胸中痛，胁支满，胁下痛，膺背肩甲间痛”，师父说，这里出现了“膺”，拳论中有“拳拳服膺”，什么意思，拳拳就是牢牢抓住，服膺就是放在心里，不忘记，行走坐卧，不离拳意。

“脾病者，身重善饥肉痿，足不收，行善瘛脚下痛，虚则腹满肠鸣，飧泄食不化，取其经，太阴阳明少阴血者。”师父说，“血者”是指放血，《内经》中有大量的放血疗法。

“肝色青，宜食甘，粳米牛肉枣葵皆甘。心色赤，宜食酸，小豆犬肉李韭皆酸。肺色白，宜食苦，麦羊肉杏薤皆苦。脾色黄，宜食咸，大豆豕肉栗藿皆咸。肾色黑，宜食辛，黄黍鸡肉桃葱皆辛。辛散，酸收，甘缓，苦坚，咸耎。毒药攻邪，五谷为养，五果为助，五畜为益，五菜为充，气味合而服之，以补精益气。”

师父说，这一段可以看出，中医是和生活分不开的，是实践的。这里面提到吃犬肉可以补心，因为以前在中国人的生活中狗是家畜，而西方人将狗当作打猎的伙伴，所以不吃狗肉，于是我们也不能吃，吃了就是不文明，这没道理，传统不一样而已；当然现在我也不主张吃狗肉，因为现在的狗肉来源可能主要是宠物犬。薤及葱蒜是荤菜，和尚不吃荤菜是指这些东西。和尚原本是可以吃肉的，不吃肉是从梁武帝时开始的。鸡鸭鱼肉一类动物食品在佛教叫作“腥”，而不叫“荤”。佛经里的“荤”字不读 hun，而要读成 xun，是熏的意思。在《梵网经》里面讲得更加具体：“若佛子不得食五辛。大蒜、葱、慈葱、兰葱、兴渠是五辛”，荤就是指这五种蔬菜。当和尚可不可以吃肉，在原本佛教中是根据不同的实际情况，分别对待。如今，印度，斯里兰卡、东南亚部分国家和中国的蒙、藏、傣等少数民族的和尚，都不禁吃肉。

西方金字塔饮食结构越来越接近中国的饮食习惯。中国人看到西方人吃三分熟的牛肉，引以为时尚，其实那不过就类似原始社会的茹毛饮血，老虎和狼不会用火，也如此吃。在瑞士工作时许多朋友问我：吃牛肉会不会得疯牛病？我说你不要吃半熟的牛肉，在家吃的话一定要用高压锅炖。还有学习日本吃生鱼片，估计最早是海上渔民，在船上没有办法，只能吃生的，你不好好吃鱼，非得吃生鱼片，学它干嘛，熊也吃生鱼。现在社会有很多问题，比如大规模的工厂化养殖动物，使用大量抗菌素，违反自然。

“欲知背俞，先度其两乳间，中折之，更以他草度去半已，即以两隅相拄也，乃举以度其背，令其一隅居上，齐脊大椎，两隅在下，当其下隅者，肺之俞也。复下一度，心之俞也。复下一度，左角肝之俞也，右角脾之俞也。复下一度，肾之俞也。是谓五脏之俞，灸刺之度也。”师父此前曾用此法量过背俞穴，就是拿一张纸，量两乳之间，对半折，然后以一半的长度制成等边三角形，三角形的顶点在大椎，下面两个角对应的就是肺俞穴，然后整体往下挪动三角形，顶点在与肺俞同水平的脊柱上，下面两个角对应的是心俞。下同。

“形苦志乐，病生于筋，治之以熨引。”师父说经筋病就是这样，只是身体上不舒服，情绪都挺好的。

讲到最后，师父说，下一节是宝命全形论，很重要，到时好好讲讲。师父常说，这话不能说，那句不能写，写了容易得罪人。“知我者谓我心忧，不知我者谓我何求！”

（徐新芳）

向老百姓普及经筋

近来人事丛脞，有诸多变动，天气也是，寒暖不定。身体疲于应付，无法静下来站桩，感觉精力被迅速消散掉。想起师父说的“阴平阳秘”，体会又更深一层。

最近，师父出诊、整理书稿、给弟子讲《黄帝内经》，又在当归中医学堂开课。感慨师父如此忙碌，却又如此有定力。原因可能很多，比如投入到自己喜欢的事；站桩及练功，让身体保持在一个好状态；心性淡泊，不受外在的人事侵扰。这些道理很容易说清楚，可怎么能落实呢。我发现师父闲下来的时候，从不觉得空虚、无聊，而是处在一种“玩”的状态中，可能是一块玉，可能是一本字帖，等等，总之无论什么东西搁在师父那，就会变得“好玩”。王阳明写：“每日闲坐时，众方嚣然，我独渊默；中心融融，自有真乐，盖出乎尘垢之外而与造物者游。”师父大概就是这种状态。

上周，有一位病人，趴在诊疗床上，说肩膀处有一块鸽子蛋大小的筋结。师父说，你看老百姓都知道筋，看得见摸得着，以前经筋病只是局限在专业搞研究的很小范围内，在《养生堂》做节目以及写《筋柔百病消》这本书，最大的贡献就是跟老百姓普及了经筋，中医也一样，让大众知道中医原来可以治的这么好，比什么都重要。虽然来找师父诊治的病人，很少是危重的病人，但最近有一位病人，我感觉是有意识障碍，就有点害怕，不敢看，可师父不以为意，就像平常一样与其交流，病人没有任何抗拒，乖乖地接受扎针。太厉害了。

有一天我随手读徐皓峰《刀与星辰》影评集，看到一句话，“以前的乡绅是得民众爱戴、官员敬畏的，而现今的学者只是学者，有道无德，德是需要与民众发生关系，方能获得的”，恍然大悟，师父正是有道有德之人。这样就能解释清楚，好多经师父治疗好的患者，带着家人和朋友来，对师父的敬重和感激溢于言表，在今天快节奏、人和人之间比较冷漠的时代，这种感情也显得那么珍贵。

在当归学堂的课堂上，我见到一位之前来就诊的患者。她好像是从江西来的，走路时感觉头晕、失衡，找了北京的多家医院的专家看病，有的专家告诉她可能是小脑的问题，但也没法治，回家观察一年吧。她回家躺着，越躺越严重。不知怎么找到了师父这，师父为她整体治疗，重点是治疗颈椎，并安慰这位四处求治无门、不知所措的患者。

这样的经历应该不止一个人有过，在医院做了很多检查，都查不出什么，但就是觉得不舒服，经筋病就是典型。师父常说经筋病好治，“腰突”“股骨头坏死”不用做手术，扎针就能治好。以前我也就听师父这么一说，最近远在厦门的黄哲招师弟频繁在微博上晒他帮朋友扎针的照片，我才知此话不是虚言。哲招师弟是做石材生意的，国内国外奔波，只能偶尔来北京跟着师父学习，但通过练针、站桩、领悟，按照师父这一套方法，治一些腰腿疼疾病，效果很不错。太让人嫉妒了，我跟哲招师弟说，我几乎每周都跟诊，我也不敢扎。师弟说，你就每天站桩一个小时，把胆气练出来就敢了，没那么难。确实，就像师父在当归学堂的课上讲的那样，针刺的技术很简单，一讲就会，难在有大的思维。

师父在当归学堂的课上，给大家讲中国的哲学、历史、思想。他讲到力能扛鼎的项羽，说他身高八尺，秦国统一度量衡，汉承秦制，汉代的一尺相当于今天的23厘米，折算下来项羽的身高就是一米八九。一边讲，一边用动作来演示那种威猛的气势，一个活生生的项羽呼之欲出。而想到《霸王别姬》或者一些历史电影，很少能把那种武士的神韵演出来，原因可想而知。

师父讲课不是一板一眼按照教材或者幻灯片来讲，而是思路开阔，看着好像杂乱无章，其实不离拳和中医，只是要懂得拳和中医，需要对中国的文化有所感知。以前我以为多读书就能懂文化，就能弥补所谓的文化的断层，为此我记得还曾问过师父的师兄杨鸿晨先生，中国的文化到底是在人的身上还是在典籍里。现在明白了，中国的文化其实从未失落，像师父和杨鸿晨先生这样将典籍融会贯通，又能通过拳落在自己身上的老师，依然存在，并且在不断传承下去。

自从跟着师父学习，我无论是在家里还是在单位，常常在聊天中不自觉地就说，我师父曾怎么怎么说。说多了之后，朋友就有点烦，我也挺纳闷，其实从小到大上学，遇到那么多老师，而且也有很多老师对学生特别好，但是师生之间的感情，和师徒之间的感情有很大的不一样，外人也很难理解徒弟怎么会对师父有如此深厚的感情。我们印象中的师徒，常常是有诸多恩怨，师父也曾说，武术一直以来都很保守，老师哪能都真教啊，那是他的饭碗，徒弟都超过师父了，还了得。武术以及中医在今天有这么多流弊，或许与此不无关系，师父的口头禅就是，真的东西太少了。但若不跟在老师身边熏习，没有老师的言传身教，一个人也很难真正明白中医和武术。真是矛盾。所以在这种状况下，师父说他真教，这是极其难得的事，并不是谁都有这样的胸襟和气度，师父是站在文化传承的高度，正因为如此，我的同门师兄弟，对师父的感情都是那么真挚，说给别人听，感觉很不可思议，人家都不信。

听师父的课，一开始会觉得没有头绪啊，等听多了，听进去了，才知道，是真见地。师父懂得太多了，跟诊时常常被问倒，比如上周师父突然问，无锡是什么意思。我一愣，怎么问这个，摇摇头。原来刚进来的病人是无锡的。师父说，无锡，就代表着和平，因为古代青铜器是铜、锡等按照一定比例铸造成的，没有锡，就无法铸造武器，没法打仗。周、秦期间锡山产铅锡，到了汉朝铅锡出尽，所以命名为“无锡”。唐朝陆羽《惠山寺记》记载：“山东峰（指惠山东峰，即锡山），当周秦间大产铅锡，至汉方殚，故创无锡县，属会稽。自光武至孝顺之世，锡果竭，顺帝更为无锡县，属吴郡。”新莽时期，又有锡出产，又改县名为“有锡”，东汉初又改为无锡。

上周还有一患者，是第二次来就诊，说刚读了师父的书，好生佩服，对里面很多观点都很认同。他是做教育产业的，对文字很敏感，所以能读懂师父的书。然后师父和他聊各行各业的弊病，发现其实和医疗行业一样，本质上还是思维方法的问题。师父问：你练武术吗？他说练。师父很少这样问患者，患者出去后师父说，一个人练不练武从眼神儿上能看出来，尤其是你和对方对视那一瞬间，藏都藏不住。如果都是高手，功夫高低各自也基本上都明白。

师父说，《西游记》中为什么唐僧师徒要经历九九八十一难才取到真经呢，孙悟空翻个跟头就十万八千里，一下不就取到了么。大概是不经过曲折，便不会认真对待。在印象中神秘而博大精深的中医，经师父讲出来，不再晦涩难懂，多听多读，信奉受行。我想，每一个中国人的身体中一定潜藏着一种集体记忆，接触到中医，就会明白那是多么久违的中国人的朴素情感。就像熬药时，不能用太大的火，不然砂锅就会裂，得静静地等待植物散发出药性来。我们都太急，植物从不着急，春生夏长，我们需要植物来解救。

（徐新芳）

现代人养生之道——站桩功

自跟随师父胥荣东先生学习内功针刺及站桩以来，已经四年有余，胥老师对我们的启发不止在医道上，于思辨、见识等方面也给了我们很大帮助。我觉得站桩不仅是一种适宜现代人养生保健的功法，也是提升临床疗效最实用的基本功。同时，也适宜现代人长期练习，作为修身、修心的必修课。

·虽有风吹雨打，我自静默而立

站桩其实是一种简单易学、难于坚持的功法，不仅可以激发身体潜能，也能使人气血调和、滋养筋脉。目前站桩功以浑元桩推广最为广泛。

浑元桩，浑元是指天地，或天地元气；混元是指天地形成之初的原始状态，也泛指天地。练法是，首先神态自然，平心静气，双足分开，脚尖向前，平行站立，身体左右重心放于两足之间，前后重心置于脚掌与脚跟之间。双膝微屈，小腹松圆，尾闾中正，头顶项竖。臀部似坐非坐，背部似靠非靠，面部表情似笑非笑。而后双手抬起，置于胸前，约与乳平，双肘左右微向外撑，同时又有向下松垂之意。双手十指微屈，自然分开，若能容球。意想双手各抱一纸球，用力则球破，不抱则球脱。同时双目似闭非闭，呈垂帘之状，双耳似听非听，做到视而不见，听而不闻，即所谓不动心是也。视自身与草木万物齐同，对外界干扰漠然处之，又如大树之生根，虽有风吹雨打，我自静默而立，外形虽然不动，内部却生机盎然，生生不已。此为浑元桩一，若只说浑元桩，则指此桩。双手抬至与鼻齐高为浑元桩二，双手与脐相平则为浑元桩三，其他要领与浑元桩一完全一致。

如是则神光内敛，意不外驰，杂念不生。双眼亦可平视前方，但不可执于具体目标，应默然之，尤不可野视，野视则神疲，且易生杂念。当由杂念不生而心能入静，静到极处，心与虚空大气合为一体，超然物外，物我不分，万物齐同，从而进入天人合一之境。（上两段摘自胥荣东老师《禅拳合一的中国武术——大成拳》）

·振奋阳气、排寒通络

受胥老师的影响，我在临床实践中，也很重视患者自身修复、主动健康的意识培养，往往在治疗结束后，我都会推荐病人坚持站桩，以促进身体恢复。站桩可以作为大部分疾病康复预防的首选功法。

首先，站桩能够“扶阳”。《素问·生气通天论》曰：“阳气者，若天与日，失其所则折寿而不彰”，可见阳气对人体的重要性。著名医家李可老先生更是提出现代人大多阳气不足的结论。饮食劳倦、内伤七情、外感六淫都可以耗损人体的阳气，表现为身体怕冷、手足不温、消化功能下降、痛经、肌肉僵硬、易受风寒、情绪低落等。练习过站桩的人都会有一个体会，就是站桩几分钟就会出现身体发热、出汗等反应，有些人还会有打哈欠、流眼泪、打嗝、排痰、排气等反应。从肌肉角度考虑，站桩通过抬高手臂、屈膝半坐等姿态，能达到一种静态的体能消耗，可以有效地调动气血、调节肌肉之间的力量平衡，从而提升我们的基础代谢、促进脏腑功能的运转，随之排出我们体内的寒气、湿气，以及体内的气、血、痰湿等的瘀滞。我经常在疲倦、昏沉或感受风寒后站桩，随着出汗、打哈欠等反应出现后，往往能变得神清气爽，就是因为站桩帮人体恢复了体能、提升了阳气的结果。

之前有一个病人，颈肩僵硬疼痛、怕冷持续多年、异常痛苦，想给她推荐站桩功法，她说已经站桩有几年了，每次都是一个小时以上，而且很轻松就能达到。我觉得很诧异，因为据我的经验，经常站桩的人颈肩不应该是那种状态。在一次治疗结束后，我提议看一下她的站桩姿势，她的站桩姿势相对容易，可以说和胥老师教的浑元桩强度相去甚远，后为其调整姿势，在下一次就诊时，她说按照我调整后的姿势站桩后，后背冷痛部位明显缩小。每次站桩后背都会出很多凉汗，必须得换衣服，而且脱下来的衣服自己都不愿意碰，太凉。这就是站桩扶阳、通过振奋阳气排寒通络的一个真实事例。

·促进腰骶、盆腔气血流通

其次，站桩可以"通筋脉"。《素问·生气通天论》里还有一句话叫作"阳气者，精则养神，柔则养筋"，其实是一个倒装句，翻译成现代文应该是"阳气，养神则神清，养筋则筋柔"（插广告：《筋柔百病消》）。站桩通筋脉的作用一方面和提升阳气有关系，还有一方面是协调肌肉力量及平衡。我们都知道久坐对身体不好，会导致颈肩背肌肉的僵硬，盆腔、腰骶气血的瘀滞，以及下肢血液流通的滞缓。站桩能有效增加下肢肌肉力量，协调整体肌群协调性。中医认为脾主四肢、在体为肉，经常站桩对肠胃有非常好的锻炼效果，久坐之人脾胃功能弱者尤其适宜站桩。

站桩对促进腰骶、盆腔气血流通的作用也不容小觑。记得有数位胥老师的女性患者，在接受胥老师针刺治疗和自己站桩数月后，本已不孕数年而意外怀孕，应该和针刺及站桩提升阳气、使腰骶筋脉调和、改善盆腔气血供应有关。

之前有一苏姓男病人，自诉年轻时曾因洗冷水澡数月，导致自足沿腿内侧、到腹股沟、沿身体前右侧至缺盆、上至右眼牵拉感及疼痛，整体怕冷，眼睛、颈部、腹股沟疼痛最为明显，不能跑步不能运动，站桩也因为牵拉痛而不能坚持，脾胃功能也欠佳。初次接诊时检查疼痛部位有明显的筋结、后背僵硬并且两侧肌肉丰厚度不对称、腹部肌肉硬，久按觉冷，患者面色晦暗无光泽，身体艾灸味道极大，且穿衣较平常人多。患者自诉求医多年，并自学中医寻求治疗方法，坚持艾灸很长时间。因为久寒，我为其在膀胱经放血、点穴、针刺及揉腹，主要以扶阳气为主，腹股沟、眼周、肝经等处穴位及筋结针刺缓解痉挛。两三次治疗后患者说可以站桩了，感觉很舒服，治疗大概四五次后患者有将近两三周未来诊，再来时患者气色已明显红润，面部形充，而且自诉体重长了几斤，疼痛及牵拉感明显减轻。在此期间患者每日坚持站桩，偶尔还能慢跑，怕冷也明显减轻。患者患病多年，针刺等治疗后好转是在意料之中的，但好转速度其实是出乎我意料的，和坚持站桩有密不可分的关系。

·让人回归宁静、稳定的情绪

再次，站桩可以“安神”。安神不是指促进睡眠，而是让焦虑的心安定，让昏沉的头脑变得清朗，让懦弱变得自信，让焦躁变得平静。站桩也叫“立禅”，是很注重心神的修养的。很多人站桩不能坚持不是因为体力不足，而是心力不足或心不安定，简单枯燥的坚持让很多人心生畏惧。易怒、焦虑、狂躁、抑郁、敏感等长期困扰人的不良情绪都是心神不定的一种表现，站桩能让我们很好的收回自己的心神，关注当下，关注自己的身体感受，久而久之，人就容易脱离长期处于某种不良的精神状态，从而回归宁静、稳定的情绪。安住，是现代人非常缺乏的一种精神状态。总而言之，站桩能够增强我们的骨骼肌肉的协调性，提升脏腑功能，振奋阳气，安神定志，是非常适合现代人的养生功法。

（李景利）

站桩功，让你重返十七岁

早晨骑单车时，无意间想到这个话题，觉得很有意思，与大家分享一下。

十七岁，正当中学，是我们开挂的年龄，那时我们上知天文、下知地理、中晓政治；冬不怕冷、夏不怕热，拔腿能跑一千五，趴下能做俯卧撑，肚子上即使没有八块腹肌，也可以胖的很匀称；吃得香、睡得香、玩得嗨，不知什么叫劳累，心里无挂无碍。

人到中年，大部分人的状态是：混混沌沌，一地鸡毛，不知什么叫兴趣，所有的学习工作都有明确的目的性；冬天怕冷、夏天怕热，食无味，寝不安，身体常痛，二便不调，四体不勤，赘肉丛生。怎能不怀念十七岁的自己？！

·十七岁的自己，如“上古之人”

《黄帝内经》讲：上古之人，其知道者，法于阴阳，和于术数，食饮有节，起居有常，不妄作劳，故能形与神俱，而尽终其天年，度百岁乃去。今时之人不然也，以酒为浆，以妄为常，醉以入房，以欲竭其精，以耗散其真，不知持满，不时御神，务快其心，逆于生乐，起居无节，故半百而衰也。

想想十七岁的自己，是不是有种“上古之人”的感觉？饮食有节：按时吃饭，按量吃饭，营养均衡，不喝酒少吃肉（物质匮乏在某些方面是好事）；起居有常：不管是早睡早起，还是晚睡早起，熬夜只有一种可能，就是学习、看书，不会因为聚会或唱歌而熬夜，也就是熬夜的时候神是内敛的，相对来说生活是规律的；不妄作劳：没有各方面的压力，内心有坚定的信念和目标，不胡乱透支自己，或者叫作“不作”，非常接近“形与神俱”的状态。现在我们讲“身心医学、身心健康、身心愉悦”，其实身心本就是不二的，是一体的，只不过是心神过度外散，导致形神分离而已。我经常和患者讲，所有的疾病、疼痛都是一种假象，都是心病的一种展现，心结打开了，外在的疾病也就好治了。

人到一定年龄之后，思想会变得复杂，身体会变得堕落。因为各方面的压力山大，人会变得容易焦虑不安，甚至惶惶不可终日，心神的耗散与日俱增；应酬多、饮食无度、起居无常也是影响健康的重要因素，慵懒堕落的细胞会油然而生；运动减少更会降低代谢，造成体内堆积大量的垃圾。人到中年，面相往往和中学时会有明显改变，面部轮廓会变大、变宽，“脸皮变厚”一方面是心态的老化，还有一方面是皮下脂肪堆积和各种筋结凝聚的结果。

《道德经》说：上士闻道，勤而行之；中士闻道，若存若亡；下士闻道，大笑之，不笑不足以为道。从这个角度讲，我能取中下。

·感觉世界是那么的明亮安静

由于多年的不自知与不知止，给身体造成了很不好的影响。

每年春暖花开之际，我都会饱受花粉过敏的危害，长达两个月之久，年年如此，已近十年，最严重时都会因为打喷嚏，眼睛充血似“兔眼”。究其原因，一方面和北方空气干燥，花粉漂浮刺激、雾霾严重有关。另一方面，从自身体质考虑，可能与当年受寒有关，阳气不振，过敏期会有明显的恶寒现象。记得第一年过敏时，是对粉尘过敏，08 年在广安门中医院实习期间，为患者在空调屋子里贴三伏贴，当时全程要用手接触通络宣发的药物，外面骄阳似火，屋里冷气嗖嗖，自己又穿的凉鞋，脚下都是湿汗，中午休息时就在贴敷的教室睡觉，导致长时间的寒从下受，后来秋冬季就开始明显的粉尘过敏，以至于不能看古籍医术，再后来就每年春季过敏。另一方面与过量食肉饮酒有关，痰湿内生，更容易加剧阳气的闭郁，饮酒生湿热，也会加重过敏反应；还有一方面，和辛辣刺激及过量用眼也有关系，加重眼睛干涩瘙痒。工作后长期饮酒也会加重昏沉，肉食导致痰湿内盛。

鉴于此，我于去年年底开始戒酒，肉食也大量减少，感觉是身体开始排斥大量吃肉，每次大量吃肉后都会不舒服，痰湿症状开始逐渐减轻。静下心来站桩，感觉身体不足之处甚多，很多习惯都在改变，阳气逐渐充沛，身心的变化也在悄然发生。

首先，今年的春季，仍然会花粉过敏，但比起前几年，症状明显减轻，开始迷恋站桩的感觉，手机更多的时候会放在包里。在北京上班，每天花费最多的时间恐怕是在地铁里，基本都是站桩的状态（双手下垂，眼睛微闭，双腿略屈），每次睁开眼，感觉世界都是那么的明亮安静。过敏季每天早晨起来是最不舒服的时候，有时是五点多，有时是四点多，感觉痰多、鼻子不舒服、嗓子不舒服。那就起来站桩吧，前二十分钟基本都在流鼻涕、清嗓子，然后神清气爽，头脑清醒，七点左右还能陪孩子玩一会再上班，感觉一天好长。

其次，开始寻求简单的快乐，站桩其实就是让自己变得简单，变得快乐。

记得第一次骑共享单车时，从家出来到地铁站一路上坡，都快累成狗了，然而骑着骑着就笑了，想起了自己初高中读书时披星戴月骑车的场景，感叹身心的衰老与迷失。“年轻的人”需要好奇心，好奇心是快乐的源泉。师父胥荣东先生就是一个很有好奇心的人，每当他给我们展示淘到的宝贝时，都能看出他发自内心的喜悦，与对古人工匠精神的赞叹。有一次佳宁在跟师父出诊时，忍不住说了一句“外面的小猫真可爱”，师父一下子就站了起来问“哪儿呢？”，可见其对生活的喜爱和赤子之心。

·倾听身体的声音，体会每一块肌肉的变化

站桩要求头直项竖，似坐非坐，形成了对躯干的轻度拔伸；站桩的呼吸放松到一定程度后，会自然形成腹式呼吸，加大胸腹的活动幅度。现代人久坐居多，无论是坐办公室还是开车，或是沙发，大多处在一种“窝着”的状态，平时又不运动，很容易“憋屈自己的脏腑”。站桩的拔伸能给胸腹器官足够的空间，腹式呼吸加大活动范围，能起到很好的按摩脏腑的功效，同时让气道通畅，所以很多人站桩时会有排气、打嗝、张哈欠、流眼泪、排痰等反应，这些浊气痰湿等病理产物排出后，消化功能、心肺功能都会得到改善。我站桩时间稍长就会眼睛湿润，过敏导致的眼睛干涩就会明显缓解；张哈欠感觉气自颈椎从口吐出，头脑也会变得清醒。保持多年的“强迫午休”习惯，从站桩后开始改善，有时甚至不喜欢午休，觉得午休没必要。

现代人久坐后导致腹部堆积很多的赘肉，脂肪肝的转化、动脉粥样硬化的形成、腹部各种囊肿、增生、占位的形成，给我们的健康带来了很大的隐患。站桩腹式呼吸促进脏腑运动，加大各组织间互相摩擦，加快代谢，同时动则生阳。林杰老师经常强调“阳化气，阴成形”，强调阳气对有形物质转化的作用。所以，经常站桩，对有形物质的转化与消除应该有帮助作用，对很多慢性代谢病有辅助治疗作用。

站桩要求“神意内敛”，从站桩后（练拳十余年，戒酒后，今年才开始算真正站桩，感恩伟峰师弟提醒），开始倾听身体的声音，体会身体每一块肌肉的变化。师父说，站桩要“似笑非笑”，要感觉暖洋洋的，平时看师父讲课的神态，就会让大家都有如沐春风的感觉。神意内敛才能达到身心合一的境界，才能去体会身体的不足、人格的不完善，才能从根本上完善身心，放下负担。

好好站桩，净心涤虑，让我们重返十七岁，心无挂碍，对世界充满好奇心与喜爱，真正的关心粮食和蔬菜，面朝大海，“心”暖花开。与诸君共勉。

（李景利）

重剑无锋，大巧不工

时光荏苒，跟随师父胥荣东先生学习已五年有余，期间经历过钦佩、欣喜、困惑、平淡、仰望，可谓是五味杂陈，交替往复，虽常聆听教诲，但奈何资质平庸，一直懵懵懂懂，不得其门而入。直至近半年来时时站桩、体察身体之变化，并应用于临床，才稍窥中医之门径。故不揣鄙陋，将学习心得整理出来，或可启发后学师弟师妹，则幸甚；不然，权做抛砖引玉之用。

· 人的衰惫之象，是阳气不足的表现，扶阳为要

先生治病首重扶阳。几乎所有患者先生都要快针速刺督脉、夹脊穴及背部膀胱经，其实这是借鉴了梅花针针法，所以针刺深度很浅。先生常言：督脉为阳脉之海，总督一身阳气；背俞穴是脏腑经气输注于背腰部的腧穴，位于膀胱经第一侧线，针刺背俞穴有助于改善脏腑机能。《素问·咳论》篇指出：“五脏六腑，皆令人咳，非独肺也。”先生常常告诫弟子，学习要闻一知十。不光咳嗽如此，其他许多疾病都应该如此治疗，比如《素问·痹论》论述“痹之客五脏”，分别表现出不同的症状。

从解剖位置来看，督脉的循行类似脊髓与脊神经的走向，膀胱经第一侧线行走于脊柱旁开 1.5 寸，类似交感神经在脊柱旁的位置，其 3 寸的旁线，几乎与脊神经后支的皮神经通路相一致。可见，中医学有关督脉、足太阳膀胱经（背部）穴位与相关脏腑器官病变关系的论述，与现代脊源性疾病的研究是吻合的。所以针刺以上经脉腧穴，有助于改善脏腑供血，提升脏腑功能，激发自愈能力。《黄帝内经》言：“阳气者，精则养神，柔则养筋”，翻译成现代文字就是“阳气养神则精，养筋则柔”，所以人现衰惫之象，首先是阳气不足的一种表现。《黄帝内经》又言：“骨正筋柔，气血以流……谨道如法，长有天命”，可见调身，骨正筋柔为第一，唯有如此，阳气才可以正常输布，发挥良能。

·站桩是最重要的基本功，可惜年少时不懂

先生注重站桩和基本功的练习。和先生学习扎针，首先要学习站桩，站桩是为了增强体认，调身调心，增加心力和耐力。通过近半年不断地增加工作量，我才真正领会到站桩的重要性。中医讲“针刺治神”，不是指扎针时要聚精会神，而是要时时刻刻的能达到“治神”的状态。身体好的时候“治神”不难，身心疲惫的时候是否还能达到“治神”，就很难说了。我曾有几次大量诊治病人，到最后连把脉都会心中烦恶，难以坚持，这是心力不足的表现。站桩到最后有时也难熬，连站桩都能熬过来，看病就很轻而易举了。其次，站桩可以增加指力和针感，下针时颇有“举轻若重”之感，不会轻飘飘的，患者体会最深。再次，站桩和打坐一样，能把脑子练聪明，其实是练清净了，看问题不会再缠杂不清，看病时也更容易看到本质。所以我觉得，站桩是最重要的基本功，可惜上大学时没明白这个道理，空过了好多年（自己读这句话，眼泪都快下来了）。

先生说，欲学针灸，先学推拿。学推拿是为了更好地去了解身体的筋骨结构，体会肌肉的柔弱与刚强，感受患者身心的清与浊，体会常态与病态，只有知常才能调常。换句话说，摸多了就知道问题出在哪儿了，至于用什么方法治疗，已经不是最重要的了，首先方向不会搞错。当然，对于有根基或极度聪明的人来说，可以忽略以上基本功。

·先认识疾病的本质，才能去解决疾病

先生重视禅学，治疗就是一个思辨的过程，只有认识了疾病的本质，才能真正去解决疾病。比如“腰椎间盘突出症”，好多和“腰椎间盘突出”并没有直接的关系，但既然影像学检查给提供了这样一个病名，就把很多大夫绕进去了，多少年走不出来，和椎间盘做斗争。有些正骨大夫穷其一生研究“怎样把突出的椎间盘送回去”，还有些人会问“针灸能把椎间盘扎回去么？”，面对种种问题，只能一笑了之。既然突出的腰椎间盘不治疗回不去，为什么腰椎间盘突出症不是24小时发作呢？原因只有一个，就是二者不是必然相关。所以着眼点错了，后面的努力可能就都是错的。可惜上大学时没明白这个道理，说起腰椎间盘突出症时总觉得中医理亏。

再比如冠心病，现在有好多人去做支架做搭桥，有条件去做，没有条件创造条件也要做，结果后患无穷，吃的药越来越多，慢性病也越来越多。胡希恕老先生治疗冠心病最多的用药就是大柴胡汤合桂枝茯苓丸加减，以瘀血实证辨证为主；师父荣东先生以针刺背部腧穴或筋结为主，因为先生发现好多心脏供血不足的人，包括好多有心悸、心绞痛、气短、憋闷、抑郁等症状的患者，后背肌肉都会特别僵紧、疼痛或有压痛。而且心绞痛发作，好多人都有过度劳累或受寒等诱因。针刺后背部浅层肌肉松解了，阳气提升了，胸腔内的压力就能得到释放，呼吸也会顺畅，从而增加心脏供血供氧，缓解症状，再寻求进一步治疗调养。林杰先生主张“天下无病”的概念，他一直强调“不是真的无病，或不是看不见病，而是不要被病名所束缚，要思考症状背后的真正原因”，这一点和师父荣东先生不谋而合。

近年来好多大夫都提倡：中医是治疗“病了的人”，而不是“人的病”，但真正本着这个原则去治病的大夫不知凡几。

·只有得道，才能成为临床高手

针刺之道有常有变，仍以腰椎间盘突出症为例。亲见先生给两个腰椎间盘突出症的患者治疗，刺激量天差地别。一个是在天津上大学的杭州小女生，先生用一寸短针扎进多半寸，一共扎了四五针，快进快出，然后患者起来攥着拳头激动地说，“胥老师（好多患者习惯叫胥老师，而非胥大夫），今天扎的针感太强了，不过腰部感觉挺好的”，先生郑重地说“今天扎的重，回去多休息啊！”我在边上看着两个人就跟说相声似的，这个梗我私底下笑了三四年，最近才明白先生不是客气，而是对于那个小女生来说，这个刺激量就是重刺激！另一个病例是我跟诊半年左右时的一个男患者，年过半百，晨起时腰痛不可俯仰，上诊疗床都费劲，先生在腰臀区域前前后后扎了数十针，是我预期刺激量的五六倍，而且后来还用了粗针，我看到最后都开始怀疑人生了，是否有过度刺激的可能？但患者下床时的轻松表情让我瞬间释然了。师父很严肃地和患者说“今天回去多休息啊，明天再来继续扎”。一直无心，最近才明白，刺激量因人而异，不变的是衡量刺激量的标准，筋柔，这也是《黄帝内经》的标准：“以知为数”。

许多同道及患者朋友可能会好奇先生为何都不留针，其实针刺不一定要留针，不留针的大夫大有人在，如徐笨人先生、卢鼎厚先生等。胡海牙前辈在《针道秘旨》一文中明确指出：“针刺的关键，在于得气与不得气，并不取决于留针时间的长短，故此留针没有多大意义。而得气与否，则取决于手法，手法正确，病人及时得气，就不要留针，出针即可；病人难以得气，仍需多用手法，使之得气，然后出针。”

先生尝言“不可浮聪明，不可笨用功。”此语出自芗老《大成拳论》，虽为学拳而设，天下学问莫不如此。

以前先生说用针找病灶比用手更精确，初时不懂，只当是故作高深，后来发现确是如此，先生讲学不可有一句做虚语解，告诫诸学弟子。

同时，先生又喜用禅宗方法，用反语激发学生思考。比如有一次先生教大家练针，先生说先扎橡皮，再扎银行卡。有一个学员突然问“不是扎纸团么？”，先生当即说“最好扎豆腐”，学员还是不明白，很傻很天真地问“是嫩豆腐还是老豆腐？”满室哗然。

有学员问先生：“针刺深点好还是浅点好？”先生则答：“在高速路上开车，是开得快安全，还是开得慢安全？”

最近体会，针刺首先要达到的状态是“无我”，不能在诊治病人的过程中先把我放前边。根据我的经验……我觉得……有这两种思想的大夫很可能不是特别高级的大夫。因为有了“我”的框框，画地为牢了。如果先生诊治疾病的时候先有一个“我”，那么这两个患者一样的病，刺激量应该相近。我以前就有这个问题，“你这个病就得这么治才有效；你这个病就得这么大的刺激量”，哪有那么多的应该，把病人放第一位，就会发现针是扎在患者身上的，得相应才行。先有了我，还怎么相应。同样是腰突，局部之外，有些人需要健脾，有些人需要补肾，有些人需要散寒，有些人需要疏肝，这才是治疗“病了的人”，“调常”才是第一要务。

先生治病思路极其朴素，不追求花样繁复，几乎是常态的督脉、夹脊穴、背俞穴针刺，配合局部筋结的针刺，有些需要正骨的再稍做复位。正如《素问·阴阳应象大论》所讲：“智者察同，愚者察异”。但稍细心观察，就会发现先生治病，每个患者刺激量都有微妙的差异，甚至与患者交流方式都不一样，针刺深浅、快慢、方向、刺激量的分布也不一样，有常有变，但主体治疗思路不变，病症各异，效果都好。不细心观察，只当师父是流程化操作，跟诊就跟油了，容易懈怠，也只能看个热闹而已。师父经常和弟子讲，《黄帝内经》讲的是“道”，和“术”是完全不同的概念。只有得道，才能成为临床高手，才能做到“智者察同”。如果你得道了，没见过的病也能治疗。“夫道者，上知天文，下知地理，中知人事”，“览观杂学，及于比类，通合道理”。正如大成拳宗师王芗斋先生所说：“拳本无法，有法也空，一法不立，无法不容。”这里的“拳”，你也可以改成“针”。

所谓“重剑无锋，大巧不工”，诸君自己体会。偶感随笔，难免天马行空，不成体系。如有谬误，还请先生指正，幸不误导师弟师妹，若于后学同道稍有启发则不胜荣幸。

（李景利）

天覆地载——中医将人置于天地之间去看待

晚来天欲雪，只是等了一整个冬天的雪也没来，天气转而变得晴冷。师父翻开《素问·宝命全形论》说，你看开篇即是“天覆地载，万物悉备，莫贵于人，人以天地之气生，四时之法成”，把人放在一个大的时空里，一个哲学框架中去看待，人和环境息息相关，而不是孤立存在的，这是中国人的思维，很高明，要有文化自信。在天地之间，人是最宝贵的，所以中医以人为本，会观察人的“动静勇怯”，想方设法“宝命全形”；西医就不这么看，而关注一个个具体的病，得了“腰突”就动手术，长了肿瘤就切去。

一位郴州来的中年女性患者，由其儿女带着前来就诊，应该就是腰腿不适，但她不怎么说话，一脸漠然，病情由家人代她陈述，让扎针就被动地接受，对于是否好起来，似乎不关心，也不抱希望。待扎完针，师父用言语鼓励她，嘱其不要太担忧，还跟她开玩笑，她的脸上浮起笑意，走路都轻便了许多。后面再来扎针时，此患者笑着走进诊室。像师父这样关注病人的精神和情绪的大夫，我此前几乎没遇到过。师父对于门下弟子，常常鼓励，并施以关切，这让我们受益良多。

伟峰师兄虽然目前在江湖上罕遇敌手，但在师父眼里，他身上毛病还很多。他自己也很清楚这一点，上周四、周五，特意从陕西来京，请师父指导其推手，纠正他的毛病，边练习边讲拳学心法。我在边上，看不懂，也听不懂。伟峰师兄还讲了最近在某省和顶级武术高手交流的趣事。师父先是带他推手，后来停下来，去写书法，并嘱咐我们趁此难得的机会，多和伟峰师兄练习。第一天我没怎么推手，第二天，师父要我去推手，让我感知一下伟峰师兄强大力量和气场，有助于将自己的精神激发出来。推就推，谁怕谁，反正我也打不过。几个回合下来，我的胳膊就酸痛无力了。后来，师父又带我推手，师父的手灵活地转来转去，往各个方向都可以发力，我早失去了平衡，师父一拳砸下来，尽管没怎么用力，我的胳膊很快红了。师父转身又去写字。这一晚推手的经历，让我感知到武术的力量，同时也发现，文才武略，是如此和谐地统一在师父的身上，刚柔并济，师父可以在练拳时，金刚怒目，也可以在给小朋友看病时，软语温言。

尚武、崇文，是不可分割的。我到我哥家，还没坐稳，九岁的侄子就说：姑姑，咱们打架吧，让你尝尝我新发明的蛇拳。他柔软而有力度的小手飞动起来，我根本不是他的对手，他要是一拳打在我身上，我更是无法承受。每个人在青少年时期，都是如此活泼而有力量，自有一种不管不顾的劲头。师父说大成拳就是培养这种无畏的精神，什么也不怕。

而随着年龄长大，只顾着学习或者工作，精神受到束缚，身体也逐渐萎弱。这也正是当下城市人的生活状态，久坐，多是脑力劳动，身体普遍缺乏阳气。读到“如临深渊，手如握虎”时，师父在网上找到他长大的地方的图片，欣然跟我们说起他曾经爬过的悬崖，他去悬崖下一棵树上掏鸟蛋，被学校通报批评。

到了春天，河对面峭壁上就开满粉红的野樱桃花，远看像水彩画。山上有柏树，柏树下面会有五灵脂，五灵脂是失笑散当中的一味药。

一位来找师父扎针的男性患者，在治疗后，会不自主地笑，说明针刺起到了效果，就像服用了失笑散一般。

有一个山洞，洞口上方的一块峭壁可以预测天气，如果石头湿了，就要下雨。师父说他小时候最喜欢下雨天，因为这样就不必去稻田中拔稗子。

“余欲针除其疾病”“故针有悬布天下者五，黔首共余食，莫知之也。一曰治神，二曰知养身，三曰知毒药为（师父说是伪）真，四曰制砭石小大，五曰知腑脏血气之诊。五法俱立，各有所先”，师父说,《灵枢》原名就是《针经》，而《素问》也在讲用针来治病。“悬布天下”，秦国在统一度量衡时，除了把诏书刻在权量器上，还有一种悬之国门、布之郡县的秦诏版；与之相似，内经也要将针刺的五个要点悬布天下，且有先后之分，首先是要治神。治神不是像书上解释的那样医生要精神专一，没这么简单，而是和治学、治军、治水一样，是一种长期的训练，即精神内守，独立守神。

“今末世之刺也，虚者实之，满者泄之，此皆众工所共知也。”师父说只知虚实补泄的，是众工，就是一般的大夫。“若夫法天则地，随应而动，和之者若响，随之者若影，道无鬼神，独来独往。”师父说这就是“影响”。跟着师父学习也该“和之者若响，随之者若影”。徐浩峰在电影《倭寇的踪迹》中提到技击的两大技巧：如影、如响。

“凡刺之真，必先治神，五脏已定，九候已备，后乃存针”这一段，师父说这就是在解释《灵枢·九针十二原》，讲治疗的时机，所以一定是《灵枢》在前,《素问》在后，无可争议。“人有虚实，五虚勿近，五实勿远，至其当发，间不容瞚（同瞬）。手动若务，针耀而匀，静意视义，观适之变，是谓冥冥，莫知其形，见其乌乌，见其稷稷，从见其飞，不知其谁，伏如横弩，起如发机。”师父说这一段讲“上守机”，而且这里提到,“机”就是弩机，“至其当发，间不容瞚”，当发的时候根本没有时间去想，这很难解释，只可意会，好好练功才能体会到。“乌乌”“稷稷”，书上将之解释成比喻针之妙捷，若飞鸟也，将“稷”理解成“疾”。师父说，不要迷信课本上的，读到这忽然想到,“乌乌”是一片黑压压的乌鸦,“稷稷”应该就是指粟或者黍，长得密密麻麻的，形容的是针感。

“经气已至，慎守勿失”，师父说这句很重要，是关键。

接着是《素问·八正神明论》,“凡刺之法，必候日月星辰，四时八正之气，气定乃刺之”，师父说,“气定乃刺之”很关键，慌慌张张地针刺，容易出问题，并举例说明，以告诉我们弟子别犯同样的错误。“是故天温日明，则人血淖液（泽）而卫气浮，故血易泻，气易行；天寒日阴，则人血凝泣而卫气沉”，师父和力旋讨论，“淖”在这里是读“nao”还是“chuo”，莫衷一是，“淖”和“绰”在“柔和、舒缓”这一层意义上是相通的。师父上次和张亮争论是“故神脏五，形脏四，合为九脏”里面到底该读“cang”还是“zang”，来回几次，最后嘱我更正，张亮说的是对的，应读“zang”。另外，冬三月，是“若已有得”还是“若己有得”，人卫版上写的是前者，师父说，按照意思，后者更通。

“月始生，则血气始精，卫气始行；月郭满，则血气实，肌肉坚；月郭空，则肌肉减，经络虚，卫气去，形独居。是以因天时而调血气也。是以天寒无刺，天温无疑。月生无泻，月满无补，月郭空无治，是谓得时而调之。”师父说，这段很实际，对生活有指导意义，一月当中身体的虚实变化。除此，还有一天当中，“平旦人（阳）气生，日中而阳气隆，日西而阳气已虚，气门乃闭”；一年当中，春三月养生，夏三月养长，秋三月养收，冬三月养藏。

“以身之虚，而逢天之虚，两虚相感，其气至骨，入则伤五脏”，师父读到这，转头问我，“其气至骨”你深有体会吧，如果是伟峰“逢天之虚”，就不会有事，因为他身不虚。六淫伤五脏，饮食伤六腑。寒湿如果走四肢关节，就会出现腰腿疼，如果入脏腑，就容易形成肿瘤。

“法往古者，先知《针经》也。”黄帝想要效法往古，问岐伯怎么办，岐伯说要先知道《针经》(即《灵枢》)，更可知《灵枢》在前。师父说《针经》这个名字朴实而又恰当。“观于冥冥者，言形气营卫之不行于外，而工独知之，以与日之寒温，月之盛虚，四时气之浮沉，参伍相合而调之，工常先见之，然而不形于外，故曰观于冥冥。”师父说，“冥冥”，学中医难就难在这里，如同“道可道，非恒道”，能说出来的，就不是恒久的道；又如禅宗，“教外别传，不立文字，直指人心，见性成佛”。“而工独知之”，这里的工，是指上工，上工俱视独见，工和粗相对，“粗守形，上守神”的另外一个版本就是“粗守形，工守神”。“参伍相合而调之”，师父说，可以和《灵枢・外揣》联系起来看，“远者司外揣内，近者司内揣外”。“通于无穷者，可以传于后世也，是故工之所以异也”，师父说，都搞明白了，就可以整理下来，传之于后世，我自青少年时期至今，可以说没有怎么荒废，跟许多老师学习，才真正搞明白了，其中有很多机缘，特别难得。

“虚邪者，八正之虚邪气也。正邪者，身形若用力汗出，腠理开，逢虚风，其中人也微，故莫知其情，莫见其形。”师父说，这里的虚、正，都是在四时八正之气的框架中说的。而在《灵枢・九针十二原》当中有“徐而疾则实，疾而徐则虚”，这里的实、虚，是指脉法。“上工救其萌牙，必先见三部九候之气，尽调不败而救之，故曰上工。下工救其已成，救其已败。救其已成者，言不知三部九候之相失，因病而败之也。知其所在者，知诊三部九候之病脉处而治之，故曰守其门户焉，莫知其情而见邪形也。”师父说，“三部九候”出现了三次，不是独取寸口脉，重要的话说三遍。“帝曰，何谓三部？岐伯曰：有下部，有中部，有上部，部各有三候。三候者，有天有地有人也，必指而导之，乃以为真。上部天，两额之动脉；上部地，两颊之动脉；上部人，耳前之动脉。中部天，手太阴也；中部地，手阳明也；中部人，手少阴也。下部天，足厥阴也；下部地，足少阴也；下部人，足太阴也。故下部之天以候肝，地以候肾，人以候脾胃之气。帝曰：中部之候奈何？岐伯曰：亦有天，亦有地，亦有人。天以候肺，地以候胸中之气，人以候心。帝曰：上部以何候之？岐伯曰：亦有天，亦有地，亦有人。天以候头角之气，地以候口齿之气，人以候耳目之气。”

《离合真邪论》中，“卒然逢之，早遏其路”，就是治未病，就和打仗一样。用药如用兵，用针更是如此。“帝曰：不足者补之奈何？岐伯曰：必先扪而循之，切而散之，推而按之，弹而怒之，抓而下之，通而取之，外引其门，以闭其神。呼尽内针，静以久留，以气至为故。如待所贵，不待日暮，其气以至，适而自护，候吸引针，气不得出；各在其处，推阖其门，令神气存，大气留止，故命曰补。”师父说，扪而循之就是先摸，所以让你们先学按摩。“气至”，师父的《筋柔百病消》中是这样解释的：“气至”的真正含义是“邪气去谷气至”，其判断标准是针刺前后脉象的变化，而非医者手下的沉紧感或患者局部针感及感传，后者只是针灸过程中的一种现象或“气至”过程中的一个阶段，并非是针刺过程的必然现象。

“夫邪去络入于经也，舍于血脉之中”，师父说，由此可知，经脉、络脉都是指血脉。“故曰方其来也，必按而止之，止而取之，无逢其冲而泻之”，就是攻其不备，和师父书稿中写的可以互相参照,《灵枢·逆顺》：兵法曰：无迎逢逢之气，无击堂堂之阵。刺法曰：无刺熇熇之热，无刺漉漉之汗。一般来说当病人高烧初起时，针刺退烧效果有时并不理想，此时可以考虑汤药治疗。在发烧一两天之后针刺效果往往退烧比较好。“故曰知其可取如发机，不知其取如扣椎”，机是弩机，椎应该也是一种武器，有一个成语是“博浪椎秦”，张良在博浪这个地方准备刺杀秦始皇，用120斤重的铁椎，结果用力过猛，没击中，见《史记·留侯世家》：“良尝学礼淮阳。东见仓海君。得力士，为铁椎重百二十斤。秦皇帝东游，良与客狙击秦皇帝博浪沙中，误中副车。”

听课者为大师兄（刘向英）、张亮、力旋、王钧、亚威、刘颖及那位不具名老者。师父原本打算讲到四点，因为还惦记着去市场买秦权（秦代的秤砣），但讲着讲着，就说不能这么急急忙忙去，还是安心讲课，因为时空在变，这就是与时偕行。只有小人才会“言必信，行必果”。我们皆感骇然，查《论语》，“言必信，行必果，硁硁然小人哉！”《孟子》中继而写：“大人者，言不必信，行不必果，惟义所在。”一直讲到五点，师父说，这一下午多充实哪。师父买了长锋毛笔，边讲边写字，飘逸潇洒，还画了第一幅兰花，被大师兄收藏了。师父说，功夫在诗外，要有“玩索”的精神。师父可以从商代的猫头鹰图腾，讲到《山海经》中的穿胸国；从“冯唐易老，李广难封”，再到金兀术和岳飞；从沛溪先生的书法讲到管平湖先生的琴；从佛教的三千大千世界讲到平行空间。这样的时光真美好，可惜我笔力所及，连十之一二都难记下来。有机会，大家一定要来现场听，感受师父讲课的神韵。时空在变，过去的再难追回，只能是安住当下。

（徐新芳）

从容别黑白

师父讲完《素问》上下册了。原以为这厚厚两本书，得讲个一两年呢，讲到运气七篇的时候，师父认为，非《素问》原书内容，而是王冰“并论补亡”之作，和原书朴素的语言明显不一样，也没什么可讲的，所以直接跳过去两百多页。

蒋捷《虞美人·听雨》写：少年听雨歌楼上。红烛昏罗帐。壮年听雨客舟中。江阔云低、断雁叫西风。而今听雨僧庐下。鬓已星星也。悲欢离合总无情。一任阶前、点滴到天明。

师父推荐的书，好多还没看。师父说，读书，要么读这些经典，卷帙浩繁，哪有时间看什么电视剧；现在好多书都是没什么意义的，但一本书只要有一句话是有用的，那就值得看。

《圆运动的古中医学》是李可先生四处搜寻，汇集各种版本，互补遗缺，才终于出版的。读了此书的原理上篇，大略明白了四季升、浮、降、沉，但最近才有所体会。《内经》中讲春天是生发的季节，景利师兄在微信群分享春季养生时也说，有机会可以去郊外踩踩土，会感到特别松软，是地气在上升。

从年前到现在，朋友圈没几天就有名人去世的消息，文艺界也已经有好几位了。我在这个春天也感到特别难受，天气热得很快，稍一走动就热，静下来又冷，身体就像过山车一样，不知如何自处，如同阳气很快喧腾起来，可基础不牢固，白白挥霍了一般，比夏天那种困乏还难受。“竹喧归浣女，莲动下渔舟”是一个很热闹的场景，可此句前面是“明月松间照，清泉石上流”的宁静、润泽，有此前提，这喧闹就是一种灵动，若无，就会变成闹市一般惹人烦。

“三阳者，至阳也，积并则为惊，病起疾风，至如礔砺，九窍皆塞，阳气滂溢，干嗌喉塞”（《素问·著至教论》），师父说，“阳气滂溢”可以和“阳气者，烦劳则张，精绝”联系起来理解，可知阳气要固密才对，说远一点，古人哪有将跑步当作运动的。

《素问·著至教论》的开头，黄帝问雷公知不知医之道，雷公答：诵而未能解，解而未能别，别而未能明，明而未能彰。

师父说，现在好多大夫就是处于这种状态，解悟不易，而证悟就更难。今天那对从南京来扎针的小夫妻，原来在南中医的国医堂扎针，一周扎三次，扎了很久也没效果，大老远跑北京来扎，前不久的一个周末几乎百分之七十的患者是从外地来的，看个病这么费劲，所以还是得在网上开课，谁想学就学，我也不保守。

还有个特别有趣味的场景，这对小夫妻是分别到诊室来，女生先进来，师父说，给你看个好玩的。拿出淘来的瓷器残片，问知道是什么吗？女生看半天答不上来。后来，男生进来，师父又重复这个问题，男孩一下子就说，汝窑的。师父见其判断得这么干脆利落，如遇同道般高兴。师父就是这么真性情，不是天天眼中只有看病，而是时时在“玩索”的状态里，但又不离针灸和拳，“览观杂学，及于比类，通合道理”。师父用粗针给两位扎，因为顾及他们从远方来一趟不易。男孩感慨，每次扎完针心情都大好。女生则说，跟国医堂的大夫提起到北京找胥老师扎针，一扎就通下去了，这位大夫知道胥老师的名字，但不相信我说的这种效果，所以也懒得再去了。

师父最近讲课又强调了一遍九针，而不是只有毫针，《灵枢·官针》已经很明确了，官针就是官方定的标准，九针各有所为，现在只用毫针，一些病没效果就是病深针浅，想想《内经》的时代，针是锻打出来的，很粗，现在有了金属拉丝工艺，才可以把针做得这么细。工业的发展，一定是对针灸的发展起促进作用的。现在很多人将X线、核磁共振等当作西医，其实那只是西医借助了现代科技，中医也可以，曾有大夫说，镜下血尿就是中医望诊的延伸，这见识一语中的。

“而道上知天文，下知地理，中知人事，可以长久。”

只有“道”是可以长久的。

《素问·示从容论》在全元起本当中是第八卷，名字为《从容别黑白》。师父说，版本学也要懂。以前师父也常提全元起本，我一直不明白是什么版本，一查，才知全元起是南朝时齐梁间名医，是最早对《素问》进行注解的。然后是隋朝至唐初的杨上善注的《黄帝内经太素》（简称《太素》），保存了早期《素问》风貌，得到现代学者的重视，师父也将之当作重要参考书。唐代王冰在编注时，调整了篇目顺序，包括增加了运气七篇等，但他当时能见到全元起本，所以又写了此篇在全元起本的多少卷。而到宋代，校正医书局私改医书，出现了很多弊病。黄龙祥在《中国针灸学术史大纲》中写："宋人考据时往往表现得过于自信，刻意求新，以至于窜改古书。……由于未经宋人整理的古医书极少流传下来，故人们对于宋人私改医书的做法以及这种做法给古医籍所造成的危害都缺乏足够的认识，以至于在古医籍的研究中遇到许多困惑而不得其解，甚至出现许多失误而不自知。"所以师父在讲《内经》的时候，不纠缠于字词，读不懂的就搁置，而找出那些有价值的就够了。现在我们用的人卫版《内经》是明代顾从德版本。记得我们大学时开过一门课，就是版本目录学，老师在课堂上拿着教材去讲，讲半天我们也不清楚，因为没有用啊，不去实践，不去考察一本书的版本，就是空谈。跟着师父查考《内经》，发现全元起本已经散佚了。而能辗转流传下来的，有多少是真的，有多少是后人伪造的？师父说，历史哪有真相，真的东西太少了。

《素问·徵四失论》写"受师不卒，妄作杂术，谬言为道，更名自功"，师父说古代是跟随老师还没毕业，没学好，就乱用杂术，而今天的人呢，连"受师"都没有，治病时出现过失，"为世所怨"。周末陕西的类风湿患者来扎针，提到去年曾在另外一个大夫那扎针，一个疗程一万，花了七万，什么效果也没有，这还不说，每次扎针大夫时不时就捻转，扎两个小时就疼两个小时。患者走后，师父惋惜，患者家境并不富裕，白白花钱又遭罪。

"夫圣人之治病，循法守度，援物比类，化之冥冥，循上及下，何必守经。"

师父说，这段描述的是医学上的最高的境界，不是遥不可及的，圣人治病也循法守度，因为要保证安全，医疗首先是极其严肃的，不能拿病人去冒险，但何必守经，不是非得按照常规的来，我就不留针，也不按书上的找穴位，就到了这境界，这不是多么难，必须有这种气势和自信。

师父提到王永炎院士，是有真学问，为北京中医药大学首届毕业生，这首届毕业生中出了好多高人，为什么呢，因为当时没有课本，也没办学的经验，只好像传统的师徒制一样老师带学生，这样反倒出了人才。后来有课本了，就如同八股取士一般了。

"明引比类从容，是以名曰诊经，是谓至道也"，师父说，什么叫至，造字本意是箭射到地上，再不能往下了，引申为终极。中医不是只按逻辑、推理，但也不是不能学，而是有其路径，那就是可以从禅宗入手，不识本心，学法无益。

《疏五过论》，师父说，这篇讲诊治时的五种过失，很重要。"黄帝曰：呜呼远哉！闵闵乎若视深渊，若迎浮云，视深渊尚可测，迎浮云莫知其际。"师父说，这句描述的境界也很美，深渊是有底的，而浮云不知边际。"雷公避席再拜曰"，师父说，避席是什么意思，是从席子上下来再拜，以前人们都坐席子上，一人一块，跟日本榻榻米似的，主人坐的就是主席，咱们现在缺礼仪。

“帝曰：凡未诊病者，必问尝贵后贱，虽不中邪，病从内生，名曰脱营。尝富后贫，名曰失精，无气流连，病有所并。”师父说，这段说得挺好，要了解这些，不是上来就扎。好多人退休半年内会生病，就是这种病从内生的状况。“故贵脱势，虽不中邪，精神内伤，身必败亡”，师父说，项羽的谋士范增就是这样，开始时被尊为“亚父”，后来因陈平的离间计，不被信任了，愤然回乡，在途中因背疽发作而死。

“圣人之治病也，必知天地阴阳，四时经纪，五脏六腑，雌雄表里。刺灸砭石，毒药所主，从容人事，以明经道，贵贱贫富，各异品理，问年少长，勇怯之理，审于分部，知病本始，八正九候，诊必副矣。”师父说，这一段就说明治病不是单纯的医疗，还有医患关系，怎么沟通，就是中知人事。至于勇怯，今天两位患者表现得特别明显，一位自无锡来的小伙子，看起来很壮实，但师父只用细针扎。而自陕西来的男性患者，因为已经扎了一段时间了，身体从迟钝变为敏感，也特别怕针，在诊疗床上被扎得身体剧烈扭动，但他仍强忍着，要求用粗针扎，多扎点，这就是真正的勇。“不别人之勇怯，不知比类，足以自乱”。

“气上不下，头痛巅疾，求阳不得，求阴不审，五部隔无征，若居旷野，若伏空室，绵绵乎属不满日。”师父说，人在旷野或者住大房子里就会觉得不舒服，所以卧室不能大。猫见到盒子就钻，人可能也是在原始社会要躲野兽，在洞中会安全。乾隆皇帝的书房“三希堂”就很小，里面收藏了东晋王氏家族的三件书帖：王羲之的《快雪时晴帖》、王羲之的儿子王献之的《中秋帖》以及王羲之的侄子王珣的《伯远帖》。

《素问》遗篇也无甚可讲，唯“正气存内，邪不可干”这句著名的话出自这里，但许多人理解错了。师父说，原文中指的是观想，是意念。“不相染者，正气存内，邪不可干，避其毒气，天牝从来，复得其往，气出于脑，即不邪干。气出于脑，即室先想心如日。欲将入于疫室，先想青气自肝而出，左行于东，化作林木。次想白气自肺而出，右行于西，化作戈甲。次想赤气自心而出，南行于上，化作焰明。次想黑气自肾而出，北行于下，化作水。次想黄气自脾而出，存于中央，化作土。五气护身之毕，以想头上如北斗之煌煌，然后可入于疫室。”

另一处“是故刺法有全神养真之旨，亦法有修真之道，非治疾也，故要修养和神也”，师父说，这和道家有关。

“治数之道，从容之葆”，“臣悉尽意，受传经脉，颂得从容之道”，“臣授业传之，行教以经论，从容形法”，师父说，这几篇老出现“从容”。师父是这个时代，难得的从容之人。对于门下弟子及前来求治的患者，师父常常能让我们安神定志。

（徐新芳）

七处征心，你的心在哪里

最近师父开始讲《灵枢》，灵感颇多。比如读到《九针十二原》“余欲勿使被毒药，无用砭石，欲以微针通其经脉，调其血气，营其逆顺出入之会”，以前师父会强调这一句中的不用毒药和砭石，而用微针，这一次，师父说“营其逆顺出入之会”，这应该是穴位的本义，好比是约会的地方。

又如“刺之微在速迟”，师父说，针刺时，扎慢很容易，扎快了需要功夫，这里应该强调的是“速”。在古汉语中，有不少两个语素意义相对或者相反的偏义复合词，比如“昼夜勤作息”，偏在“作”。见过师父扎针的，都知道师父扎针很快，但见过师父为中风后遗症患者扎针，才知道什么叫真正的快针，因为病人怕疼而又行动不便，扎的地方又多，师父就像练武时那样腾挪闪转，速战速决，尽最大可能减轻病人的痛苦。

又如“粗守关，上（工）守机，机之动，不离其空。空中之机，清净而微。其来不可逢，其往不可追”，怎么理解呢。师父说，这一段可以理解成用打猎的场景来形容扎针。先自行想象，忘记师父的原话了，当时听的时候觉得听懂了，现在又有点拿不准，所以还是要在现场认真听，心领神会，就不需死记硬背。

又如“凡用针者，虚则实之，满则泄之，宛陈则除之，邪胜则虚之。大要曰：徐而疾则实，疾而徐则虚”，师父说，这里的“徐而疾”“疾而徐”是指的脉诊，而不是书上解释的扎针的手法。为什么呢，因为《大要》是比《内经》还要早的文献，当时还没出现针刺呢,《九针十二原》开头说了“先立针经”,《针经》是此时才产生和建立的，以前用毒药和砭石多，所以《大要》中说的不是针刺手法。另外，九针不仅有毫针，还有铍针等。

又如“夫气之在脉也，邪气在上，浊气在中，清气在下”，师父在纸上画示意图，先画两条直线，上面代表皮肤，下面代表脉，邪气在两者之间，浊气在脉中，清气在脉下，很好理解。而课本上把“针中脉则浊气出”理解成脾胃的“浊气在中”。师父讲课就是这样朴素，先不看注释，而是进入语境当中，明了语义。

先拣择了几条印象深刻的来记。有时也怀疑，记这些有什么用呢，学中医有什么用呢，我也没有胆量给人扎针。记得拜师前，要填拜师的目的，我大概写的就是为了自己和家人、朋友的健康而想跟着老师学养生的知识。拜师后，读师父写的书，了解师父的经历，又跟着师父出诊，大概花了十个月的时间，才觉得听懂师父在说啥了，标志就是去年写的文章《我的师父胥荣东大夫的治病思路》，从这显豁的标题中就透露了自己内心的狂喜，但尽量克制，文字看起来风平浪静，但伟峰师兄读了说，文字跟以往不一样，有了力量，像拎着一把剑杀气腾腾地出来了。

如今，对于知识的渴求，没那么强了，因为天天听师父讲“道”，可是“道”在哪里。师父说，你看《内经》中处处是“针道”，所谓传道、授业、解惑，是有次序的，得先明了“道”，再去传授技术、解开困惑，不明白“道”，学不了。

师父的师兄杨鸿晨先生清明节去深州祭拜祖师爷王芗斋、郭云深先生，发来一些照片和视频，嘱我给师父看。其中一条视频是他应在场的人展示身手，我不知道是什么拳，但是让我震撼的是年逾七十的他真的就像小伙子一样敏捷，我回复说太矫健了，他说：乱讲，简直是乱讲，老了，那是什么呀，他们非让比画一下，见笑，见笑。我又回复：不许您言老。事后一想，这也太不讲道理了，我不许年逾七十的杨老师言老，自己天天跟人说老。这么多天来，我时不时想到杨老师那轻盈的身姿，再联想到自己这沉重的躯体，忽然理解了武人的不易。

清明节假期，伟峰师兄作为助教来京参加经筋班，他临回去的前一天，和彭龙、李冰师兄，我们一起聊天，说了近况，说到身份的问题，大意是，一个人在家里，可能是妻子，是丈夫，在单位，是员工，不同的场合，定位不同，身份也不同，那我呢，出去了别人看到我，就知道我是练武的，我言行举止就得有个武人的样子。

这是我第一次如此郑重地听到“武人”这个词。当伟峰师兄知道我身体这半年来都很差，在断断续续吃药，也没有怎么站桩时，他说，吃药可以医治身体，但不能治愈你的心，还是坚持站桩吧。我答应着。随后和彭龙、李冰师兄闲聊的间隙当中，伟峰师兄三番五次转过头来认真地跟我说，还是练吧，别停，不住不断，熬。这么恳切的眼神，永生难忘。

想起师父说，杨老师曾卖掉北京的房子，只为了练武，为了求一点真东西。也想起杨老师说练武的经过，周末骑着车子从石家庄赶到辛集，到马骥良师父那里学习，平时就在家站；又曾到深州去学，晚上没住的地方，就在打麦场的麦子垛里睡觉，饿了就吃带的干粮，有时干粮都变馊了。想起师父，虽然他总是谦虚低调地说自己只是搞针灸的，从不以武功夸示，但想想师父超乎寻常的精力、身上满满的阳气，以及无论什么样的境况，都有一份持守。这是武人。

因为工作的原因，我接触到师父之外的中医大夫，他们讲的内容，有的观点和师父说的不一样，我心中就有了困惑，无所适从。我在街角的公园给伟峰师兄打电话，向他请教，他说，不用去管理论上的不一致，关键是他能用，能产生疗效，这就跟练拳时，把拳论中讲的，能在自己身上得到印证。我又问，怎么样才能有“求道”的心？他说，求道的心不是想出来的，还是在用当中，比如把师父讲的这一套扎针的办法，用起来，给人治好了，你就会产生信心。是一场雨过后，树上的叶子被雨洗得更加鲜嫩了，尽管时至黄昏，但光泽仍透出生机，那一瞬间忽然体会到一点八卦，阴和阳在不停地动，春生夏长，树木从来不会怀疑，不会迟到，不会抱怨。道法自然，反倒是人，太不自然了，以妄为常，总希望世界上的好，不用努力便能得着。

跟师愈久，愈觉得师父的不易和难得，师父最近说起一位十年前曾学过站桩的学员，大概意思是没坚持练，现在又想重新学。师父感慨，如果一开始就真练呢，十年的时光就这样白白浪费了啊。

师父最近提到《楞严经》开篇，阿难和世尊七处征心，心到底在身内、身外、潜于眼根还是在中间乃至无着。

不识本心，学法无益。文字是如此轻巧，甚至轻浮，师父说的“道”却是实实在在的，一天天的坚持，无远弗届。从明天起，做一个幸福的人，站桩、读书、悟道。

（徐新芳）

假如世上没有针灸

前一段时间，那位患有类风湿关节炎的病人来扎针，师父一边拿着粗针扎，一边感慨，假如世上没有针灸，这么多病该怎么治。这位病人接过话头，那我只能去换关节，而且全身的关节都得换。

借用师父的口头禅，你想想，多恐怖。

有位师兄的母亲，七八年前偶然认识了师父，因为腰腿疼来扎针，当时儿子、儿媳全家都得跟着她来，扎完针，几个人架着才能动。现在，旧疾复发，她来扎针，都是自己从涿州来北京，自己打车回。年逾七十的她，配合扎针，每天站桩一小时，不仅活动起来很利索，精神状态也好，比同龄人年轻好几岁。

最近，她又带着三位亲戚和邻居来找师父扎针，说，他们就是看到我状态这么好，所以也跟着来，我就是一活广告。只扎了一次，第二次来复诊，其中一位老太太对师父连声说，你扎针技术真好，你咋学的。

师父笑而不语。

师父的一位弟子张力旋去东直门医院实习，那里的一位老主任问起来：胥荣东还在练大成拳哪！师父的同班同学刘颖老师也这样问。

在针刺和练拳上，师父走过了孤寂、漫长而不为人知的道路。

一位沧州来的患者，在十多年前因偶然下楼梯时被松开的鞋带绊了一下，当时没有骨折，但之后走路没多久，脚底发热，难受。此前专门在某医院住院两个月，做各种检查，包括中枢神经，都查不出原因。因酷爱读书，在书店看到《筋柔百病消》，便找到师父这来扎针。扎了几次，就缓解了很多，对师父说：你的技术真好！

顺便说一下，这位患者的字写得不错，自己还开了个电池厂。

这是师妹刘月写的关于这位患者的情况及字迹：跟诊 @ 胥荣东主任医师，一位 50 多岁衣着平庸有如农民模样男患复诊，没想到他居然平日喜欢看书，因为在书店看到了师父的书才来求诊。我只能联想到脸朝黄土背朝天的景象，怎么也不会感受他骨子里却是一副书生气。跟诊结束后，师父在讲如何赏析油画、书法时推而广之，说对人的欣赏也一样。师父边说边指向那位患者的就诊表，只见字体清秀流畅，如果不是亲眼所见，怎么也不会把字与人联系到一起。一个人的外表不足以说明一切，美，不在外表的华丽，而是要恬淡而不凡庸。看似普通的字，看似平庸的人，师父也能给我们讲出一段。守在师父身边，永远都有学习不完的知识跟大智慧。

师父说，现在一些医生在对疾病的诊断方面，缺乏基本的宏观的思维，光知道依靠检查，而不动脑筋去想，只是被鞋带绊了，没有骨折，中枢神经基本上不可能被伤到，这用常识都能判断得出来。这么简单的疾病，硬生生被治成了疑难杂症。

而西医被当成不可逆的疾病，比如老年痴呆，通过针灸治疗，保守一点说，有明显好转。一位白头发、白胡子、白眉毛的老爷子由女儿带着前来诊所治病，第一次挂号那天，我刚好撞上，这位女性跟诊所工作人员说，我们能否先只挂号，进去问问大夫能不能治，再出来交诊费。言辞之中，能感觉到她的犹疑和无奈。进到诊室，老爷子对在场的一切都置若罔闻，脸上的表情也是僵硬的，对待家人的任何语言都没有反应。当师父用粗针扎他腰部时，老爷子喊干吗呀！师父问他疼不疼，老人家说疼啊！而他的女儿激动得握住师父的手。治疗了这两三个星期吧，老爷子见谁都笑眯眯的打招呼，特别可爱、慈祥，脸上也活泛了，家人让他穿脱衣服，知道配合了。师父说，要是从一开始治病就录下来该多好，不然跟人家说，没人会相信。

师父希望别人能相信的，是学好了针灸，真的能治病。最近的经筋班，常有专业医师来学习，师父特别高兴，若有医师提出跟诊，也欣然应允。

以前我也问过景利师兄，为何师父说你学了七年的针推专业，却不相信针灸可以治病？师兄说，刚毕业那会，连个感冒都治不好，对中医没有信心。而你们从一开始就跟着师父出诊，对于一些腰腿疼疾病，师父针刺的效果可谓立竿见影，你们就很容易建立起信心。

最近，有一位出版社编辑来访，师父与之聊起针灸，在纸上画了三个圆圈，一个代表手术，一个代表药（包括中药和西药），一个代表针灸。师父说，这三者应该是三足鼎立的状态才对，外围是一些理疗、水疗等。而现在医院看重手术和药，但对针灸的重视远远不够，可能原因还是利益的问题。

师父渐渐放弃开药，而专注于针刺，只用针治病，这些常见的经筋病就不说了，简单而效果好，而且思路和操作手法是可以复制的。景利师兄扎针就是用的师父的手法。刚拿到执业医师资格证的张亮师弟用师父教的丘墟透照海针法，扎了一次，我右眼经常疼的症状基本就消失了。不久的将来，大家可以找张大夫扎针了啊。这位跟诊最勤快的小师弟，任劳任怨，任我欺负，从一个毛手毛脚的小孩，到待人处事恭敬得体的大夫，时间，从不停留，也不会亏待下功夫的人。

再说师父治那些我此前不了解的疾病。比如面瘫，我以前不知道有这种病，孤陋寡闻，然后自从知道了以后，就好担心自己会面瘫，因为常常受风，尤其是洗头后。比如带状疱疹，我第一次在一个病人身上看到，觉得不过是些不起眼的小红疙瘩，但师父一说，才知道，这是免疫力低下的表现，而且会导致很多并发症。

再比如耳鸣、失眠、高血压、头晕、各种妇科疾病等，这也都能从背部和颈椎处扎针来治疗，所以开始跟着师父出诊，对这些病案很好奇，因为就是感觉不可思议啊。现在见多了，就不觉得新鲜了。

但每次见到重症患者，千里迢迢来找师父扎针，不免触动。比如那位患类风湿关节炎的病人，每次从陕西来京，她的身子不再那么沉重；比如最近刚来的一位坐着轮椅的患有强直性脊柱炎的病人，他误吃了含有激素的药才导致如此，坐高铁九个小时来京。

师父常说，现在的人更多追求外在的东西，而忽略了身体。

这是周日师父见到从无锡来的一位三十多岁喉癌手术后的患者再次发出的感慨，师父常让弟子反复阅读《伤寒论·序》，原序是《伤寒论》的中心思想，是全书的宗旨和纲领，对现实社会有着重要的警世作用。

师父让我们好好站桩。当站桩时，你会感受到生命的气息，听到身体的声音，和天地自然相沟通。“雨后的青山，好像泪洗过的良心”，站桩之后也是这种感觉，平常视而不见的树木，此刻变得那么青翠欲滴，那么勃勃生机。

师父多年习练大成拳，透彻地观照自己的身体，又孜孜不倦地读书、做学问，在针刺的水平上不断提高。

有一次，师父说，其实《史记》《庄子》等书都没仔细读。过了两三天，我看到师父的诊桌上摊开着《庄子》一书。

跟师学习到现在，最大的改变，就是心中不那么纠结了。而针灸，让纠结的身体舒展开，气脉通畅。师父说学习针刺要从练习按摩入手，针刺比较微妙。用心跟着师父，进入这微妙的世界。

（徐新芳）

师父讲的不是刻板的知识，是活生生的“道”

这周一，师父在当归中医学堂开设的“胥荣东解《灵枢》系列课程（Ⅰ）”开课了。此前，师父对开设网络课有些迟疑，3月至5月的那次课程，就像平时给弟子讲课一样，思路发散、随意。南唐后主李煜写“世事漫随流水”，师父是“讲课漫随流水”。负责师父课程的陈兰医师说：胥老师这次怎么又没有按照PPT来讲啊。嗯，你无法规定流水的方向啊，只能是跟上它，经过山林，经过平原，最终流入大海。

《庄子·秋水》写河伯看到百川都汇集到黄河里，欣然自得，以为自天下之美都在自己这里了。顺水东流至海，才知道自己的渺小。北海若说，此时可以跟你谈论大道了，“井鼃不可以语于海者，拘于虚也；夏虫不可以语于冰者，笃于时也；曲士不可以语于道者，束于教也。今尔出于崖涘，观于大海，乃知尔丑，尔将可与语大理矣。天下之水，莫大于海，万川归之，不知何时止而不盈；尾闾泄之，不知何时已而不虚；春秋不变，水旱不知。”

这一次的新课程，师父依然故我，但他能及时回到《灵枢》上面来，基本是一段一段去分析、引申，第一次课把《九针十二原》讲透彻了。具体内容大家可以从网络课上看，我已经解放了，不用写笔记了。

师父讲课完毕后，我和师兄师姐结伴去地铁站。我跟在大师兄后面刷卡进站，他忽然来一句，你听师父的课可以啊。我以为他要夸我今天没有中途逃课，把课都听完了。结果他说，居然都能睡着。

哎。因为每周只有周二可以休息，所以周一晚上，是最疲惫的时候，但还是很想听师父讲课，虽然有些内容师父讲过了，但每次听，又会有新的感受。我有时问张亮师弟一些幼稚的问题，他就说，师父讲过很多遍了，你怎么又把经筋和经络混淆在一起了。所以我和张亮同样听师父讲的内容，收获的却很不一样，因为在不同的起点上，他有五年的中医院校的学习基础，听师父一说，就懂了，也觉得没啥可记录的。而我，觉得一切都好新鲜，但没基础，很多东西不是一下子就能学会的。我觉得无论处在哪一个层次上，只要你心里特别想学，就去努力，可能你对师父讲的禅宗特别感兴趣，也可能对拳或者中医感兴趣，或者对鉴定感兴趣，无论从哪一个门进去，都可以看到更广阔的天地，而且最终会融会贯通。我先生说，你现在天天早出晚归，居然能承受得住，果然今非昔比，只要你别让我操心，我就当你出差去了。

这一趟差，实在是太远了，无尽头，无论是中医还是武术，都有那么多好的东西可以去探索。师父带领着我们看沿途的美景，还示范给我们做学问的永无止境的态度。师父不是书斋里的学者，不只在文字上做功夫，他讲《灵枢》，许多见解都是从临床中来。课堂上有一个临床大夫，坐在最后一排，我就听着他不断小声地回应师父讲的内容：对对，讲得太对了……第一个提问的也是他，而且提的是非常专业的问题，师父特别高兴地回答，是那种遇见同道的高兴。

师父讲课会讲到考古，讲到八千年前的跨湖桥文化、新石器晚期的龙山文化，会把原始陶器、原始瓷器、弩机、青铜器等带到课堂上，是想让大家感受一下《内经》的时代。师父将《内经》细分为三个时代，从早到晚为：《内经》描述的时代、《内经》形成文字的时代、《内经》成书的时代。很多学者把精力放在研究《内经》成书究竟在战国还是汉代，而忽略了其实更值得研究的是《内经》描述的时代。从那些穿越时间的文物身上，可以想象我们的祖先，是怎样从用石器过渡到铜石并用，从陶器到更加精美的瓷器。而生产力的一步步发展，促进医学的进步，跨湖桥遗址当中发现了砂轮，也发现了骨针，可以推断出，原来大家生病了，受条件限制，只能用损伤性大的砭石，而这个时候便能磨制出更安全、损伤性小的微针。所以《九针十二原》黄帝说："余欲勿使被毒药，无用砭石，欲以微针通其经脉，调其血气，营其逆顺出入。"

师父讲课，看起来不成系统，因为他讲的不是僵死的知识，而是活生生的"道"。我说我弃文从武，并非虚言，因为跟着师父才发现，语言是那么鲜活，比如师父问"药"是什么意思，你看繁体"藥"，草字头下面是乐，让人快乐的植物就是"药"。站桩的时候，就经常会想起师父解字，就感到文字在身体当中重新生根、发芽，是如此有生机。机，师父讲了很多次，是弩机，"粗守关，上（工）守机"，随机应变，先把杯子里面盛满的固有的成见倒掉，把多年学的自以为是的知识、文章套路丢掉，才可以活起来。师父能从兵马俑跪式士兵身上想到，这就是持弩机射击的姿势，继而讲到，就是因为有了弩机这样强大的武器，秦国才能在当时打败西方的匈奴。讲到弩机，就又联系到手枪的扳机，又联系到他小时候晚上拿着手电用鱼叉去捕鱼，但点到即止。很快把话题收回来，继续讲《灵枢》。明白师父的思维方式，才能更好地跟着师父学习。

师父讲扎针不用辨证取穴，不是这个病人来了取这些穴位，那个病人来了取那些穴位。师父都是整体调，然后针对不同的病人又有微妙的变化，因为针刺的本质是让气调和。最近就有一位从安徽来的病人，因为听了师父的网络课慕名而来，她把不舒服的症状写了一页纸，自己都不好意思了。师父说如果去西医医院，估计得看好几个科室。周六扎了一次，周日第二次来，病人反馈，比她期待的效果还要好。

张亮师弟也写了一个病例，顽固性咳嗽验案一则：上周五晚舅妈因事来访，闲暇之余说近两个月来每天晚上一躺下就得咳嗽一阵儿，感觉上不来气，但是白天没事儿，自己吃了消炎药没效，问我是怎么回事，应该吃什么药。经询问没有明显诱因及外感，无痰，摸其脉双寸脉皆浮略数，舌淡红苔薄黄。考虑到一躺下时咳嗽并且感觉上不来气就检查了一下颈部和上背部，发现颈部和背部肌肉都非常紧张，T_1–T_4 棘突两侧有条索状筋结并伴有压痛，肩胛提肌止点压痛。查到这儿就知道是怎么回事了，跟着师父出诊，这样的病例见得太多了。先用手法松解了一下颈背部肌肉，后让其趴在床上准备针刺，舅妈趴上去就反馈说感觉背部轻松一些了，在其颈背部用 0.25mm × 25mm 毫针快速针刺督脉、夹脊穴、背俞穴等，并用 0.35mm × 75mm 毫针斜刺条索状筋结，后用手法整复颈椎及胸椎，嘱注意休息，少低头玩手机。昨日过来治疗时说没想到效果这么好，扎完当天晚上就没有咳嗽，第二天背上有些不舒服，但也没有咳嗽。这个病例看似病位在肺，实则在体表的经筋，如果按照内科进行辨证，然后辨证取穴，疗效会如何?

周日侍诊时，师父跟一个病人讲起中医和西医，说，西医的产科就是很厉害，不得不佩服，所以不要一味地排斥西医，我扎针也借鉴了西医的解剖。师父说到这时，我忽然想起师父发布的一条微博：针灸、按摩参考解剖图谱，我才真正明白，师父此话的深意。一位病人趴在治疗床上，我看到的只是病人的后背，而师父看到的、感受到的是脊柱、是一条条肌肉、是一个个筋结。又想起一次周四在东文聚会，师父给我们弟子示范按摩手法，当他的宽厚的手掌落下来时，你就感觉到背上的一块块肌肉迅速地松动，很疼，但是温和的疼，之后就是放松。

我右侧肩膀很疼，让张亮师弟帮忙扎针，很酸胀，但是有点难受。问他，你为什么要用提插捻转的手法啊，师父都不用。张亮答：因为没有师父的功力，单纯复制师父的手法，病人的体验很差，所以只好用捻转等手法增强效果。啊，没有对比，就没有伤害。师父说，扎针可以扎得让人很舒服。此时，方想起那种舒服的感觉。也怪不得许多病人会千里迢迢来找师父扎针。

大师兄的母亲说，第一次找师父扎针，她数了数，扎了两百多针（原话如此，师父说没那么多），只有两针是有感觉的，因为身体太迟钝了，感觉不到疼。而第二次扎针，只有两针没啥感觉，因为身体变敏感了。师父常说，敏感点好，但也要稳定，别像文艺青年那样。师父说到，时代在变化，生产力变了，社会状况也随之变。过去出趟远门，很容易遇见土匪，所以有了镖局的生意。但铁路发明了，路上变得很安全，土匪和镖局都消失了。而不变的是道，道和术相对，手术，是一种技术，技术很重要，但该不该做手术，却是首先需要考虑的，道，即是方向，方向错了，术就没有了意义。师父说现在扎针，学的是王芗斋老先生创立大成拳的思路，就是为道日损，把多余的都去掉，找到本质的东西，所以嘱弟子多读《大成拳论》。师父回忆说：选杰夫子常和我讲，百战百胜不如一忍，万言万当不如一默（黄庭坚《赠送张叔和》中的诗句）。

师父常提到美国制定的文明的标准，说，美国的历史才两百多年，是最没有资格制定文明的标准的。师父说不要全按西方的标准，不要有自卑的心理，如果让我们来定，那玉器的出现是文明的曙光。师父是站在人类文明的角度去思考、探讨针灸和医学的产生和发展，我们现在手中用的针具，曾经是怎样的，最初是什么样的形态，《内经》里面记述了它的功用。就像文学不是用来研究的，而是用来欣赏的一样，《内经》最初是作为临床指导的，记录的是当时临床取得的效果，师父在做各种努力，回望那遥远的过去，将历史和当下衔接。

师父扎针的境界，一时半会是难以到达的，但努力是有可能到达的，路径就是好好站桩啊。师父说，练拳并不难，深入难。

（徐新芳）

致广大而尽精微

有一天，我在地铁 13 号线上从东直门往北走，站在左侧车门那，列车过了光熙门，只见墙上贴着北京中医药大学几个大字的红色楼房从眼前掠过，紧接着，又是挂着中日友好医院招牌的白色楼房。激动，原来师父就是在这里读书、工作。

跟师学习，是在补小时候缺失的课。看师父的言行举止、为人处世，知中国文化的含蓄、深沉。

周日上午，师父看诊 47 人，下午，赶去敦众书苑讲课。有一些病人是听了师父在当归中医学堂的网络课，有一些病人是听了师父在敦众书苑的现场课，慕名而来。从来没有一下子看这么多病人，师父本来要限号，可是一些病人是从外地赶来专门扎针的，拒之门外不合适。为了不耽误下午讲课，只能是加快节奏，但又得有条不紊，让师父少受其他事情的干扰。有的患者扎完针，还特别想和师父再多交流一会，或者倾诉一下，但后面的病人都在等着，所以我们也不得不打断。

中午吃饭的时候，师父说，上午看了这么多病人，扎的针都是有去处的，只有一针，稍微有点深了，当时很着急，后来想想，应该无大碍，才算释怀。

这些细节，师父若不提，我们都察觉不到。师父说，学医心得细。一位师姐带父母从厦门来治病，母亲听力不好，坐下，师父以平常声音问诊，她回应，师父立刻说，听力是不是比之前好了。我们才反应过来。周一，在当归中医学堂，师姐远远看到师父就喊，匆匆几步赶来，一脸严肃，我们皆以为是不是出了什么不好的状况。师姐说，母亲上午扎完针，下午回家，不戴助听器，听见了周围的声音，而且在三米之内和她说话，都能听到了。师父笑说：要是别人说给我听，我都会怀疑，真的假的，有这么神吗。

大约十天前，一女性经人介绍，从香港前来治疗颈肩不适，言谈之中，很是忧心，也对师父抱着很大的期待，反复问，我这种状况能治好吗。师父说，你这种状况属于症状比较轻的。初诊，师父就在颈肩部轻刺。我当时心想，这刺激量好小啊，能有效果吗？这周日又见到，她说效果很好，舒服了很多，就是睡酒店的床，腰部不适，今天扎一次，就回去了，三个月后再来巩固，回头让儿子从国外回来，到北京来跟您学。

对于从外地来的患者，师父常说，第一次扎，就得让人家感到有效果，不虚此行，还不能刺激量太大，你说有多难。

有一从衡水来的患者，男性，怕冷，夏天坐火车要穿羽绒裤，看上去也是苍白虚弱。上次来，说效果不那么明显，能不能用粗针。师父就用粗针，发现病人也能耐受，北方人即便看上去弱，也比南方人能忍。这次来，病人说，扎粗针的效果真好，估计扎一两次，就不用再来了。

一女孩，在脸部做了整容手术，不适，又做手术取出填塞物，现在感觉里面有水液流动，直呼毁容了，说着说着眼泪掉下来。师父说，你若不提整容，我们都看不出来，而且你现在也很漂亮，不是说客套话。但安慰不起作用，她带着哭腔问师父能不能用针扎，让液体流出来。师父说那不能，只能是试着调理，加快里面液体的吸收。女生对美的渴求真是无止境啊。上周和同事出去做一场讲座，主讲人是王云涛师兄。路上闲聊，同事说，你能不能打扮打扮自己，你看上去比同龄人老很多，像小四十的人。大夏天，听了这话，心寒，故作镇定。回去路上，和师兄同路，忍不住问他，我真的有那么老吗？回家后，仍不甘心，反复问家里的先生。

看来还是站桩站得不够。自己心里也明明知道，练习站桩，跟着师父学习的日子，已经比前些年有活力多了。周一晚上听完师父在当归学堂的课，回去的地铁上，问张亮，有没有觉得我现在跟以前不太一样了。他说，好像是，以前整个人都没什么神，站在那里很呆滞。问他，神到底在哪里。他说，这个你应该更清楚自己的变化。可我并不知道，大概就是师父说的，不期然而然。师父说拳打两不知，又有打人如走路，视人如蒿草。

来找师父扎针的很多患者，都有类似的体会，本来是治某种病，没想到其他不舒服的症状也随之消失了。人的身体是一个小宇宙，而这细微的一根针，却能调其气，产生如此之广大的作用。

气是那么难以把握，可也是能看到的。天气变暖以后，每次见师父，都是穿一件白衫，不管刮风下雨。而我自己，每天揣度着天气的变化，添衣减衣，不胜其烦。真是君子坦荡荡，小人长戚戚。师父身体阳气足，精力充沛，给人既温暖又稳定的感觉。

现代人总是心惶惶然。师父常跟病人说，没事别出去旅游，多站站桩。我就思索，古人写了很多游记，还有很多千古传诵的名篇，而我们为什么只停留在到此一游的地步。山没有变，水也没变，人的心变了。我们不再是闲庭信步、游目骋怀，即便到了山中，也无法清净。以前买了一套书，《琉璃厂杂记》，书中记录了作者周肇祥于民国初年收购文物图书、从事考证鉴定，以及在京津冀的名胜古迹盘桓的经历。很琐碎，没仔细读，如今想来，此书最重要的价值并不是给我们留下了一些宝贵的资料，而是字里行间那种自在徜徉的感觉。

古人有卧游。打开一卷书画，一点点欣赏。最近站桩时，望着 50 米开外的一棵树的树梢，树枝随风动，意随树动，虽然周围人来人往，微小的虫子也在飞舞，却只觉得万籁俱寂，自己变成了其中的一个小分子。忽然明白了中国画的高远、深远、平远，明白了乘物以游心，明白了望峰息心、窥谷忘反。

宋·郭熙《林泉高致》写：山有三远：自山下而仰山颠，谓之高远；自山前而窥山后，谓之深远；自近山而望远山，谓之平远。高远之色清明，深远之色重晦；平远之色有明有晦；高远之势突兀，深远之意重叠，平远之意冲融而缥缥缈缈。其人物之在三远也，高远者明了，深远者细碎，平远者冲淡。

中国画家喜欢用“致广大而尽精微”这句话形容自己的绘画水平，但并不是涂抹几笔山水，你的心就真的到达了那种境界。《中庸》：“故君子尊德性而道问学，致广大而尽精微，极高明而道中庸。”画画的技术、扎针的技术、写文章的技术，总是能学会的，我们也多半在努力追求这些技术。但“君子务本，本立而道生”，这就是为什么师父总在强调“针道”，强调对中国文化的学习和体悟，因为这是根本。

在朋友圈转发了一条新京报的稿件《读经少年圣贤梦碎：反体制教育的残酷试验》，伟峰师兄做了点评，放在这里供大家参读：教书的人，本身就没有体证，心也不干净，只会玩文字游戏，来回解释。学的人，会越背越迷茫，越学越逆反，他没有活生生的问题和案例，传递的价值还是武装自己的人生，表现的跟别人不一样，而不是让这个活泼泼的生命得到完善。更可怕的是，教的人认为他什么都是对的，只是社会环境因素与古代不一样，学的人认为自己学的都是对的，他的理解也是对的，之所以自己没有活学活用，是自己的用功还不够。

师父讲到《九针十二原》：“今夫五脏之有疾也，譬犹刺也，犹污也，犹结也，犹闭也。刺虽久，犹可拔也；污虽久，犹可雪也；结虽久，犹可解也；闭虽久，犹可决也。或言久疾之不可取者，非其说也。夫善用针者，取其疾也，犹拔刺也，犹雪污也，犹解结也，犹决闭也，疾虽久，犹可毕也。言不可治者，未得其术也。”说这一段很早就熟读了，但刚毕业那会，感觉什么病都不会治，现在才知道，古人并没有欺骗我们，是你的境界没到。“知其要者，一言而终，不知其要，流散无穷。”师父说他讲《灵枢》，是按照临床来解读，就好比要盖房子，去山中砍伐木头，找有用的，把重点提出来，争取大家在临床中也能实现，原来还可以这样治病。

反复想周日上午，师父扎的那成百上千针之中，除了一针，其他都有着落，一个接一个病人，来自天南地北，有男女老幼，初诊复诊，师父不慌乱地判断、施针，心手合一。

曾把这句话当作自己的座右铭：“君子无终食之间违仁，造次必于是，颠沛必于是。”但其实只是偶尔想想，并没有真的做到。跟着师父学习，心中有着落，明白学了知识和道理，就要一点点修习。

（徐新芳）

师父说：愿解岐黄真实义

从三月至今，除去特殊情况，师父每周一都会在当归中医学堂讲解《灵枢》，结合他自己多年的针灸临床经验，旁征博引，以期厘清针灸的相关概念。最近在课堂上，由三焦的概念，引申到意守丹田、水火既济等概念，师父说，不练功的话，是体会不到什么是水火既济的。然后讲到当下中医的传承，出了很多问题，师父说：我发愿把我悟到的东西，全部分享给大家，虽然不多，但你们能少走很多弯路。

坐在下面听到这句话，看到师父一脸慈悲的笑意，那一瞬间，只觉得心中震动。

我想起师父在课堂上讲的一些知识点：《灵枢》一书中经络不是教科书中的概念，不要总在教科书的概念里面绕。《九针十二原》已经说得很清楚了，针具和腧穴更重要；古人扎针用的是九针，今天许多大夫只用纤细的毫针，那刺激量能一样吗；“刺之而气至”这句当中的“气至”，不是很多人理解的针感，而是针刺前后脉象的改善；现在针灸、按摩、汤药面临的问题，是量的问题；“正指直刺，无针左右”的含义今人多有误解，认为是避开血脉而刺，但是其真实含义恰恰是直刺血脉……这些观点，我不知道有多少专业针灸大夫会真正在意，我只知道，师父花了大量的时间和精力，去考据，走到历史深处，解开诸多疑惑。

师父常常对门下弟子强调，学习中医，学习针刺，要有求道的心。师父当下做的事，无论出诊、讲课，也都是传道、授业、解惑。可究竟什么是“道”，怎么样才能拥有求道的心？我想，在师父的身上，最显著的就是宏观的思维，这与《黄帝内经》的整体观是一致的。比如从以下一则医案可以看出来，我们是多么容易陷入西方二元对立思维的窠臼。

一位复诊患者，进到诊室，就先把在医院做的检查片子拿出来，说上次初诊，忘记带了，并指着片子里的一个白点说，这是一处钙化组织，我胳膊疼痛是不是就是它引起的？师父说，二者没有必然联系。患者仍沿着自己的思路追问，扎针能让这白点消失吗？

师父提高音量：跟你说了，这不是导致你手臂不能上举的原因，还在里面绕，出不来，西医就是这种思维方式，不断细分，做各种细微的检查，非得找出个单一的因素来，然后就把这当原因。上次你扎针之后，疼痛立刻减轻了，但我怎么可能把这钙化组织扎没了？

患者听了，默默把片子收起来。师父又跟病人补充道，说这么多，不是在说你，是借着此事，说给这些弟子们听的。

这种整体的思维方式，师父将之贯穿在治病之中，还落实在生活的时时处处，真正是圆融无碍。我看到了师父的境界，但一到事情上，又像这位患者一样，陷入误区里面。最近发生的一件事，可以看出师父超越常规的思维方式。

那天，我从怀柔赶到望京来听课，路上为了看风景，把车窗全打开了，过了一会，就感觉受寒了。当时就想，天天听师父讲“虚邪贼风，避之有时”，都白听了，千万不能让师父瞧见了我这副昏昏沉沉的样子。还差两分钟就要上课了，准备去教室，到了当归中医学堂的厅里，师父正坐在那里，我悄悄站立在一旁。毫无准备的，师父站起来，当着其他人的面就开始数落我：你就天天这种忧愁的样子，真是“小人长戚戚”，今天这不舒服，明天那不舒服，今天为这个事发愁，明天为那个事担忧，你这是只关心自己，自私，还懒，如果你把心思和精力放在做有价值的事情上，有目标了，就不会这样每天都愁云惨雾了。

在师父说这些话的时候，我还想解释，但后来就放弃了，也明白，师父为什么苦口婆心地让我们好好站桩，因为只有你的身体、你的心、你的精神都变得强大，你不会轻易受自然环境当中的邪气，不会因为生活里面一点挫折就承受不了。一席话，让我从各种纷乱的思绪跳出来，像师父说的，站在高处看社会、看人生和生命，与天地相参，与日月相应，就能超越眼前的蝇营狗苟。

学中医也需要这样。最近这些年，师父按照《灵枢·九针十二原》中所写：“余欲勿使被毒药，无用砭石，欲以微针通其经脉，调其血气，营其逆顺出入之会”，不再给患者开方用药，把心思都花在用针刺治病上。师父向许多针灸前辈学习请教，读了很多书，认真考据《黄帝内经》针法及其他古代针法，并将大成拳内功与针刺手法相结合，悟出了“精神内守，神光内莹，意在针先，以意领气，手随心转，法从手出，运气于指，气至病所”的针刺手法。

就我自己跟着师父出诊的所见，太多的病人经师父的整体治疗而取得了很好的疗效。师父在《筋柔百病消》一书中所提及的头面部疾病、颈胸部疾病、腹部疾病、肢体疾病等几十种医案，未拜师前，我只是将之当故事看，拜师跟诊后，这些医案几乎又都在我眼前重现了一遍，让我见到了针灸治病的真实疗效。最近，有一位黄先生带着孩子来扎针，他自己也顺道扎针，我们打开他的病历页，发现他于 2013 年、2014 年来找师父诊治腰部、肩部疾病，后来就没来，一问，原来这四五年，身体没有不适。扎几次针，就可以管好几年，类似的病例很多。所以当他的孩子颈部不适，尽管孩子才六七岁，他会毫不犹豫地选择针灸。

师父的治疗方法，不是按照教科书上，什么病，配什么穴位，都是整体治疗，根据不同人的体质，期间又有微妙的变化。近来，一位十二三岁女孩由家长陪同前来就诊，她经常得过敏性荨麻疹，最近因为去北戴河海边玩，入住酒店当晚，不知道是房间的粉尘，还是空调的寒湿，导致身上起了很多疙瘩，去医院查过敏源，也并不能确诊。师父让病人趴在治疗床上，飞快地用短针浅刺督脉、夹脊穴，并嘱患者，不用忌吃食物。第二周前来复诊，女孩母亲特别高兴地说，这次只起了几个小疙瘩，而且羊肉也吃了、海鲜也吃了，都没事。师父说，根本原因还是女孩体质偏弱，把体质调过来就好了。女孩母亲说自己有湿疹，求治。师父还是用同样的方法给予治疗，只是刺激量明显大了很多。师父说，小孩的身体简单，浅刺就可以了。言外之意，我们这些大人哪，越活越复杂，生的病，也复杂。

在面对许多复杂的疾病时，师父已经不仅仅是在治病，还在治神。前一阵子，一位曾经的篮球运动员来就诊，她十多年前因为腰疼，做了“腰突”手术，又请人做了二十多次正骨，她自诉不仅没好，还造成了新的损伤。这次来，已经疼得卧床半年了。当时，我去候诊区叫病人进来，只有她的家人在，说疼得下不来，在车上躺着呢。过了好半天，只见两个人架着她来了，她一边走一边“哎哟哎哟”喊疼，表情痛苦极了。进到诊室里，听了患者的情况，师父说，可别随意做正骨等手法，做不好就容易出事，况且正常人卧床半年，也受不了啊，何况本来是特别强壮的运动员，心理上肯定难以适应。患者躺在床上，疼得两腿直抽，家属说半年来患者一直这样。师父一边舒缓患者的紧张、焦虑情绪，一边探察疼痛的位置和深度，师父试探着浅刺，再深刺，扎完针，师父让病人在床上休息，我以为至少得休息半小时呢，可没过几分钟，病人就起来了，也不用像进来时那样被人架着了。现在回想起当时那种紧张的状况，师父临阵不乱的神情，仍不免感慨。过几天患者复诊，自己笑着走进诊室，看上去几乎和普通人一样。

师父常说，像“腰突”这种病，多数是筋出了问题，不需要去做手术，扎针就可以治好，但很多人都不知道，这也是思维方式的误区，总认为做手术很贵，贵的就是好的。不仅仅是这些疼痛疾病，针灸也可以治很多内科疾病，比如我们总觉得很难治的哮喘。最近，有一位西医大夫，就因哮喘来求治，师父为其扎针，王云涛师兄为其开汤药。刚过去的这周日，患者来复诊，说，感谢你们师徒二人将我的哮喘治好了。患者走了之后，师父说，人家是西医，可是相信中医，能找中医大夫来看病，而且不光治好了哮喘，还顺便减肥，腰部赘肉都没了。过了一会，师父又说，可是相信针灸能治病的有多少，就这些患者来说，能找到这来扎针的，与那么多受病痛折磨的人一比，几乎可以忽略不计了，所以需要更多的人知道针灸的好，你要多写文章，最好写本畅销书，宣传针灸。

师父的针法很好学，就是整体上去治疗，讲解《灵枢》的课程里面有师父给患者扎针的视频，《筋柔百病消》一书也有介绍，很多师兄师姐经过跟诊和练针，就能用针灸给家人调理身体了。可是针法之外的，却需要用一生来学。这就是为什么师父在讲《灵枢》的课上，不仅是讲字面意思，也不仅局限于医学本身，而是天文、地理、人事都会涉及。对于这些看起来很难的古文，师父拿生活中的一些经验去解释，就一下子很灵动很好理解了；同时对于那些看起来很玄的医学概念，师父拿临床的经验去解读，也让人心有所悟。

跟着师父学习的日子里，不光是学中医，更学了很多做人做事的道理。师父喜欢去一旧货市场淘东西，他画了一张市场的示意图，让我们去一店铺买一些高仿的书画作品，这家店里的品质很高，并且要我们自己学着砍价。我和张亮师弟骑着车子去到市场，从东走到西，从南走到北，人来人往，各种店铺，真是眼花缭乱，师父说的店铺在哪啊。转了好几圈，总算找到了。师父是如何在这杂乱的市场中，慧眼识珠，又是如何在面对一个又一个千差万别的病人，迅速地把握针刺的强度和方法取得好的疗效呢。

师父说，学中医不能光靠意识去学，要拿眼耳鼻舌身意去学。这是师父入世的一面。在治病之外，师父学佛、修行，要“识本心”，追求清净。这是师父出世的一面。师父说起当初学佛，是跟着选杰先生学习大成拳，先生让他去寺里请几本经书，他就骑上车子去了，由此也跟着读经，学习佛的智慧。在讲解《灵枢》的课上，师父套用古人的话：愿解“黄帝”真实义。

学中医，绕不开的就是《黄帝内经》，师父读了很多年，不断温故，不断知新。近来讲三焦的概念，这是一个非常有争议的话题，三焦既可以是上焦、中焦、下焦的合称，又可以指六腑之一。可是怎么理解“焦”，师父从“焦”字的造字本义谈起，谈到焦还与“鐎”相通：“铜鐎”，亦作“铜焦”，铜制的盆形炊器，下有三足，附长柄，多用于温羹。或说即刁斗。古代军中用以炊饭、巡更。盛行于汉晋。《昭明文选》卷五十六：“孟康曰：以铜作鐎，受一斗，昼炊饭食，击持行夜。”唐骆宾王《荡子从军赋》：“铁骑朝常警，铜焦夜不鸣。”用容器来解释三焦，那意思就豁然明了了。

（徐新芳）

我这辈子最大的贡献，是把针灸搞明白了

师父（胥荣东）说这句话的时候，正在京承高速上开车，往昌平去找他的书法老师沛溪先生，求学问道。我第一次主动请教师父佛学、医学的问题，然后师父边开车边回答。两鬓已苍苍的师父，学而不厌、诲人不倦。

在师父跟前，我已经习惯了沉默，因为不用功，即便有疑惑，也不敢问，师父说了什么，跟诊发生了什么，记下来就好，想到哪写到哪，急就章。有好几次，这些发在微博上的文章，过些时日，经王懋师姐重新编辑，改换标题，发在“养东书院”的微信公众号上，我漫不经心地点开，却津津有味从头读到尾，心中暗暗赞叹，

这谁啊，写得这么好。这些无心的记录就像泡沫一样，很快被我自己遗忘了，我心里很清楚，那些文字作为医案，不够严谨，作为文学作品，又太粗糙了。有一次在地铁上，景文师兄说，人生要有目标，我说，我不敢扎针，我也不想给人看病，练成武功高手也不现实，我不知道自己要追寻什么。

在路上，我跟师父说起一个病人的情况。她是我朋友，上周去找师父扎针，去之前我心里还惴惴不安，虽然是她主动提出的，但我担心万一效果不好怎么办，因为她这多半年来一直在扎针、吃汤药调理，看了几十次大夫，可她总还是这不舒服那不舒服，到底是针药没有效果，还是她太挑剔了，我也拿不准，所以，我就跟她开玩笑，是你自己非要找我师父诊治的，我可没承诺你什么啊。她颈椎不好、腰疼、腿疼，尤其是脖子，天天歪着，不是一点半点地歪，都快歪九十度了，脖子支撑不起来，脑袋好像搁在肩膀上。师父为之针刺颈椎、督脉、夹脊穴、腰部，然后又做了整复手法，问她什么感觉，她尚未从这迅疾的快针里缓过神来，茫然失措地说：好像脖子有劲了。出了诊所，走了不到一百米，她特别肯定地说：脖子真的有劲了，这也太神了。我说你要说真实的感受啊，不要因为那是我师父就违心。她说，我就说的真实的感受。过了几天，另外一个朋友跟她说，你最近脖子都不歪了啊。

这件事让我受到了很大的震动，在跟师的这么长的时间里，我见到了至少几百个病人了吧，那种扎针之后立竿见影的不在少数，那种疑难杂症被西医判断为不可逆的疾病经师父治疗取得神奇疗效的也不是一例两例，当然，毋庸讳言，也有没有太好效果的或者说见效比较慢的例子，可是总体上，效果好的居多，不然也不会有病人络绎不绝地前来求治，尤其是那些千里迢迢从外地赶来北京的患者，光路费、食宿费就要花去很多钱，有患者从太原坐飞机来，扎完针接着赶往机场，诊费都可以忽略不计了吧。我以前只知道记录这些看病的瞬间，但心里也是稀里糊涂的，并没有认真思考，我朋友这次扎针经历，让我恍然大悟，这么多的样本足以证明，师父针法的好，而且那些毫无中医基础的师兄师姐，在跟诊之后，就可以用师父的这套方法给家人调理、治病，说明师父的针法完全可以复制、推广，尤其是执业中医师，如果掌握了师父这套方法，那真可以说利益众生啊。我不是仅仅从弟子的角度来这么夸自己的师父，更是多年做记者的经历，有最起码的良知、底线，接受了多年客观真实的训练，我有必要将我所见、所知写下来。

师父是怎么扎针的？师父的针法是怎么练成的？师父针法的理论依据是什么？我尽我所能先把要点写出来，这些要点多半是张亮师弟讲给我的，他说，其实在《筋柔百病消》一书中都写了，但很多人看不懂。我就属于这样，天天看师父扎针，很多还不知道，不是师父不讲，是师父都讲过了，但我没真正领会。将来，师父可以更为详细地讲给大家听，演示给大家看。

从大的方面来说，师父扎针分为整体治疗和局部治疗。整体治疗就是用 0.25mm × 25mm 的毫针，快针浅刺督脉、华佗夹脊穴、膀胱经。这个思路，师父曾说，是借鉴了梅花针的治法。在钟梅泉先生编著的《中国梅花针》一书中写："经络学说认为，脊柱中行为督脉，督脉为阳脉之纲；背部两侧为足太阳膀胱经，五脏六腑的俞穴都在背部，说明这些部位在诊断和治疗疾病中的重要性。梅花针治病常以脊柱两侧为主要部位也就是基于这一道理。"但师父不仅仅是着眼于经络学说、俞穴，还借鉴了西医的解剖学知识，董福慧先生的《脊柱相关疾病》（从现代医学的脊柱力学角度出发，研究脊柱与疾病关系）一书，李江舟、段英春先生的《论棘上韧带所生病》一文对师父影响很大。另外，孙惠卿先生的《刺激神经疗法》一书，师父也有所借鉴，所以在针刺华佗夹脊穴时，不仅仅是刺激穴位，还因为神经根从那里延伸出来。

整体治疗，还包括用 0.25mm × 25mm 的毫针，快针浅刺颈椎。师父在书中写过："大约在 1987 年，我有机会和著名针灸学家徐笨人老师学习，他提出怪病多从颈椎治疗的理论，对我影响很大，至今一直影响我的临床思维，使我对以前认为不可能治疗的疑难病症有了重新认识。"在临床中，师父不仅仅是怪病，很多病都从颈椎治，比如三叉神经痛、头疼、头晕、颈椎病、高血压，等，因为现代人的生活方式，久坐，用太多电子产品，颈椎多多少少都有问题。最近，一头晕患者来求治，师父在颈椎处扎针，患者从治疗床上起来，就说不晕了。这种一针见血的效果，让张瑞华师姐感觉特别惊讶，因为她是神经内科博士，如果是她来治疗，肯定是先让患者去做核磁共振、多普勒超声检查等，然后再想对策，不可能像师父这样在几分钟之内就见到效果。

整体治疗，还包括，多数患者，师父会用 0.35mm × 75mm 的长针，深刺腰部或者臀部，一是要针刺筋结，二是刺激神经，所以不仅仅是针刺的酸胀感，还有像过电一般向腿上传导。师父说，最好都通一下。

局部治疗，比如腰腿疼，比如胳膊抬不起来，那就扎重点扎患处，这多半都属于经筋病的范畴，好治。见过很多膝关节疼的患者，尤其是老年人，师父嘱咐他们千万不要去做人工关节手术，因为把筋扎开就好了，很简单，没必要做手术。师父说，《黄帝内经》中就有十二经筋，《针灸学》这本教材上也明确写了经脉系统包括：十二经脉、十二经别、十二经筋、十二皮部，但一到临床，就只关注十二经脉，自动把十二经筋忽略了，西医呢，则是直接关注骨头，也不关注筋。经常有患者说，我腿上这根筋疼。师父说老百姓都知道筋，专业大夫却不知道筋。不仅仅是经筋病，可以从筋治疗，师父说，很多内科病，把筋松解了，症状也随之消失了，比如好多人胸闷，去医院拍片子，也查不出原因，师父就扎后背，把后背的筋松开，就这么简单。师父在书里这样打比喻："十二经脉相当于火车和汽车通行的隧道，十二经筋则是隧道周围的路基和穹顶等辅助的部分。如果隧道周围的山体有塌方，比如发生了地震或者塌陷，那么就会影响到隧道的通畅。就像汶川大地震，其中有一个隧道因为塌方，所以整条道路都不通了，物资也没有办法及时运进去。这就相当于身体的十二经筋出现了问题，也就是'塌方'了，那隧道（经络）就不通了，气血也阻滞了。"

除此之外，师父还扎头针，是跟着焦顺发先生学的，最近，师父还翻出了二十年前和焦老一起开会拍摄的照片，很多头疼、失眠的患者，他们的头皮要么松软，要么太紧，师父会为其针刺头部。还有腹针，师父从学于薄智云老师，并且曾亲身体会薄老的无痛进针法，很多脾胃寒凉觉得里面有硬结的患者，还有失眠的患者，师父会为其针刺腹部，因为胃不和则卧不安。还有腕踝针，这个名字是张亮刚刚告诉我的，我以前一点也不知道，我看过师父扎，但是不知道名字，也不知道用处，张亮说，主要是止疼效果好，所以比如三叉神经痛的患者，师父会配合腕踝针。还有特效穴，师父也会配合着来扎。还有火针，师父从学于贺普仁老先生，常用来治疗带状疱疹、脸上的痘痘等，效果很好。

最后我想强调的粗针（0.80mm × 100mm），师父从学于卢鼎厚老师，同时也受银质针和针刀理论的启发，这是张亮告诉我的，我不知道从理论怎么阐释，我就用大白话写写我所见的。对于粗针，师父一直在尝试，原来用得不多，偶尔用一下，大概就是去年冬天、今年春天，用得相对多一些，得心应手，我想或许跟那位来自陕西的类风湿患者不无关系，类风湿对于中西医来说，都很难治，而且这位患者的手上关节、腿部关节都已经变形，非常严重，穿衣吃饭都快不能自理了。师父怎么治的呢，就是用粗针将腿部那些僵硬的肌肉扎开，每次差不多得扎上百针的粗针，患者真的咬牙挺着，可以想见患者已经被病痛折磨成什么样了，才能忍受针扎的痛苦。最近该患者又来，师父先用 0.35mm × 75mm 针来扎，说，肌肉比之前松软多了，进针很容易了。然后在已经不能正常屈伸的膝盖处，又用粗针扎，扎到很硬的结，我都听到了针摩擦到骨头的咯吱咯吱的声音，大概就是《内经》上的"解结"，"今夫五脏之有疾也，譬犹刺也，犹污也，犹结也，犹闭也。刺虽久，犹可拔也；污虽久，犹可雪也；结虽久，犹可解也；闭虽久，犹可决也。或言久疾之不可取者，非其说也。夫善用针者，取其疾也，犹拔刺也，犹雪污也，犹解结也，犹决闭也，疾虽久，犹可毕也。言不可治者，未得其术也。"我以前也没细想，就觉得粗针就是刺激量大，师父常说好多大夫只用小短针来扎，不仅刺激量不够，而且深度也不够，因为"病深针浅"，那不可能起到效果。我想这里除了刺激量之外，还可以注意一下，师父就是直接刺激的筋，更直白一点，患者的两条腿上布满了针眼，也就是说师父此刻扎针早已超越了经络理论，也不是按照六经辨证体系，而是按照《内经》上的“骨、脉、筋、肉、皮”层次，除了骨头，其他都扎了，有了这个病例，再去体会《内经》上的话，就更加深刻了，“黄帝曰：人始生，先成精，精成而脑髓生，骨为干，脉为营，筋为刚，肉为墙，皮肤坚而毛发长，谷入于胃，脉道以通，血气乃行。”也就是说，师父真正活学活用《内经》的理论，而不是仅仅盯着“脉”，这是尤其值得强调的，但是我不知道专业针灸大夫看到之后，是不屑、哂笑，还是难以接受，始终在经络里面绕不出来。特别有意思的是，刚才我在搜索这五个层次的时候，首先出现的竟然：“骨、筋、脉、肉、皮”——书法线条“五体”说。中国文化内在的贯通，可见一斑。

由此刚好可以引出来，师父的针法是怎么练成的，师父的针灸理论是怎么形成的，那就是深入中国传统文化之中，尤其是武术。这么说还是很虚，先从武术、内功开始谈起，很多针灸大夫都知道修炼内功，针刺的效果会更好。但其实武术被我们远远低估了，我第一次在杨鸿晨老师那里听到，“武化”为“文化”之母，感觉世界观都被颠覆了，因为我们既有的观念里，太重视文化了，早已没有“武”的影子。还是直接引用王芗斋先生拳论中所述：“拳道之大，实为民族精神之需要，学术之国本，人生哲学之基础，社会教育之命脉。其使命要在修正人心，抒发情感，改造生理，发挥良能，使学者精明体健，利国利群，固不专重技击之一端也，若能完成其使命，则可谓之拳，否则是异端耳。”师父在《禅拳合一的中国武术——大成拳》一书前言中继续论述：“固然技击是拳学的灵魂，但拳学的重要性则不限于技击一端，通过拳学培养学者的健康体魄及中华民族的尚武精神，使之自强不息，以国家天下为己任，才是拳学的真正使命，也就是王芗斋先生在《大成拳论》中所说的神明体健和清逸大勇。”具体到针灸上呢，上述那么多针法，那么多理论，师父是怎么将之糅合在一起，为我所用的呢？我觉得很大程度上就是习练大成拳，一方面是头脑清明、开阔，对气的理解更深刻，一方面还有能量，有生机，原本师父年轻时身体很弱的，后来习练大成拳才变得气盛，试想想，一个文弱书生般的针灸大夫给你扎针，你觉得效果会有多少？你再想想，“如临深渊，手如握虎，神无营于众物”的一个针灸大夫，心里清楚，手上功夫也能到，又是什么感觉？

每个找师父来诊治的病人，或多或少都会感到师父的气场。最近，一位三年前曾找师父治疗过的病人，最近又来，应该是三叉神经痛又犯了，进诊室先说，胥老师比三年前还年轻了。师父听了很高兴，跟我们说，至少说明我的变化不太大。这位患者拖着胳膊就进来了，疼得很难受，嘱咐师父扎重一点，赶紧给她缓解一下疼痛。师父就稍微深刺背部，患者在治疗床上不断喊道：哎哟，胥老，哎哟，胥老，胥老是我的救命稻草。师父接茬开玩笑：我成稻草人了。针刺完，师父去洗手，站在洗手池那转过头来继续说：1946 年，毛泽东会见第五次到访中国的美国进步作家和记者安娜·路易斯·斯特朗，谈到一切反动派都是纸老虎，翻译人员将纸老虎译成稻草人，毛泽东予以纠正，不是稻草人，是 papertiger。说这个事例的目的，就是说，师父的随意、自然、幽默，以及他广博的知识。师父不是学者，对于文史哲，没有专门研究，但涉猎非常广，这一点我想也是值得年轻医师学习，学医如果只盯着病，那太无趣了吧。

我还想再强调的一点是，禅宗思维对师父针灸理论的影响非常大。师父在学习针灸的路上，也走过弯路，也向诸多老师请教过，比如赵京生教授、祝总骧教授等。但是学问最终要落到自己身上，那么佛教的思维方式，就是站在高处看，就是透过世间万般纷杂，有了见地，才是智慧。同理，师父从《内经》上看到的，从老师那学习的，从古籍考据的，从传统文化里涵养的，从修炼内功体会到的，从临床上积累的，等等，从庞杂之中，师父形成自己的见地，追寻到“针道”。“为道日损”，师父把多余的东西都去掉，趋近本质，比如不留针，有患者常常疑惑，怎么不留针，师父反问：为什么要留针。

在车上的时候，我提出自己的疑惑，一位大夫说：五输穴是《内经》中原本的针法，胥老师的针法是后来才形成的。师父说：这位大夫说的没错，但是五输穴在临床中没那么好用。这就好比是武术，现在你所看到的武术，有多少是真的，大成拳就舍弃套路，因为套路没用，直追武术的核心和本质。我研究针灸这么多年，也是这个目的，可以自豪地说，我这辈子最大的贡献，是把针灸搞明白了。

当时师父说的远远比这个多，我只能记起大意，而且因为一直在聊天，还走错路了，在高速上开出很远，还得往回返。师父说，刚才开车就是没守神。我想说明的是师父说这话的语境，一边开车，一边聊，是针对我的困惑，这句话也仅仅是在私下场合说给我听的，我之所以将之拎出来当作标题，是因为这句话对我来说太重要了，我以前只觉得师父的针法好，但以为只是偶然的，是无法逾越也无法复制的，现在我才明白，师父是先搞明白了针灸的实质，才能有这么好的疗效。我也知道了，我所想要追寻的，那就是“真”，而师父早已将“真”示现在我们面前，但我们不以为意，还彷徨四顾。

就在写这篇文章时，我和陈兰医师还在探讨，她说，医学有很多流派，不能强求别人认同自己。我反问：为什么不求认同？针灸治病的现状，专业医师心中有数，很多中医专业学生，学了很多年，也不会治病，那为何有“真”的东西，而我们不去学习呢？当然，立刻就会有人跳出来：你谁啊，凭什么你的观点就是“真”的？我的回答只能是，治病就看疗效。什么是真正的武术，试试身手就知道了。上次伟峰师兄来，师父特别欣慰地说，还好，伟峰练出来了，证明我教的是“真”的，我也算把我师父教的东西传下去了。

跟诊的时候，张亮师弟提到在学校的时候，一位教针灸推拿的老师对大家说，你们学了针灸推拿，十年之后，如果挣不到一百万，就直接跳长江吧。师父说，这位老师可以拿针灸去赚钱，但不能这样在课堂上跟学生讲，因为学医首先是为了治病。

非常朴素的道理，就似山间的璞玉，虽不经打磨，无人知晓，但千年万年，仍是玉。

接受过师父诊治的患者都知道，师父不留针，是快针，也不摸脉，五六分钟就可以看一个病人。最近有一个一年之前来扎过两次针的患者，五六十岁的样子，在给儿女看孩子，她说，上次扎了两次，就能看孩子了。师父说，扎两次，可以管一年，所以有的患者不来了，有可能就是好了，扎几次就能有效，这才是重要的。

师父在《筋柔百病消》书上写道：由于经络概念的复杂性，使多少中医从业者一生误入歧途而不能自拔。许多针灸医师，一生按照教科书上的所谓经络线去寻找穴位，再按照教科书上的理论去取穴治病，其疗效可想而知，这也是我多少年走过的弯路和陷阱……用藏象理论指导针灸辨证取穴是错误的。比如善用太溪疗百疾著称的张士杰老师，就认为针刺大法不同于方药之法，他根据《素问·疏五过论》中“援物比类，化之冥冥，循上及下，何必守经”等理论认为，针灸临床治疗所遵循的根本法则是难以单凭方脉辨证概括或取代的，应寓援物比类于其中，审视色脉予以分析，再加以综合，使类者比之，以尽格物致知之道。

师父能从里面绕出来，我想还有一点值得可说，那就是他不循规蹈矩，但是心里有准头，有判断。比如他以前从来不炒股，但几年前发现一位弟子说投入股市 20 万，一周盈利两万。他忽然有了兴致，也玩儿起了股票。但在崩盘之前两个月左右就将将近三分之二的钱取出来买了一辆动力很好的车，又花 30 万买了两张名家制作的古琴，还买不少纯粮食酿造的白酒。他说他炒股的直觉思维是从《素问·八正神明论》里学来的：“请言神，神乎神，耳不闻，目明心开而志先，慧然独悟，口弗能言，俱视独见，适若昏，昭然独明，若风吹云，故曰神。”再比如周日开车，到一个上坡的路段，师父说，我给你看看这车动力到底有多好，然后一踩油门，车就冲了上去。师父还说，什么都要试，下雪天也要找没车的地方开车试试刹车，这样雪天开车心里就有数了。我想说的是，在做学问这条路上，有时也需要这种冲劲，这种打破常规的思维。

师父通过问诊、望诊，能迅速判断、施针，常见的疾病，师父早已胸有成竹，但也有疑难的病，比如最近有一位股骨颈骨折的患者，因为年纪比较大，所以没手术。师父看了片子，确实是骨折了，也犯难，不确定针灸效果怎样，只能是尝试着扎。扎完，患者高兴地说，好多了。师父也跟着很高兴。

关于医案，我常常没有耐心去写，囫囵吞枣，也懒得去学专业医学术语。@养东书院张亮、@中医时敬鹏、@中医东山明月，同门师兄师妹记录了很多医案，思路清晰，不妨汇集来看。李景利师兄写了不少专业文章，比如《跟师学针灸之“刺有浅深”》，有很多值得借鉴。

很早之前，一对唐山来的母女来找师父扎针，老太太先扎，扎完出去休息，然后老太太女儿跟师父说：我没有挂号，家里比较困难，但你能让我在诊室躲一会吗，假装扎针了，不然我妈若是知道我没有挂号，她也就不肯来治了。师父说，顺道给你扎，我就是举手之劳，但你出去别声张，毕竟诊所也要活下去。患者当时眼泪都要掉下来了。后来师父跟我们说，这个老太太是唐山大地震幸存者，家人都没了，只有她活下来了。师父的慈悲体现在生活的方方面面。我们走错了路，绕了很远的道，师父说，不是心疼这点油钱，只是污染环境。师父常常敦促我多写文章，我嘴上敷衍着，想起来就写，写够两千字就赶紧结尾。师父不是让我去宣传他，而是宣传针灸，他说，病人少点好，这样还有更多精力去讲课、教站桩。文化是需要传承的，这一点，师父太清楚了。绕了半天，还好有导航，所以我们又回到了正确的路上，师父说，导航很重要，确保你的方向是对的。言不尽意，在做学问路上，但愿我们都能获得明师，获得真知。

（徐新芳）

老师推荐的书和学中医的方法

我是2009年暑假认识李显师兄（胥老师弟子），然后了解到老师和大成拳。2010年大三下学期，听老师在北中医的讲座，并得到他的新作《筋柔百病消》，对老师敬仰之情油然而生。其后跟李显师兄站桩一段时间，转眼时间跨到2012年大四下学期了，真的就是缘分啊，我们班的针灸学课程是老师全程为我们讲解，老师讲课风趣幽默但不乏睿智深刻，既引经据典又与时俱进，从古汉语学、考据学、佛学、历史学、武学等多角度、深思维的去剖析《黄帝内经》，深入浅出，多有阐发，追本溯源。

此后临床实习随老师跟诊，临床上见其不拘西医和中医，每获良效，遂暗自下决心要好好跟随老师学习并产生拜师的念头，经过一段时间的学习和考察，我有幸和李冰师弟在张佩钧老师的见证下正式拜师，此后一直跟随老师门诊及练习大成拳。

1. 推荐书目（部分）

老师学识渊博，家里藏书颇丰，他年轻时经常在期刊阅览室待一整天查阅资料，即便现在诊务繁忙，仍能看到他不停地学习，真是生命不息，学习不止啊。读书贵乎明理，尽信书不如无书，此时读什么书就显得尤为重要了，下面列举部分老师推荐给我们学习的书目。

针灸经典方面：《灵枢经校释》（河北医学院）、《素问校释》（山东中医学院、河北医学院）、《素问》、《太素》。

针灸理论阐释方面：黄龙祥《中国针灸学术史大纲》、赵京生《针灸经典理论阐释》、李鼎《针灸学释难》、高式国《高式国针灸穴名解》、严建民《经脉学说起源·演绎三千五百年探讨》。

软组织方面：宣蛰人《宣蛰人软组织外科学》、李义凯《软组织痛的基础和临床》。

经筋方面：薛立功《经筋理论与临床疼痛诊疗学》、卢鼎厚《肌肉损伤和颈肩腰臀腿痛》、黄敬伟的《经筋疗法》、董福慧《临床脊柱相关疾病》。

针刀方面：朱汉章《针刀医学原理》、朱汉章《小针刀疗法》、李石良《针刀应用解剖与临床》、庞继光《针刀医学基础与临床》。

中医思维方面：严建民《中国医学起源新论》、邢玉瑞《中医思维方法》、蒙培元《中国哲学主体思维方法》。

推拿按摩方面：（美）克莱《基础临床按摩疗法》。

大成拳方面：王芗斋《大成拳论》、徐皓峰《大成若缺》、胥荣东《大成拳——禅拳合一的中国武术》、徐皓峰《逝去的武林》。

佛学方面：《心经》、《金刚经》、《六祖坛经》（敦煌本）、觉音《清净道论》、贾题韬《论开悟》、贾题韬《转识成智》等。

古汉语学方面：廖文豪《汉字树》。

其他国学方面：《易经》、《道德经》、《国语》、《尚书》、《史记》、《淮南子》等。

2. 老师指导弟子学生

老师一般分为以下几个阶段指导我们学习中医、武术以及中国传统文化，经典—站桩—按摩—针灸。

经典：追本溯源，既要知其然，又要知其所以然，老师很注重考据，如发表于《中国针灸》杂志的《阿是穴释义》一文等，言必有据，告诫我们自己不确定的事宁可不说，也不要主观臆断瞎说，老师严谨及求实的作风深深影响了我。

站桩：老师是大成拳的传人是为人所共知的，其武学造诣也是很深，诊余还会抽出时间教我们这些弟子学生练习站桩等，兴致之余还会跟我们讲述他自己及其他武学前辈们的一些江湖轶事以及多教我们几招，常常教导我们“傻站”“无念为宗”，一切自然放松无目的，不强调意念呼吸这些。断断续续站了几年，虽说没练到什么程度，但对于我的身心确实是起到实际益处的。

按摩：练习完站桩后可以增强自己的指力和敏感度，对于按摩推拿的用力是有帮助的，如何运用胯，体会“其根于脚，发于腿，主宰与腰，形于手指”的巧劲。

针灸：有一定的按摩基础之后，老师教我们练习针刺，先是用针扎橡皮然后扎银行卡练习指力，因为弟子学生当中学医的较多，有相关解剖等的医学基础，先在自己四肢相对安全的地方扎，然后给别人扎这样一个循序渐进的过程。老师在专业上以师者身份指导我们学习，有时都是他自己掏钱给我们买书，在生活上犹如慈父般关爱弟子，教我们生活中要注意什么，老师是一个很细心的人，我们只需要待在老师身边观察，就能得到潜移默化的熏习。

“台上一分钟，台下十年功。”老师把大成拳的内功修炼运用到临床中的针刺或按摩中。针灸推拿学作为一个实操性很强的学科，是一定要经过长期的努力训练，才能在临床上取得好的疗效的。当然，“不识本心，学法无益”，光靠努力也还是不够的，必须要有明师指导。现在的针灸教学出了不少问题，有些人甚至研究一辈子中医也没弄明白，中医里面有太多过于“完美的理论”，我很庆幸遇到明师为我指路，使我朝着正确的方向去努力，我想我会在中医的道路上走得更加坚定。

（董亚威）

参考文献

[1] 李格非，徐中舒，赵振铎，等 . 汉语大字典 [M]. 四川：四川辞书出版社，1996.
[2] 河北医学院 . 灵枢经校释 [M]. 第 2 版 . 北京：人民卫生出版社，2009.
[3] 山东中医学院等校释 . 黄帝内经素问校释 [M]. 第 2 版 . 北京：人民卫生出版社，2009.
[4] 薛福辰，孙国中 . 重广补注黄帝内经素问 [M]. 北京：学苑出版社，2012.
[5] 刘安，高诱 . 淮南子 [M]. 上海：上海古籍出版社，1989.
[6] 张舜徽 . 汉书艺文志通释 [M]. 湖北：湖北教育出版社，1990.
[7] 张仲景，钱超尘，等 . 伤寒论 [M]. 北京：人民卫生出版社，2016.
[8] 山东中医学院 . 针灸甲乙经校释 [M]. 北京：人民卫生出版社，1980.
[9] 魏征 . 隋书 [M]. 北京：中华书局，1982.
[10] 李延寿 . 南史・卷五十九 [M]. 北京：中华书局，1975.
[11] 景中 . 列子 [M]. 北京：中华书局，2007.
[12] 万丽华，蓝旭 . 孟子 [M]. 北京：中华书局，2006.
[13] 周振甫 . 诗经译注 [M]. 北京：中华书局 .2002.
[14] 王洪图，李云重 . 黄帝内经太素 [M]. 北京：科学技术文献出版社，2013.
[15] 孙思邈，李景荣 . 等 . 备急千金要方注释 [M]. 北京：人民卫生出版社，1998.
[16] 李焘 . 续资治通鉴长编 [M]. 北京：中华书局，1986.
[17] 脱脱，阿鲁图 . 宋史 [M]. 北京：中华书局，1977.
[18] 江少虞 . 宋朝事实类苑 [M]. 上海：上海古籍出版社，1981.
[19] 唐圭璋 . 宋全词 [M]. 上海：中华书局，1965.
[20] 钱超尘 . 内经语言研究 [M]. 北京：人民卫生出版社，1990.
[21] 汪讱菴 . 素问灵枢类纂约注 [M]. 上海：上海科学技术出版社，1959.
[22] 李鼎 .《灵枢》是“经”,《素问》是“论”[J]. 上海：上海中医药大学学报，1999，(1). 11-13.
[23] 朱震亨，毛俊同 . 格致余论 [M]. 江苏：江苏科技出版社，1985.
[24] 张锡纯，刘观涛 . 中医论说集 [M]. 北京：学苑出版社，2007.
[25] 尚学锋，夏德靠 . 国语 [M]. 北京：中华书局，2007.
[26] 柴华 . 中国文化典籍精华 / 论语 [M]. 哈尔滨：黑龙江人民出版社，2004.
[27] 许维遹 . 韩诗外传集释 [M]. 北京：中华书局，1980.
[28] 陈鼓应 . 庄子今注今译 [M]. 北京：中华书局，1981.
[29] 赵京生 . 针灸经典理论阐释 [M]. 上海：上海中医药大学出版社，2003.
[30] 饶尚宽 . 老子 [M]. 北京：中华书局，2006.
[31] 刘安，东篱子 . 淮南子全鉴 [M]. 北京：中国纺织出版社，2018.
[32] 徐月英 . 黄帝内经象数思维模式 [D]. 沈阳：辽宁中医药大学，2008.
[33] 高文铸 . 医经病源诊法名著集成 [M]. 北京：华夏出版社，1997.
[34] 司马迁 . 史记 [M]. 北京：中华书局，1963.

[35] 王芗斋 . 意无止境 [M]. 北京：民主与建设出版社，2018.
[36] 刘义庆，徐震堮 . 世说新语校笺 [M]. 北京：中华书局，2001.
[37] 杨天宇 . 礼记译注 [M]. 上海：上海古籍出版社，2004.
[38] 高诱 . 吕氏春秋 [M]. 上海：上海古籍出版社，1996.
[39] 安小兰 . 荀子 [M]. 北京：中华书局，2007.
[40] 庄子 . 庄子 [M]. 北京：中国华侨出版社，2013.
[41] 陈寿，裴松之 . 三国志 [M]. 天津：天津古籍出版社，2009.
[42] 孙思邈 . 备急千金要方 [M]. 沈阳：辽宁科学技术出版社，1997.
[43] 杨继洲 . 针灸大成 [M]. 北京：中国中医药出版社，1997.
[44] 李时珍，王罗珍，李鼎 . 奇经八脉考 [M]. 上海：上海科学技术出版社，1990.
[45] 荀况 . 荀子 [M]. 上海：上海古籍出版社，2014.
[46] 李时珍 . 濒湖脉学 • 奇经八脉考 [M]. 北京：中国医药科技出版社，2012.
[47] 邵水金，谢强，单宝枝 . 魏稼针灸经验集 [M]. 上海：上海中医药大学出版社，1999.
[48] 承邦彦 . 民国名医黄石屏 [J]. 针灸临床杂志，1994，10(6)：49.
[49] 许慎 . 说文解字 [M]. 北京：中华书局，1985.
[50] 南京中医学院 . 诸病源候论校释 [M]. 北京：人民卫生出版社，1980.
[51] 张印生 . 孙思邈医学全书 [M]. 北京：中国中医药出版社，2009.
[52] 张介宾 . 类经 [M]. 北京：人民卫生出版社，1965.
[53] 黄龙祥 . 中国针灸学术史大纲 [M]. 北京：华夏出版社，2001.
[54] 张志聪 . 黄帝内经灵枢集注 [M]. 上海：上海卫生出版社，1958.
[55] 张大庆 ."病有六不治"中国最早的医学伦理准则 [J]. 中华医史杂志，1998，28(3)：131–134.
[56] 高大伦 . 张家山汉简脉书校释 [M]. 成都：成都出版社，1992.
[57] 王国维 . 古史新证 [M]. 北京：清华大学出版社，1994.
[58] 孙诒让 . 周礼正义 [M]. 北京：中华书局，1987.
[59] 文天祥 . 文山先生全集 [M]. 北京：商务印书馆，1929.
[60] 聂石樵 . 楚辞新注 [M]. 上海：上海古籍出版社，1980.
[61] 陈寿 . 三国志 [M]. 北京：中华书局，1999.
[62] 陈戍国 . 礼记校注 [M]. 长沙：岳麓书社，2004.
[63] 石磊 . 商君书 [M]. 北京：中华书局，2011.
[64] 刘大钧 . 易传全译 [M]. 成都：巴蜀书社，2006.
[65] 李梦生 . 左传译注 [M]. 上海：上海古籍出版社，1998.
[66] 王先慎 . 韩非子集解 [M]. 北京：中华书局，1998.
[67] 李学勤 . 尔雅注疏 [M]. 北京：北京大学出版社，1999.
[68] 张相 . 诗词曲语辞汇释 [M]. 北京：中华书局，1953.
[69] 曹雪芹 . 红楼梦 [M]. 北京：中华书局，2009.
[70] 朱平楚 . 西厢记诸宫调注译 [M]. 兰州：甘肃人民出版社，1982.
[71] 顾祖禹 . 读史方舆纪要 [M]. 北京：中华书局，2005.
[72] 慕平 . 尚书 [M]. 北京：中华书局，2009.
[73] 郑振铎 . 古本戏曲丛刊 [M]. 北京：文学古籍刊行社，1954.
[74] 顾野王 . 宋本玉篇 [M]. 北京：中国书店，1983.
[75] 吴昌莹 . 经词衍释 [M]. 北京：中华书局，1956.
[76] 杨树达 . 词诠 [M]. 北京：中华书局，1978.

[77] 张双棣 . 吕氏春秋 [M]. 北京：中华书局，2007.
[78] 王引之 . 经传释词 [M]. 长沙：岳麓书社，1984.
[79] 缪文远 . 战国策新校注 [M]. 成都：巴蜀书社，1987.
[80] 王充，张宗祥 . 论衡校注 [M]. 上海：上海古籍出版社，2010.
[81] 王立波 . 列子译注 [M]. 哈尔滨：黑龙江人民出版社，2003.
[82] 辛志凤 . 墨子译注 [M]. 哈尔滨：黑龙江人民出版社，2004.
[83] 程应琏 . 千家姓 [M]. 南昌：江西人民出版社，2010.
[84] 程俊英 . 诗经译注 [M]. 上海：上海古籍出版社，1985.
[85] 罗贯中 . 三国演义 [M]. 长春：吉林出版集团有限责任公司，2009.
[86] 王安石 . 临川集 [M]. 台北：台湾中华书局，1970.
[87] 陈涛 . 晏子春秋 [M]. 北京：中华书局，2007.
[88] 徐征 . 全元曲 [M]. 石家庄：河北教育出版社，1998.
[89] 郑樵 . 通志 [M]. 北京：中华书局，1987.
[90] 张伯行 . 唐宋八大家文钞 [M]. 北京：中华书局，2010.
[91] 杨天宇 . 周礼译注 [M]. 上海：上海古籍出版社，2004.
[92] 蒋玉斌，辛志凤 . 墨子译注 [M]. 哈尔滨：黑龙江人民出版社，2003.
[93] 逯钦立 . 先秦汉魏晋南北朝诗 [M]. 北京：中华书局，1983.

后 记

在本书的编写整理过程中，得到诸位弟子的鼎力协助。书稿的笔记部分，早在几年前就请刘璐帮助整理校对，把我发表在《中国针灸》等专业期刊上的相关论文及学术会议发言讲稿等摘录汇编放入了书稿中。这次《黄帝内经》网络课程全部由张亮帮助制作。照片及甲骨文、金文等图片处理由晏旭完成。因为原稿写作时间跨度很大，部分内容有重复，大家极其耐心地将它们校对出来。尤其是徐新芳，作为职业编辑，校对更为专业。

感谢好友徐文兵、徐文波十年前的邀请，让我从此开始了“站桩经筋学习班”的正式教授。许多学员的针灸及按摩手法相当专业，远远超出我的想象，使其家庭也因之受益。比如学员杨伟峰拜师学习大成拳，两年后即成为武林高手，与几十位实战武术家切磋，得到大家的广泛称誉。其经筋按摩手法也得到了我的真传，指力深透，有我师兄张宝琛的力度，其效果可想而知。2016 年，其婶子因“腰突”卧床三个月，他为之针刺治疗，效果立竿见影。她随即一起与大家走路去餐馆聚餐，至今行走正常。这正验证了我提出的观点：“要想成为针灸高手，先要成为按摩高手；要想成为按摩高手，先要成为武术高手”。

达到高手的境界需要天赋，需要不断地修炼，当下对我来说更重要的是引领这些在中医学院寒窗苦读多年的年轻人，步入针灸之门。2016 年，张亮从某中医药大学针灸骨伤学院针灸推拿专业毕业后，一度茫然、困惑，感觉在校所学知识难以解决临床中遇到的问题，于是来到北京跟随我学习。在临床跟诊过程中，他见识到针灸的惊人疗效，遂于 2017 年元旦拜师学习。学习期间他给亲戚朋友治疗，皆取得不错的疗效，春节时他还在老家进行了义诊。2019 年他到一家新成立的中医诊所出诊，我担心他太年轻，没有患者找他看诊，不能解决生计问题。没多久，他反馈给我一段信息，证明我的担心是多余的：“自 3 月 14 日门诊开始试营业，至今已有 20 天，我的总门诊量约两百人次，目前是诊所最高的，最多时一天三十余人，大多数患者针灸两三次就有明显疗效。治好后他们就不再来了，门诊量有所减少，但紧接着就有更多患者慕名而来。就在刚才，一名便秘患者经朋友介绍来咨询，她的朋友此前因便秘一直靠吃药排便，在我这儿扎了三次针灸，就不用吃药了，效果好得让我都觉得不可思议。一位中医药大学针推专业的硕士研究生，观察我的门诊一天后，她觉得在治疗关节疼痛等疾病方面，我的治疗效果比她的导师还要好。师父无私传授给我们的针法、针道是实实在在的好用，谢谢师父。”

就读于长春中医药大学的本科在校生刘俊霖，在 2018 年读大一时，听了我在“当归”所讲的《灵枢》网课，直呼“茅塞顿开、叹为观止、惊为天人”，拜师学习，利用周末和假期，赶至北京，跟诊学习。累计跟诊十多次之后，即应聘到所在大学的闲知堂学生诊室出诊，开始为本校师生进行针灸治疗，平均每晚有十余人求诊，患者包括针推学院副院长、教授及学校领导、师生、后勤人员。许多脑梗后遗症、颈腰椎间盘突出症、运动损伤、外感内伤等患者前往求治，他依照我所授针法施治，屡获奇效，一年时间诊治三百余人，并因此带动了周围同学开始学习《灵枢》。类似的例子还有很多，在此就不一一列举了。

除了学习针刺技术，弟子王皓、程延君、尹向前还以我传授的针刺手法治疗疾病为内容，发表了相关论文。其中尹向前的论文《胥荣东主任医师的快速针刺治疗筋结病疗效分析》获得了重庆市中医药学会 2019 年 5 月颁发的优秀论文奖。在带教弟子的过程中，我越来越意识到，当前的中医药院校缺乏的或许就是这种传统的师承教育，希望有关领导多多重视，以改善国内中医教育体系。

行走江湖几十年，得到海内外武林同道的关爱，意拳、大成拳的同门师友也给予我很多帮助，尤其是张礼义师兄多年来的支持与信任，令我能更好地宣传推广大成拳。特别值得一提的是，2019 年我曾前往程岩老师家中几十次，请教当年芗老对的他耳提面命，更深刻地理解了芗老的拳学思想及修道心法，对提升完善大成针道理论大有裨益。

感谢孙侠、萧正平、谷晓红、翟双庆、赵百孝等北中医校友在学术上的砥砺与帮助。同时，在与御源堂中医诊所、东文中医诊所和行知堂中医诊所诸位医师十多年的工作和相处中，让我学到了许多宝贵的临床经验与治学方法，一并致谢。

感谢诸位师友对我的教诲及帮助，感谢家人及亲友对我事业的支持，使我心无旁骛地修炼并传授大成拳和完善大成针道理论。感谢师兄杨鸿晨、于冠英和李永明校长百忙之中为本书作序及撰写推荐语，沛溪先生拨冗题写书名，令本书蓬荜生光。感谢新浪微博各位网友的互动及指教，感谢经筋班学员和我带教过的北中医三十多届实习生，在多年的教学互动过程中，教学相长，他们肯定是本书最好的读者。

我们那个年代成长起来的人多信奉苏联作家尼古拉·奥斯特洛夫斯基《钢铁是怎样炼成的》中保尔·柯察金的名言“人的一生应当这样度过：当他回首往事时，不会因虚度年华而悔恨，也不会因碌碌无为而羞耻”。